『十四五』时期国家重点出版物出版专项规划项目

『儿科疾病诊疗规范』丛书

儿童神经系统疾病诊疗规范

中华医学会儿科学分会 组织编写

U0376264

人民卫生出版社

·北京·

图书在版编目（CIP）数据

儿童神经系统疾病诊疗规范 / 姜玉武主编 . —北京：
人民卫生出版社，2023.12
ISBN 978-7-117-35806-4

Ⅰ.①儿… Ⅱ.①姜… Ⅲ.①小儿疾病 – 神经系统疾
病 – 诊疗 Ⅳ.①R748

中国国家版本馆 CIP 数据核字（2023）第 246152 号

人卫智网	www.ipmph.com	医学教育、学术、考试、健康，
		购书智慧智能综合服务平台
人卫官网	www.pmph.com	人卫官方资讯发布平台

儿童神经系统疾病诊疗规范
Ertong Shenjing Xitong Jibing Zhenliao Guifan

主　　编：姜玉武
组织编写：中华医学会儿科学分会
出版发行：人民卫生出版社（中继线 010-59780011）
地　　址：北京市朝阳区潘家园南里 19 号
邮　　编：100021
E - mail：pmph @ pmph.com
购书热线：010-59787592　010-59787584　010-65264830
印　　刷：北京瑞禾彩色印刷有限公司
经　　销：新华书店
开　　本：889×1194　1/32　印张：14.5　插页：4
字　　数：404 千字
版　　次：2023 年 12 月第 1 版
印　　次：2024 年 1 月第 1 次印刷
标准书号：ISBN 978-7-117-35806-4
定　　价：99.00 元
打击盗版举报电话：010-59787491　E-mail：WQ @ pmph.com
质量问题联系电话：010-59787234　E-mail：zhiliang @ pmph.com
数字融合服务电话：4001118166　E-mail：zengzhi @ pmph.com

编写委员会

总 主 编　桂永浩　王天有

副总主编　孙　锟　黄国英　罗小平　母得志　姜玉武

主　　编　姜玉武

副 主 编　周水珍　方　方　彭　镜　孙　丹

编　　委（按姓氏笔画排序）

王　艺　王　华　王纪文　方　方　尹　飞　刘智胜
孙　丹　李　玲　李保敏　杨　健　杨思达　吴　晔
吴　德　邹丽萍　张玉琴　陈燕惠　罗　蓉　季涛云
周水珍　郑　帼　姜玉武　洪思琦　高　峰　梁建民
彭　镜　蒋　莉

学术秘书　季涛云（兼）　王玉燕

序　言

第2版"儿科疾病诊疗规范"丛书是在深受欢迎的2016版基础上,本着高质量、高水平、同质化服务儿科人群的宗旨,由中华医学会儿科学分会率领全国儿科资深专家共同编写。

儿童保健和儿科医疗技术的发展日新月异,新理念、新技术、新方法不断涌现,尖端技术和设备不断更新。与此同时,我国有待进一步完善的儿科医疗资源和同质化的医疗质量需要与时俱进、相对统一的行业诊疗规范,并由此规范诊疗行为,缩小和消除不同地域、不同机构和不同医师之间存在的儿科医疗水平和服务效率的差距,提升临床诊治效果和降低诊疗费用。该诊疗规范同时可以作为卫生和健康管理机构培训和评价儿科医师岗位胜任力的宝贵资源。

在第1版所涉及的儿科临床领域基础上,该版的修订新增了儿童消化系统疾病、神经系统疾病、皮肤病、眼科疾病、罕见病、康复和儿科临床营养支持治疗这7个领域的诊疗规范,以及分别扩充了儿童保健和发育行为这两个领域。旨在有利于儿科医师跟踪和应对儿科世界的变化发展:疾病谱的变迁与医疗模式的调整、多维度医疗保健服务模式的建立以及慢性病与慢性病管理等。充分体现了儿科服务对象在行为习惯、社会条件以及环境状况等方面的因素将通过多维度复杂的相互作用对疾病产生影响。该版的修订突出了专业核心能力,并使之与主要实践环节相结合,加入相对成熟的新技术、新方法。在内容丰富的基础上,努力提升系统性、实用性和可读性。为了体现诊治思路且便于快速领会,特别更新突出了诊疗流程图。

使用该套丛书的儿科专业人员,在规范儿科临床服务的同时,可以借此学习儿科以及相关学科国内外新理念、新理论和新技术等新进展。可在一定程度上有助于儿科医疗工作者确定符合客观条件、符合社会需要的日常服务标准及研究方向,有助于选定具有学术意义、学术创新的研究课题,且与国家对儿科临床医学人才的专业素质要求相一致。期待本套丛书成为各级儿科从业人员日常学习和参考的案头工具书,为儿科学科发展起到积极的促进作用!

桂永浩　王天有

2023 年 3 月

前　言

　　"儿科疾病诊疗规范"是由中华医学会儿科学分会组织编写的一套丛书。本系列规范是以学会、学组的形式推出，希望能做到最好的科学性和共识性，为广大儿科医生提供一套儿科疾病的行业诊治规范。

　　《儿童神经系统疾病诊疗规范》是"儿科疾病诊疗规范"丛书中的一本，由中华医学会儿科学分会神经学组委员为主的 26 位专家共同执笔完成，秉承科学性、规范性及实用性原则，紧密跟踪儿童神经系统疾病的国内外最新诊疗进展，结合各位专家的临床经验进行归纳总结，最后经过整个专家组的反复讨论，最终确定了本书所纳入的主要儿童神经系统疾病的中国儿科诊疗规范。内容涵盖中枢神经系统感染、惊厥与癫痫、神经发育性疾病、中枢神经系统炎症性疾病、中枢神经系统遗传及变性病、脊髓前角细胞及周围神经病、神经系统危重症、以及神经系统诊疗技术等内容，更注重诊疗思维的培养。

　　非常感谢所有编者在非常繁忙的医、教、研工作外，能够拨冗参与本书的编写，正是由于所有编者在编写过程中秉承的严谨科学的精神以及付出的辛勤努力，才成就了这本高质量的诊疗规范。也衷心感谢学术秘书季涛云主任医师及教学秘书王玉燕老师对本书的出版付出的大量时间和精力。

　　希望本书能对我国儿科神经专业医生的临床诊疗工作有所帮助。限于我们的水平，书中难免有疏漏和不足之处，本书出版之际，恳切希望广大读者在阅读过程中不吝赐教,欢迎发送邮件至邮箱 *renweifuer@pmph.com*,或扫描封底二维码,关注"人卫儿科学",对我们的工作予以批评指正,以期再版修订时进一步完善,更好地为大家服务。

姜玉武

2024 年 1 月

目　录

第一章 总 论

第一节 概 述

儿童神经系统疾病是儿童期最常见、最影响患儿生活质量的一组疾病。全球范围内，神经系统疾病在 2015 年被列为导致伤残调整生命年损失的主要原因，并且是第二大死亡原因，占全球死亡率的16.8%。

儿童神经系统疾病存在以下几个主要特点。

1. 疾病谱及疾病临床表现的发育期年龄特征 儿童神经系统发育最早、最快，在不同年龄阶段有不同的特点，因此从新生儿期到青春期，不同时期的神经系统发育程度、疾病谱及疾病特点均不同，也不同于成年人。例如，新生儿期主要以围产期神经系统损伤性疾病(缺氧缺血性脑病、颅内出血、臂丛神经损伤等)、中枢神经系统感染以及神经遗传病为主；婴幼儿期主要以中枢神经系统感染、自身免疫性神经系统疾病、热性惊厥及癫痫、神经发育障碍性疾病(发育迟缓/智力障碍、孤独症谱系障碍疾病等)、脑性瘫痪、神经遗传病和神经系统创伤为主；儿童期在婴幼儿期的基础上，各种精神行为问题逐渐成为主要疾病之一，如注意缺陷多动障碍、抽动障碍等；青春期则增加了青春期特有的一些神经精神行为问题，同时其疾病谱及特征也基本同成年期一样。儿童神经系统疾病谱也随着国家卫生保健发展水平而发生变化，从感染性疾病、营养缺乏性疾病逐渐转变为神经发育障碍性疾病、神经遗传病、神经免疫性疾病以及新出现的传染性疾病等。另外全生命周期管理理念、成人疾病的胎儿起源或者生命早期起源理论等也在儿科神经病学领域越来越得到重视。

2. **病因复杂多样,疑难罕见病多,诊断难度大**　儿童,尤其是婴幼儿早期,是神经遗传病的高发年龄,目前明确单基因遗传病为 5 936 种[在线人类孟德尔遗传数据库(online Mendelian inheritance in man,OMIM)于 2021 年 10 月 20 日更新结果],其中至少 2/3 有神经系统受累表现,绝大多数都是在儿童期,尤其是婴幼儿早期起病,因此儿童神经专科医生需要掌握的神经遗传病是最多的。而这些神经遗传病绝大多数都属于罕见疾病,临床表型差异大,诊断困难;其他病因所致的神经系统疾病,很多时候诊断也很困难,例如各种自身免疫性疾病。因此,常常需要借助较多的辅助诊断方法,包括影像学、电生理、神经病理及遗传学检测等,对专科医生的诊治水平及其所在医疗机构的整体水平要求都较高。但是,就改善预后而言,尽可能明确病因才能更好更精准地进行治疗处理,从而获得较好的预后效果。

3. **治疗难度大,治疗手段有限,但是与相应成人神经系统疾病相比,多数相对疗效较好**　首先尽早开始正确治疗难度大,因为正确诊断是有效治疗的前提,而儿童神经系统疾病诊断的难度大,使其初期治疗常常不是很精准,或者是探索性的,需要较长时间的观察以及各种辅助检查完成后才能开始较精准有效的治疗;其次,神经系统疾病中慢性疾病多,即使是急性疾病,也容易出现后遗症,因此经常需要长期综合治疗,最后,应该重视儿童神经康复,尤其是婴幼儿,神经系统仍处于发育期,这给神经康复提供了更好的机会,尽早进行神经功能评估,发现神经功能障碍,及时开展适合的康复训练,才能争取最好地恢复。

4. **学科发展快,新的前沿诊疗技术、诊疗模式不断产生及应用**　随着神经病学、神经科学以及相关学科的发展,儿童神经病学的学科发展也日新月异,尤其是癫痫、神经重症、感染相关的脑病及自身免疫脑炎、神经肌肉病、神经发育障碍性疾病、神经遗传病/精准医学、转化医学以及多学科协作诊疗(multi-disciplinary team,MDT)等方面,另外,随着网络技术、大数据、人工智能等的快速发展与应用,远程医疗、人工智能辅助诊疗的应用也日益广泛、深入,使儿童神经系统疾病诊疗的三级网络及长程管理日渐形成和完善。

面对具有挑战性的疾病、日新月异的学科发展以及日益复杂的社会环境,儿童神经专业医生不仅要经过长期完整的专业训练以具备良好的诊治能力,还要不断拓宽知识面、重视交叉学科的协同、加强人文修养和提高沟通交流水平,才能更好地完成医疗工作,为患儿提供最佳的诊疗照护,和全社会一起努力帮助患儿获得尽可能好的全面发育及达到尽可能高的治疗效果和生活质量。

(姜玉武)

第二节 神经系统体格检查

儿童神经系统检查内容原则上与成人大致相同,但对于婴幼儿来说,由于其神经系统还处于发育不成熟及快速发展变化的时期,因此,神经系统体征的检查方法和正常与否的判断标准也有其自身特点,年龄越小,特点越突出;对于低龄儿童体格检查时应积极想办法取得患儿的信任与合作,有些项目可先在医生自己身上做示范,以减少患儿的恐惧;检查既要全面,又要重点突出;灵活掌握检查顺序,尽量减少对患儿的打扰,容易引起患儿恐惧的检查如头面部正面的相关检查可以放在最后;病情复杂者可以分次检查。另外,还要强调应该在全面内科查体的基础上进行神经系统检查。

一、一般检查

1. **意识状态** 根据儿童对声、光、疼痛、语言等刺激的反应减弱或消失,或年长儿对周围环境的反应及对时间、人物、地点的定向力减弱或消失,可判断是否存在意识障碍;根据意识障碍的轻重程度可分为嗜睡、意识模糊、昏睡和昏迷等。

2. **皮肤与毛发检查** 皮肤颜色、色素沉着或减退、皮疹、皮下结节、血管畸形等常常提示有神经系统相关疾病的可能。如结节性硬化症患儿面颊部可有皮脂腺瘤,皮肤可见散在色素脱失斑;神经纤维瘤病躯干或四肢可出现多块或较大面积的咖啡牛奶斑;色素失调症可有暗褐色的色素增生,呈片状或树枝状分布;脑三叉神经血管瘤病面部可在三叉神经分布区域有红色血管痣/瘤。

3. 头颅 常规测量头围并观察头颅形状和对称性。头围过小见于脑发育畸形、狭颅症；头围过大则见于脑积水、硬膜下血肿等；头颅形状异常可见于颅缝早闭。应注意囟门大小、紧张度和是否膨隆，前囟膨隆（bulging of anterior fontanel）多见于颅内压增高（increased intracranial pressure）。正常儿童前囟在生后 12~18 个月关闭，后囟则于 2~3 个月关闭。囟门早闭见于小头畸形，闭合过晚或囟门过大常见于脑积水、佝偻病、硬膜下血肿及软骨营养不良等，6 个月后颅缝即不易摸到，10 个月以内儿童有颅内压增高时，易出现颅缝分离。当出现脑积水时，轻叩颅骨可产生"破壶音"（Macewen 征）。颅骨透照试验阳性提示有硬膜下积液。

4. 眼、耳、口腔 眼的发育与神经系统发育关系密切，小眼球可见于先天性风疹、弓形虫感染及先天性小眼球；角膜色素环见于肝豆状核变性；青光眼见于 Lowe 综合征、脑三叉神经血管瘤病；球结膜毛细血管扩张见于共济失调-毛细血管扩张症；应注意耳的外形是否有畸形或低位；上腭弓过高可见于智力障碍患儿；舌宽大而厚可见于呆小病、唐氏综合征或黏多糖病；牙齿发育不良可见于胆红素脑病后遗症或先天性色素失调症。

5. 姿势与表情 正常新生儿四肢屈曲，稍加牵拉即可伸直，放松后又恢复原状，四肢僵硬、拳握紧、下肢伸直内收、角弓反张或肢体张力不对称均属异常。出现不自主伸舌提示脑损伤；眼凝视提示胆红素脑病、颅内出血及中枢神经系统感染；"落日眼"征（sunset sign）提示脑积水、颅内出血、脑水肿或胆红素脑病。面部表情迟钝、呆滞或强制性体位可见于颅内占位性病变或结核性脑膜炎。

6. 脊柱 应检查有无畸形、异常弯曲、强直、叩痛等，当背正中线上出现色素沉着、小凹陷、一簇毛发时，提示可能有隐性脊柱裂、皮样窦道或皮样囊肿。

7. 特殊气味 检查中应注意有无特殊气味，一些智力发育落后的患儿可有特殊的气味，如苯丙酮尿症常有鼠尿味或霉味；异戊酸血症有干酪味或脚汗味；枫糖尿症有焦糖味等。

二、脑神经检查

1. 嗅神经 婴幼儿检查困难,可观察其对薄荷、香精等气味的反应。两侧鼻孔分开检查。一侧嗅觉丧失往往意义较大,额叶或颅前窝病变时可引起嗅觉减退或丧失。有嗅觉障碍时应排除慢性鼻炎。

2. 视神经 应检查视力、视野和眼底。正常新生儿出生后即有视觉,虽然较弱,但两眼可随亮光或色泽鲜艳物体(如红球)移动。用手指在眼前左右、上下移动时可观察是否有视动性眼震,如有,则提示皮质视觉存在受损。年长儿可用视力表检查视力。生后 5~6 个月可检查视野,可将鲜艳的玩具或物体从儿童背后缓缓地移动到儿童视野内,根据儿童出现注视反应的位置并重复检查后大致判断视野。正常视野范围为颞侧 90°、鼻侧 60°、上侧 60°、下侧 70°,同侧偏盲见于视束、视放射或视皮质病变,双颞侧偏盲见于视交叉病变。婴儿检查眼底较困难,必要时要扩瞳后进行。检查正常婴儿的视盘时,由于小血管发育不完善,视盘小,生理凹陷浅,颜色稍苍白,不可误认为视神经萎缩。视盘水肿见于颅内压增高。脉络膜视网膜炎提示宫内感染,先天性代谢异常时黄斑部可有变化。

3. 动眼、滑车、展神经 这 3 对脑神经共同支配眼球的全部运动及瞳孔反射,应一并检查。首先应检查眼裂大小,注意眼裂是否对称,检查患儿上视时上眼睑能否上提。检查眼球位置,展神经麻痹时,患眼偏向内侧,轻度偏向下方。滑车神经麻痹时,患眼在静止位置不偏或略偏上方,眼内收时明显。使儿童头不转动,眼球随医师的手指或玩具向上、下、左、右各方向注视,观察有无运动受限。展神经麻痹时,眼球向外侧运动受限并有复视,多见于颅底外伤、颅内压增高、颅内感染等;动眼神经麻痹时,上睑下垂,眼球向外下方斜视,向上、下、内侧运动受限,并有复视。眼球固定正中位,则为动眼神经、滑车神经和展神经同时受累。检查时应注意有无眼球震颤,可分为水平、垂直、旋转或混合表现,可因内耳、前庭神经、脑干、小脑等病变引起。应注意有无眼球突出及瞳孔对光反射,双侧瞳孔缩小可见于昏迷、急性脑干病变、先天性瞳孔扩大肌缺损。单侧瞳孔缩小可见于颈 8、胸 1 神经根或颈交感神经损害时产生的霍纳综合征(Horner syndrome),同时伴有眼裂狭小、眼球凹陷、同侧眼结膜充血及面部无汗。

4. 三叉神经　为混合神经,负责支配面部感觉、咀嚼运动、角膜反射和下颌反射。运动纤维支配咀嚼肌,当瘫痪时,做咀嚼运动时不能扪及咀嚼肌收缩;三叉神经运动纤维受刺激可出现咀嚼肌强直,牙关紧闭,可见于破伤风、脑炎、狂犬病及脑膜炎等。

5. 面神经　观察静止时两侧额纹、眼裂、鼻唇沟及口角是否对称,注意在皱眉、闭眼、露齿、鼓腮、吹口哨时两侧面肌的活动情况。一侧面神经周围性瘫痪可表现为患侧额纹减少或消失、眼裂增大、鼻唇沟变浅、不能皱额、闭眼且露齿时口角歪向健侧;中枢性面神经麻痹时,只表现为病变对侧下部面肌麻痹,如口角歪斜、鼻唇沟变浅,而眼裂没有改变。

6. 听神经　包括两种不同功能的感觉神经。检查听力可观察患儿对声音、语言和耳语的反应,较大儿童可用音叉鉴别是传导性耳聋还是神经性耳聋。检查前庭功能,可做旋转试验或冷水试验。年长儿可用转椅,婴幼儿可持其腋下平举旋转;冷水试验是在外耳道注冷水2~4ml。正常儿童做上述试验时可引发眼震,前庭神经或脑干病变时不能引起眼震,前庭器官或前庭神经兴奋性增强时,眼震持续时间延长。前庭功能异常在儿童少见,当有阵发性眩晕、步态不稳、呕吐、迷路性眼震时应考虑前庭功能异常。

7. 舌咽、迷走神经　两者在解剖和功能上关系密切,常同时检查。当出现呛咳、吞咽困难、声音嘶哑、构音障碍时,提示其损伤,检查时可发现咽后壁感觉减退或消失。一侧舌咽、迷走神经麻痹时可见该侧软腭腭弓较低,腭垂偏向健侧,发"啊"音时,患侧软腭不能上提或运动减弱。在急性延髓病变导致舌咽、迷走及舌下神经麻痹时,出现急性延髓麻痹(bulbar palsy),表现为咽反射消失,伴有呼吸循环功能障碍,多见于脑炎、脊髓炎、多发性神经根炎等。核上性延髓麻痹又称为假性延髓麻痹(pseudobulbar palsy),病变在大脑或脑干上段时,双侧锥体束受累,表现为吞咽困难、软腭及舌运动障碍和言语不清,但咽反射不消失,无舌肌萎缩,下颌反射亢进,一般无呼吸循环障碍。

8. 副神经　主要支配斜方肌和胸锁乳突肌,主要观察有无斜颈、塌肩、胸锁乳突肌和斜方肌有无萎缩,也可通过转头、耸肩、举手过头等动作来判定。

9. 舌下神经　支配同侧所有舌肌。患儿伸舌可观察舌静止时的位置,有无舌萎缩、肌束震颤,伸舌是否居中等。核上性舌下神经麻痹时,伸舌偏向病灶对侧,周围性舌下神经麻痹,伸舌舌尖偏向患侧,常伴舌肌萎缩和肌束震颤。

三、运动功能检查

正常运动由锥体系和锥体外系通过周围运动神经元来完成。前者负责完成有意识的自主运动,后者负责不自主运动,如维持肌张力、保持正常姿势、控制动作平衡、协调及精细运动。

1. 肌容积　观察左右是否对称,应注意有无肌萎缩或肥大,肌肉萎缩多见于下运动神经元损伤,腓肠肌假肥大多见于假肥大型(Duchenne 型/Becker 型)肌营养不良。

2. 肌张力　在肢体肌肉放松的情况下,将肢体的肘、腕、膝、踝等关节做屈伸运动感觉到的阻力为肌张力。正常时有一定阻力。肌张力减低见于下运动神经元瘫痪、小脑疾病、低钾血症、深昏迷、严重的缺氧以及肌病等;阵发性肌张力低下见于家族性周期性麻痹、猝倒及失张力性癫痫发作;肌张力增高见于上运动神经元性瘫痪(折刀样肌张力增高)、锥体外系疾病(齿轮样强直)。去大脑强直时肌张力明显增高、四肢强直性伸直、躯干角弓反张,而去皮质强直时,四肢僵硬、下肢伸直、上肢屈曲。生后 4 个月内的儿童四肢屈肌张力较高。

3. 肌力　幼儿检查肌力应力求简单,令患儿由仰卧位站起以观察背肌、髋部及下肢近端肌力,让患儿用足尖或足跟行走以分别检查腓肠肌、比目鱼肌和胫前肌。年长儿可从四肢远端向近端逐一检查各关节的运动,注意肌肉运动的力量、幅度和速度,两侧对比。肌力的记录一般用 0~5 级分级法,0 级:完全瘫痪,肌肉无收缩;1 级:可见肌肉收缩但无关节运动;2 级:有主动运动,在床面运动但不能克服地心引力;3 级:有主动运动,且能对抗地心引力,但不能对抗人为阻力;4 级:

能做抵抗阻力的运动,但力量稍弱;5级:正常肌力。

4. 共济运动 婴幼儿可观察儿童玩玩具、取物、穿衣等动作的准确度、速度及平衡性。年长儿可做以下检查:

(1) 指鼻试验(finger-to-nose test):儿童与检查者对坐,令其用示指端触自己的鼻尖,然后指检查者的示指,再指自己的鼻尖,反复进行,观察是否准确。

(2) 跟-膝-胫试验:儿童仰卧,抬高一腿,将足跟准确地落在对侧膝盖上,然后沿胫骨向下移动,观察动作是否准确。

(3) Romberg征:嘱儿童双足并立,双上肢向前平伸,先睁眼后闭眼各做一次,闭目时出现身体摇摆或倾倒时为阳性。

(4) 快速轮替动作:令患儿伸直手掌,并反复作快速的旋前、旋后动作,以观察拮抗肌群的协调动作。共济失调患者动作缓慢、不协调,一侧快速动作障碍则提示有该侧小脑半球病变。

5. 不自主运动 观察有无不自主运动,包括抽动、肌阵挛、震颤、舞蹈样运动、手足徐动、扭转痉挛、肌张力不全、肌束颤动、肌纤维颤搐等。

6. 姿势和步态 为复杂的神经活动,与深感觉、肌张力、肌力以及小脑前庭功能有关。姿势包括立位、卧位和坐位。仰卧位呈蛙状姿势见于婴儿脊肌萎缩症、肌病和脊髓病变。仰卧时一侧下肢外旋、足尖向外是该侧瘫痪的体征。观察卧、坐、立、走的姿势是否正常,异常步态包括痉挛性偏瘫步态、剪刀样步态、慌张步态、摇晃不稳或蹒跚步态、痉挛性步态及"鸭步"等。

四、感觉功能检查

检查各种不同的感觉,并注意两侧对比。对较大儿童尽可能地取得患儿合作,对婴幼儿则难以准确判断,可根据患儿对刺激的反应进行估计。

1. 浅感觉

(1) 痛觉:用针尖轻刺皮肤,询问患儿有无痛感或根据患儿表情判断。

(2) 触觉:用细棉条轻触皮肤,询问是否察觉以及敏感程度。

(3) 温度觉:可用装有冷水或热水的试管测试。

2. 深感觉

(1) 位置觉:搬动患儿的指或趾关节,让其回答是否移动及移动的方向。

(2) 振动觉:将音叉柄放在骨突起处,测试有无振动感。

3. 皮质(复合)感觉 包括皮肤定位觉、图形觉和两点辨别觉。令患儿闭目,用手辨别物体的大小、形状、轻重等。

五、神经反射

正常儿童的生理反射有两大类,第一类为终身存在的反射,即浅反射和深反射。新生儿和婴儿的深反射较弱,腹壁反射和提睾反射也不易引出,到1岁时才稳定(见第二章第一节)。第二类为婴儿时期特有的反射,如果这类反射不出现、表现不对称或应该消失的时候继续存在均提示神经系统异常。这些反射如下:

1. 吸吮反射(sucking reflex) 用干净的橡皮奶头或小指尖放入儿童口内,引起儿童口唇及舌的吸吮动作。此反射生后即有,4~7个月消失。

2. 觅食反射(rooting reflex) 轻触小婴儿口周皮肤,儿童表现为头向刺激侧旋转、张口。正常儿童生后即有,4~7个月消失。

3. 抓握反射(palmar grasping reflex) 用手指从尺侧进入儿童手心,儿童手指屈曲握住检查者的手指。此反射生后即有,2~3个月后消失。

4. 拥抱反射(embrace reflex) 儿童仰卧,检查者从背部托起婴儿,一手托住婴儿颈及背部,另一手托着枕部,然后托住枕部的手突然下移数厘米(不是放手),使婴儿头及颈部"后倾"数厘米,表现为上肢伸直、外展,然后上肢屈曲内收,呈拥抱状,有时伴啼哭。正常新生儿生后即有,4~5个月后消失,6个月持续存在为异常。

5. 紧张性颈反射(tonic neck reflex) 又称强直性颈部反射。儿童取卧位,将其头转向一侧,此侧上肢伸直,对侧下肢屈曲。此反射生后即存在,2~3 个月消失。脑性瘫痪时反射增强且持续时间长。

6. 交叉伸展反射(crossed extension reflex) 儿童取仰卧位,检查者握住儿童一侧膝部使下肢伸直,按压或敲打此侧足底,可见另一侧下肢屈曲、内收,然后伸直,检查时应注意两侧是否对称。新生儿期有此反射,1 个月后减弱,6 个月时仍存在应视为异常。

7. 放置反射(placing reflex) 扶儿童呈直立位,将一侧胫前缘和足背抵于桌面边缘,可见儿童将下肢抬至桌面上。应注意两侧是否对称,出生时即有,6 周后消失。

8. 踏步反射(stepping reflex) 扶儿童腋下使其站立,躯体前倾,可引起自发踏步动作,新生儿期出现,3 个月消失。若持续存在并出现两腿交叉、足尖落地、双下肢肌张力增高、腱反射亢进,则提示脑性瘫痪。

9. 降落伞反射(parachute reflex) 检查者两手握住儿童两侧胸腹部呈俯卧悬空位,将儿童突然向前下方动作,儿童上肢伸开,手张开,似乎阻止下跌的动作。此反射生后 6~9 个月出现,终身存在。生后 10 个月无此反射属异常。

10. 病理性反射 巴宾斯基征(Babinski 征)在 18 个月之前出现双侧对称性阳性尚属生理现象。18 个月以后出现阳性反应则为病理现象。

六、脑膜刺激征

当软脑膜炎症或各种原因引起颅内压增高时,均可因脊神经根和脑膜受刺激引起相应肌肉反射性肌张力增强。

1. 颈强直 患儿呈仰卧位,两腿伸直,轻轻托起头部向前屈,正常时无抵抗感,阳性则有颈部屈曲受阻,下颌不能抵胸部。

2. 克尼格征(Kernig 征) 患儿呈仰卧位,检查者将其一侧下肢的髋关节及膝关节均屈曲成角,然后抬高其小腿,如有抵抗不能上举超过 135° 时为阳性。3~4 个月前儿童肌张力较高,可以呈阳性。

3. 布鲁津斯基征(Brudzinski 征) 患儿呈仰卧位,检查者以手托起枕部,将头前屈,此时若膝关节有屈曲动作则为阳性。

(姜玉武)

第三节 神经系统辅助检查

神经系统疾病的辅助检查是诊断神经系统疾病的重要和必备的手段,包括神经生化检查(脑脊液生化、遗传代谢病的相关检查等)、神经电生理检查(脑电图、肌电图、脑干诱发电位)、神经影像学检查(颅脑超声、CT、MRI、核素扫描)以及神经病理检查(外周神经肌肉组织活检、脑组织活检)等。本节对其中最常用和重要的检查方法进行介绍。

(一)脑脊液检查

腰椎穿刺取脑脊液(cerebral spinal fluid,CSF)检查是诊断颅内感染和蛛网膜下腔出血的重要依据。脑脊液可被用于多种项目的检测,主要包括外观、压力、常规、生化和病原学检查等。然而,对严重颅内压增高的患儿,在未有效降低颅内压之前,腰椎穿刺有诱发脑疝的危险,应特别谨慎。

(二)脑电图

儿童不同年龄期大脑成熟度不同,脑电背景波等不同,故儿童脑电图(electroencephalography,EEG)正常或异常的判定标准与成人有较大差异,必须结合患儿的发育年龄来判断。脑电图检查对许多功能性疾病和器质性疾病都有一定的诊断价值,特别是对癫痫的诊断和分型、脑功能障碍程度的判断意义更大。在正常儿童中有约5%~7%可以出现脑电图异常,尤其是出现癫痫样放电,因此对儿童脑电图结果的解释应慎重,需结合临床情况进行判断及应用。

脑电图检查在儿童患者的用途主要是2方面。第一,癫痫的诊断及鉴别诊断:长程视频脑电图,由于不仅可监测到脑电图,还可看到脑电图异常时患儿的状态,对于确定是否为癫痫发作及综合征的诊断及分型均具有重要意义,同时,系列脑电图监测也可以作为判断癫痫病程演变、癫痫治疗效果的重要依据;第二,脑功能障碍的评估:如脑炎、各种脑病的辅助诊断及严重程度的判断,而系列脑电图监测有助于评估病情的演变及预后,指导治疗。

（三）肌电图及脑干诱发电位

1. 肌电图 肌电图（electromyography，EMG）利用肌电仪记录神经肌肉的生物电活动，以判断神经和肌肉的功能状态。可用于下运动神经元（包括脊髓前角细胞、周围神经、神经-肌肉接头、肌肉）疾病的定位诊断以及病情严重程度的判断，在下运动神经元疾病（如脊髓性肌萎缩、脊髓灰质炎、吉兰-巴雷综合征、肌营养不良、重症肌无力等）的诊治以及康复评价等方面有着重要的临床应用价值。

2. 诱发电位 分别经听觉、视觉和躯体感觉通路，刺激中枢神经诱发相应传导通路的反应电位。

（1）脑干听觉诱发电位（brainstem auditory evoked potential，BAEP）：可记录听觉传导通路中的神经电位活动，即听神经、耳蜗、上橄榄核、外侧丘系、下丘相关结构的功能状况，可用于评估听力及脑干功能情况，而且不受镇静剂、睡眠和意识障碍等因素的影响。凡是累及听通道的任何病变或损伤都会影响 BAEP，因此 BAEP 可以对神经系统疾病和耳聋进行定位诊断，主波Ⅰ、Ⅲ、Ⅴ分别对应听神经、上橄榄核和下丘，外周听神经受损将影响所有波的潜伏期，但不影响峰值的潜伏期。

（2）视觉诱发电位（visual evoked potential，VEP）：以图像视觉刺激（patterned stimuli）诱发，可分别检出单眼视网膜、视神经、视交叉、视交叉后和枕叶视皮质间视通路各段的损害。新生儿及婴幼儿不能专心注视图像，可改为闪光刺激诱发，但特异性较差。主要反映视网膜神经节细胞至视觉中枢的传导功能。VEP 主要用于各类脑白质发育不良、脱髓鞘疾病、脂褐质沉积症等累及视通路疾病的诊断，也可作为新生儿及婴儿视觉敏感度测定及视觉系统的发育随访。

（3）躯体感觉诱发电位（somatosensory evoked potential，SEP）：简称体感诱发电位，是指使用短时程脉冲电流刺激皮肤感觉神经末梢、皮节或混合神经干，神经冲动沿传入神经传至脊髓深感觉通路、丘脑至大脑皮层感觉区（中央后回），在刺激对侧相应部位的头皮上，所记录到的与刺激有固定时间关系的电位变化。主要用于躯体感觉传导通路损害的疾病辅助诊断，神经系统脱髓鞘病变、周围神经损伤、后根病变、脊髓后角、后索、内侧丘系、丘脑投射系统及皮层感觉区的损害均可引起长潜伏期或短潜伏期的躯体感觉诱发电位改变。

（四）神经影像学检查

1. 计算机断层扫描（computed tomography，CT） 可显示不同层面脑组织、脑室系统、脑池和颅骨等结构形态。必要时注入造影剂以增强扫描分辨率。CT能较好地显示病变中较明显的钙化影和出血灶，但对脑组织的分辨率不如MRI高，且因受骨影干扰，对后颅窝、脊髓病变难以清楚辨认。

2. 磁共振成像（magnetic resonance imaging，MRI） 优点是分辨率高、无放射线、不被骨质所阻挡，对颅后窝病变、中线结构病变、脊髓病变等都能显示清晰，能够清楚地分辨灰质、白质。不足之处是成像速度慢，对钙化不敏感等。MRI能显示大多数病变及其组织学特征，但仍有部分病变互相重叠或不能确定，需做增强扫描。此外颅内磁共振血管成像（magnetic resonance angiography，MRA）对血管病变有较大的诊断价值。

3. 其他 如磁共振血管成像（MRA）、数字减影血管造影（digital subtraction angiography，DSA）、经颅多普勒超声（transcranial Doppler，TCD）用于脑血管疾病诊断。单光子发射计算机断层摄影（single photon emission computed tomography，SPECT）和正电子发射体层摄影（positron emission tomography，PET）均属于功能影像学，是根据放射性示踪剂在大脑组织内的分布或代谢状况，显示不同脑区的血流量或代谢率。发作间期的PET和发作期的SPECT在癫痫病灶的定位诊断中有重要意义。目前各种成像技术的融合技术发展迅速，如MRI-PET融合可更清楚、准确地发现，了解脑结构异常及其功能影响，已广泛用于定位癫痫灶。

（五）遗传代谢检测

遗传代谢病病种繁多，表型复杂，缺乏特异性，很多疾病出现神经系统损害或者多脏器损害表现，临床诊断困难，遗传代谢检测是重要的筛查与诊断方法。目前常用的主要有液相色谱串联质谱法（liquid chromatography tandem mass spectrometry，LC-MS/MS）和气相色谱-质谱(gas chromatography-mass spectrometry,GC-MS)。LC-MS/MS已经成为氨基酸、有机酸及脂肪酸代谢病的常规筛查与诊断方法,GC-MS尿液有机酸是确诊有机酸代谢病的主要方法。临床上遇到以下情况时应做尿液及血液遗传代谢病的筛查,以明确病因诊断:①新生儿期不明原因的反复惊厥、反复发作的急性脑病;②不明原因的智力、运动发育落后或倒退、不明原因的癫痫发作合并其他神经系统表现;③不明原因的低血糖、高血氨、代谢性酸中毒等。其他代谢检测还包括各种相关的酶学检测、呼吸链复合物功能检测等。

(六) 遗传学检测

遗传学检测日益成为儿童神经系统疾病尤其是疑难疾病的重要诊断手段。目前常用的遗传检测方法包括染色体病相关检测,如核型分析、多重连接探针扩增技术(multiplex ligation-dependent probe amplification,MLPA)、荧光原位杂交(fluorescence in situ hybridization,FISH)、染色体芯片-微阵列比较基因组杂交(array-based comparative genomic hybridization,aCGH)、SNP芯片(single nucleotide polymorphism chip)及全基因组测序拷贝数变异检测等;单基因病相关检测,如Sanger测序(Ⅰ代测序)及新一代测序(next generation sequencing,NGS)-疾病靶向序列测序(disease target sequencing,DTS,通常也称为gene panel-基因包测序)、全外显子组测序(whole exome sequencing,WES)和全基因组测序(whole genome sequencing,WGS)技术。

(姜玉武)

第四节 神经系统疾病诊断思路

儿童神经系统疾病种类繁多,诊断及鉴别诊断常常比较困难,因此掌握良好的诊断思路非常重要。

进行神经系统疾病诊断时,首先进行定向诊断,即确定患儿神经系统功能障碍是原发于神经系统的疾病所致,还是系统性(全身性)疾病的神经系统受累所致;然后进行定位诊断,即通过分析症状和体征,结合相关辅助检查确定病变累及神经系统部位;最后定性诊断,即根据疾病病程及针对性的辅助检查等确定疾病的病因和性质。

(一) 定向诊断

儿童神经系统受累的表现主要包括惊厥、运动障碍、认知和行为改变、颅内压增高或脑膜刺激征等。这些临床症状和体征既可以是原发于神经系统的疾病所致,也可以是全身性疾病的神经系统受累表现。如惊厥可以由癫痫、脑炎导致,也可以由低钙血症或低血糖所致,或者是系统性红斑狼疮神经系统受累的表现之一。因此对于以神经系统症状为主诉就诊的患儿,一定要仔细询问病史中是否存在其他系统受累的症状,并注意查体时除了神经系统查体以外,还要进行常规的全身查体,并注意对可疑病例及早进行相应的辅助检查。有些全身性疾病的临床表现有时候很隐匿,如低血糖所致惊厥经常很难与癫痫进行鉴别,因此凡是疑诊癫痫的患儿,均要求常规进行空腹血糖的检查。

(二) 定位诊断

定位诊断主要依据神经系统体格检查所发现的体征和相应的辅助检查进行。如腱反射亢进、病理征阳性提示上运动神经元病变,即锥体束受累;腱反射减弱/消失、肌张力下降提示下运动神经元病变;肌张力失常(dystonia)、震颤(tremor)、舞蹈症(chorea)、手足徐动症(athetosis)提示锥体外系病变;小脑性共济失调(cerebellar ataxia)提示小脑病变等。另外,有些症状也具有定位意义,如惊厥提示脑皮质受累,失语提示脑语言功能区受累,认知功能损害、人格行为改变提示大脑实质受累,意识障碍提示大脑皮质或者脑干网状结构受累。

(三) 定性诊断

定性诊断主要通过对疾病病程特征(起病、病程转归等)的分析来进行。按照起病急缓来分,起病最急骤者(暴发)数分钟即可达高峰,如脑出血、栓塞;急性起病者,数小时至数日达高峰,如中枢神经系统感染等;亚急性起病者,数日至数周达高峰,多见于脑自身免疫性炎症等;慢性进行性加重者,则多见于肿瘤和遗传变性病。遗传代谢病既可以急性起病,也可以呈慢性起病或者间歇急性发作且慢性进展。

疾病转归为静止性病程者,多见于围产期脑损伤后遗症(脑性瘫痪)、脑炎或者脑血管病后遗症等,而进行性加重者则应首先考虑神经系统变性疾病(neurodegenerative disorder)、遗传代谢病以及肿瘤等。根据上述临床分析,进一步做相关的辅助检查,多可最终确定诊断。

(姜玉武)

第二章　中枢神经系统感染

第一节　急性细菌性脑膜炎

【概述】

急性细菌性脑膜炎(bacterial meningitis),也称为化脓性脑膜炎(purulent meningitis),是各种化脓性细菌感染引起的脑膜炎症,主要累及软脑膜和蛛网膜,由于解剖结构的邻近关系,脑实质及脊髓也可受累,是儿科常见的急性中枢神经系统感染性疾病,病死率仍然在10%~15%。早期诊断及合理的抗生素治疗与改善预后密切相关。

1. **病因**　儿童期化脓性脑膜炎最常见的致病菌为肺炎链球菌、脑膜炎双球菌及大肠埃希菌。不同年龄化脓性脑膜炎的主要致病菌存在差异,小于 3 月龄的婴儿以大肠埃希菌、金黄色葡萄球菌、B 型溶血性链球菌及单核细胞增多性李斯特菌常见;而 3 月龄以上儿童以肺炎链球菌、脑膜炎双球菌及流感嗜血杆菌最为常见。对于免疫缺陷者可发生表皮葡萄球菌、铜绿假单胞菌等条件致病菌感染。

2. **发病机制**　免疫功能相对低下及血脑屏障发育不完善是儿童易患化脓性脑膜炎的主要原因。血源性播散是化脓性脑膜炎最常见的侵犯途径,病原体可通过呼吸道、消化道或皮肤、脐部感染,从局部进入血液循环引起败血症,从而透过血脑屏障进入颅内导致脑膜炎症。此外,中耳炎、乳突炎等邻近结构的感染扩散、局部颅骨或脑脊膜缺损存在与颅外的直接通道,也是致病菌进入颅内的途径。

【诊断】

1. **临床表现**　大多急性起病,主要表现为明显的感染中毒症状、急性脑功能障碍、颅内压增高及脑膜刺激征。部分患儿存在前驱呼吸道或消化道感染症状,绝大多数患儿常见发热、精神食欲差。患儿可出现激惹、惊厥、嗜睡甚至昏迷等程度不等的意识障碍;头痛、呕吐、畏光、瞳孔不等大及光反射异常等颅内高压表现,严重时出现脑疝;并有颈痛和颈强直、克氏征及布氏征阳性等脑膜刺激体征。值得注意的是,在新生儿和婴儿中,化脓性脑膜炎的临床表现可不典型,可以不发热甚至体温不升;可出现微小惊厥发作和前囟张力高,而脑膜刺激征往往不明显。

由于大多数化脓性脑膜炎是通过血流感染扩散至颅内,故可能出现脓毒症及肺部、骨髓等其他脏器感染的临床表现,也可发现邻近器官的感染病变;脑膜炎双球菌感染者的皮肤还可出现瘀斑、瘀点。

治疗不及时或治疗不适当,容易出现硬脑膜下积液、脑积水,严重时发生脑室膜炎等并发症,遗留智能障碍、癫痫、听力障碍及其他神经功能障碍。

2. 辅助检查

(1) 炎症反应相关指标:血常规、C-反应蛋白、血清降钙素原等。

(2) 相关脏器功能的评估:根据临床表现,选择血生化、肝肾功能、心肌酶谱、脑电图等。

(3) 影像学检查:主要用于检查有无并发症、腰椎穿刺检查前的安全性评估。对具有以下指征的患儿,在腰椎穿刺前必须进行头颅影像学检查:①有局灶性神经功能损害;②新发的癫痫发作;③严重意识障碍(Glasgow 昏迷评分 <10 分);④严重免疫功能低下状态,如接受器官移植受体或人类免疫缺陷病毒(human immuno-deficiency virus,HIV) 感染患者。对于怀疑合并有硬脑膜下积液、脑积水、脑脓肿可行头部 MRI(平扫加增强),以准确评估脑实质及脑膜受累的程度和范围。

(4) 脑脊液检查:凡怀疑为化脓性脑膜炎的患儿,若无禁忌证,均应尽早腰椎穿刺行脑脊液检查,以协助诊断和鉴别诊断。以下情况禁止穿刺,应先进行经验性抗生素治疗,包括穿刺点及周围有感染或炎症病变,休克、器官衰竭或濒死者,具有出血倾向、颅内压增高、频繁惊厥等。脑脊液检查及结果分析具体见第十二章第一节。腰椎穿刺前半小时行血糖浓度测定,以帮助判断外周血糖对脑脊液糖浓度的影响。

（5）病原学鉴定：包括血、脑脊液和局部分泌物的涂片、培养或特定病原体的 PCR 检测，有条件者可行病原体的二代测序。

3. 诊断标准　对于有化脓性脑膜炎的临床表现，脑脊液呈化脓性改变并分离到明确致病菌者，即为确诊病例。而仅有典型临床表现和脑脊液改变，而未能分离到致病菌者，为临床诊断病例。若符合以下标准，为疑似诊断病例：临床表现典型或不典型，脑脊液改变不典型且未找到病原体者；同时至少符合以下一项：有前驱化脓性感染病灶、有解剖易感因素、外周血白细胞显著升高和/或 C-反应蛋白显著升高。

【鉴别诊断】

1. 病毒性脑炎或脑膜炎　病毒所致颅内感染者，感染中毒症状一般不重，症状大多以脑实质受累为主，病程自限，病情进展大多不超过 2 周。临床转归、脑脊液改变及病毒分离或抗原、抗体测定有助于两者鉴别。

2. 结核性脑膜炎　多呈亚急性起病，早期临床表现与化脓性脑膜炎类似，若未给予有效抗结核治疗，病程 1~2 周后出现意识障碍进行性加重甚至昏迷，可出现面瘫及明显的颅内高压、脑积水表现。结合患者接触史、治疗后脑脊液动态改变及头颅影像学有助于鉴别诊断。

3. 隐球菌脑膜炎　多为慢性、进展性病程，以颅内高压为主要表现，感染中毒症状相对不重，脑脊液涂片或培养找到致病菌可确诊。

4. 其他　需与脑脓肿、中枢神经系统炎性脱髓鞘病变、中枢神经系统血管炎、中枢神经系统白血病等相鉴别。

【治疗】

1. 抗生素治疗

（1）治疗原则：一旦疑诊，应尽早启动治疗；选择对病原体敏感且能透过血脑屏障的抗生素；静脉给药，剂量和疗程足够。

（2）药物选择：对于病原体明确的化脓性脑膜炎，针对病原体和药物敏感试验选择抗生素，具体种类和剂量详见表 2-1。尚无病原体证据时，根据病情建议使用三代头孢菌素，或万古霉素联合三代头孢菌素治疗。治疗过程中，随着炎症控制，血脑屏障的通透性改善，可能影响脑脊液中抗生素的浓度，使后期临床症状或脑脊液恢复不明显，可能需根据临床表现及脑脊液改变对抗生素的剂量或种类进行必要的调整。

表 2-1　儿童社区获得性细菌性脑膜炎的抗菌药物治疗方案

细菌类型	药敏结果		标准治疗	替代治疗	疗程
肺炎链球菌	青霉素敏感		青霉素或阿莫西林	头孢曲松或头孢噻肟	10~14 天
	青霉素耐药	三代头孢菌素敏感	头孢曲松或头孢噻肟	美罗培南或头孢吡肟	10~14 天
		头孢菌素不敏感	万古霉素＋头孢曲松和/或头孢噻肟 或 头孢曲松和/或万古霉素＋头孢噻肟＋利福平	利奈唑胺和/或万古霉素＋莫西沙星	10~14 天
脑膜炎球菌	青霉素敏感		青霉素或阿莫西林	头孢曲松或头孢噻肟	7 天
	青霉素耐药		头孢曲松或头孢噻肟	头孢吡肟或美罗培南或氯霉素或环丙沙星	7 天
李斯特菌	无		阿莫西林或氨苄西林	复方新诺明或莫西沙星或美罗培南或利奈唑胺	至少 21 天
流感嗜血杆菌	β-内酰胺酶阴性	氨苄西林敏感	阿莫西林或氨苄西林	头孢曲松或头孢噻肟	7~10 天
		氨苄西林耐药	头孢曲松或头孢噻肟＋美罗培南	环丙沙星	7~10 天
	β-内酰胺酶阳性		头孢曲松或头孢噻肟	头孢吡肟或氯霉素或环丙沙星	7~10 天

续表

细菌类型	药敏结果	标准治疗	替代治疗	疗程
金黄色葡萄球菌	甲氧西林敏感	氯唑西林或萘夫西林或苯唑西林	万古霉素或利奈唑胺或利福平或磷霉素	至少14天
	甲氧西林耐药	万古霉素	复方新诺明或利奈唑胺或利福平或磷霉素	至少14天
	万古霉素耐药	利奈唑胺	利福平或磷霉素或达托霉素	至少14天
大肠埃希菌	三代头孢菌素敏感	头孢曲松或头孢噻肟	头孢吡肟或美罗培南或氨曲南或复方新诺明或阿米卡星	至少21天
	头孢菌素不敏感	美罗培南	阿米卡星或氨曲南或复方新诺明	至少21天
无乳链球菌	无	青霉素G或氨苄西林	头孢曲松或头孢噻肟或阿米卡星	14~21天

注：具体用药需要参照药敏结果；部分药物推荐超说明书使用，使用前应充分使用。李斯特菌考虑单药治疗效果不好时，可根据临床需要考虑添加氨基糖苷类抗菌药物；针对大肠埃希菌以及无乳链球菌，可根据临床需要考虑添加氨基糖苷类抗菌药物的耳毒性等不良反应，应谨慎使用，尤其是4岁以下的儿童，更应严格把握适应证，密切监测不良反应，并根据现有的医疗规章制度予以充分告知；利福平、复方新诺明和磷霉素不建议作为单药治疗；氯霉素、喹诺酮类可作为耐药性肺炎链球菌、脑膜炎嗜血杆菌等病原体的替代治疗方案，但鉴于其不良反应以及超说明书应用等情况，应尽量避免使用；如肺炎链球菌对头孢曲松或头孢噻肟高耐药，即最低病菌浓度≥4.0mg/L，可考虑加用利福平；对耐甲氧西林的葡萄球菌脑膜炎，选择万古霉素时，可考虑加用利福平。

（3）治疗疗程：肺炎链球菌 10~14 天，脑膜炎球菌 7 天，而金黄色葡萄球菌和革兰氏阴性杆菌脑膜炎者，疗程分别为 2 周和 3 周以上（表 2-2）。病原体不明者，疗程至少 2~3 周。若治疗过程不顺利，需寻找可能病因，方法可见诊断流程图。

表 2-2　细菌性脑膜炎常用抗菌药物推荐剂量

抗菌药物	剂量/(mg·kg^{-1}·d^{-1})	用法
头孢曲松	80~100，最大剂量 4g/d	12 小时 1 次
头孢噻肟	200~300，最大剂量 8~12g/d	6 小时 1 次
万古霉素	40~60，实现 10~15mg/L 的谷浓度	6 小时 1 次
青霉素 G	30~40*，最大剂量 2 400 万 U/d	4~6 小时 1 次
氨苄西林	200~300，最大剂量 12g/d	4~6 小时 1 次
美罗培南	120，最大剂量 6g/d	6~8 小时 1 次
阿米卡星	15，最大量 1.5g/d	8~12 小时 1 次
利福平	10~25，最大量 600mg/d	12 小时 1 次
利奈唑胺	30，≥12 岁 600mg/d	8 小时 1 次，≥12 岁 12 小时 1 次

注：最大剂量不超过成人剂量；* 单位为万 U/(kg·d)。

2. 对症支持治疗

（1）降低颅内压：20% 甘露醇 0.5~1.0g/(kg·次)，静脉注射，q.4h.~6h.，使用时需要监测 24 小时出入量、血电解质和肾功能；必要时可以联合利尿剂治疗。

（2）控制惊厥发作：在急性期，可使用苯巴比妥止惊治疗；继发癫痫的患儿，应根据发作类型选择合适的抗癫痫发作药物规范防治癫痫发作。

（3）维持内环境稳定：监测血电解质、酸碱平衡、血浆渗透压；对有抗利尿激素异常分泌综合征表现者，在积极控制脑膜炎的同时，适当限制液体入量及纠正电解质失衡。

3. 并发症治疗

(1) 硬膜下积液:少量积液,临床无须处理;如积液量较大引起颅内压增高时,应行硬膜下穿刺放出积液,引流积液量每次每侧不超过15ml;个别迁延不愈或积脓者需外科手术引流。

(2) 脑室管膜炎:一旦确诊,抗生素疗程需延长至 6~8 周;同时,针对病原体选择适宜的抗生素行脑室内注射,必要时进行侧脑室穿刺引流以缓解症状。

(3) 脑积水:主要依赖手术治疗。

(4) 听力减退或丧失:入院时及出院前均应行听力评估,注意排除耳毒性抗生素因素;必要时请耳鼻喉科协助干预。

(5) 其他:少部分患儿出现脑梗死、静脉窦血栓、瘫痪及癫痫等,治疗过程中需注意观察甄别、及时处理。

➤ 附:急性细菌性脑膜炎诊疗流程图

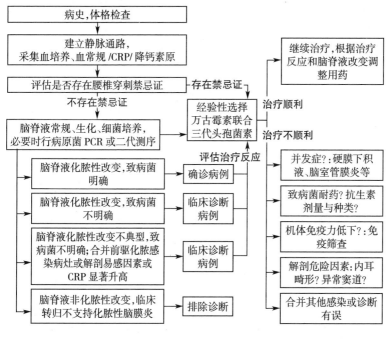

（蒋　莉）

参考文献

1. 中华医学会儿科学分会神经学组. 儿童社区获得性细菌性脑膜炎诊断与治疗专家共识. 中华儿科杂志, 2019, 57(8): 584-591.
2. ROBERT MK, BONITA FS, JOSEPH WSG, et al. Nelson textbook of pediatrics, 21st ed. Philadelphia: Elsevier, 2019.

第二节　急性病毒性脑炎/脑膜脑炎

【概述】

急性病毒性脑炎(acute viral encephalitis)是指病毒直接侵犯中枢神经系统(central nervous system, CNS)引起的脑实质的急性炎症,导致神经元损害及神经组织病变。当病毒感染累及脑实质和脑膜且症状明显时,又称为急性病毒性脑膜脑炎(acute viral meningoencephalitis)。

在西方国家,儿童脑炎的发病率为 10.5~13.8/10 万人·年,20%~50% 为病毒感染导致。所有类型急性病毒性脑炎中,单纯疱疹病毒性脑炎(herpes simplex virus encephalitis, HSE)最常见,年发病率为 1/500 000 ~ 1/250 000。目前,我国儿童急性病毒性脑炎的患病情况尚缺乏准确的流行病学资料,发病率约为 16/10 万人·年,以肠道病毒脑炎多见。

1. 病因　肠道病毒和单纯疱疹病毒(herpes simplex virus, HSV)是儿童急性病毒性脑炎最常见的病原体。其中,肠道病毒包括柯萨奇病毒(主要包括 A9、B2、B5 血清型)、埃可病毒(主要包括 4、6、9、11、30 血清型)、肠道病毒 71 型、肠道病毒 70 型、呼肠孤病毒及脊髓灰质炎病毒等,HSV 包括 HSV-1 和 HSV-2。其他病原体包括 EB 病毒(Epstein-Barr virus, EBV)、水痘-带状疱疹病毒(varicella-zoster virus, VZV)、人类疱疹病毒-6(human herpes virus-6, HHV-6)、HHV-7、人副病毒(human parechovirus, HPeV)、巨细胞病毒(cytomegalovirus, CMV)、流感病毒、副流感病毒、腺病毒、人类细小病毒 B19(human parvovirus B19, B19)、轮状病毒、流行性腮腺炎病毒、流行性乙型脑炎病毒及蜱媒病毒及淋巴细胞性脉络丛脑膜炎病毒(lymphocytic choriomeningitis virus,LCMV)等。

2. 发病机制 病毒进入 CNS 导致感染的途径主要包括如下，①血源途径：病毒通过昆虫叮咬、呼吸道感染、胃肠道黏膜等途径入血，在体内大量繁殖可导致病毒血症，进一步破坏血脑屏障进入 CNS；②神经途径：嗜神经病毒可通过感染皮肤、呼吸道或胃肠道黏膜，经神经末梢进入神经干，进一步进入 CNS 导致感染。

增殖的病毒通过直接浸润和破坏、宿主抗病毒抗原免疫反应导致神经损伤。脑组织病理学特征为脑实质、脑膜充血，单核细胞浸润，血管周围淋巴细胞和浆细胞袖套样分布，血管周围神经细胞坏死和髓鞘崩解，不同阶段神经元裂解、噬神经现象和血管内皮细胞相对完好。

【诊断】

1. 临床表现 急性病毒性脑炎的病变部位和严重程度差异较大，临床表现多样，轻重不一。疾病的进展和严重程度主要由脑实质受累的程度决定，部分也由病原体的种型决定。轻者病程 1~2 周，重者可持续数周到数月，部分致残甚至致死。根据临床经过可将病毒性脑炎的病程分为初期(前驱期)、极期、恢复期和后遗症期；根据病情严重程度可分为轻型、普通型、重型和暴发型。

(1) 前驱症状：发热、流涕、咳嗽等上呼吸道感染症状；食欲缺乏、恶心、呕吐、腹痛、腹泻等消化道症状；疲倦、肌肉酸痛、皮疹、结膜炎等。

(2) 神经系统症状

1) 急性脑功能障碍：患者可出现不同程度的意识障碍、精神症状、行为异常、幻觉和错觉等，轻者可仅表现为精神萎靡。惊厥发作以婴幼儿多见，多以面部、肢体等局灶性惊厥为主，可继发全面性发作。

2) 颅内压增高：主要表现为头痛、恶心、呕吐、视物模糊，婴儿可表现为前囟饱满。病理征和脑膜刺激征可阳性。严重时可出现去皮质状态、去大脑强直，甚至出现脑疝、呼吸循环衰竭，导致死亡。

3) 局灶性神经功能损伤：可出现单瘫或多肢瘫痪、不自主运动、共济失调、面神经麻痹、眼睑下垂、眼球活动障碍、Babinski 征阳性等。

4) 脑膜刺激征：病变累及脑膜，颅内高压严重时可出现颈项强直、Kernig 征阳性、Brudzinski 征阳性。

(3) 其他临床特征:除上述临床表现外,不同病原体导致急性病毒性脑炎的临床表现也具有一定临床特征(表 2-3)。

表 2-3 常见不同类型病毒感染导致急性病毒性脑炎/脑膜炎的特征性临床表现

病毒	主要临床特点	CNS 主要受累部位
HSV-1, HSV-2	口唇疱疹,认知功能障碍,急/亚急性行为、人格改变,惊厥发作	边缘系统、颞叶
EBV	皮疹,颈部淋巴结肿大,易发生在免疫力低下人群	小脑、基底节、丘脑
VZV	皮疹,感染后小脑炎,急性脑炎,脑血管病变	小脑、血管炎、弥漫性脑水肿
流行性乙型脑炎病毒	帕金森运动障碍,脑干功能障碍	脑干、基底节、丘脑
EV71	脑干功能障碍,肺水肿,弛缓性麻痹或震颤,脊髓炎	脑干、小脑、脊髓
肠道病毒	皮疹	非特异性,弥漫性脑水肿
腮腺炎病毒	腮腺炎,睾丸炎,胰腺炎	非特异性
流感病毒	肺部感染	基底节、丘脑、弥漫性脑水肿

1) 肠道病毒脑炎:肠道病毒主要通过人与人直接传播,潜伏期常为 4~6 天,多数感染发生在温热气候如夏秋季。感染后可导致弥散性脑损伤,病变可累及大脑皮层、基底节及小脑等,而眼球运动障碍、吞咽功能障碍及其他脑神经功能障碍不常见。

2) HSE:由于 HSV 常侵犯大脑颞叶、额叶及边缘系统,引起脑组织出血坏死性病变,急性感染导致脑炎常可出现精神行为异常,如反应迟钝或呆滞、错觉、幻觉、性格改变等。

3) CMV、腮腺炎病毒脑炎:CMV 脑炎主要发生于免疫异常人群

（如同种移植术后服用免疫抑制剂患者、获得性免疫缺陷综合征患者）、围产期胎儿及婴儿，脑室管膜炎是本病的特征性改变；腮腺炎病毒性脑炎的患者中，少数可累及脊髓出现脊髓炎相关表现。

4）虫媒病毒性脑炎：虫媒病毒性脑炎具有明显的流行病学病史，我国以流行性乙型脑炎和森林脑炎多见。

流行性乙型脑炎病毒主要经三带喙库蚊为主进行蚊虫传播，因此，流行性乙型脑炎的发病有明显的季节性，主要发生在夏秋季节（7~9月）。在流行性乙型脑炎病毒流行前2~4周，病毒通常先在家畜中流行，蚊-猪-蚊循环使大量蚊虫携带病毒，因此该疾病主要发生于农村地区。人对流行性乙型脑炎病毒普遍易感，但感染后发病者少，且大多可获得较持久的免疫力，因此，患者中60%~70%为儿童，2~6岁儿童发病率最高。患者可有不同程度的脑膜刺激征表现，高热、惊厥发作和呼吸衰竭是流行性乙型脑炎急性期的严重症状，且三者互为因果，呼吸衰竭是致死的主要原因。

在我国，蜱媒脑炎的主要类型为森林脑炎，多分布在我国东北和西北原始森林地区，如黑龙江、吉林和新疆等。经常进入感染蜱集中的林区者为高危人群。除常见临床表现外，颈、肩胛及上肢近端肌弛缓性瘫痪为本病特征，临床常见头下垂表现，由副神经麻痹导致胸锁乳突肌瘫痪引起。

2. 辅助检查

（1）脑脊液检查：为协助诊断并排除其他疾病，除外腰椎穿刺术禁忌证后，所有疑诊急性病毒性脑炎的患儿均需行腰椎穿刺术，完善脑脊液（cerebrospinal fluid，CSF）压力测定，进行白细胞计数、红细胞计数和细胞学形态检查，测量蛋白、葡萄糖、氯化物及乳酸的水平，完善病原学检查。

腰椎穿刺术的主要禁忌证包括：①严重颅内压增高、明显的视乳头水肿、后颅窝占位性病变等可能导致脑疝的潜在危险因素；②穿刺部位局部皮肤感染或腰椎感染者；③病情危重需要立即抢救或垂危状态、生命体征不稳定的患者；④严重烦躁不安、不能配合操作的患者；⑤存在出血风险的患者；⑥脊髓压迫、存在严重脊髓损害的患者等。

CSF检查可有压力增高,白细胞轻度或中度增高,以单个核细胞为主,少数在病初以中性粒细胞增高为主,但大多很快消失;蛋白轻度或中度升高,葡萄糖正常。少部分患者CSF正常或白细胞、蛋白明显升高。少数类型急性病毒性脑炎(如HSE、流行性乙型脑炎重症患者)可出现脑组织出血坏死,CSF检查可见红细胞增高。个别HSE患者在病程晚期可见脑脊液糖降低。

(2)影像学检查:神经影像学检查主要用于评估CNS受损的程度,包括头颅MRI和头颅CT,可显示脑组织局灶性病灶、脑水肿等,其中,MRI具备更高的灵敏度和特异度,部分患者的神经影像学在病初可正常或一直提示正常。

HSE的头颅影像学多见颞叶病变,CT多见颞叶皮质局灶性低密度影,可有占位效应;MRI具有较高的诊断价值,T_1WI呈轻度低信号,T_2WI呈高信号,出血时T_1WI和T_2WI均为混合信号,病初病灶无增强效应,亚急性期常见脑回状、结节状、软脑膜或血管内增强。流行性乙型脑炎MRI的表现以双侧丘脑异常信号为特征。CMV脑炎MRI可见脑室管膜下异常信号或小的化脓样病灶,CT可显示脑室旁脱髓鞘样低密度病灶。

(3)脑电图检查:脑炎的脑电图(electroencephalography,EEG)异常率可达78%~100%,对急性病毒性脑炎的诊断有一定参考价值,但其表现无特异性,不能判断病原体。患者的脑电图可表现为双侧半球弥散性慢波,以额颞叶明显,存在局灶性病灶时可见局灶性慢波、棘波或尖波。此外,EEG检查可以辅助诊断症状不明显的痫性发作,鉴别精神行为异常的原因。

HSE的EEG具备一定的特殊性,可见以颞叶为中心弥散性高波幅慢波,一侧或两侧同时出现棘波、尖波或慢波,也可出现周期性复合波(常为慢波或尖波)。

(4)病原学检查

1)血清学检测:包括酶联免疫吸附试验和免疫荧光法,用于病毒抗原检测、特异性病毒抗体(IgM和IgG)检测和病毒鉴定。对于虫媒病毒性脑炎,血液的血清学检查是非常重要的诊断方法。HSV、VZV、CMV 及 EBV 等病毒在人群中的抗体阳性率高,需证实存在病毒特异性 IgM 抗体,或急性期与恢复期血清转化(第二份血清中抗体滴度有 4 倍以上升高),才能确认病毒急性感染。

2) 病毒分离:从不同标本(如脑脊液、唾液、粪便、尿液、皮损等)中进行病毒分离,提供病原学证据。

3) 分子生物学方法:包括聚合酶链式反应(polymerase chain reaction,PCR)、实时 PCR 等,用于脑组织、脑脊液等标本中检测病毒 DNA 或 RNA 序列,从而辅助诊断。目前 PCR 方法检测 CSF 中病原体的 DNA 或 RNA 已经成为诊断 CNS 肠道病毒、CMV、EBV、VZV、腮腺炎病毒感染的基本诊断方法,敏感性及特异性因病毒类型不同而不同。此外,考虑肠道病毒脑炎的患儿,可取咽喉部、直肠拭子行肠道病毒 PCR 检测;对于病初或病前发生呼吸道感染的患儿,可取咽拭子或痰液/纤维支气管镜灌洗液进行呼吸道病毒 PCR 检测;怀疑腮腺炎病毒脑炎时,可取腮腺导管或颊拭子行病毒培养或 PCR 检测。对于病原体不明、诊断困难的患者,可使用二代测序技术(next generation sequencing,NGS)进一步寻找病原体(表 2-4)。

3. 诊断标准 目前,国际脑炎联盟将脑炎定义为持续精神状态改变(如精神行为异常、性格改变、躁动、意识水平下降等)≥24 小时,并排除其他原因(如外伤、代谢性疾病、缺氧、肿瘤、药物滥用、脓毒症等)导致的脑病;同时符合以下 6 条标准中的任意 3 条:①出现临床表现前或后 72 小时内发热≥38℃;②癫痫发作,且不能归因于既往存在的癫痫病史;③新发的局灶性神经系统表现;④CSF 白细胞数增多(新生儿≥20 个/μl,婴幼儿≥10 个/μl,成人≥5 个/μl);⑤神经影像学提示新出现脑实质异常;⑥EEG 异常,符合脑炎改变。若符合脑炎的标准,同时伴有 CSF 白细胞增多、脑膜刺激征或影像学检查提示软脑膜强化表现,则可诊断脑膜脑炎。

急性病毒性脑炎的诊断主要基于病史、临床表现、CSF 检查和神经影像学检查,病原学鉴定有助于进一步明确诊断。由于病原学鉴定阳性率的限制,应注意其他临床特征,如新生儿应关注 HSV-2、CMV、

表 2-4　急性病毒性脑炎/脑膜炎患者病原学筛查流程

项目		CSF-PCR	CSF 血清学检测	血液血清学检测	其他检测	备注
免疫功能正常						
一线筛查（初始筛查）	HSV-1,HSV-2		—	—	—	—
	VZV	VZV-IgM	—	—	—	—
	肠道病毒	—	—	—	鼻咽/粪便肠道病毒-PCR	—
	HPeV	—	—	—	—	年龄<3 岁
	—	虫媒病毒-IgM	虫媒病毒-IgM,IgG	—	基于地域及疾病流行特点
	HIV	—	HIV	HIV 病毒量	—
	腺病毒	—	—	—	—
	EBV	—	EBV	—	—
二线筛查	麻疹病毒	麻疹病毒	麻疹病毒	鼻咽/尿液麻疹病毒-PCR	未接种疫苗者
	腮腺炎病毒	腮腺炎病毒	腮腺炎病毒	唾液腮腺炎病毒-PCR	未接种疫苗者
	—			鼻咽分泌物流感病毒-PCR	—

续表

项目	CSF-PCR	CSF 血清学检测	血液血清学检测	其他检测	备注
一线筛查	HHV-6,HHV-7	—	HHV-6,HHV-7	粪便轮状病毒-PCR	儿童患者
	B19	—	B19	—	年龄<30岁
二线筛查	—	—	—	NGS	—
免疫功能不全					
一线筛查 (补充上述一线筛查)	CMV	—	—	血 CMV 病毒载量	—
	HHV-6,HHV-7	—	HHV-6 HHV-7	—	—
	JC 病毒	—	JC 病毒	—	—
	LCMV	LCMV	LCMV	—	—
	西尼罗河病毒	—	—	—	疾病流行地域
二线筛查 (补充上述二线筛查)	—	—	—	NGS	—

肠道病毒,婴儿及儿童应注意疱疹病毒、肠道病毒、柯萨奇病毒;肠道病毒 71 型、VZV、风疹病毒、麻疹病毒、HHV-6 可导致皮疹;流行性感冒病毒、副黏病毒与呼吸系统疾病有关;轮状病毒、埃可病毒可导致腹泻;HSV 可导致口周疱疹;流行地区应注意流行性乙型脑炎等。

【鉴别诊断】

鉴别诊断非常重要,应注意与其他类型病原体(如细菌、真菌、寄生虫、结核分枝杆菌等)导致的 CNS 感染、各种原因(如感染、高血压、代谢性疾病、电解质紊乱、低血糖、中毒、酒精、药物滥用、毒品等)导致的脑病、脑血管病变(如脑梗死、脑出血、脑血管炎等)、肿瘤性疾病(如原发性 CNS 肿瘤、血液系统恶性肿瘤等)和免疫性疾病(如 CNS 脱髓鞘疾病、桥本脑病等)等鉴别。

【治疗】

1. 原发疾病的治疗

(1) 一般治疗:急性病毒性脑炎需住院治疗,危重患者应收入重症监护病房,监测呼吸、心律、血压及体温,有无体液、电解质紊乱,是否惊厥发作、脑水肿、中枢性呼吸心跳骤停等。对于长期昏迷的患者,应给予肠外营养支持。严重免疫抑制、传染性病毒导致的急性病毒性脑炎需隔离治疗。

(2) 降颅内压治疗

1) 一般治疗与护理:安静卧床休息,抬高头部 30°,避免躁动、咳嗽、用力屏气排便、猛力转头、快速翻身等,必要时给予镇静治疗。

2) 药物治疗:常用高渗性脱水剂和利尿剂降低颅内压,主要包括甘露醇、甘油果糖及人血白蛋白、呋塞米等。①甘露醇:20% 甘露醇是临床最常用的高渗性脱水剂,用药后 15~30 分钟起效,作用维持 1~6 个小时。一般剂量为 0.5~1g/(kg·次),静脉注射,每 4~6 小时 1 次,脑疝时可加大剂量至 2g/(kg·次)。②10% 甘油果糖:降低颅内压作用起效缓慢,但持续时间较长,临床上常与甘露醇交替使用。一般剂量为 5~10ml/(kg·次),静脉注射,每日 1~2 次。③人血白蛋白:通过提高血浆胶体渗透压使脑组织间液进入血循环,达到降低颅内压的作用。常用 20% 人血白蛋白,剂量为 0.4g/(kg·次),每日 1~2 次。④呋塞米:通过利尿间接使脑组织脱水降低颅内压。用药后 15~25 分钟利尿,2 小时作用最强,维持 6~8 小时。使用剂量为 0.5~1mg/(kg·次),静脉注射。

(3) 抗病毒治疗:尽早对所有疑似急性病毒性脑炎的患者静脉使用阿昔洛韦,随后根据诊断及病原体特征调整治疗方案。尽早进行特异性抗病毒治疗,可显著改善疱疹病毒感染引起的脑炎,尤其是 HSE 的预后,降低死亡或严重后遗症的发生率。HSV、VZV 可应用阿昔洛韦,CMV、HHV-6 可应用更昔洛韦和膦甲酸钠(表 2-5),流感病毒可应用奥司他韦。其他病原体导致的急性病毒性脑炎暂无特异性抗病毒药物。

表 2-5　抗病毒药物的选择、剂量及疗程

病原	治疗药物	剂量	疗程
HSV	阿昔洛韦	月龄 <3 个月:20mg/(kg·次),q.8h.;3 个月~12 岁:500mg/(m^2·次),q.8h.>12 岁:10mg/(kg·次),q.8h.	免疫功能正常者:至少 14 天免疫功能低下者:至少 21 天
HHV-6、CMV	更昔洛韦 + 膦甲酸钠	诱导治疗:更昔洛韦 5mg/(kg·次),2 次/d;膦甲酸钠 60mg/(kg·次),q.8h. 或 90mg/(kg·次),q.12h.维持治疗:更昔洛韦 5mg/(kg·次),q.d.;膦甲酸钠 60~120mg/(kg·次),q.d.	免疫功能正常者:21 天免疫功能抑制者:42 天
VZV	阿昔洛韦	同 HSV	7~14 天

(4) 其他治疗

1) 糖皮质激素:由于糖皮质激素具有很强的免疫调节作用,理论上可以促进病毒复制,因此,糖皮质激素的作用仍有争议。目前,部分临床医生推荐对出现明显脑水肿、高颅内压的 HSE 患者以及 VZV 感染导致小脑炎的患者使用糖皮质激素治疗,以地塞米松静脉滴注为首选。根据年龄可每次应用 2~5mg,间隔 4~6 小时重复 1 次,病情好转后以 0.25~0.5mg/(kg·d)静脉滴注,一般疗程不超过 5 天。

2) 丙种球蛋白:为辅助治疗手段,可用于肠道病毒感染等导致的重症急性病毒性脑炎,尤其是肠道病毒 71 型。

3) 抗癫痫发作药物:急性期癫痫发作可使用地西泮临时止惊,苯巴比妥、奥卡西平等抗癫痫发作药物亦可控制癫痫发作,癫痫持续状态的患者可应用咪达唑仑静脉输注维持治疗。并非急性期出现癫痫发作的患者后期均会出现症状性癫痫,是否需要长期抗癫痫发作药物治疗需经过评估后确定。

4) 外科治疗:对于即将发生脑疝的严重高颅内压患者可行手术治疗。

5) 康复治疗:留有后遗症的患者应及早开始功能训练。共济失调、行为障碍、瘫痪、癫痫、完全性或部分性耳聋等可继发于 CNS 病毒感染,因此,康复训练对患儿病情的恢复非常重要,及时进行相关康复训练非常必要。某些感染导致的后遗症可能很轻微,神经发育和听力评估应成为患儿康复随访计划的重要部分。

2. 并发症的防治 重症患者可出现一系列并发症,如吸入性肺炎、窒息、压疮、上消化道出血、泌尿道感染、深静脉血栓、抗利尿激素分泌失调综合征、脑卒中等。因此,除治疗原发疾病外,还需注意防治上述并发症。

【预后】

急性病毒性脑炎的病程一般 2 周左右,多数患者经过合理的诊疗能够完全康复。预后取决于疾病的严重程度、特定的病因和发病年龄。若病情严重、脑实质损伤明显,则预后较差,可能遗留智力缺陷、运动障碍、精神行为异常、癫痫、视觉障碍、听觉障碍等后遗症。

目前,高效病毒疫苗(如腮腺炎病毒、风疹病毒、VZV 及流行性乙型脑炎病毒疫苗等)的广泛使用使相关病原体脑炎的发病率显著下降。此外,可通过各种手段消灭传染源、控制中间宿主等方法预防虫媒病毒性脑炎,如通过防蚊灭蚊、改善猪圈的环境卫生和圈内卫生以预防流行性乙型脑炎病毒,通过加强个人防护、灭蜱、对进入林区工作者进行森林脑炎疫苗接种等预防森林脑炎。

➤ 附:急性病毒性脑炎/脑膜炎诊疗流程图

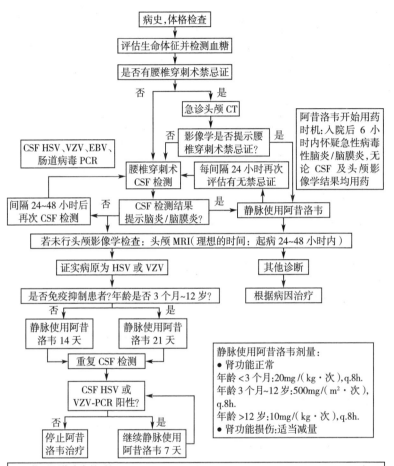

静脉使用阿昔洛韦剂量:
● 肾功能正常
年龄 <3 个月:20mg/(kg·次),q.8h.
年龄 3 个月~12 岁:500mg/(m²·次),q.8h.
年龄 >12 岁:10mg/(kg·次),q.8h.
● 肾功能损伤:适当减量

HSE 停用阿昔洛韦的时机:
● CSF HSV-PCR 阳性:
年龄 3 个月~12 岁疗程至少 21 天,年龄 >12 岁疗程至少 14 天,且治疗后复查,直到 CSF HSV-PCR 结果为阴性
● CSF HSV-PCR 阴性,经验性治疗:
1. 诊断改变,如明确为 CNS 细菌、真菌等其他病原感染
2. 每间隔 24~48 小时复查 CSF HSV-PCR 两次均阴性,且症状出现 72 小时后头颅 MRI 结果不符合 HSE 典型表现
3. 症状出现 72 小时 CSF HSV-PCR 阴性且患者意识转清,症状出现 72 小时后头颅 MRI 结果正常且 CSF WBC<5 个/μl

(蒋　莉)

参考文献

1. ROBERT MK，BONITA FS，JOSEPH SG Ⅲ，et al. Nelson textbook of pediatrics，19th edi. Philadelphia：Elsevier，2011.

2. 王维治. 神经病学，2版. 北京：人民卫生出版社，2013.

3. 孙锟，沈颖，黄国英. 小儿内科学，6版. 北京：人民卫生出版社，2020.

4. KNEEN R，MICHAEL BD，MENSON E，et al. Management of suspected viral encephalitis in children-Association of British Neurologists and British Paediatric Allergy，Immunology and Infection Group national guidelines. J Infect，2012，64（5）：449-477.

5. BRITTON PN，EASTWOOD K，PATERSON B，et al. Consensus guidelines for the investigation and management of encephalitis in adults and children in Australia and New Zealand. Inter Med J，2015，45（5）：563-576.

6. KENNETH LT. Acute viral encephalitis. N Engl J Med，2018，379（6）：557-566.

第三节 结核性脑膜炎

【概述】

在世界范围内，结核病仍然是导致患者死亡的最重要的传染病之一，根据世界卫生组织（World Health Organization，WHO）报告，每年大约有800万新发结核病病例。而在肺外结核中，结核性脑膜炎（tuberculous meningitis，TBM）是结核病中最严重的类型，显示出最高的死亡率。结核分枝杆菌可以通过树突状细胞或巨噬细胞在细胞外或细胞内突破血脑屏障（blood brain barrier，BBB）。在原发感染或播散性疾病的菌血症期间，室管膜下或软膜下结节是导致结核性脑膜炎发生的原因。这些病变的破裂将结核分枝杆菌释放到蛛网膜下腔或脑室系统，导致肉芽肿感染和随后的脑膜炎症。本病的不良结局是由于宿主的炎症反应，在大脑底部形成包含了红细胞、单核细胞、中性粒细胞和结核分枝杆菌的渗出物。

致密的基底渗出物形成粘连,阻塞基底蛛网膜下腔池,阻碍脑脊液流动,导致脑积水和颅内压升高。同时渗出液可引起闭塞性血管炎,出现局灶性和弥漫性缺血性脑改变或脑梗死、脑神经麻痹和脑功能损害。而婴幼儿中枢神经系统发育不成熟,血脑屏障功能不完善,免疫功能低下,均与本病的发生密切相关。

【临床表现】

典型结核性脑膜炎起病多较缓慢。根据临床表现,病程可分为三期:前驱期(早期)约 1~2 周,一般起病缓慢,在原有结核病基础上,出现性情改变,如烦躁、易怒、好哭,或精神倦怠、呆滞、嗜睡,两眼凝视,食欲缺乏、消瘦,并有低热,便秘或不明原因的反复呕吐。脑膜刺激期(中期)约 1~2 周,主要为脑膜炎及颅内压增高表现。低热,头痛加剧可呈持续性,呕吐频繁,常呈喷射状,可有感觉过敏,逐渐出现嗜睡、意识障碍。晚期(昏迷期)约 1~2 周,表现为意识障碍加重、反复惊厥,进入半昏迷、昏迷状态,瞳孔散大,对光反射消失,呼吸节律不整甚至出现潮式呼吸或呼吸暂停,常有代谢性酸中毒、脑性失钠综合征等水、电解质代谢紊乱,最后体温可升至 40℃ 以上,终因呼吸循环衰竭而死亡。

结核性脑膜炎的临床表现与细菌性脑膜炎有许多相似之处,然而,大量临床研究数据表明,结脑也存在一些与细菌性脑膜炎具有鉴别诊断价值的临床特点。在一项 160 名 TBM 患者的研究中,分别有 59%、28% 和 21% 的患者出现精神状态改变、个性改变和昏迷;脑神经麻痹也多见,最常见为面神经、动眼神经及展神经麻痹,多为单侧受累;除了上述典型表现外,一些患者中也可出现不典型的表现,患者可表现为抽搐和昏迷等脑炎症状,而不是脑膜炎症状。另外,结核性脑膜炎也可以出现在以前没有结核感染症状和体征的患者身上。

【诊断】

1. 病史 ①详细询问活动性结核病密切接触史和疑似症状等,对小婴儿的诊断尤为重要;②近期有无急性传染病病史,如麻疹等;③卡介苗(Bacille Calmette-Guérin,BCG)接种史:多数结核性脑膜炎患者可能未接种卡介苗;④询问生长发育史:除了要询问是否存在体重减轻或营养不良外,如有可能,查看儿童的生长曲线表。

2. **临床表现**　在多数情况下,有上述病史的患者出现不明原因的发热、头痛、呕吐和性格改变,要考虑 TBM 的可能;特别是患者出现以下情况时,更应警惕本病的可能性:①伴有亚急性抽搐发作或颅内压升高、抗生素治疗无效的脑膜炎;②胸腔积液;③心包积液;④腹腔积液;⑤不伴有瘘管的无痛性肿大淋巴结;⑥无痛性肿大关节。

3. **脑脊液检查和病原学诊断**　脑脊液检查常显示白细胞增多($50 \times 10^6/L \sim 500 \times 10^6/L$),分类以淋巴细胞为主(部分患者早期可以中性粒细胞为主),蛋白质增加,血糖降低。有研究表明,脑脊液葡萄糖浓度 <2.2mmol/L 对 TBM 诊断的特异度为 96%,灵敏度为 68%;蛋白质浓度 >1g/L 的诊断特异度为 94%,灵敏度为 78%。脑脊液抗酸涂片的灵敏度很低。然而,通过大容量(10~15ml)的样本分析可以将灵敏度提高,但其阳性率还是较低,对结核性脑膜炎的确诊价值有限。结核分枝杆菌培养是诊断结核病(包括结核性脑膜炎)的金标准。虽然培养法诊断结脑的灵敏度(50%~60%)高于其他结核检测方法,但其所需时间较长(在固体培养基中最长可达 8 周),即使自动化系统可以缩短培养结果的回报时间,仍难以满足临床医生及早治疗的需求,若临床医生不能在培养结果回报前及时启动经验治疗,患者死亡的可能性很可能会明显增加。尽管如此,结核分枝杆菌培养及药敏试验(drug susceptible test, DST)对于抗结核药物的选择以及流行病学和基于基因序列的研究仍非常重要。

4. **结核菌素(PPD)及 γ-干扰素释放试验**　PPD 阳性提示现在或既往感染了结核分枝杆菌,但并不一定意味着活动性结核病的存在。PPD 主要检测机体的免疫应答,而不是病原体的存在与否。在疑似结核病的儿童中,尤其是在无结核病密切接触史的情况下可作为有效的诊断方法。由于 γ-干扰素释放试验(interferon-γ release assay, IGRA)不受 BCG 接种的影响,因此与 PPD 相比特异度更高。但同 PPD 一样,IGRA 阳性结果仅能提示结核感染的存在,而无法明确诊断活动性结核病。IGRA阴性结果也无法排除活动性结核病的存在。在资源匮乏的地区,IGRA成本较高且操作复杂,在年幼儿童中的不确定率较高。

5. 头颅CT和MRI检查　头颅计算机断层扫描(computed tomography,CT)和磁共振成像(magnetic resonance imaging,MRI)是TBM临床诊断评估的一部分。头颅增强CT成像可显示TBM较常有的基底脑膜强化和脑积水。儿童脑积水发病率较高。在一项60例成人和儿童TBM的CT研究中,87%的儿童有脑积水,而只有12%的成人有脑积水。然而,头颅CT成像显示的病变(如脑梗死和脑积水)对结核性脑膜炎缺乏诊断特异性,主要是因为类似的特征也见于其他感染性和非感染性疾病。与CT相比,MRI具有更好的诊断能力。包括更好地检测基底脑膜强化和梗死(尤其是脑干)以及早期感染。然而在结核性脑膜炎的早期阶段,大约30%的人头颅CT扫描可正常,15%的人头颅MRI检查正常。同时也推荐对患者进行胸部CT及其他部位的影像学检查以查找神经系统以外的可疑活动性结核病灶,作为临床诊断依据或作为进一步病原学诊断的采样部位。

【鉴别诊断】

1. 化脓性脑膜炎　年龄较大的患儿可因脑实质下结核病灶破溃,大量结核分枝杆菌突然进入蛛网膜下腔而急性起病,或婴幼儿急性血行播散继发结核性脑膜炎,均可出现脑脊液细胞数明显增高、中性粒细胞百分比增高,易误诊为化脓性脑膜炎。但化脓性脑膜炎起病更急,病变主要在颅顶部,故少见脑神经损害。但未经彻底治疗的化脓性脑膜炎,其脑脊液改变与结核性脑膜炎不易鉴别,CSF的培养、涂片和分子检测有助于鉴别。

2. 病毒性脑膜脑炎　脑脊液白细胞轻中度升高、以单核细胞为主、蛋白升高等需与结核性脑膜炎相鉴别。但病毒性脑膜脑炎急性起病,脑膜刺激征出现早,可合并有呼吸道及消化道症状,脑脊液糖与氯化物多为正常,有助于进行鉴别。

3. 新型隐球菌脑膜炎　二者临床表现及脑脊液常规、生化改变极为相似,但新型隐球菌脑膜炎起病更为缓慢,颅内压增高显著、头痛剧烈,可有视物障碍,而脑神经一般不受侵害,症状可暂行缓解,脑脊液涂片墨汁染色找到隐球菌孢子或沙氏琼脂培养基内生长新型隐球菌即可确诊。

【治疗】

1. 抗结核治疗

(1) 一线抗结核药物:异烟肼(H):10(7~15)mg/(kg·d) 口服,最大剂量 300mg/d;利福平(R):15(10~20)mg/(kg·d) 口服,最大剂量 600mg/d;吡嗪酰胺(Z):35(30~40)mg/(kg·d) 口服;乙胺丁醇(E):20(15~25)mg/(kg·d) 口服。

(2) 治疗方案:应用四联方案(HRZE)强化治疗 2 个月,然后应用二联方案(HR)治疗 10 个月,总疗程为 12 个月。如利福平单耐药及耐多药,则中枢神经系统结核病患者的抗结核治疗强化期不少于 8 个月,全疗程不少于 20 个月。

(3) 如高度怀疑结核性脑膜炎,而病原学检查阴性,应及时进行经验治疗,方案同上,且一旦启动经验性抗结核治疗,除非诊断变更,否则应完成整个抗结核治疗疗程。

2. 一般及对症治疗

(1) 糖皮质激素:可选用地塞米松或泼尼松。地塞米松:12mg/d(体重 <25kg,8mg/d),3 周后开始减量;泼尼松:2mg/(kg·d),3~4 周减量,总疗程 6~8 周。

(2) 怀疑颅内压增高的患者应尽早进行头颅影像学检查,以确定是否存在局灶性脑损伤和脑积水,同时定期行腰椎穿刺监测脑脊液压力。通过内科治疗未能控制的交通性脑积水患者以及非交通性脑积水患者,应考虑尽早行脑脊液引流,并适时行脑室分流手术干预。

➤ 附:结核性脑膜炎诊疗流程图

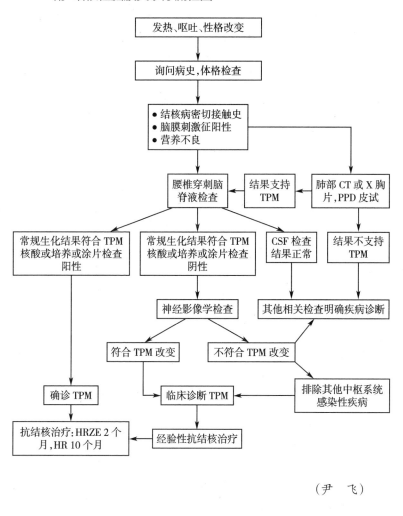

（尹 飞）

━━━━━ 参考文献 ━━━━━

1. DONOVAN J,FIGAJI A,IMRAN D,et al. The neurocritical care of tuberculous meningitis. Lancet Neurol,2019,18(8):771-783.

2. ARSHAD A,DAYAL S,GADHE R,et al. Analysis of tuberculosis meningitis

pathogenesis,diagnosis,and treatment. J Clin Med,2020,9(9):2962.

3. 中华医学会结核病学分会结核性脑膜炎专业委员会. 2019 中国中枢神经系统结核病诊疗指南. 中华传染病杂志,2020,38(7):400-408.

4. CHARLES MM,REGAN SS,GERHARD W,et al. Tuberculous meningitis: pathogenesis,immune responses,diagnostic challenges,and the potential of biomarker-based approaches. J Clin Microbiol,2021,59(3):e01771-20.

5. PENG J,DENG X,HE F,et al. Role of ventriculoperitoneal shunt surgery in grade Ⅳ tubercular meningitis with hydrocephalus. Childs Nerv Syst,2012,28(2):209-215.

第四节　真菌性脑膜炎

【概述】

真菌性脑膜炎指真菌感染脑膜和/或脑实质引起的亚急性或慢性脑膜炎,可并发脑脓肿、肉芽肿或囊肿,治疗棘手,致死、致残率高,预后差。据报道,在西方发达国家年发病率约为(0.09~9)/10万人。我国目前本病发病率尚不清楚,但近年来,由于广谱抗生素和免疫抑制剂等的长期广泛应用,肿瘤化疗、放疗和器官移植的开展以及艾滋病的流行,相关病例报道已有明显增多的趋势。目前与人类疾病有关的真菌有300余种,主要分为三类:酵母菌(如隐球菌、念珠菌、毛孢子菌等)、双相性真菌(如组织胞浆菌、芽生菌、球孢子菌等)及霉菌(如曲霉菌、镰刀菌、接合菌等)。从共同特征方面,真菌多存在于泥土、水和腐败的植物中,通常经呼吸道进入人体内,后经血源播散至中枢神经系统,常见于免疫功能低下的患者;但是,免疫功能正常的人也可因手术、创伤或污染的医疗用品等原因或从邻近组织(窦状结构、乳突或眼眶)途径导致真菌感染中枢神经系统。其中,新型隐球菌是引起真菌性脑膜炎最常见的病原体,是临床防治工作中的重点。

【临床表现】

真菌性脑膜炎依据病原体及宿主免疫状态不同,其临床症状差异极大。多数患者呈亚急性或慢性病程,免疫功能低下者可起病急骤。酵母菌感染时最常累及脑膜,大多数患者表现出亚急性脑膜脑炎的症状和体征;中枢神经系统曲霉菌感染时,颅内局部病灶或脑脓肿形成是最突出的临床表现,仅表现为脑膜炎,而不累及脑组织者少见。

新型隐球菌脑膜炎患者常见的首发症状为发热、头痛、精神和神经症状(嗜睡、定向力障碍、易激惹、行为改变、精神错乱等),其中最为典型的表现是渐进性头痛,头痛可持续数周至数月。其他中枢神经系统的症状包括脑积水(交通性和非交通性)、视乳头水肿引起的视觉障碍、突发性感音性耳聋、脑神经麻痹、运动和感觉功能缺损、小脑功能障碍和癫痫。和 HIV 阳性患者相比,免疫功能正常的患者更容易发生脑水肿、昏迷、抽搐和脑积水,但高热、脑实质病变少见。约 1/3 患者有病理性反射和脑神经受累,最常累及视神经,可因视神经乳头水肿和视网膜渗出导致视觉障碍、眼球震颤及瞳孔扩大等。

【诊断】

1. 宿主高危因素 早产儿、长期粒细胞缺乏患者、异体造血干细胞移植受者、实体器官移植受者、遗传性或获得性免疫缺陷(如慢性肉芽肿病、HIV 感染)、使用大剂量皮质激素和/或免疫抑制剂治疗等。

2. 临床表现 在多数情况下,有上述高危因素的患者出现不明原因的发热、头痛、呕吐和性格改变等亚急性脑膜脑炎表现时,要考虑本病的可能。

3. 脑脊液检查 脑脊液的开放压、细胞数、糖、蛋白等指标有助于隐球菌性脑膜脑炎的诊断性评估。60%~100% 的患者脑脊液压力升高;21%~97% 存在白细胞升高,一般为轻中度升高,早期以中性粒细胞增高为主,中后期以淋巴细胞增高为主;55%~90% 脑脊液蛋白水平增高,主要为轻-中度升高;24%~61% 脑脊液中葡萄糖水平下降,糖在早期变化不明显,中后期可明显减少,甚至为 0。

4. 影像学检查 头部 CT 的阳性率较低,进行颅脑 MRI 平扫加增强检查更有助于发现病变,且对颅内感染的病原体、感染部位及严重并发症(如颅内高压、脑积水)有重要提示意义,并有助于排查是否存在邻近器官(如鼻窦、乳突等)感染所致真菌性脑膜炎。中枢神经系统酵母菌感染时,主要表现为脑膜强化、脑血管间隙扩大、假性囊肿和脑内微小脓肿(<3mm);中枢神经系统曲霉菌感染时颅内病灶的数目和形态不定,主要取决于机体免疫抑制的程度和感染途径,血行播散常见病变位于基底节、丘脑、皮髓质交界和胼胝体,特征性表现为 T_2 加权像中间高、周围低信号,一般可有较弱的环状强化、DWI 高信号;直接侵入性病变可见于筛窦、海绵窦、蝶窦和颅中窝,特征性表现为 T_2 加权像高信号,强化明显。

5. 微生物学和组织病理学 脑脊液或脑组织中发现真菌是诊断的金标准。在真菌性脑膜炎中,利用真菌检测荧光染色或墨汁染色法直接镜检脑脊液发现真菌或进行脑脊液真菌培养阳性即可诊断。然而,在真菌性脑脓肿患者中,可能需要脑活检进行病理学检查及组织培养协助诊断。组织标本进行环六亚甲基四胺银染色和糖原染色有助于提高病原检出率。

6. 血清学及分子学检测技术 通过血清学技术检测真菌抗原或细胞壁成分是重要的检测方法,有助于早期诊断。β-D-葡聚糖试验主要是对真菌细胞壁的(1,3)-β-D-葡聚糖进行检测,适用于大部分深部真菌感染,但不能确定菌种,也不能用于隐球菌和接合菌的诊断;中枢神经系统曲霉菌感染中,脑脊液半乳甘露聚糖抗原试验(GM试验)的灵敏度和特异度分别为 98% 和 88%,有助于早期诊断。对于中枢神经系统隐球菌脑感染,用脑脊液进行乳胶凝集试验是早期诊断的方法;对于中枢神经系统念珠菌感染的早期诊断,脑脊液的甘露聚糖检测可能很有应用前景,但仍需大样本验证。此外,聚合酶链式反应(PCR)和电喷雾电离质谱等一些分子生物学技术可能是未来早期诊断技术发展的新方向。

综上,根据典型的临床表现,并在中枢神经系统(脑脊液、脑组织中)找到真菌即可确诊。对于中枢神经系统酵母菌(如念珠菌和隐球菌等)感染,通过腰椎穿刺获取脑脊液进行培养和分析是确立诊断的基本方法;不应将脑脊液培养阳性结果考虑为污染,特别对于免疫力低下的患者,即便检出了其他病原体,也不应将真菌培养阳性结果视为污染;而曲霉菌感染时,病灶组织的病理活检和真菌培养的诊断意义最大,脑脊液真菌培养多为阴性。另外,脑脊液中 GM 试验和 PCR

发现曲霉菌抗原对诊断具有一定的帮助;其他外周器官发现曲霉菌也有助于本病的诊断。

【鉴别诊断】

1. 表现为亚急性脑膜炎的患者极易和结核性脑膜炎混淆,相关鉴别要点可参考本章结核性脑膜炎内容。

2. 表现为颅内局部病灶的患者需注意和其他慢性感染性肉芽肿性疾病如寄生虫脑病、结核瘤等相鉴别:颅内真菌感染容易侵犯脑组织及大血管,因此,当合并蛛网膜下腔出血、大面积脑梗死和局部骨质破坏时,均应考虑中枢神经系统真菌感染的可能性;此外,尚需综合病程、全身症状、磁共振波谱分析等与颅内肿瘤疾病进行鉴别,颅内真菌感染为非肿瘤增殖性疾病,波谱分析并不表现为肌酸和胆碱峰升高,为影像学鉴别要点;当诊断困难时,可行病灶活检术进行组织病理学检查以进一步鉴别。

【治疗】

1. **抗真菌药物治疗**　本病一经确诊,需立即行抗真菌治疗。目前主要抗真菌治疗的药物包括多烯类(两性霉素 B)、三唑类(氟康唑、伏立康唑、艾沙康唑、伊曲康唑、泊沙康唑)、棘白菌素类(卡泊芬净、米卡芬净、阿尼洛芬)和 5-氟胞嘧啶(5-FC)。氟康唑、5-氟胞嘧啶、伏立康唑的中枢神经系统渗透性高。两性霉素 B 及其脂质体的中枢神经系统渗透性较低,但仍可在脑脊液中检测到,并且在脑膜炎时起效。棘白菌素类一般不能通过血脑屏障。其他三唑类,如泊沙康唑和伊曲康唑,具有高度亲脂性,在脑脊液中的浓度可忽略。

新型隐球菌脑膜炎感染的治疗一般采取分期(诱导期/维持期)治疗的方式进行,现在被广泛认可的诱导期标准方案仍为两性霉素 B 联合 5-氟胞嘧啶的治疗,疗程在 4 周以上,病情稳定后改用氟康唑巩固维持治疗。根据我国专家共识及笔者经验,在诱导期选择低剂量两性霉素 B[0.5~0.7mg/(kg·d)]并且适当延长诱导期(可≥8 周),相比美国 IDSA 指南[诱导期两性霉素 B 剂量为 0.7~1.0mg/(kg·d)]具有更好的疗效和安全性。隐球菌性脑膜炎具体疗程判定宜个体化,当患者的临床症状、体征消失,脑脊液常规、生化恢复正常,脑脊液涂片、培养阴性时可考虑停药。此外,有免疫功能低下基础疾病的患者、脑脊液隐球菌涂片持续阳性、隐球菌荚膜多糖抗原检测持续高滴度,以及颅脑磁共振成像(MRI)示脑实质有异常病灶者疗程均宜相应延长,长者可达1~2年甚至更久。

中枢神经系统曲霉菌感染的一线治疗首选伏立康唑,备选药物中首选两性霉素 B 或艾沙康唑,其他补救药物包括两性霉素 B 脂质体复合物、卡泊芬净、米卡芬净、泊沙康唑和伊曲康唑。疗程尚不明,但应持续至病灶吸收或病情稳定,可长达数月至数年。如持续存在免疫抑制,则抗真菌治疗应贯穿整个免疫抑制期;提前中断抗真菌治疗可致感染复发。

2. 积极处理颅内高压　顽固性颅内高压是导致真菌性脑膜炎患者死亡和发生各种并发症的一个重要原因。其中,隐球菌脑膜炎患者绝大多数合并颅内高压,因此,推荐治疗后1、3、7 和 14 天进行脑脊液复查(包括脑脊液压力监测),目标颅内压应控制在 <200mmH$_2$O。处理高颅压的方法有以下几点。

(1) 药物治疗:常用的降颅内压药物包括 20% 甘露醇、甘油果糖,其他还有呋塞米、高渗生理盐水等。其中甘露醇是临床最常用的降颅内压药物。目前针对隐球菌性脑膜炎使用甘露醇多来源于临床实践经验,可能急性期有效,但长期效果不明确。已有大样本多中心研究显示使用地塞米松是有害的。

(2) 脑脊液引流降压:脱水药联合反复腰椎穿刺放液仍是目前治疗隐球菌性脑膜脑炎颅内压增高的常用方法,如果脑脊液压力持续升高至≥250mmH$_2$O 并出现头痛等颅内压增高症状,可以每天或隔日重复行腰椎穿刺术缓慢引流脑脊液,让脑脊液压力尽快减压50% 或达正常压力;如短期内频繁腰椎穿刺不能控制脑脊液压力者,可采用外引流术(包括侧脑室引流及腰大池置管引流)持续引流脑脊液,但外引流术常为过渡期治疗策略,并且需注意避免继发感染;对于难治性颅内压增高患者,Ommaya 囊植入引流是一种更方便、安全的操作,患者痛苦少且无脑疝发生,同样需要避免继发感染;如果经充分抗真菌治疗且其他控制颅内压方法无效时,建议给予脑室分流术。脑室分流手术适应证须满足以下 2 个条件中至少 1 项。条件 1:全身炎症反应轻,无继发颅内细菌感染(体温等生命体征平稳、血常规检查基本正常、血与脑脊液细菌培养阴性);条件 2:①难以控制的颅内高压,特别是压力 >350mmH$_2$O;②伴视力、听力及其他脑神经损害症状;③不能耐受脱水药物的副作用。

3. **支持治疗**　对于意识清楚的患者应鼓励进食高蛋白、高营养食物,补充各种维生素,注意治疗过程中容易出现低血钾及其他水电解质紊乱,应及时复查、及时纠正。

4. **手术治疗**　出现以下情况时,可寻求神经外科医生协助,必要时给予手术治疗:怀疑颅内真菌感染病灶,但抗真菌治疗无效时,可手术切开或立体定位活检;真菌感染引起颅内病灶出现明显占位效应/脑疝时,可手术切除病灶或立体定位引流减压;硬膜下、硬膜外或脊髓真菌感染引起压迫性延髓和脊髓症状时,应进行神经外科手术减压、引流和切除;严重的脑积水/颅内高压时,可行脑室引流术;真菌感染致急性半球脑卒中伴占位效应(缺血性或出血性)时,可行颅骨切除术。

➢ 附:真菌性脑膜炎诊断流程图

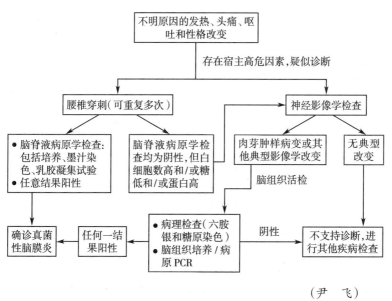

（尹　飞）

参考文献

1. MCCARTHY MW, KALASAUSKAS D, PETRAITIS V, et al. Fungal infections of the central nervous system in children. J Pediatric Infect Dis Soc, 2017, 6(3): e123-e133.

2. PERFECT JR, DISMUKES WE, DROMER F, et al. Clinical practice guidelines for the management of cryptococcal disease: 2010 update by the infectious diseases society of america. Clin Infect Dis, 2010, 50(3): 291-322.

3. PAPPAS PG, KAUFFMAN CA, ANDES D, et al. Clinical practice guideline for the management of candidiasis: 2016 update by the Infectious Diseases Society of America, 2016, 62(4): e1-50.

4. SCHWARTZ S, KONTOYIANNIS DP, HARRISON T, et al. Advances in the diagnosis and treatment of fungal infections of the CNS. Lancet Neurology, 2018, 17(4): 362-372.

5. 刘正印, 王贵强, 朱利平, 等. 隐球菌性脑膜炎诊治专家共识. 中华内科杂志, 2018, 57(5): 317-323.

第五节 神经囊尾蚴病

【概述】

神经囊尾蚴病(neurocysticercosis, NCC)是由猪带绦虫蚴虫(囊尾蚴)寄生于脑组织形成包囊所致,是最常见的中枢神经系统寄生虫感染。该病在我国呈散在分布,多发于黑龙江、吉林、辽宁、云南、贵州、山东、安徽、河南及湖北等省,目前呈下降趋势。人群中无论性别、年龄均可感染,发病年龄以青年最多,小儿由于胃酸较弱,难以溶解虫卵胚膜,故该病在小儿中的发病相对少见。

人体是猪带绦虫的中间和终宿主。感染途径主要有2种,①外源性感染:最常见,即人体摄入被虫卵污染的食物,或是因不良饮食习惯(吃生肉)虫卵被摄入体内致病;②内源性感染:少见,即绦虫感染者通过肛门-口腔而形成的自身感染或者是绦虫节片逆行入胃。在胃液及肠消化液的作用下,虫卵孵化溢出六钩蚴,后经血液循环分布全身并发育成囊尾蚴,寄生在脑实质、脑室、脊髓和蛛网膜下腔形成囊肿。

【诊断】

1. 临床表现 儿童神经囊虫病的临床表现复杂多样,主要与囊虫感染部位、数量及大小有关。根据包囊位置的不同,其临床表现分为以下 4 种基本类型。

(1)脑实质型:此型最为常见,临床上多表现为癫痫发作、颅内压升高、精神症状和智力障碍。癫痫发作可为全身性和部分性癫痫发作,发作频率及形式与囊虫数量、定位有关。颅内压升高时可有头痛、恶心、呕吐。当包囊的数目很多,并分布在额叶或颞叶时,少数患者可表现为精神症状和智力障碍。

(2)脑室型:此型囊虫寄生在脑室内,其中以第四脑室囊虫最多见。包囊在脑脊液中漂浮,可阻断循环,导致阻塞性脑积水。当漂浮的包囊突然阻塞第四脑室正中孔时,可诱发 Bruns 综合征,即导致颅内压突然升高,引起头痛、眩晕、恶心呕吐、意识障碍,甚至死亡。

(3)蛛网膜型:囊虫可刺激蛛网膜下腔邻近血管、软脑膜及脑神经,引起血管炎、脑膜炎、脑神经麻痹及交通性脑积水;包囊在基底池内转化为葡萄状后不断扩大,引起阻塞性脑水肿。

(4)脊髓型:比较罕见,多出现颈胸段硬膜外的损害。

2. 实验室检查 患儿血常规检查白细胞明显增多,以嗜酸性粒细胞为主。脑脊液压力增高,白细胞数轻度升高,以嗜酸性粒细胞为主,蛋白轻度升高,糖、氯化物正常。血清和脑脊液酶联免疫吸附试验(ELISA)及间接血凝试验(IHT)检测囊虫抗体阳性,单克隆抗体试验测定囊虫循环抗原(CAg)阳性,对神经囊尾蚴病的诊断均有帮助。头颅 CT 扫描具有较高的诊断价值,可显示囊虫的位置、大小、数量及从活动期到死亡、钙化的各个发展阶段,可见脑实质、脑室内低密度囊虫影或高密度囊虫钙化影,并可发现脑水肿、脑积水及异常脑室形态。头颅 MRI 检查根据囊虫感染的先后时间,在不同时期可有不同表现,其对活动性脑部病灶的检测较 CT 敏感,此外,MRI 还可多方面扫描,对脑室、基底池、大脑凸面及脊髓囊虫的检出更为适用,但对钙化病灶的显示不如 CT。

3. 诊断标准　目前多采用 2017 年 Del Brutto 等专家团队修订的诊断标准,包括以下几点。

(1) 绝对标准:①脑或脊髓病变组织活检发现囊虫;②视网膜下发现囊虫;③影像学检查发现囊性病变内有头节。

(2) 神经影像学标准

1) 主要标准:①无头节的囊性病变;②单个或多个环形或结节样强化病灶;③蛛网膜下腔多叶囊性病变;④典型的脑实质钙化。

2) 确认标准:①抗囊虫药物治疗后囊性病灶吸收;②单个增强病灶的自发吸收;③连续的神经影像学记录到囊性病灶在脑室内迁移。

3) 次要标准:梗阻性脑积水或颅底软脑膜异常强化。

(3) 临床/暴露标准

1) 主要标准:①ELISA 法检测出囊虫抗体/抗原;②中枢神经系统以外的囊虫病(皮下、腿、眼等);③有家庭成员感染囊虫。

2) 次要标准:①提示脑囊虫病的临床表现;②流行地区旅居史。

当满足以下条件中的任意 1 条,可确诊为神经囊尾蚴病,①1 条绝对标准;②2 条主要影像学标准加任何临床/暴露标准;③1 条主要影像学标准加 1 条影像学确认标准加任何临床/暴露标准;④1 条主要影像学标准加 2 条临床/暴露标准(至少有 1 条为主要临床/暴露标准),并需小心谨慎除外其他疾病。当满足以下条件任意 1 条,则可能为神经囊尾蚴病:①1 条主要神经影像学标准加任何 2 条临床/暴露标准;②1 条次要神经影像学标准加至少 1 条主要临床/暴露标准。

【鉴别诊断】

1. 原发性癫痫　发病年龄较小,发作形式多类似,头颅 CT、MRI 及免疫学检查无特异性改变。

2. 颅内转移肿瘤　可有癫痫发作、头痛、呕吐及精神异常等,但老年人发病率高,头部 CT、MRI 可见单个或多个较大病灶,灶周有明显水肿。

3. 脑膜炎 如结核性脑膜炎、病毒性脑膜炎、真菌性脑膜炎,易与囊虫所致脑膜炎混淆,头部 CT、MRI 及囊虫免疫学检查可排除。

4. 慢性硬膜下血肿 有头痛、头晕、精神异常、意识障碍及瞳孔不等大等症状和体征,但头颅 CT 检查常见硬脑膜下有月牙样高密度或等密度病灶。

【治疗】

该病重在预防,应加强健康教育,饭前便后注意洗手,提倡不生食蔬菜及生肉类,瓜果类削皮后再食用,以防误食虫卵。猪带绦虫病患者是该病的唯一传染源,故对患者的及时治疗可预防他人及自身感染,降低神经囊尾蚴病的发病率。

神经囊尾蚴病一旦发病,在治疗和处理上要根据囊虫寄生的位置、大小、数量、生存期及宿主对囊虫的免疫反应强度采取个体化治疗。

1. 驱虫治疗 目前临床上的常用药物有阿苯达唑和吡喹酮。阿苯达唑的常用剂量是 15mg/(kg·d),分 2~3 次口服,10 天为 1 疗程,常需 2~3 个疗程或者更多。吡喹酮的常用剂量为 50mg/(kg·d),分 2~3 次口服,15 天为 1 疗程。吡喹酮 1 日疗程治疗方法,即 25mg/kg,连服 3 次,间隔 2 小时,也可以取得相同的疗效。驱虫疗法对钙化病灶无效。

2. 对症治疗 驱虫治疗后,死亡的囊虫可加重虫体周围的炎症反应和脑水肿,可导致颅内压增高,并可引起脑疝,因此在驱虫治疗的过程中应严密监控。当出现颅内压增高时,应及时给予脱水剂降低颅内压,再进行驱虫治疗。同时应给予皮质类固醇,以减轻死亡虫体引起的炎症反应及水肿。有癫痫者,抗癫痫发作药物的使用原则和其他病因造成的继发性癫痫相同,影像学检测到囊虫消散时,抗癫痫发作药物可减量或停用。

3. 手术治疗 对单个病灶(尤其是脑室内者)可给予手术摘除,有脑积水者可行脑脊液分流术缓解症状。

> ➤ 附：神经囊尾蚴病诊疗流程图

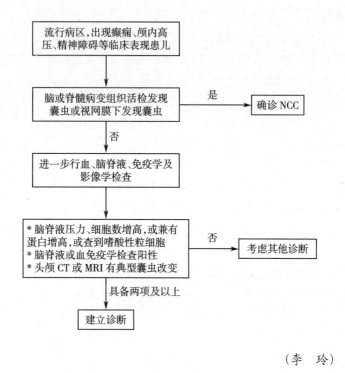

（李　玲）

参考文献

1. GARCIA HH,NASH TE,DEl BRUTTO OH. Clinical symptoms,diagnosis,and treatment of neurocysticercosis. Lancet Neurol,2014,13(12):1202-1215.

2. DEl B OH,NASH TE,WHITE AJR,et al. Revised diagnostic criteria for neurocysticercosis. J Neurol Sci,2017,372:202-210.

3. SINGHI P,SAINI AG. Pediatric neurocysticercosis. Indian J Pediatr,2019,86(1):76-82.

4. BUTALA C,BROOK TM,MAJEKODUNMI AO,et al. Neurocysticercosis：current perspectives on diagnosis and management. Front Vet Sci,2021,8:615703.

第六节　亚急性硬化性全脑炎

【概述】

亚急性硬化性全脑炎(subacute sclerosing panencephalitis, SSPE)是由麻疹病毒(measles virus, MV)持续感染所致的中枢神经系统慢性进行性炎症性变性病,大多波及全脑。SSPE 多由婴幼儿麻疹患者发展而来,有一系列脑损害的异常表现,呈渐进性加重过程直至死亡。1933 年 Dawson 首次报道了该病,1969 年 Greenfield 首次证实本病系麻疹病毒所致,将其正式定义为 SSPE。经过大量研究,该病临床表现已得到充分认识,但发病机制尚不完全明确,目前认为与宿主自身的免疫反应存在缺陷和病毒本身的变异有关。

【临床表现】

本病好发于少年期,高峰发病年龄为 5~15 岁,神经系统症状大多出现于麻疹病毒感染后 7~11 年。根据其典型的临床表现,本病可分为 4 期。

第 1 期(早期)表现包括行为异常、嗜睡、疲倦、学习成绩下降、多动、性格变化等非特异性症状。症状常隐匿出现,程度轻微。此期症状持续时间不等,从数周到数年,但仍可完成大部分正常神经功能。不同患者此期进展速度各异,取决于灰质脑炎的严重程度以及病变向皮层下发展的速度。当大脑皮层灰质病变恶化并开始向下波及皮层下白质和深部灰质时,肌阵挛逐渐明显,即进展到本病的第 2 期。

第 2 期特征性表现是肌阵挛,可累及全身所有肌群,特别是躯干轴部肌群。肌阵挛的特点包括弥漫性、重复性和频发性,大多为对称出现,常有相对固定的间隔,全身性肌阵挛一般每 5~10 秒发生 1 次。其发生是由锥体外系广泛的刺激性病变所致,而非大脑皮层神经元异常放电所致的癫痫发作。该期除了有明显的不自主运动外,开始出现中枢神经运动或长束性感觉受累的体征,癫痫和痴呆也进一步恶化。此期持续时间通常为 3~12 个月。

第 3 期开始于病变进展累及皮层下灰质核团和脑干以后,以进行性智力、运动衰退为主要表现，开始出现特征性锥体外系症状，如舞蹈病、手足徐动症等，同时可出现明显的长束性感觉和运动障碍，智力发育明显障碍，而代表锥体外系刺激性病变的肌阵挛逐渐消失。此期通常持续 3~18 个月。

第 4 期由于大脑功能丧失及脑干、脊髓上段的广泛受累，出现了严重的自主神经功能异常、全身重度弛缓或僵直、自主神经功能衰竭，最终导致死亡。

SSPE 患者发病后大多按上述 4 期顺序发展，每期持续数月，于发病后 2~4 年死亡。但有些病例病情进展十分迅速，很快导致死亡，难以区分上述各期；而有些患者进展缓慢，甚至死亡时仍未进展至第 4 期。

【实验室检查】

1. 脑电图　SSPE 患者有典型的脑电图改变，表现为长间隔（3~20秒）的广泛性周期性复合波，也有患者表现为每几秒慢活动后伴随复合型高电压；典型脑电图多见于本病第 2 期（文末彩插图 2-1）。早期脑电图可能完全正常或轻中度非特异性慢波。第 3 期常表现为调节不良或高波幅无节律慢波。第 4 期时脑电图表现为波幅降低和调节不佳。

2. 影像学　头颅 CT 和 MRI 对本病诊断有重要价值，且可以动态观察。头颅 CT 多表现为皮质萎缩或白质低密度异常。头颅 MRI 早期可无异常表现，随疾病进展，异常信号先由大脑后部开始出现，继而向前部进展，最后累及脑深层结构。异常信号出现时脑萎缩就已开始，且以皮质受累为主，早期较轻，随疾病进展逐渐加重（图 2-2）。

3. 脑脊液　SSPE 患者脑脊液细胞计数和白蛋白水平通常正常，球蛋白水平明显升高，多大于总蛋白量的 20%。血清和脑脊液麻疹病毒抗体滴度增高对确诊 SSPE 有重要意义。已经证实脑脊液抗 MV 抗体只能在中枢神经系统合成，因此脑脊液 MV 抗体检测迄今仍是诊断本病的特异性方法。

4. 组织病理学　脑活检或尸检证实对诊断具有重要意义。典型 SSPE 病理改变有神经元和神经胶质细胞包涵体、亚急性炎症性血管病变、亚急性脱髓鞘和广泛胶质细胞增生等，但上述病变均可见于其他疾病，因此仅依靠病理组织学检查并无绝对的诊断意义。

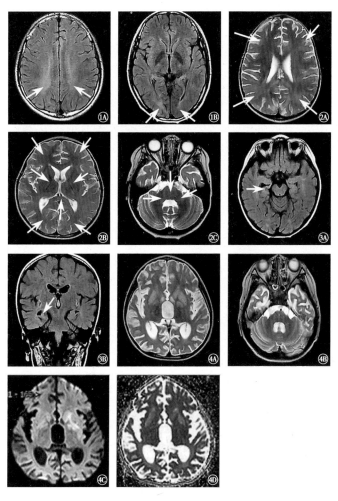

图 2-2　影像学表现

〔引自:关冲霄.亚急性硬化性全脑炎的 MRI 特征.实用放射学杂志,2021,37(1):112-115.〕

【诊断】

对 SSPE 的诊断应进行全面分析。目前只要具备相应的临床表现(不一定十分典型)以及脑脊液麻疹病毒抗体升高 2 项条件即可建立诊断。如果还具备一些支持条件如麻疹病史或麻疹疫苗接种史、典型分期、脑电图异常、脑脊液球蛋白升高及神经影像学的动态变化时,诊断将更为肯定。

【治疗】

迄今尚缺乏特效治疗方法。可采用以下方法延缓病情进展。

1. 抗病毒治疗 抗病毒治疗常用干扰素、异丙肌苷和利巴韦林联合使用。异丙肌苷(isoprinosine)可能增加患者存活时间,对改善某些症状有所益处,剂量为 100mg/(kg·d),分次服用。干扰素鞘内注射或静脉注射,可延缓病情进展速度。

2. 对症治疗 包括止惊、防治感染、理疗及护理等,可减少并发症,延缓死亡,改善患者及家庭的生活质量。

➤ 附:亚急性硬化性全脑炎诊疗流程图

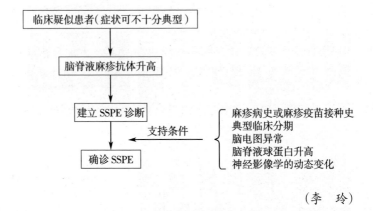

（李 玲）

───── 参考文献 ─────

1. 王天有,申昆玲,沈颖. 诸福棠实用儿科学. 9 版. 北京:人民卫生出版社. 2022.

2. GARG RK,MAHADEVAN A,MALHOTRA HS. Subacute sclerosing panencephalitis. Rev Med Virol,2019,29(5):e2058.

3. MEKKI M,ELEY B,HARDIE D,et al. Subacute sclerosing panencephalitis: clinical phenotype,epidemiology,and preventive interventions. Dev Med Child

Neurol,2019,61(10):1139-1144.

4. GUTIERREZ J,ISSACSON RS,KOPPEL BS. Subacute sclerosing panencephalitis:an update. Dev Med Child Neurol,2010,52(10):901-907.

5. 关冲霄. 亚急性硬化性全脑炎的 MRI 特征. 实用放射学杂志,2021,37(1): 112-115.

第三章　惊厥与癫痫

第一节　儿童惊厥的诊断思路

【概述】

惊厥是由于脑大量神经元一过性同步化放电导致的所涉及随意肌不可控制全身或局部肌肉抽搐,多伴有意识障碍或意识丧失,是儿童常见的急重症,也是最常见的小儿神经系统症状之一。婴幼儿多见。惊厥发作时间多在3~5分钟以内,有时反复发作,甚至呈惊厥持续状态。惊厥持续状态是指惊厥持续30分钟及以上或惊厥反复发作,且在间歇期意识不恢复,持续30分钟及以上。目前惊厥持续状态操作性定义规定惊厥持续时间为超过5分钟。一般短暂的惊厥对大脑没有明显影响,但反复惊厥发作或惊厥持续状态会导致脑组织损伤。引起惊厥的病因可分为感染性和非感染性两大类,根据病变部位又可分为颅内和颅外两类。

1. 感染性

(1) 颅内感染:各种致病性微生物所引起的中枢神经系统感染均可导致惊厥。例如化脓性脑膜炎、病毒性脑炎、结核性脑膜炎、脑脓肿、新型隐球菌脑炎、脑囊虫病、脑型血吸虫病及婴儿宫内感染(TORCH感染)等。

(2) 颅外感染。①热性惊厥(febrile convulsion,FC):是儿童惊厥最常见的原因,具有年龄依赖性的特点,此病的诊断要排除中枢神经系统感染证据及导致惊厥的其他病因。②中毒性脑病:指急性感染过程中出现的类似脑炎的表现,并非病原体直接侵入脑组织所致,而可能与全身性感染中毒、人体对病原体的过度反应等所引起的脑组织水肿、缺血、坏死等有关,例如中毒型痢疾、脓毒症、重症肺炎、伤寒、百日咳等。

2. 非感染性

(1) 颅内疾病:如缺氧缺血性脑病、脑梗死、癫痫、颅内占位性病变(肿瘤、血肿等)、颅脑畸形(大脑皮质发育异常、脑积水、脑血管畸形等)、神经遗传病(溶酶体病、线粒体病、脑白质营养不良等)、中枢神经系统脱髓鞘病,自身免疫性脑炎等。

(2) 颅外疾病。①急性代谢紊乱:如低血糖、水电解质紊乱或酸碱平衡失调;②急性中毒:如农药(有机磷、有机氯等)、药物(中枢兴奋药、阿托品等)、杀鼠药、有毒植物、一氧化碳及重金属中毒;③心脏疾病:急性心源性脑缺血综合征、先天心脏病并发脑栓塞等;④肾脏疾病:肾性高血压或尿毒症时均可引起惊厥;⑤肝脏疾病:肝性脑病可引起惊厥;⑥遗传代谢疾病:有机酸代谢病、氨基酸代谢病、糖代谢病、脂肪代谢病、微量元素及维生素代谢疾病;⑦瑞氏综合征等可引起惊厥。

【诊断】

1. 临床表现　典型惊厥表现为全身或局部肌肉强直收缩或阵挛,伴意识丧失、头后仰、双眼凝视或上视、瞳孔散大、呼吸暂停、口唇发绀、牙关紧闭,惊厥持续时间不等,大部分数秒或数分钟缓解。惊厥后昏睡、乏力。惊厥持续状态表示病情严重。新生儿表现不典型,仅表现凝视或呼吸暂停等。

2. 辅助检查　辅助检查的目的为明确惊厥的病因,应根据病情选择相应实验室检查。

(1) 血、尿、便常规:血常规可提示有无感染性疾病,小儿夏秋季发热伴惊厥,必须灌肠取粪便镜检排除中毒型痢疾。婴幼儿病因不明的感染伴惊厥应查尿常规除外尿路感染。

(2) 血生化检查:一般包括血糖、电解质、肝肾功能、肌酸激酶、血氨、铜蓝蛋白、血气分析及乳酸等。必要时要做毒物分析、血尿代谢检查。

(3) 心电图:对于鉴别心源性发作非常重要。

（4）脑电图：对于癫痫诊断至关重要，对于中枢神经系统感染或炎症、脑病、药物中毒等有辅助诊断作用。

（5）脑脊液检查：怀疑颅内压增高、颅内感染、中枢神经系统炎性脱髓鞘病、自身免疫性脑炎等需行脑脊液检查，测脑脊液压力，进行脑脊液常规、生化、病原学及免疫指标检查。

（6）脑 CT 或 MRI：对脑梗死、颅内出血、各种占位性病变和颅脑畸形、炎症等均有诊断意义。

3. 诊断思路

（1）确定惊厥发作：典型的惊厥容易判断，对于不典型者要鉴别。

（2）病因诊断：惊厥是一个症状，应尽快找出病因，针对病因给予处理。需结合发病季节、病史、年龄、查体及实验室检查等进行全面分析。①病史：惊厥发作完整过程（发作表现、持续时间、发作次数、发作后状态，最好手机摄录发作表现）、诱发因素、伴随症状，有无感染史、外伤史、中毒史。患儿既往惊厥发作史、精神运动发育史及家族史等。②体格检查：要求全面细致地进行内科及神经系统查体，注意患儿生命体征、头围、皮肤、毛发、面容，注意是否有脑神经麻痹、脑膜刺激征、肢体瘫痪、共济失调及病理反射等异常。③季节：低钙惊厥及一氧化碳中毒好发于冬春季；乙型脑炎一般发生于 7~9 月；肠道病毒感染夏秋季多见；流行性脑脊髓膜炎多见于冬春季。④年龄：惊厥病因与年龄关系密切，如新生儿惊厥以产伤、窒息、颅内出血、脓毒症、脑膜炎、脑发育缺陷及代谢异常等多见；婴幼儿以低钙血症、热性惊厥、颅内感染、癫痫及中毒性脑病多见。学龄前及学龄期以中毒性脑病、癫痫、颅内肿瘤、中毒及高血压脑病多见。

【鉴别诊断】

1. 晕厥发作　是暂时性脑血流灌注不足引起的一过性意识障碍，表现为意识丧失，无明显抽搐，肌张力不高，面色苍白，两眼微睁或闭着，大汗，心率减慢。舌咬伤及尿失禁罕见。常在站立位或坐位出现，诱因为精神紧张、焦虑、疼痛等。

2. 屏气发作　好发于婴幼儿，常由惊吓、疼痛或发怒引起剧烈哭闹，呼吸停止，面色青紫，严重者全身强直、角弓反张、意识丧失，持续数分钟,呼吸恢复后正常。

3. 抽动障碍 学龄前、学龄儿童多见,表现为一组或多组肌肉突发、重复刻板的不随意非节律性抽动,见于面、颈肩上肢,发作时意识清楚,短暂受意识控制,睡眠时症状减轻、消失,情绪紧张、心理刺激可能加重。

4. 癔症 青年女性多见,有不良精神诱因,表现多样化、戏剧化,两眼紧闭,眼球乱动,面色苍白或发红,无意识丧失、摔伤、舌咬伤及尿失禁,发作后无行为异常,需安慰及暗示治疗。

5. 情感性交叉擦腿发作 女婴多见,常在卧位出现,表现为双眼凝视,大腿内收,躯干及下肢用力收缩,面色潮红、出汗,发作时意识清楚,强刺激或分散注意力可终止发作。

➢ 附:儿童惊厥诊断流程图

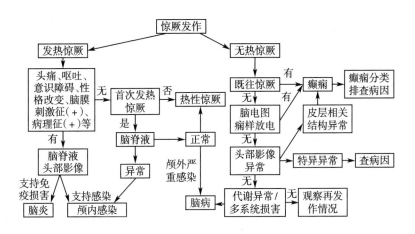

(张玉琴)

━━━━━ 参考文献 ━━━━━

1. 王卫平,孙锟,常立文.儿科学.9版.北京:人民卫生出版社,2018.

2. 中华医学会儿科学分会神经学组.热性惊厥诊断治疗与管理专家共识(2017实用版).中华实用儿科临床杂志,2017,32(18):1379-1382.

3. SANSEVERE AJ, AVALONE J, STRAUSS LD, et al. Diagnostic and therapeutic management of a first unprovoked seizure in children and adolescents with a focus on the revised diagnostic criteria for epilepsy. J Child Neurol, 2017, 32(8):774-788.

4. BARCIA AC, SANCHEZ FI, LODDENKEMPER T. Status epilepticus-work-up and management in children. Semin Neurol, 2020, 40(6):661-674.

第二节　热　性　惊　厥

【概述】

热性惊厥(febrile convulsion, FC)是儿童惊厥最常见的原因。具有年龄依赖性,多见于 6 月龄~5 岁,患病率为 3%~5%。根据 2011 年美国儿科学会(AAP)标准,FC 定义为一次热性病程中(肛温≥38.5℃,腋温≥38℃)出现的惊厥发作,无中枢神经系统感染证据及导致惊厥的其他原因,既往也没有热性惊厥史。FC 通常发生于发热 24 小时内,如发热≥3 天才出现惊厥发作,应注意寻找其他导致惊厥发作的原因。部分 FC 患儿以惊厥起病,发作前监护人可能未察觉到发热,但发作时或发作后立即发现发热,临床上应注意避免误诊为癫痫首次发作。

FC 确切发病机制尚不明确,主要系患儿脑发育未完全成熟、髓鞘形成不完善、遗传易感性及发热等多方面因素相互作用所致。

常见发热病因为急性上呼吸道感染、鼻炎、中耳炎、肺炎、急性胃肠炎、出疹性疾病、尿路感染及个别非感染性的发热疾病等,病毒感染是主要原因。FC 具有明显的年龄依赖性及家族遗传倾向,常为多基因遗传或常染色体显性遗传伴不完全外显。同卵双胎患病率高于异卵双胎。已报道有多个基因和染色体异常与 FC 相关。

【诊断】

1. 临床表现　首次 FC 常发生在体温骤然升高 24 小时之内,一般体温为 38~40℃,发作形式为全身强直、全身阵挛或全身强直-阵挛发作,持续时间短暂,一般常小于 5~10 分钟,惊厥发作前后无神经系统异常体征。可以伴随呼吸道、消化道感染表现。

2. 辅助检查　检查的目的为排除引起惊厥的其他疾病,明确发热的病因,同时评估复发及继发癫痫的可能性,为进一步的治疗提供依据。应根据病情选择相应的实验室检查。

(1) 常规实验室检查:根据病情可选择性检查血常规、血生化、尿及粪常规,如夏秋季突发频繁惊厥者应检查粪常规,以鉴别中毒性细菌性痢疾。

(2) 脑脊液检查:以下情况推荐脑脊液检查。①有原因未明的嗜睡、呕吐或脑膜刺激征和/或病理征阳性;②6~12月龄未接种流感疫苗、肺炎链球菌疫苗或预防接种史不详者;③已使用抗生素治疗,特别是<18月龄者,因这个年龄段患儿脑膜炎、脑炎症状和体征不典型,且抗生素治疗可掩盖脑膜炎/脑炎症状;④对于复杂性 FC 患儿应密切观察,必要时进行脑脊液检查,以除外中枢神经系统感染。

(3) 脑电图检查:以下特征均为继发性癫痫的危险因素,推荐进行脑电图检查与随访。①局灶性发作;②神经系统发育异常;③一级亲属有特发性癫痫病史;④复杂性 FC、惊厥发作次数多。对于脑电图检查的时机选择,Cochrane 系统综述报道,目前尚无随机对照研究明确 FC 何时应进行脑电图检查。鉴于发热及惊厥发作后均可影响脑电图背景活动,并可能出现非特异性慢波或异常放电,推荐在热退至少 1 周后检查。

(4) 神经影像学检查:不推荐作为常规检查,以下情况推荐行头颅影像学检查寻找病因:头围异常、皮肤异常色素斑、局灶性神经体征、神经系统发育缺陷或惊厥发作后神经系统异常持续数小时。对于惊厥相关脑部病变的检出,通常 MRI 较 CT 更敏感,但检查时间相对较长,对镇静要求高。FC 持续状态的患儿急性期可能发生海马肿胀,远期则可能引起海马萎缩,并可能导致日后颞叶癫痫的发生,必要时应复查头颅 MRI。

3. 诊断标准

(1) 单纯性 FC 诊断:①首次发病年龄多为 6 月龄~3 岁,复发年龄不超过 6~7 岁;②先发热后惊厥,惊厥大多数发生于急骤高热后 24 小时内,一次热性病程中发作 1 次;③惊厥为全面性发作,持续时间数分钟,发作后很快清醒,无异常神经系统体征;④无中枢神经系统感染及脑损伤;⑤可伴有呼吸道及消化道感染;⑥热退 1~2 周脑电图正常;⑦体格及智力发育正常。

(2) 复杂性 FC 的诊断:①发病年龄多 <6 月龄或 >5 岁;②表现为局灶性发作,发作后神经系统异常;③发作持续时间≥15 分钟;④1 次热性病程中发作≥2 次。

(3) FC 持续状态诊断:是指 FC 发作时间≥30 分钟或反复发作、发作间期意识未恢复达 30 分钟。

(4) 临床 FC 复发及与其相关的癫痫或癫痫综合征评估。

1) FC 复发风险的评估:FC 首次发作后的复发与年龄相关,首发年龄 <12 月龄者复发率高达 50%,而首发年龄 12 月龄及以上者复发率约为 30%。多在发病后 1 年内复发。复发的危险因素:①起始年龄小(<18 月龄);②发作前发热时间短(<1 小时);③一级亲属中有 FC史;④低热时出现发作。具有的危险因素越多,复发风险越高。

2) FC 继发癫痫风险的评估:10%~15% 的癫痫患者既往有 FC史,FC 后继发癫痫的比例不一;单纯性 FC、复杂性 FC 继发癫痫的概率分别为 1%~1.5% 和 4%~15%。FC 继发癫痫的主要危险因素包括:①神经系统发育异常;②一级亲属有特发性或遗传性癫痫病史;③复杂性 FC。具有的危险因素越多,继发癫痫的风险越高。另外惊厥发作前发热时间短及一些癫痫及癫痫综合征可以引发 FC,表现为发热易诱发,具有“热敏感”的特点或早期呈 FC 表现,不易与 FC 鉴别,需引起重视。热敏感相关的癫痫综合征包括婴儿严重肌阵挛癫痫(Dravet综合征)和全面性癫痫伴热性惊厥附加症(general epilepsy with febrile seizures plus,GEFS⁺) 等。临床应根据患儿发病年龄、发作表现、脑电图特点、病程演变及家族史等进行诊断与鉴别诊断。Dravet 综合征是一种难治性癫痫综合征,其特征为在 1 岁以内起病,主要表现为发热诱发的全面性或半侧阵挛发作,一次热性病程中易反复发作,易发生惊厥持续状态;1 岁以后出现多种形式的无热发作;逐渐出现智力、运动发育倒退;发病初期脑电图多数正常,1 岁以后出现全导棘慢波或多棘慢波,或局灶性/多灶性放电。GEFS⁺ 为家族性遗传性癫痫综合征,在 6 岁以后仍有 FC,伴或不伴全面性、局灶性癫痫发作。临床表现包括 FC、热性惊厥附加症(FC⁺)、FC⁺ 伴失神发作、FC⁺ 伴肌阵挛发作、FC⁺ 伴失张力发作、FC⁺ 伴 Doose 综合征、FC⁺ 伴 Dravet 综合征等,大多呈良性经过,少数为癫痫性脑病。家族中存在 2 例以上 FC⁺ 时则可诊断为 GEFS⁺,具有不完全外显性和遗传异质性的特点。因此,对于年龄小、反复发作、局灶性发作或惊厥持续状态、家族史阳性的患儿应警惕热敏感相关的癫痫综合征,建议至三级医院进行专科评估。

【鉴别诊断】

除外诊断,既往有癫痫病史者因发热诱发惊厥发作、新生儿发热伴惊厥、中枢神经系统感染、中毒性脑病、全身代谢紊乱、急性中毒或遗传代谢病导致惊厥不应诊断为热性惊厥。

1. 中枢神经系统感染 在发热的急性期出现反复惊厥并出现意识障碍、呕吐、头痛、肢体瘫痪,脑膜刺激征,病理反射等,脑脊液检查异常。

2. 急性脑病 中毒性脑病在全身感染性疾病的急性期出现发热惊厥,尤其中毒性痢疾,除惊厥反复出现外,常伴循环及意识障碍,便常规为脓血便。瑞氏综合征为脑病合并内脏脂肪变性综合征,以严重颅内压增高及肝损害为表现。还要与免疫介导的急性脑病伴双向发作及后期弥散降低(acute encephalopathy with biphasic seizures and late reduced diffusion,AESD)、急性坏死性脑病(acute necrotizing encephalopathy,ANE)、热性感染相关性癫痫综合征(febrile infection-related epilepsy syndrome,FIRES)等鉴别。

3. 中枢神经系统炎性脱髓鞘疾病 急性播散性脑脊髓炎、视神经脊髓炎谱系疾病、自身免疫性脑炎、原发及继发中枢神经系统血管炎在急性期常出现发热惊厥,还会伴随异常神经系统症状和体征,影像学有异常表现,脑脊液及血液相关的神经免疫抗体阳性,要注意鉴别。

4. 全身代谢紊乱 低血钙、低血糖、低血钠等常因发热引起惊厥,行血清检验进行鉴别。

5. 癫痫 既往有癫痫患者在急性感染发热时可以诱发癫痫发作,要注意鉴别。

6. 遗传代谢病　如有机酸、氨基酸、脂肪酸、线粒体、维生素微量元素等代谢障碍疾病在感染引起的发热时出现惊厥要鉴别。遗传代谢性疾病除惊厥外还常伴有全面性的发育落后,其他脏器功能障碍、代谢紊乱等,行血尿质谱检测及基因助诊。

【治疗】

FC 的治疗分为急性发作期治疗、间歇期预防治疗及长期预防治疗。需根据患儿个体情况和家长意愿进行综合评估和选择。

1. 急性发作期治疗　大多数单纯性 FC 呈短暂发作,不必急于应用止惊药物。应保持呼吸道通畅,防止跌落或受伤,勿刺激患儿,切忌撬开牙关、按压或摇晃患儿导致其进一步伤害。不推荐掐人中。平卧头偏向一侧或侧卧位,及时清理口鼻腔分泌物,避免窒息,监测生命体征、保证正常心肺功能,必要时吸氧,建立静脉通路,若惊厥发作持续 >5 分钟,则需要使用药物止惊,首选静脉缓慢注射地西泮 0.3~0.5mg/kg(≤10mg/次),速度 1~2mg/min。推注速度过快可能出现抑制呼吸、循环的不良反应。静脉注射地西泮简单快速、安全有效,是一线止惊剂。如尚未建立静脉通路,可给予咪达唑仑 0.3mg/kg(≤10mg/次)肌内注射或 10% 水合氯醛溶液 0.5ml/kg 灌肠,对于 FC 持续状态的患儿,需要静脉用药止惊,并密切监护发作后表现,积极退热,寻找并处理发热的原发疾病并给予治疗。

2. 预防治疗

(1) 间歇性预防治疗:①短时间内频繁惊厥发作(6 个月内≥3 次或 1 年内≥4 次);②发生惊厥持续状态,需用止惊药物治疗才能终止发作者。在发热开始,即给予地西泮口服,每 8 小时口服 0.3mg/kg,≤3 次/d,大多可有效防止惊厥发生。有报道新型抗癫痫发作药物左乙拉西坦间歇性用药可预防 FC 复发。卡马西平和苯妥英间歇性用药对预防复发无效。

(2) 长期预防治疗:单纯性 FC 远期预后良好,不推荐长期进行抗癫痫发作药物治疗。FC 持续状态、复杂性 FC 等具有复发或存在继发癫痫高风险的患儿,可考虑长期抗癫痫发作药物,用药前应和监护人充分沟通,告知可能的疗效及不良反应。建议到儿科神经专科进一步评估。

（3）健康教育与管理。①健康教育与指导：需要对家长及幼儿园老师进行 FC 疾病管理的系统指导，并掌握 FC 救治基本知识，减轻患儿家长对发作的焦虑、恐惧，避免寻求不必要甚至不恰当的过度医疗。应重视对家长进行健康教育与指导，尽可能详细说明 FC 的特征、发病率、再发率、与年龄的关系、与癫痫的不同之处及随后发生癫痫的风险、预后、社会行为发育及其良性过程，指导正确的抗惊厥治疗及退热措施。积极查找发热的病因，制订相应治疗方案，防止惊厥反复发作。②关于疫苗接种：原则上无预防接种禁忌。一些疫苗（百白破混合疫苗，麻疹、腮腺炎和风疹联合病毒活疫苗等）接种后可能引起发热，进而导致惊厥，其惊厥主要与自身遗传机制有关，并非疫苗本身对大脑的直接作用，疫苗接种后发生 FC 的风险与其他发热疾病诱发的风险相似。患儿不必因此禁忌接种疫苗，否则可能给患儿带来更大的疾病风险。

➢ **附：热性惊厥诊疗流程图**

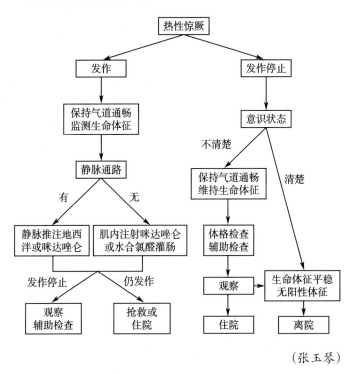

（张玉琴）

---------- 参考文献 ----------

1. 中华医学会儿科学分会神经学组. 热性惊厥诊断治疗与管理专家共识 (2016). 中华儿科杂志,2016,54(10):723-772.

2. 中华医学会儿科学分会神经学组. 热性惊厥诊断治疗与管理专家共识 (2017 实用版). 中华实用儿科临床杂志,2017,32(18):1379-1382.

3. INOUE M,ADACHI S,KAWAKAMI I,et al. Change in the strategy for prophylactic diazepam use for febrile seizures and the impact on seizure recurrence within 24 h. Seizure,2020,75:70-74.

4. SMITH D K,SADLER KP,BEBEDUM M. Febrile seizures:risk,evaluation and prognosis.Am Fam Physician,2019,99(7):445-450.

第三节 癫痫诊断及分类

【概述】

癫痫(epilepsy)是一种以具有持久性地产生癫痫发作的倾向为特征的慢性脑部疾病。癫痫不是单一的疾病实体,而是一种有着不同病因基础、临床表现各异但以反复癫痫发作为共同特征的慢性脑功能障碍。癫痫发作(epileptic seizure)是指脑神经元异常过度、同步化放电活动所造成的一过性临床症状和/或体征,其表现取决于同步化放电神经元的放电部位、强度和范围。癫痫发作不能等同于癫痫,前者是一种症状,可见于癫痫患者,也可以见于非癫痫的急性脑功能障碍,例如病毒性脑炎、各种脑病的急性期等;而后者是一种慢性脑功能障碍性疾病。

癫痫为儿童最常见的神经系统疾病,患病率在 3‰~9‰,大多数癫痫患者在儿童时期起病。据估计,全球约有 1 050 万名活动性癫痫儿童及青少年。随着临床与脑电图、影像学、遗传学检测等诊断技术以及癫痫外科治疗、神经调控等技术的不断发展,儿童癫痫的诊断和治疗水平取得了长足的进步。

癫痫的发生是内在遗传因素和外界环境因素在个体内相互作

用的结果。每个癫痫患者的病因学均包括这 2 种因素,只不过各自所占的比例不同,目前认为 20%~30% 的癫痫病例主要是由明确的外源性获得性因素导致的,如脑卒中、脑外伤和肿瘤等,而在剩下的 70%~80% 的癫痫病例中遗传因素扮演了更重要的角色。随着分子遗传学、神经影像学及神经科学的快速发展,近年来癫痫病因学的研究进展迅速,国际抗癫痫联盟(International League Against Epilepsy,ILAE)对癫痫病因的分类也推陈出新,2017 年 ILAE 提出了新的癫痫分类框架,其中癫痫病因分为 6 类,即结构性、遗传性、感染性、代谢性、免疫性和原因不明。新病因分类其最大的意义在于更加有针对性,能够更好地指导个体化治疗。同时新病因学分类提出每位患者可有单个或多个病因,例如葡萄糖转运子 I 缺乏症,既是遗传性的,也是代谢性的。在临床工作中应该特别重视目前可治疗的病因,如苯丙酮尿症、维生素 B_6 依赖性癫痫等。虽然随着现代神经影像学和分子生物学技术的不断进步,对儿童癫痫病因的认识也不断深入,但对于特殊癫痫综合征的发病机制以及对其年龄相关特异性的机制等认识仍然还十分有限,也缺乏能够改变病程的真正抗癫痫发作药物,目前的治疗药物仍然是抗癫痫发作药物(anti-seizure medications,ASMs)。

【分类】

国际抗癫痫联盟(ILAE)是全球癫痫学领域最权威的学术组织,其任命的分类和术语委员会(以下简称委员会)根据人们对癫痫的最新认识及癫痫的国际分类和术语进行修订。1960 年提出的国际癫痫分类;1981 年确定了癫痫发作的分类;1989 年确定了癫痫和癫痫综合征的分类;2001 年再次进行修订,提出了癫痫发作和癫痫诊断方案的建议;2010 年 ILAE 对癫痫发作的起始、发作的分类及病因学均进行了重新定义或更新;2014 年 ILAE 提出了癫痫临床实用性定义;2017 年,国际抗癫痫联盟分类和术语委员会推出了关于癫痫分类的意见书,对既往经典的癫痫发作分类体系进行了修改,包括病因分类、发作分类及癫痫类型分类。

一、癫痫发作分类

根据发作的临床表现(尤其是发作开始的主要表现)和脑电图特征进行分类,主要分为局灶性(起始)发作(focal onset seizures)、全面性(起始)发作(generalized onset seizures)和起始不明的发作(unknown onset seizures)。

局灶性(起始)发作是指这种发作每一次都起源于固定的单侧半球(比如都起源于左侧半球)的致痫网络,可以起始后扩散或者不扩散至双侧脑网络,如果扩散至双侧,则会演变为双侧强直-阵挛发作。局灶性(起始)发作应首先判断发作期的知觉状态,分为伴或者不伴意识障碍。局灶性(起始)发作包括运动起始、非运动起始两种,根据痫样放电起源及扩散的脑区不同出现相应的症状,比如起源于中央前回的运动区的发作,临床上会出现局灶性运动起始的阵挛或者强直发作,起源于边缘系统的发作,常表现为自主神经的异常等。

全面性(起始)发作是指这种发作每一次起源于包括双侧半球的致痫网络的某一点(而不是仅限于某一固定侧网络),并迅速扩散至双侧网络,伴有意识障碍。全面性(起始)发作包括运动性发作(如全面性强直阵挛发作、全面性肌阵挛发作、全面性失张力发作)以及非运动性发作(失神发作)。

如果没有观察到发作开始的症状,归类为起始不明的发作。此类型发作也可以根据观察到的发作表现分为运动性发作及非运动性发作,如果起始模式及发作特征不符合现有分类中的任何一种类型,则属于不能分类的发作。

常见的癫痫发作有以下 2 种。

1. 局灶性(起始)发作 根据发作期间意识是否清楚分为意识清楚的局灶性发作和意识受损的局灶性发作。有时候,发作时意识情况不详则可不进行描述,直接根据起始症状分为运动起始发作和非运动起始发作。运动起始的局灶性发作包括自动症(automatism)、失张力、阵挛、癫痫性痉挛、运动过度(hyperkinesia)、肌阵挛、强直;非运动起始的局灶性发作包括自主神经症状(autonomic)、行为停止(behavior arrest)、认知障碍、情绪障碍及感觉障碍。一次发作,可以由局灶性发作演变为双侧强直-阵挛发作。

2. 全面性(起始)发作

(1) 强直-阵挛发作:发作包括强直期、阵挛期及发作后状态。开始为全身骨骼肌伸肌或屈肌强直性收缩伴意识丧失、呼吸暂停与发绀,即强直期;继之全身反复、短促地猛烈屈曲性抽动,即阵挛期。发作后昏睡,逐渐醒来的过程中可有自动症、头痛、疲乏等发作后状态。发作期 EEG:强直期全导 10Hz 以上的快活动,频率渐慢,波幅增高进入阵挛期的棘慢波,继之可出现电压低平及慢波。

(2) 强直性发作:发作时全身肌肉强烈收缩伴意识丧失,使患儿固定于某种姿势,如头眼偏斜、双上肢屈曲或伸直、呼吸暂停、角弓反张等,持续 5~20 秒或更长,发作期 EEG 为低波幅 10Hz 以上的快活动或棘波节律。发作间期 EEG 背景活动异常,伴多灶性棘-慢波或多棘-慢波爆发。

(3) 阵挛性发作:仅有肢体、躯干或面部肌肉节律性抽动而无强直成分。发作期 EEG 为 10Hz 或 10Hz 以上的快活动及慢波,有时出现棘-慢波。

(4) 肌阵挛发作:为突发的全身或部分骨骼肌触电样短暂收缩(0.2 秒),常表现为突然点头、前倾或后仰,或两臂快速抬起,重者致跌倒,轻者感到患儿"抖"了一下。发作期 EEG 为全导棘-慢波或多棘-慢波爆发。

(5) 失张力发作:全身或躯体某部分的肌肉张力突然短暂性丧失而引起姿势的改变,表现为头下垂、肩或肢体突然下垂、屈髋屈膝或跌倒。EEG 发作期为多棘-慢波或低波幅快活动,肌电图发作期可见短暂的电静息,与 EEG 有锁时关系。

(6) 失神发作。①典型失神发作:发作时突然停止正在进行的活动,意识丧失但不摔倒,两眼凝视,持续数秒钟后意识恢复,发作后不能回忆,过度换气往往可以诱导其发作。发作期 EEG 全导同步 3Hz 棘-慢复合波,发作间期背景活动正常。②不典型失神发作:与典型失神发作表现类似,但开始及恢复速度均较典型失神发作慢。发作期 EEG 为 1.5~2.5Hz 的全导慢-棘慢复合波,发作间期背景活动异常。多见于伴有广泛性脑损害的患儿。

二、癫痫及癫痫综合征分类

癫痫的类型目前共分为 4 种:局灶性、全面性、兼有全面性及局灶性以及不能确定分类性癫痫。癫痫综合征(epileptic syndrome)指由一组具有相近的特定临床表现和电生理改变的癫痫(即脑电-临床综合征),可以作为一种癫痫类型进行诊断。临床上常结合发病年龄、发作特点、病因学、伴随症状、家族史、脑电图及影像学特征等所有相关资料,综合做出某种癫痫综合征的诊断。明确癫痫综合征对于治疗选择、判断预后等方面都具有重要的指导意义。但并不是所有癫痫都可以诊断为癫痫综合征。

2010 年 ILAE 提出的脑电-临床综合征和其他癫痫病分类方案如下。

1. 按起病年龄排列的脑电-临床综合征分类(癫痫综合征)

(1) 新生儿期:新生儿良性家族性癫痫、早期肌阵挛脑病、大田原综合征。

(2) 婴儿期:游走性局灶性发作的婴儿癫痫、婴儿痉挛症、良性婴儿肌阵挛癫痫、婴儿良性癫痫、婴儿良性家族性癫痫、婴儿严重肌阵挛癫痫(Dravet 综合征)、非进展性疾病中肌阵挛脑病。

(3) 儿童期:热性惊厥附加症(可始于婴儿期)、Panayiotopoulos综合征、肌阵挛失张力癫痫、良性癫痫伴中央颞区棘波、常染色体显性遗传夜发性额叶癫痫、晚发性儿童枕叶癫痫、肌阵挛失神癫痫、Lennox-Gastaut 综合征、癫痫性脑病伴慢波睡眠期持续棘-慢波、Landau-Kleffner 综合征、儿童失神癫痫。

(4) 青少年-成年期:青少年失神癫痫、青少年肌阵挛癫痫、仅有全面强直-阵挛发作的癫痫、进行性肌阵挛癫痫、伴有听觉表现的常染色体显性遗传性癫痫、其他家族性颞叶癫痫。

(5) 起病年龄可变的癫痫:不同起源部位的家族性局灶性癫痫(儿童至成人)、反射性癫痫。

2. 其他癫痫 伴有海马硬化的颞叶内侧癫痫、Rasmussen 综合征、伴下丘脑错构瘤的发笑性癫痫发作、偏身惊厥-偏瘫性癫痫、不符合上述任何诊断类型的癫痫可首先根据是否存在已知的结构或代谢异常(推测的原因),然后根据发作起始的主要形式(全面性或局灶性)判断。

3. 脑结构-代谢异常所致的癫痫　皮质发育畸形(半侧巨脑回,灰质异位等)、神经皮肤综合征(结节性硬化、Sturge-Weber综合征等)、肿瘤、感染、创伤、血管瘤、围产期损伤卒中等。

4. 原因不明的癫痫。

5. 有癫痫发作,但传统上本身不诊断为一种癫痫的情况　良性新生儿惊厥、热性惊厥。

【诊断】

癫痫的诊断分为4个步骤。①判断临床发作是否为癫痫发作:许多非癫痫性的发作在临床上需与癫痫发作相鉴别;②进行癫痫发作类型分类:根据临床发作和脑电图表现判断;③癫痫的病因学/综合征诊断:根据患儿的临床发作、脑电图特征、神经影像学、年龄、预后等因素进行分析,进行相应的辅助检查,判断是否为某种癫痫综合征以及明确癫痫的病因;④癫痫共患病及功能障碍诊断:对患儿的全身发育及相关脏器功能以及心理、生长发育等进行全面检查和评估,以分析是否存在共患病或者功能障碍。

1. 病史与体格检查　病史采集很重要,需根据年龄和神经系统状态进行综合采集,包括发育历程、用药史、患儿及家族惊厥史;惊厥的描述应首先关注发作的起始表现,还需描述整个发作过程以及发作后的表现、发作的环境及其促发因素等。可让患儿家长模仿发作或用家庭摄像机、手机记录发作,临床体格检查还需包括整个神经系统查体,心、肺、腹查体,视觉、听觉检查等。

2. 脑电图　EEG能够直观地反映脑电活动是否正常,是癫痫患者的常规检查,对于癫痫的诊断以及发作类型、综合征分型都至关重要。癫痫的脑电图异常分为发作间期和发作期,发作间期主要可见到棘波、尖波、棘慢波、尖慢波和棘波节律等,发作期主要看到异常发作性痫样放电持续整个发作期。但应注意在5%~8%的健康儿童中可以出现脑电图痫样放电异常,由于没有临床发作,此时不能诊断为癫痫,但应密切观察,临床随访。剥夺睡眠、光刺激和过度换气等可以提高癫痫性脑电异常发现率,因而在儿童脑电图检查中经常用到。视频脑电图配合实时肌电图、心电图和眼动电流图对于癫痫发作的诊断、鉴别诊断与分类具有重要意义,尤其是发作期的脑电图表现。长程动态脑电图对捕捉惊厥发作期脑电图表现以及量化发作具有重要意义。当临床有明确发作史时,发作间期的脑电图正常并不能排除癫痫诊断。因头皮电极仅能反映近头皮的浅表皮质的电活动,而不能记录到深部皮质的电活动。

3. 影像学检查

(1) CT 与 MRI:目的是发现脑结构的异常。急诊 CT 指征是了解头颅外伤、脑卒中、颅内感染等。头颅 MRI 在发现引起癫痫的病灶方面具有更大的优势。皮质发育异常是引起儿童症状性癫痫最常见的原因,严重/明显的脑结构发育异常在早期头颅 MRI 即可发现,但是对于小的局灶脑皮质发育不良(focal cortical dysplasia,FCD),常常需要在生后 1.5 岁行头颅 MRI 才能发现。因此,如果临床高度怀疑存在 FCD 者,需在 1.5 岁之后复查 MRI。

(2) 功能性神经影像:主要针对癫痫需手术的患儿,并以尽量减少手术造成的功能损伤为目的。功能 MRI 可用于显示皮质功能区,并研究与癫痫起源病灶的关系,这一技术因需要良好的技术和配合,因此只能用于 7~8 岁以上的患儿。

(3) 正电子发射体层成像(positron emission tomography,PET):是一种非侵入性的脑功能影像学检查方法,包括代谢显像和神经受体显像等,在定位癫痫灶中具有较高的特异性和准确度。

(4) 单光子发射计算体层扫描(singlephoton emission computed tomography,SPECT):测定局部脑血流,癫痫起源病灶在发作期显示血流增加而在发作间期显示血流减低。发作期 SPECT 对于癫痫灶的确定具有重要价值(图 3-1)。

4. 其他实验室检查　主要是癫痫的病因学诊断,包括遗传代谢病筛查、染色体检查、基因分析、血生化、脑脊液等,必要时根据病情选择进行。

【鉴别诊断】

癫痫可表现为多种多样的临床发作,但类似于癫痫发作的发作

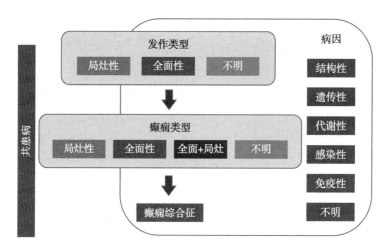

图 3-1　2017 年 ILAE 癫痫分类框架图

性症状也可见于非癫痫性疾病,或为儿童生理性或一过性的事件,尤其是在婴幼儿期。非癫痫性发作性症状或疾病与癫痫的鉴别,最重要的是详细询问病史,获得可靠的发作期症状,通过智能手机捕捉发作期录像也是获得发作期症状的非常重要和有效的手段。发作间期的癫痫样放电对于诊断有重要的参考价值,但是也要重视的是部分正常儿童也可以出现 EEG 的癫痫放电,所以发作期视频脑电图(video-electroencephalography,VEEG)是目前鉴别癫痫性和非癫痫性发作的最可靠的检查方法。

需要注意的是,癫痫患者也可能同时有非癫痫性发作,多数情况下,通过详细的病史询问及观看发作期录像,有经验的专科医生可以鉴别;如果鉴别困难,发作期脑电图是对发作进行鉴别诊断的关键。

(姜玉武)

第四节　儿童常见癫痫综合征

【概述】

癫痫综合征(epileptic syndrome)指由一组具有相近的特定临床表

现和电生理改变的癫痫(即脑电-临床综合征),可以作为一种癫痫类型进行诊断。临床上常结合发病年龄、发作特点、病因学、伴随症状、家族史、脑电图及影像学特征等所有相关资料,综合做出某种癫痫综合征的诊断。明确癫痫综合征对于治疗选择、判断预后等方面都具有重要的指导意义。但是并不是所有癫痫都可以诊断为癫痫综合征。

【常见癫痫综合征】

一、儿童良性癫痫伴中央颞区棘波

儿童良性癫痫伴中央颞区棘波(benign children epilepsy with centraltemporal spike,BECT)又称为良性 Rolandic 癫痫,目前称为伴有中央-颞区棘波的自限性癫痫(Self-limited epilepsy with centrotemporal spikes,SeLECTS),是儿童癫痫最常见的类型之一,占儿童癫痫的8%~23%,发病有明显的年龄依赖性,病因可能与遗传易感性有关。3~12 岁发病,癫痫发作特点是面部和口咽部局灶运动性和感觉性发作,发作时或发作后短期内常出现构音障碍,可不伴有意识丧失(患儿发作后可回忆发作过程,但是发作当时不能说出话来),有时发作可以累及同侧肢体抽搐,甚至继发全面性强直阵挛发作。大多数患儿仅在睡眠中发作,尤其是入睡不久或者快醒时,多数患儿发作不频繁。EEG 的特征为中央颞区(Rolandic 区)棘波在睡眠中发放明显增多。抗癫痫发作药疗效好,几乎所有病例在 16 岁前缓解,预后良好。

少数早期诊断为 BECT 的患儿,后期可以演变为 BECT 变异型。BECT 变异型的特点包括:①病程早期符合 BECT 的临床特点;②病程中出现新的发作类型(负性肌阵挛、不典型失神)和/或口咽部运动障碍;③EEG 显示 Rolandic 区局限性放电在清醒期及睡眠期均明显增多,尤其是非快速眼动(non-rapid eye movement,NREM)睡眠期,符合睡眠中癫痫性电持续状态(electrical status epilepticus during sleep,ESES)的诊断标准;④起病后可出现轻度的认知损伤。BECT 变异型属年龄依赖性的自限性疾病,癫痫发作缓解及 EEG 恢复正常的年龄与 BECT 相似,但由于持续大量的癫痫放电可造成脑损伤,因此应尽早发现、积极治疗,例如停用可能导致 ESES 的抗癫痫发作药,使用皮质激素冲击、迷走神经治疗等。BECT变异型可能遗留不同程度的认知功能障碍,远期预后整体不如典型BECT。

二、儿童失神癫痫

儿童失神癫痫(childhood absence epilepsy,CAE)是儿童癫痫最常见的类型之一,占儿童癫痫的12%。单卵双胎共患率显著高于双卵双胎,支持发病与遗传因素有关,可能是复杂遗传方式,已发现 *CACNA1H*、*GABRA1*、*GABRB2*、*GABRB3*、*GABRG2* 和 *GABRD* 是其易感基因。15%的患儿有热性惊厥或癫痫家族史。

临床表现为5~7岁起病,频繁的典型失神发作,多数发作10秒左右缓解,过度换气可诱发,每日可上百次,脑电图背景正常,发作间期及发作期为全导同步对称性3Hz棘慢综合波。丙戊酸或乙琥胺疗效好,可控制80%以上患儿的失神发作,少数效果不好者可选用拉莫三嗪、左乙拉西坦和氯硝西泮。发作控制2年以上,脑电图恢复正常可逐渐减量停药。以严格标准诊断的儿童失神癫痫远期预后良好,多数发作在起病后2~6年内完全消失,不足3%的患儿成年后发生全身强直-阵挛发作,发作稀少,抗癫痫发作药治疗容易控制。

三、婴儿痉挛症

婴儿痉挛症(infantile spasm)又称West综合征,目前称之为婴儿癫痫性痉挛综合征,是最常见的儿童癫痫性脑病,通常在婴儿期起病,4~8月龄高发,特征性表现为癫痫性痉挛发作、脑电图示高度失律和精神运动发育落后三联征。痉挛发作多为频繁而短暂(0.5~2秒)的成串发作,以颈部屈曲或伸展伴上肢外展或内收,每天重复发作数次或数串,数次发作后伴疲倦、嗜睡。不对称性发作往往提示一侧大脑有病灶,但是单侧病灶有时也可表现为对称性发作。可伴有其他发作类型,70%的患儿在发作前即有发育迟滞,发作后可进行性减退。病因复杂多样,可由先天性脑发育异常、遗传代谢病、围产期脑损伤、中枢神经系统感染等导致。20%~30%的患儿可由致病基因突变导致,常见基因包括 *STXBP1*、*ARX*、*CDKL5*、*FOXG1*、*MAGI2*、

SPTNA1、*SCN2A*、*GRIN2B*、*DNM1*、*PLCB1*、*ST3GAL3*、*PIGA*、*SLC35A2* 及 *DOCK7* 等。

目前一线的治疗包括皮质激素治疗和氨己烯酸。皮质激素最常用的是促肾上腺皮质激素(adrenocorticotropic hormone,ACTH),有效率54%~87%,起效快于氨己烯酸,可改善长期发育预后,治疗后约1/3患者复发,再次原量治疗或加大剂量部分可有效;泼尼松龙,目前认为大剂量(40~60mg/d)显著优于常规剂量[1.5~2mg/(kg·d)]。也要警惕皮质激素治疗的副作用,尤其是避免大剂量长期使用,因为可能导致严重不良反应,包括生长发育、骨骼发育受损、青光眼等。氨己烯酸可用于婴儿痉挛,尤其是结节性硬化所致者,大剂量[100~148mg/(kg·d)]显著优于小剂量[18~36mg/(kg·d)]。二线治疗包括TPM,有报道大剂量[12mg/(kg·d)]有效率可达61%~80%,无发作率40%,其他抗癫痫发作药疗效证据不足。生酮饮食可能有效,有报道37%患者在KD期间无发作>6个月。对于局灶性结构异常导致的婴儿痉挛,经过仔细的术前评估,符合手术治疗指征者,外科手术效果好。本病总体预后不良,发作常难以控制,23%~60%发展为Lennox-Gastaut综合征。80%~90%有智力运动发育落后。

四、Lennox-Gastaut 综合征

Lennox-Gastaut综合征(Lennox-Gastaut syndrome,LGS)是一种严重的癫痫综合征,约占儿童癫痫的2%~5%。病因多为继发性,约60%能找到明确病因(病因谱与婴儿痉挛症相似);约30%以上找不到病因。LGS的主要特征为多种癫痫发作类型、脑电图广泛性慢棘-慢复合波(1.5~2.5Hz)和智力发育落后。2~8岁起病,3~5岁最多见,以多种全面性形式发作,开始主要有强直发作(睡眠期,见于所有患儿,但是并不一定是起始症状)、不典型失神发作、肌阵挛发作及失张力发作等。隐源性或特发性起病前发育可正常,症状性多在发病前已有发育迟缓。脑电图可见1.5~2.5Hz棘慢复合波或棘波节律。

抗癫痫发作药物丙戊酸钠、拉莫三嗪和托吡酯可能有效,国际上

还有氯巴占、卢非酰胺、非氨酯及大麻二酚。大剂量托吡酯可用于强直发作连续状态;氯巴占可治疗跌倒发作;大麻二酚(cannabidiol)可能有效。氯硝西泮可能加重睡眠期强直发作,卡马西平、奥卡西平、苯妥英等可能加重跌倒发作。皮质激素可能有效,但是不如治疗婴儿痉挛症的效果好。对于局灶性结构异常导致的婴儿痉挛,经过仔细的术前评估,符合手术治疗指征者,外科病灶切除或者离断手术效果好,胼胝体切开对点头/跌倒发作有效。生酮饮食、迷走神经刺激术对于部分患儿有效。

五、Dravet 综合征

既往又称婴儿严重肌阵挛癫痫,由于本病少数患儿病程中可始终不出现肌阵挛,2001 年 ILAE 将本病正式更名为 Dravet 综合征(Dravet syndrome)。Dravet 综合征为婴儿期起病的难治性癫痫综合征,也是一种发育性癫痫脑病(developmental and epileptic encephalopathy,DEE)。本病约 80% 的患儿由编码钠离子通道 a1 亚单位的基因 *SCN1A* 杂合变异所致,其中新生变异占 90%~95%,遗传性变异(包括父母一方为嵌合体变异)占 5%~10%,其他少见的致病基因包括 *PCDH19*、*GABRG2*、*SCN2A*、*SCN1B*、*GABRA1* 和 *CHD2*。

癫痫常在 1 岁以内起病,初期主要是热性惊厥,其特点是常出现长时间发作,局灶性发作常见;1~4 岁可出现多种形式的无热发作,包括全面性强直阵挛发作、半侧阵挛发作、局灶性发作、肌阵挛发作和不典型失神等;发作具有热敏感的特点,即发热时更容易出现发作或者发作更严重;癫痫持续状态(status epilepticus)常见,甚至出现急性脑病,其中少数可以导致死亡;癫痫猝死症(sudden unexpected death in epilepsy,SUDEP)相对多见;多数患儿对抗癫痫发作药疗效差,可试用丙戊酸钠、氯硝西泮,国际上还有氯巴占、司替戊醇、大麻二酚或者芬氟拉明等药物,拉莫三嗪、卡马西平、奥卡西平等可能加重发作,需要避免;生酮饮食、迷走神经刺激术可以有部分疗效;1 岁以内智力运动发育正常,以后逐渐出现精神运动发育落后或倒退。

(姜玉武)

第五节　癫痫的处理原则

癫痫是一种多种因素导致的、临床表现复杂的慢性脑功能障碍疾病。在临床处理中既要强调遵循治疗原则,也要充分考虑个体化差异,即有原则的个体化治疗。

【癫痫处理的基本原则】

1. 明确诊断　完整的癫痫诊断包括 3 个方面:①是否为癫痫;②癫痫发作的类型、癫痫综合征的分类;③癫痫的病因及癫痫的共病。治疗过程中需不断完善诊断,尤其当诊疗效果不佳时,应重新审视初始诊断是否正确、全面,包括癫痫诊断是否成立、癫痫发作/癫痫综合征/病因学诊断是否正确。

2. 合理选择治疗方案　目前癫痫的治疗方法主要包括一般治疗、针对病因的特异性治疗(遗传代谢、结构性、免疫性等)、抗癫痫发作药物治疗、生酮饮食疗法、外科治疗等。在选择治疗方案时,应充分考虑癫痫的特点、共患病情况以及患者个人因素,进行有原则的个体化综合治疗。癫痫治疗并不一定都是顺利的,初始的治疗方案常常需要进行不断调整,有时需进行多种方法联合治疗。

3. 恰当的长程治疗　癫痫的治疗应当坚持长期足疗程的原则,根据不同的癫痫病因、发作类型、综合征类型以及患者的实际情况等选择适宜的疗程。

4. 保持规律健康的生活方式　与其他慢性疾病的治疗一样,癫痫患儿应该保持健康、规律的生活习惯,尤其应注意避免睡眠不足、暴饮暴食以及过度劳累等不良生活习惯。针对癫痫发作尚未控制者,尤其是还存在清醒期影响意识的各种发作,会增加患儿意外伤害的风险,因此需教育和保护患儿,注意避免意外伤害。

5. 明确治疗目标　目前癫痫的治疗主要还是以控制癫痫发作为首要目标,在控制癫痫发作的同时,尽可能减少不良反应,并且应强调从治疗开始就应该关注患儿远期整体预后,即最佳的有效性和最大的安全性的平衡。最终的目标不仅是完全控制发作,更重要的是提高患儿的生活质量。对于伴有精神运动障碍者,应该进行长期针对躯体、精神心理方面的康复治疗,降低致残程度,尽可能促进其获得正常的社会及家庭生活。儿童应强调通过全面的智力精神运动康复,在控制癫痫的同时促进其正常生长发育。

【癫痫治疗方法】

1. **一般治疗**　应对癫痫患儿的生活进行系统管理,提供良好的咨询,包括饮食、起居、学习、运动等,尽量避免诱发因素(如睡眠剥夺、惊吓等),强调安全意识,避免发作时的意外伤害;同时应注意患儿和家长的心理疏导,增强战胜疾病的信心,坚持规范、合理的治疗。

2. **病因治疗**　癫痫的病因复杂多样,主要包括以下 6 点。①遗传性:众多基因突变与癫痫发作的易感性相关,这些基因作用于大脑发育、神经元变性、神经环路重组、能量代谢、离子通道等多个环节,从分子、细胞、神经元可塑性方面影响癫痫病灶的形成、癫痫性放电的分布及脑细胞的损伤。②结构性:已证明存在有明确的、显著增加癫痫发生风险的脑结构异常,包括各种获得性疾病,如脑卒中、外伤等,也可能是遗传因素所致的结构性异常,如结节性硬化、局灶性皮质发育不良等;多种结构性疾病可通过外科方法进行干预。③代谢性:由各种代谢性缺陷所致的癫痫,包括各种累及中枢神经系统的遗传代谢病,如氨基酸病、有机酸病、线粒体病等。有些是可以治疗的,如吡哆醇依赖性癫痫、葡萄糖转运子Ⅰ缺乏症等。④感染性:中枢神经系统细菌、病毒、真菌等感染,可针对病原菌进行治疗。⑤免疫性:自身免疫因素也可以引起以癫痫发作为核心症状,例如自身免疫性脑炎等。⑥原因不明:即发病原因不清楚,现有的医疗技术未能明确病因。应尽可能明确病因,针对病因展开治疗。

3. **药物治疗**　药物治疗仍是目前癫痫治疗的最重要和最基本的方法,也是癫痫的首选治疗。基本原则包括如下,①及时开始治疗:一般情况下,凡癫痫诊断明确、发作 2 次及以上患儿,即应开始规范的抗癫痫治疗。但以下情况的患儿即使首次发作也可考虑及早用药,包括发作严重或癫痫持续状态、脑电图显示频繁痫样放电、伴随神经功能异常、神经影像学检查显示存在相关结构异常以及家长的强烈愿望等。②科学合理选药:要根据发作类型、癫痫综合征及共患病、同时服用的其他药物、药物不良反应以及患儿的家庭背景情况综合考虑。能够诊断癫痫综合征的,先按照综合征选药原则挑选抗癫痫发作药物,如果不能诊断综合征,再按发作类型选择药物(表 3-1)。③首选单药治疗:小剂量开始,逐渐加至目标剂量,取得满意疗效后长期维持服药。首次单药治疗达最大耐受量仍不能控制发作,可换另一种药物。④合理联合用药:当两个单药先后治疗均未奏效,可以在合适的时机开始联合用药,应尽可能选择作用机制不同的药物进行联合(表 3-2)。⑤遵循药代动力学及药效特点服药:规律、不间断、用药剂量个体化(表 3-3),必要时监测血药浓度。⑥随访药物疗效和不良反应:整个治疗过程中均应定期随访,尤其是用药早期(前 3 个月)或调整用药方案时。熟知药物的常见不良反应。如需替换药物,应逐渐过渡。⑦疗程要足:一般需要治疗至少连续 2 年不发作,且脑电图癫痫样放电完全或基本消失,才能开始逐渐减药,减停过程一般要求在 6 个月以上。

表 3-1　不同发作类型选择抗癫痫发作药物

发作类型	一线药物	添加药物	可以考虑的药物
全面强直-阵挛发作	丙戊酸、拉莫三嗪、卡马西平、奥卡西平、左乙拉西坦	左乙拉西坦、托吡酯、丙戊酸、拉莫三嗪	氯硝西泮、苯巴比妥
强直或失张力发作	丙戊酸	拉莫三嗪	托吡酯
失神发作	丙戊酸拉莫三嗪	丙戊酸拉莫三嗪	氯硝西泮、左乙拉西坦、托吡酯、唑尼沙胺
肌阵挛发作	丙戊酸、左乙拉西坦、托吡酯	左乙拉西坦、丙戊酸、托吡酯	氯硝西泮、唑尼沙胺
局灶性发作	卡马西平、拉莫三嗪、奥卡西平、左乙拉西坦、丙戊酸	卡马西平、左乙拉西坦、拉莫三嗪、奥卡西平、丙戊酸、托吡酯、拉考沙胺、吡仑帕奈、唑尼沙胺	苯巴比妥

(引自:包新华,姜玉武,张月华.儿童神经病学.3 版.北京:人民卫生出版社,2021.)

表 3-2 抗癫痫发作药物可能的作用机制

药物	电压依赖性的钠通道阻滞剂	增加脑内或突触的GABA水平	选择性增强GABA_A介导的作用	直接促进氯离子的内流	钙通道阻滞剂	其他
传统 AEDs						
卡马西平	++	?			+(L 型)	+
苯巴比妥		+	+	++	?	
丙戊酸钠	?	+	?		+(T 型)	++
新型 AEDs						
加巴喷丁	?	?			++(N 型,P/Q 型)	?
拉莫三嗪	++	+			++(N,P/Q,R,T 型)	+
左乙拉西坦		?	+		+(N 型)	++
奥卡西平	++	?			+(N,P型)	+
托吡酯	++	+	+		+(L 型)	+
氨己烯酸		++				
唑尼沙胺	++	?			++(N,P,T 型)	
吡仑帕奈						++AMPA拮抗剂
拉考沙胺	++(慢失活钠通道)					

注:++ 为主要作用机制;+ 为次要作用机制;"?"为不肯定;GABA 为 γ-氨基丁酸;AEDs 为抗癫痫发作药物。(引自:包新华,姜玉武,张月华. 儿童神经病学.3 版. 北京:人民卫生出版社,2021.)

4. 生酮饮食疗法　生酮饮食是一种高脂、低碳水化合物、合理蛋白质的饮食。目前生酮饮食主要有 4 种,即经典的生酮饮食、中链甘油三酯饮食、改良的阿特金斯饮食和低升糖指数治疗。开始选择哪种生酮饮食治疗,需要结合患者病情、耐受性及患者家庭情况在医师和营养师指导下个体化进行。适应证主要有如下几点,①难治性癫痫:适用于所有年龄段的各种发作类型的难治性癫痫患儿;②生酮饮食疗效最好的癫痫:a. 葡萄糖转运体Ⅰ缺陷症:由于葡萄糖不能进入脑内,导致癫痫发作、发育迟缓和复杂的运动障碍;b. 丙酮酸脱氢酶缺乏症:丙酮酸盐不能代谢为酰辅酶 A 导致严重的发育障碍和乳酸酸中毒;③建议可早期进行生酮饮食治疗的难治性癫痫:婴儿痉挛症、Dravet 综合征、Doose 综合征、大田原综合征等;可建议生酮饮食的难治性癫痫:早期肌阵挛脑病、Lennox-Gastaut 综合征、癫痫性脑病伴慢波睡眠期持续棘慢波以及部分遗传性癫痫。禁忌证主要有:生酮饮食是以脂肪取代葡萄糖作为能量来源的疗法,故凡是患有脂肪酸转运和氧化障碍的疾病均是禁忌。在开始生酮饮食前,需要详细全面的病史和检查。治疗注意监测生命体征及血糖、血酮、尿酮情况。启动方案包括禁食启动或非禁食启动方案,根据临床需要选择;非禁食启动方案可提高患者启动期饮食耐受性。食谱中脂肪/(蛋白质 + 碳水化合物)比例可根据癫痫发作情况、血酮、血糖情况维持或者调整,也可根据个体情况选择合适的生酮比例。在生酮饮食过程中,注意监测不良反应,常见不良反应有嗜睡和乏力、低血糖、酸中毒、消化道症状、肾结石、低蛋白血症等。癫痫患者一般在生酮饮食 1~2 周起效,3 个月内效果稳定。因此建议癫痫患者生酮饮食启动后至少维持 3 个月。如果有效,可维持生酮饮食 2~3 年;如果无效,应逐渐降低生酮饮食的比例,直到酮症消失。对于发作完全控制的患儿,80% 停止生酮饮食仍可保持无发作状态,总体复发率约为 20%。

5. 外科治疗　癫痫外科治疗的目的是提高患者的生活质量,终止或减少癫痫发作。由于癫痫外科治疗大多是有创性治疗手段,必须经过严格的多学科术前评估,确保符合适应证,并兼顾控制发作及保护脑功能。切除性癫痫手术的适应证主要是经过正规合理的抗癫

表 3-3　儿童常用抗癫痫发作药物的使用方法及副作用

药物名称	日起始剂量	日维持剂量	日最大剂量	每日使用次数	有效药物浓度	常见副作用
传统 AEDS						
卡马西平	5mg/kg				4~12mg/L	复视、头晕、视物模糊、恶心、疲倦、中性粒细胞减少、低钠血症等
<6 岁		1~20mg/kg	400mg	2 次		
6~12 岁		400~800mg	1 000mg	2~3 次		
丙戊酸钠	15mg/kg	20~30mg/kg	1 800mg	2~3 次	50~100mg/L	肝损伤、体重增加、血小板减少、震颤、胰腺炎
氯硝西泮	0.01~0.03mg/kg	0.1~0.2mg/kg	20mg	2~3 次		嗜睡、共济失调及行为紊乱
苯巴比妥(鲁米那)	2~3mg/kg	5~8mg/kg	8mg/kg (<180mg)	1~2 次	10~40mg/L	嗜睡、共济失调、儿童兴奋
新型 AEDS						
拉莫三嗪	0.3mg/kg	2~10mg/kg	10mg/kg (<500mg)	2 次	5~18mg/L	过敏反应、肝肾功能损害、DIC、疲倦、恶心、白细胞减少等

续表

药物名称	日起始剂量	日维持剂量	日最大剂量	每日使用次数	有效药物浓度	常见副作用
左乙拉西坦						
1~6月龄	7~14mg/kg	21~42mg/kg	42mg/kg	2次	10~40mg/L	头痛、困倦、易激惹、过敏罕见
>6个月	10~20mg/kg	20~60mg/kg	60mg/kg (<3 000mg)			
奥卡西平	8~10mg/kg	20~46mg/kg（片剂）20~60mg/kg（口服液）	46mg/kg 60mg/kg	2次	12~24mg/L	过敏反应、低血钠、白细胞减少、头晕和嗜睡
托吡酯	0.5~1mg/kg	3~6mg/kg		2次	4~25mg/L	注意力受损、青光眼、低热、闭汗等
唑尼沙胺	2~4mg/kg	4~8mg/kg		1~3次	—	困倦、食欲缺乏、乏力、共济失调、白细胞减少等
拉考沙胺	2mg/kg	6~10mg/kg	12mg/kg (400mg)	2次	—	过敏反应、头晕、头痛、恶心和复视
吡仑帕奈 >12岁	2mg	4~8mg	12mg	1次	—	头晕、嗜睡、易怒、攻击性、共济失调、步态不稳等

（引自：包新华、姜玉武、张月华. 儿童神经病学.3版.北京：人民卫生出版社，2021.）

痫发作药物治疗不能控制且确定可切除/离断的致痫部位的难治性癫痫,同时还需要平衡获益与风险,判断切除/离断手术是否可产生永久性功能损害以及对患者生活质量的影响;姑息性手术主要可以用于一些特殊的癫痫性脑病和其他一些不能切除/离断性手术的难治性癫痫患者,主要是胼胝体切除术和各种神经调控治疗。无论是哪种手术,术前均应该运用可能的各种技术手段,仔细充分评估手术的获益与风险,并且与患者及其监护人充分沟通手术的利弊,共同决定是否手术及手术方案。

癫痫外科主要治疗方法包括如下。①切除性手术:病灶切除术、致痫灶切除术、脑叶切除术、大脑半球切除术、选择性杏仁核-海马切除术;②离断性手术:单脑叶或多脑叶离断术、大脑半球离断术;③姑息性手术:作用并不是去除致痫灶,而是避免大量同步化放电的产生,以避免或减少癫痫发作,临床疗效主要是减少癫痫发作,也有少部分患者可以停止癫痫发作。例如胼胝体切开术、多处软膜下横切术、脑皮层电凝热灼术;④立体定向病灶损毁治疗术:利用激光、超声、射频等各种损毁技术精准处理致痫灶及致痫网络;⑤神经调控手术:利用植入性和非植入性技术手段,依靠调节电活动或神经递质的手段,来达到控制或减少癫痫发作的目的,神经调控相对于切除性手术的优点是可逆、治疗参数可体外调整及创伤小。目前癫痫常用的神经调控手术有迷走神经刺激术、脑深部电刺激术、反应式神经电刺激术和重复经颅磁刺激术等。

癫痫外科手术后仍应当继续应用抗癫痫发作药物,根据癫痫控制情况、脑电图变化等决定疗程。同时做好长期随访,关注患儿的癫痫控制情况、手术并发症、药物不良反应及生活质量变化。

(王纪文)

第六节　癫痫共患病

共患病(comorbidity)也称共病、同病或合病,系指同一个体同时患有非因果关联的两种及两种以上疾病,分别达到各自疾病的诊断标准。其共同患病率高于一般人群,提示两种疾病可能存在共同的病因及病理机制。癫痫患儿易共患多种疾病,包括神经系统疾病、精神疾病及躯体疾病。癫痫患儿常见的共患病有睡眠障碍、注意缺陷多动障碍、孤独症谱系障碍、认知障碍、抑郁障碍、偏头痛、焦虑障碍、抽动障碍、智力障碍等。共患病增加了癫痫的诊断难度,严重影响患儿的生活质量,是每一位癫痫专业医生临床工作中不容忽视的问题。共患病同时也加大了患者诊断和治疗的难度,认识共患病可以更好地识别可防范的危险因素,更全面准确地进行疾病的诊断和治疗,更有效地改善癫痫患儿及其照料者的生活质量。

【诊疗原则】

建议临床医生进行癫痫共患病诊疗时应该遵循以下 4 条原则。

1. 明确癫痫共患病的诊断 全面评估病史、临床表现、体格检查及辅助检查,评价影响患儿疾病和整体功能状态的因素,进一步明确共患病表现与癫痫的关系。

2. 评价癫痫治疗与共患病的关系 是否需要调整抗癫痫发作药物及剂量,尽量以一类抗癫痫发作药物治疗为主。

3. 评估共患病是否需要治疗 症状较轻、对患儿生活不造成影响者暂不处理;症状明显并且对生活造成较大影响者需要采取针对性治疗。若共患躯体疾病或心理精神疾病首先考虑是否可以选择有针对性的非药物治疗,如物理或心理治疗措施。若需要对症选择相应的共患病治疗药物,一般以小剂量起始缓慢调整用量,并注意药代动力学相互作用,以免影响抗癫痫药血药浓度。

4. 确定共患病治疗管理策略 由癫痫专业医生和相关专业医生共同制定治疗策略,并与照顾者做好良好的沟通合作。注重知识宣教,加强风险防范,兼顾远期疗效,改善生活质量。

【常见癫痫共患病】

一、睡眠障碍

睡眠障碍指患者睡眠量不正常或者睡眠中出现行为异常。健康儿童睡眠障碍的发病率为 25%~40%,癫痫儿童睡眠障碍的发病率则高达75%。

睡眠障碍与癫痫相互影响,形成恶性循环。睡眠障碍可增加癫痫发作频率,加重癫痫症状及影响认知功能;癫痫会影响睡眠结构,导致患者更易出现噩梦、睡眠片段化、失眠、觉醒后疲倦等。癫痫儿童共患的睡眠障碍的类型常见有睡眠呼吸障碍、异态睡眠、白天嗜睡及失眠等。

癫痫共患睡眠障碍的治疗策略主要包括:①寻找导致睡眠障碍的病因,避免可能引发患儿睡眠障碍的因素,提供良好的睡眠环境。②进行必要的行为干预。例如严格限定入睡及早起时间,减少睡前的环境刺激,鼓励适当的体育锻炼,养成规律的睡眠习惯。③进行有效的心理调适。对学业表现差、在学校被孤立及有焦虑抑郁情绪的患儿,进行必要的心理疏导,培养患儿积极乐观的生活态度。④抗癫痫发作药物治疗目标应为控制癫痫发作兼顾改善睡眠质量,新型抗癫痫发作药物对睡眠的影响明显减小。癫痫与睡眠障碍均会严重影响患儿的行为、认知及生活质量,两者共患会加重癫痫发作和焦虑、抑郁症状,影响其生长发育,临床中应予以重视。

二、注意缺陷多动障碍

注意缺陷多动障碍(attention deficit hyperactivity disorder,ADHD)是儿童时期最常见的行为障碍之一,癫痫共患ADHD发病率高,除了癫痫本身的影响外,患儿出现的注意缺陷、多动和冲动等症状严重影响患儿和家庭的生活质量。尽早诊断和治疗干预能够有效改善癫痫共患ADHD患儿的预后。

研究显示,癫痫患儿中ADHD共患率高达20%~40%,约70%的ADHD症状可持续至青春期,并可能持续终身。与癫痫的症状为发作性不同,ADHD的核心症状为持续性的,癫痫共患ADHD进一步影响患儿的心理健康、长期受教育水平、社交功能、社会地位等,严重影响患儿的生活质量。癫痫共患ADHD发病机制复杂,目前不完全清楚。癫痫患儿共患ADHD的症状与普通ADHD儿童类似。4~18岁的癫痫患儿和青少年,如果存在过度活动、注意力维持困难、行为冲动、学习问题等症状时,应进行ADHD筛查评估。

频繁发作期共病患儿的治疗以癫痫控制为优先,定期评估和调整治疗方案及目标。癫痫共患 ADHD 在治疗前应该尽可能优化抗癫痫治疗;尽量争取更好的发作控制;减少多药治疗及可能的药物相互作用;如果可能,更换成对认知及行为影响更小的药物;控制睡眠中癫痫电持续状态或者其他严重的 EEG 痫性放电。癫痫发作控制良好的儿童在强调行为治疗的基础上,可以选用哌甲酯或托莫西汀控制 ADHD 症状。要早期诊断,早期干预,坚持长期系统治疗,足量、足疗程治疗。

三、孤独症谱系障碍

癫痫和孤独症谱系障碍(autism spectrum disorder,ASD)共患是较为常见的临床现象,5%~37% 的癫痫儿童共患 ASD。两种疾病共患时,癫痫起病更早,行为症状更重,有更多的睡眠问题,存在学龄前期和青春期两个起病高峰。共患 ASD 可以见于所有癫痫发作类型,复杂部分性发作较多,也可见失神、失张力及强直阵挛发作,但发作类型与 ASD 共病尚无特异性关联。精神疾病家族史、围产期不利因素、女性、孤独症特征、智力障碍、遗传或神经综合征、遗传因素等增加两种疾病共患风险。

临床工作中关注癫痫与 ASD 在同一个体中的诊断是非常必要的。当患儿以癫痫为主要问题就诊时,应常规问及 ASD 的病史和表现,做必要的 ASD 相关评估;当患儿以 ASD 表现来就诊时,应常规问及癫痫的病史和表现,注意 ASD 刻板重复行为与癫痫症状的鉴别,并尽可能进行脑电图检查以帮助癫痫诊断。治疗上,对于癫痫,应按照相应规则进行系统的抗癫痫发作药物治疗,并注意药物可能产生的行为方面的不良反应。丙戊酸钠、拉莫三嗪有助于稳定患儿情绪,对患儿焦虑、注意、情绪和行为的影响较小。氯硝西泮、卡马西平及苯巴比妥可加重患儿睡眠、交流、行为、注意力和情绪问题,治疗时应予以重视。对于 ASD,在选择精神药物时,需要注意多种精神药物有降低癫痫发作阈值的可能,故应注意合理选择药物,并通常在癫痫较好控制后开始使用,低量起始,逐渐加量,注意监测不良反应。具体治疗请见第四章第二节孤独症谱系障碍。

四、认知障碍

儿童的认知功能涉及学习、智力、记忆力及注意力等方面,彼此关系密切、互为影响。超过 1/3 的癫痫患儿存在不同程度的认知功能障碍,临床表现为注意力、记忆力下降,计划、执行功能减退,词语功能下降等,最直观的表现为患儿学习困难,主要与痫样放电的损害及部分抗癫痫发作药物的不良反应有关。

发作类型上以全身强直阵挛发作对认知功能的损害最明显,其次为由局灶性发作继发全身强直阵挛发作。癫痫发作越频繁、时间越长,对神经元的损害越严重,进而对认知功能损害加重。同时由于部分抗癫痫发作药物是通过对神经递质的调节而达到抗癫痫作用,故该类药物不仅能控制癫痫发作,亦可因对神经传导功能的改变而造成认知功能受损,如传统抗癫痫发作药物苯巴比妥。有研究指出,添加左乙拉西坦治疗后癫痫患儿认知功能可得到明显提升。所以对于存在认知功能障碍的癫痫患儿,使用抗癫痫发作药物治疗时应权衡用药效果及其对认知功能造成的不良反应。

五、抑郁障碍

癫痫儿童抑郁障碍的共患率约为 26%,癫痫反复发作者抑郁患病率是正常儿童的 3 倍。癫痫与抑郁障碍共患与遗传、社会心理等多因素有关,发生机制涉及神经解剖结构和神经生化异常。在神经系统解剖方面,癫痫与抑郁发病上有相同的脑功能区,二者可相互影响;在神经递质方面,癫痫本身在发病上存在抑制性神经递质不足、兴奋性神经递质过多的问题。外加癫痫患儿长期服药、周围环境影响等所带来的心理压力,可造成患儿抑郁障碍的出现。与成人不同的是,儿童抑郁发作时可表现为易激惹、对立违抗性障碍、攻击、愤怒等,这也可能是癫痫儿童合并抑郁发作时难以被及时发现并治疗的原因之一。

对癫痫共患抑郁障碍的治疗主要是在服用抗癫痫发作药物的同时积极采用抗抑郁治疗,要首先排除导致抑郁的病因/诱因,同时给予药物治疗和非药物治疗。选择性 5-羟色胺再摄取抑制剂(selective serotonin reuptake inhibitor,SSRI）及 5-羟色胺和去甲肾上腺素再摄取抑制剂（serotonin-norepinephrine reuptake inhibitor,SNRI）可改善癫痫患儿的抑郁症状。癫痫患儿在添加抗抑郁治疗时要注意与抗癫痫发作药物之间的相互作用,应尽量选用低剂量且相互作用小的抗抑郁药物。某些抗癫痫发作药物如丙戊酸钠、卡马西平和拉莫三嗪也有稳定情绪的作用,对合并抑郁症的癫痫患儿在不违背治疗原则的前提下可首选这些药物作为单药或添加治疗。选择心理治疗不但可以改善患儿的抑郁状态,而且可能减少癫痫发作频率,具体的心理治疗方法应该由精神科医生做出决策。

六、偏头痛

癫痫患儿中偏头痛的发生率为 25%,而偏头痛在正常人群中的发生率为 8%。偏头痛与癫痫有同样的家族遗传倾向。癫痫和偏头痛都是发作性疾病,经常并发存在,两者的发生有很多共同的影响因素,例如睡眠剥夺、闪光刺激、情绪问题等。癫痫共患偏头痛时,往往偏头痛的症状更严重,直接影响患者的睡眠和生活质量,甚至影响学习。

治疗的关键是针对癫痫进行治疗,积极控制癫痫发作,可减少偏头痛的发生。癫痫和偏头痛是两种不同的病症,但二者发病机制的潜在相似性,因此抗癫痫发作药物可以同时治疗两种疾病,如托吡酯和丙戊酸已被证实可用于偏头痛的预防。同时,要养成规律的生活习惯,避免可能导致偏头痛的诱因。

七、焦虑障碍

焦虑障碍是以焦虑症状为核心的一组疾病。常见癫痫共患焦虑障碍的类型有广泛性焦虑障碍、惊恐障碍、社交焦虑障碍、创伤后应激障碍和强迫障碍。癫痫儿童焦虑障碍的共患率为 22%,为普通儿童的 2 倍。出现该类情绪时应格外警惕,共患焦虑问题不仅对患儿学习及生活造成不良影响,还可能引起自杀等恶性伤害行为。

该类患儿在选择癫痫用药上,除注意发作类型外,亦应注意药物相应不良反应对焦虑情绪有无加重可能。癫痫共患焦虑障碍应用抗抑郁药、苯二氮䓬类药物和心理疗法治疗有效,药物合并心理治疗是共患焦虑障碍的最佳选择。认知行为疗法可以用于所有共患焦虑障碍的治疗,特别是慢性焦虑。需要注意的是,有些抗抑郁药物可能诱发癫痫,不稳定癫痫患儿应避免使用。

八、抽动障碍

癫痫患儿抽动障碍的发生率为 1.7%,明显高于正常健康儿童。癫痫与抽动障碍共同的机制可能与皮层-基底神经节回路连接异常及多巴胺能系统障碍有关。抽动障碍与癫痫是两种性质不同的疾病,典型症状与癫痫不难鉴别。具体详见第四章第三节抽动障碍。

九、智力障碍

智力障碍也是癫痫患儿常见的共患病之一。在癫痫儿童中,有1/3 的患儿智力障碍病因不明,其他病因包括产前因素、围产期因素、遗传、感染、缺氧、中毒等。研究表明,癫痫首发年龄≤24 个月是智力障碍的独立危险因素。具体详见第四章第一节智力障碍。

癫痫共患病是其发病机制和临床表现复杂性的体现,同时也与药物治疗或其他干预措施的影响有一定的关系,并直接影响治疗效果。儿科神经临床应特别强调把握癫痫现代治疗的新理念,注重了解癫痫患儿的自我感受和是否伴有其他障碍,给予必要的药物治疗和心理行为干预,以进一步改善癫痫患儿的预后。

(王纪文)

参考文献

1. 孙锟,沈颖,黄国英. 小儿内科学. 6 版. 北京:人民卫生出版社,2020.

2. 中国抗癫痫协会. 临床诊疗指南:癫痫病分册(2023 修订版). 北京:人民卫生出版社,2023.

3. 中华医学会儿科学分会神经学组,中国抗癫痫协会,中华儿科杂志编辑委员会. 生酮饮食疗法在癫痫及相关神经系统疾病中的应用专家共识. 中华儿科杂志,2019,57(11):820-825.

4. 王卫平,孙锟,常立文.儿科学.9版.北京:人民卫生出版社,2018.

5. 秦炯.儿童癫痫治疗基层培训手册.北京:中华医学电子音像出版社,2015.

6. 申昆玲,黄国英.儿科学.北京:人民卫生出版社,2015.

7. 丁玎,洪震,丁美萍,等.癫痫共患睡眠障碍诊断治疗的中国专家共识.癫痫杂志,2019,5(6):417-423.

8. 韩颖,张月华,肖农,等.儿童癫痫共患注意缺陷多动障碍诊断治疗的中国专家共识.癫痫杂志,2018,4(4):281-289.

9. 包新华,姜玉武,张月华.儿童神经病学.3版.北京:人民卫生出版社,2021.

第四章　神经发育性疾病

第一节　智力障碍

【概述】

智力障碍(intellectual disability,ID)指起病在发育时期(<18岁)出现的智力功能和表现在认知、社交和适应技能方面的明显受限,由生物学因素、心理社会因素等原因导致。据估计,儿童智力障碍患病率为1%~3%,男女比例为2:1。为避免歧视性含义,在最新版国际疾病分类 ICD-11 中,智力障碍被更名为"智力发育障碍";美国精神病协会也在其最新版权威的《精神病诊断和统计手册》(the Diagnostic and Statistical Manual for Mental Disorders,DSM)第5版中,将智力低下更名为"智力障碍"。除了原因不明的智力障碍以外,智力障碍的病因有不同的分类方法,一般分为2大类:一类为生物因素,约占90%;另一类为社会心理文化因素,约占10%。

生物学因素包括以下3种。

(1)产前因素:遗传因素中主要的遗传性疾病有染色体畸变和单基因遗传疾病等。染色体异常约占智力障碍病例的15%,主要包括唐氏综合征、18-三体综合征、猫叫综合征及脆性 X［染色体］综合征等。拷贝数变异约占智力障碍病例的10%~14%,相关疾病包括 Williams、DiGeorge、Prader-Willi、Angelman、Wolf-Hirschhorn 等。单基因遗传疾病包括苯丙酮尿症、结节性硬化、X 染色体连锁智力障碍等。此外,智力障碍的疾病遗传机制也包括动态突变、印迹基因、线粒体基因等非孟德尔遗传突变。

母孕期受到有害因素的影响包括如下,①病毒和弓形虫感染:

风疹病毒、巨细胞病毒对胎儿影响最大,若感染发生在孕早期则损害更为严重;②药物和化学因素:水杨酸类药物及抗癫痫发作药物等;③辐射;④母体健康状况:母孕期如患有严重的躯体疾病如高血压、糖尿病、严重营养不良等可影响胎儿发育,导致胎儿智力障碍。母孕年龄 >40 岁易导致染色体畸变;⑤胎盘功能不足;⑥母孕期情绪因素:母孕期长期焦虑、抑郁或遭受急性精神创伤,均可能对胎儿中枢神经系统发育产生不良影响。

(2) 产时因素:包括生后窒息、颅内出血、产伤,其中主要有窒息和颅内出血。

(3) 产后因素:包括脑炎、脑膜炎、脑病(28.2%)、惊厥后脑损伤(20.1%)、社会文化落后(21.6%)、心理创伤(3.1%)、特殊感官缺陷、脑血管病、营养不良、颅脑外伤、胆红素脑病、各类中毒等。

另外,因为贫穷或被忽视、虐待等因素导致儿童早年与社会脱离、缺乏良性环境刺激、缺乏文化教育机会等社会心理文化因素均可导致智力障碍。

【诊断】

1. 临床表现 智力障碍是发生在发育时期的智力残疾,主要表现为感知、记忆、语言和思维方面的障碍。在幼儿时期主要表现为大运动、语言、精细动作和应人功能全面落后;学龄期主要表现为学业成绩差,轻度的智力障碍一般可接受小学教育,但很难接受初中教育。

在 DSM-5 中,智力发育障碍分为智力障碍、全面性发育迟缓和非特定智力障碍。智力障碍定义为发育期开始出现的智力功能(如推理、解决问题、制订计划、抽象思维、判断及学习能力)的缺陷及社会适应功能的缺陷。全面性发育迟缓定义为 5 岁以下儿童出现以下 2 个或多个发育领域的显著迟缓(低于平均分≥2 个标准差):精细/粗大运动技能、语言、社交/个人技能和日常生活活动。全面性发育迟缓的儿童在大部分或所有功能领域都表现出发育迟缓。非特定的智力障碍是指具有与认知障碍一致的病史和临床表现,但不适合标准化智力测验,因此不符合智力障碍标准的 5 岁以上的个体。

根据智力水平和社会适应性两方面,按其智商(intelligence quotient,IQ)及适应行为(adaptive behavior,AB),将智力障碍分为4个等级,即轻度、中度、重度和极重度。

(1) 轻度智力障碍:IQ 为 50~69,约占本病的 70%~80%,适应性行为轻度缺陷,成年后智力水平相当于 9~12 岁儿童。婴幼儿期症状不突出,说话、走路较正常儿略迟,不易被识别,言语发育略迟,抽象性词汇掌握少,但言语能力无明显障碍。上学后能背诵课文,学会一定的阅读、书写及计算技能,但算术应用题完成困难,写作能力欠佳,三年级后学习困难渐明显,常不能完成普通小学学业。通过特殊教育可获得实践技巧和实用的阅读及书写能力。长大后可做一般性家务劳动和简单的具体工作。但应对困难能力差,遇事缺乏主见,依赖性强,需要加强支持和引导以期更好地适应社会。

(2) 中度智力障碍:IQ 为 35~49,约占本病的 12%,适应性行为中度缺陷,成年后智力水平相当于 6~9 岁正常儿童。整个发育过程明显落后于正常同龄儿童。语言功能发育不全,词汇贫乏,言语简单。患儿记忆力、理解力及抽象思维能力均差,只能进行简单的具体思维活动,不易建立抽象概念。对周围环境辨别能力差,只能认识事物的表面和片段现象。部分患儿很难适应普通小学生活,很难达到小学一、二年级的学业水平。经过长期教育和训练,可以学会简单的人际交往能力,以及基本卫生习惯、安全习惯和简单的手工技巧,成年后不能独立生活,但能学会简单自理生活,在监护下从事简单的体力劳动。

(3) 重度智力障碍:IQ 为 20~34,约占本病的 8%,适应性行为重度缺陷,成年后智力水平相当于 3~6 岁正常儿童。婴幼儿期语言及运动发育明显落后,说话、走路均很晚。发音含糊,言语极少,自我表达能力极差。患儿的记忆力、理解力及抽象思维能力极差,情感幼稚。动作十分笨拙。有一定的防卫能力,能躲避十分明显的危险。经过系统的习惯训练,可养成简单的生活和卫生习惯,但成年后不能自理,终身需要他人照顾。

(4) 极重度智力障碍:IQ 低于 20,约占本病的 1%~5%,适应性行为极度缺陷,成年后智力水平低于 3 岁正常儿童。患儿发育极差,对周围一切不理解。缺乏语言功能,只能发出表达情绪和需求的尖叫或喊叫,最多会喊"爸""妈"等,但并不能真正辨认爸妈,常为无意识地喊叫。缺乏自我保护的本能,不知躲避明显的危险。情感反应原始,感觉和知觉明显减退,运动功能显著障碍,手脚不灵活或终身不能行走。常有多种残疾和反复癫痫发作。个人生活不能自理,多数因严重躯体疾病等在早年夭折,幸存者对手脚技巧训练可有反应。

一般认为轻度智力障碍可通过教育改善,中度智力障碍可通过训练达到部分或完全生活自理,重度和极重度智力障碍则需要终身监护。为方便临床应用,可简单分为轻、重两级,将中度、重度、极重度统称为重度。智力障碍患儿更易伴有健康问题和共患疾病,比如癫痫、脑性瘫痪、孤独症谱系障碍、其他神经精神疾病、睡眠障碍、内分泌疾病、皮肤疾病;骨折、便秘和上呼吸道感染风险增加;高达 50% 的青少年具有破坏性和反社会行为。

2. 智力障碍的诊断 应结合病史、体格检查、智力测试、社会适应能力评估、实验室检查、基因检测、神经影像学检查等结果,由儿童神经科、保健科、遗传科及康复科医生进行综合评估和诊断。智力障碍的诊断标准应有 3 条,缺一不可:①智力明显低于平均水平,即智商(IQ)低于人群均值 2 个标准差,一般 IQ 在 70(或 75)以下;②适应性行为缺陷(adaptive behavior deficiency,ABD)主要是指个人生活和履行社会职责有明显的缺陷;③表现在发育年龄,一般指 18 岁以下。1985 年,WHO 在"智力障碍,迎接挑战"一文中也认为,只有当智力功能和适应行为都有缺陷时,才能考虑为智力障碍,单有智力功能缺陷或单有适应行为缺陷都不能诊断为智力障碍。

(1) 智力测验:智力可以简单地定义为"一种综合的认识方面的心理特征",主要包括:①感知记忆能力,特别是观察力;②抽象思维能力,是智力的核心成分;③实践创造力,是智力的高级表现。目前国际上广泛应用,国内标准化的智力测验方法有以下 5 种。

1) 格塞尔发育量表(Gesell Development Scale):格塞尔发育量表包括 5 大行为领域,包括适应、大运动、精细动作、语言及个人社会行为领域,适用于 4~6 岁的儿童。格塞尔发育量表是诊断性量表,智能发育水平用发育商来表示,如果适应行为发育商(developmental quotient,DQ)低于 75 表明有智力发育落后。此量表专业性比较强,测验项目较多,费时较长,需要专业人员来进行测量,具有较为可靠的诊断价值。

2)丹佛发育筛查测验(Denver Development Screening Test,DDST)和丹佛发育筛查问卷(DPDQ):适用于 0~6 岁的儿童,其结果的判断分为正常、可疑和异常。可疑和异常者要进行诊断量表测验。此量表方便、省时,其效果与诊断量表有较高的一致性,更适合社区儿童智力发育监测的需要。社区工作者根据被监测儿童的年龄,将 DPDQ 问卷发给儿童家长,家长可根据自己所掌握的小儿发育情况,回答问卷中提出的所有问题,最后社区工作者可从问卷中发现迟缓儿童,再做 DDST,如属于可疑和异常,还需用诊断方法确定诊断。

3)韦氏智力量表(Wechsler Intelligence Scale,WIS):根据测试对象年龄分为韦氏成人智力量表(Wechsler Adult Intelligence Scale,WAIS)、韦氏儿童智力量表(Wechsler Intelligence Scale for Children,WISC)和韦氏学前和学龄初期智力量表(Wechsler Preschool and Primary Scale of Intelligence,WPPSI)。WISC 量表中设计了 12 个分测验,包括理解、算术、背数、类同、填图、词汇、常识、数字广度、图片、拼图、积木和迷津测验。每个儿童有 10 个分测验是必做的,言语量表中背数和操作量表中的迷津为替换测验。它较好地反映了智力的整体和各个侧面,能比较全面地评价人的智力高低。同时采用了离差智商,解决了过去比例智商造成的各年龄组平均值不相等的问题,此量表适用于 6~16 岁儿童。WPPSI 量表包括 11 个分测验,其中 8 个分测验是由 WISC 改编的,3 个分测验是新增加的,此量表适用于 4~6.5 岁儿童。

4)画人测验(draw-a-person test,DAP):DAP 工具简单、指导语明确、能进行集体测验,是一种比较好的智力筛查方法。此种测验方法虽然受到不同程度文化背景的影响,但在不发达的地区,DAP 与其他智力筛查方法相比,仍然是一种可靠的筛查方法。适用于 5~12 岁儿童智力筛查。

5）斯坦福-比奈智力量表（Stanford-Binet Intelligence Scale，SBIS）：适用于 2~18 岁儿童，强调对智能进行综合判断分析，但由于其他更优秀量表的出现，此量表在国内应用受到很大的限制。

（2）行为评定：适应行为又称社会生活能力，它是指人适应外界环境赖以生存的能力，也就是个体对其周围的自然环境和社会需要的应付和适应的能力。对适应行为的评定必须考虑年龄组和文化背景，不然就不能进行正确的评估，常模的制订也要考虑这 2 个因素。适应行为的评估主要遵循 2 个标准，即个人独立的程度与满足个人和社会义务和要求的程度。适应行为评定方法同心理测验一样，种类繁多，目前公认而常用的适应行为方法有以下 8 种。

1）新生儿行为评定量表（Neonatal Behavioral Assessment Scale，NBAS）：适用于 0~28 天龄的新生儿，包括 28 项行为和 18 项反射。可早期发现脑损伤，对高危儿进行监测。

2）婴儿-初中学生社会生活能力量表：全量表共 132 项，包括 6 个行为领域：独立生活能力、运动能力、作业、交往、参加集体活动和自我管理。适用于 6 个月~14 岁或 15 岁儿童。

3）格里菲斯发育评估量表：此量表能有效地评估儿童的运动功能，确认儿童学习困难的严重程度，测试儿童的神经心理发育程度、社交情感发育能力并诊断儿童发育障碍。

4）美国智力低下协会适应行为量表（American Association on Mental Deficiency-Adaptive Behavior Scale，AAMD-ABS）：包括两个部分，一个是个体在独立、个人与社会的责任等 9 个行为领域的能力；一个是个体不良适应行为。

5）阿肯巴克儿童行为量表（Achenbach Child Behavior Checklist，CBCL）：适用于 4~16 岁儿童，包括父母评定、教师评定和青少年自评 3 套量表。量表分为一般项目、社会能力、行为问题 3 部分，内容全面，能够发现不同性别、年龄段的行为问题。

6）文兰适应行为量表（Vineland Adaptive Behavior Scale，VABS）：适用于 0~30 岁的儿童、青年，但以儿童为主。全量表包括 8 个行为领域:一般、饮食、穿着、运动、作业、自我指导、社会化及实际能力。此量表测量行为领域比较多,年龄跨度比较大,非常适合对智力障碍儿童施加各种干预措施的效果评估。

7) 巴尔萨泽适应行为量表(Balthazar Adaptive Behavior Scale, BABS):用于重度智力障碍行为的评定。全量表包括 2 个部分,即自理生活能力和生活行为能力。

8) 康氏儿童行为量表(Conners Child Behavior Scale):Conners 量表包括父母问卷、教师用量表与简明症状问卷三种形式,适用于 3~17 岁儿童行为问题评估,尤其是儿童注意力缺陷多动性障碍(attention deficit/hyperkinetic disorder,ADHD)。

目前,临床智力障碍儿童的诊断主要依靠智力测验和行为评定的结果,智力测验主要测验语言和推论能力,能最大限度了解儿童智力潜在能力,按标准化测验程序自我操作进行,在学龄期有较强的灵敏度,但是对 7 岁以下智残诊断和中度以下的分级实用价值较低。行为评定量表涉及大量的日常生活最基本的内容,评定常常通过对经常接触儿童的人的访问、调查获得,能较客观地反映儿童适应行为的现有水平。但通过访问和调查所获得的资料比智力测验灵敏度低。笔者希望通过心理学家的努力,编制出高效度的儿童神经心理量表,适用于儿童,尤其是适用于学龄前期儿童早期智力监测和干预的需要,不断地提高干预效果。

在智力障碍的临床诊断中,除了严格执行诊断的 3 条标准外,还应注意如下几点,①关于心理测验 IQ 切值:表示不同类型智能和心理测验的切值,如常用的斯坦福-比奈智力量表(Stanford-Binet Scale)心理测验的 IQ 切值为 68,韦氏儿童智力量表(WISC)心理测验 IQ 切值为 70,格塞尔智能量表(Gesell Scale)DQ 切值为 75 等;②对每一种心理测验还要了解该测验的误差,只有这样,才能对心理测验做到较客观评价。例如韦氏儿童智力量表的切值为 70,误差为 ±3,如果一个儿童测验结果 IQ=71,这个儿童真实的 IQ 的范围为 68~74,这个儿童心理测验结果 IQ 值可能在切值 70 以下,也可能在 70 以上,这就需要结合适应行为评定及其他方面有关信息进行综合评估。

【鉴别诊断】

1. 一过性发育延迟　包括运动、语言、视觉或听觉发育落后等。某些小儿生后数周或数月发育落后于多数同龄儿,但随年龄增长发育速度加快,最终能达到正常水平。

2. 儿童精神分裂症(childhood schizophrenia)　病情有缓解和复发特点,且伴其他思维障碍。除衰退期外,智力缺陷一般不明显。

3. 听觉或视觉障碍　对刺激缺乏相应的反应,易被误诊为智力障碍。听力或视力检测可明确诊断。

【干预与预防】

1. 病因治疗　多数病因缺乏有效治疗手段,对有治疗可能的病因应及早治疗。目前的病因学治疗包括酶替代治疗、针对性的维生素及生物素等缺乏的补充、饮食限制或者特殊饮食治疗以及小分子和基因治疗等。如苯丙酮尿症应尽早采用低苯丙氨酸饮食治疗;半乳糖血症应立即停止母乳喂养和摄入含乳糖的配方奶粉,严格限制乳糖饮食,并进行长期的饮食管理;先天性甲状腺功能减退症应从生后即开始甲状腺素替代治疗。

2. 训练和康复　综合应用医学、社会、教育和职业训练等措施,根据年龄和病情严重程度进行有计划、循序渐进的训练与教育。轻至中度患儿重点训练其劳动技能,以期达到可以自食其力。多数轻度患者成年后可接近正常人的生活质量,尤其是程度较轻的社会文化型,经早期教育干预可达到正常人的智力和适应能力。对重度和极重度患儿应着重训练其生活自理能力。

3. 对症治疗　针对共患病给予相应治疗。如癫痫可给予抗癫痫发作药物,脑性瘫痪可进行物理康复疗法,伴视、听功能障碍应进行及时的矫治等。

4. 预防　降低智力障碍患病率的最根本的措施是预防致病原因。1981 年联合国儿童基金会提出了智力障碍三级预防的概念。三级预防的中心是将预防、治疗和服务紧密结合起来。

(1) 初级预防:即消除病因,防止智力障碍的发生。主要措施包括遗传咨询、围产期保健和产前诊断等,防止智力障碍的生物医学原因;提高经济文化水平,提高心理文化素质和教育水平,防止社会心理文化型智力障碍的发生。

(2) 二级预防:早期发现可能引起智力障碍的疾病,开展症状前治疗,从而防止脑损伤。主要措施包括产前诊断、新生儿遗传代谢病筛查、遗传病杂合子检出、出生缺陷监测。

(3) 三级预防:已有脑损伤者应给予综合治疗,以免发展为智力障碍。

➤ 附:智力障碍诊治流程图

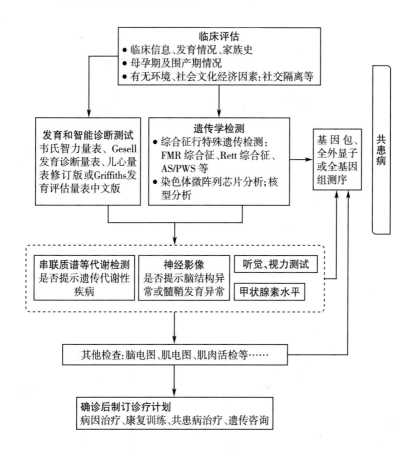

（王 艺）

参考文献

1. MARRUS N, HALL L. Intellectual disability and language disorder. Child Adolesc Psychiatr Clin N Am, 2017, 26 (3): 539-554.

2. 孙锟, 沈颖, 黄国英. 小儿内科学, 6 版. 北京: 人民卫生出版社, 2020.

3. VISSERS LE, GILISSEN C, VELTMAN JA. Genetic studies in intellectual disability and related disorders. Nat Rev Genet, 2016, 17 (1): 9-18.

4. MAIA N, NABAIS SÁ MJ, MELO-PIRES M, et al. Intellectual disability genomics: current state, pitfalls and future challenges. BMC Genomics, 2021, 22 (1): 909.

5. VAN KC. Evaluation of the child with developmental impairments. Continuum (Minneap Minn), 2018, 24 (1, Child Neurology): 228-247.

6. 中华医学会儿科学分会神经学组, 中国医师协会神经内科分会儿童神经疾病专业委员会. 儿童智力障碍或全面发育迟缓病因诊断策略专家共识. 中华儿科杂志, 2018, 56 (11): 5.

第二节　孤独症谱系障碍

【概述】

孤独症谱系障碍(autism spectrum disorder, ASD)是儿童期最常见的神经发育障碍性疾病之一, 其临床特征主要表现为社交沟通障碍、重复刻板性行为、兴趣狭窄和感觉异常。对 ASD 的认识是一个逐步深入的过程。2013 年, DSM-5 将此类病症统称为孤独症谱系障碍(Autism spectrum disorder, ASD)。

近年来 ASD 患病率呈逐年上升趋势。在英国, 20 世纪 90 年代前报道 ASD 的患病率约为 4.4‰, 2014 年报道的患病率 17‰。2013 年我国内地的 ASD 多中心横断面流行病学研究显示我国 6~12 岁儿童 ASD 患病率约为 7‰。该病男性患儿多见, 男女性别比平均为 4:1, 虽然女性 ASD 患儿相对少见, 但有研究发现女性 ASD 患儿与男性患儿相比临床症状往往更重, 并更容易共患癫痫等其他疾病。

ASD病因错综复杂,具体发病机制尚未完全明确。曾认为儿童ASD的发生可能与心理因素有关,但现有的众多的证据表明该病是多种生物学因素所致,主要包括遗传因素与非遗传因素,遗传因素主要包括遗传代谢性疾病、线粒体疾病、染色体疾病以及单基因疾病。ASD遗传因素证据主要有:①ASD患儿同胞兄妹患病率约为3%左右,比一般人群ASD的患病风险增加数十倍;②单卵双生同胞的患病风险可高达90%,双卵双生同胞的患病风险仅为10%左右;③ASD患病存在明显的性别差异,男孩的患病风险明显高于女孩ASD患者,易出现15号染色体异常,而15号染色体异常多为母源性;④遗传综合征常合并孤独症,如结节性硬化综合征、脆性X染色体综合征、Angelman综合征等。迄今为止最大的ASD外显子组测序研究共识别出102个与ASD相关的高风险基因,包括 POGZ、SCN2A、FOXP1、SLC6A1、SYNGAP1、ARID18、CHD8、ADNP、KMT5B、DYRK1A、GRIN2B、PTEN、SHANK3 等。与ASD相关的拷贝数变异热点包括16p11.2、22q11.2、1q21.1、7q11.23和15q11-q13等。

约1/2左右的ASD病因不明,可能与脑器质性因素、神经生化因素、免疫学因素、表观遗传、环境、遗传和环境相互作用等非遗传因素相关。已有众多的证据表明大脑器质性病变与ASD相关。ASD患儿常共患其他神经系统疾病,如癫痫、注意力缺陷多动障碍、焦虑、抑郁等疾病。部分ASD患儿头颅MRI可发现小脑发育不良、杏仁核缩小、胼胝体缩小、侧脑室扩大、尾状核体积增大等,其脑脊液容积较同性别、年龄正常儿童明显增加。fMRI研究结果证实,ASD患者可能存在神经网络的连接异常。ASD患儿神经递质水平分布异常,研究发现约1/3的ASD患儿血清5-羟色胺(5-HT)水平及脑源性神经生长因子水平升高,而色氨酸水平降低等。ASD患儿常共患哮喘、过敏性鼻炎等,患有自身免疫疾病的母亲其子代孤独症患病风险明显增加,孤独症患儿血清自身抗体检测阳性,母孕期发热、病毒感染可明显增加子代孤独症的患病风险。父母高龄生产史、孕早期感染、维生素D缺乏、孕期母亲服药史、胎儿窘迫、出生时评分较低,重金属铅、汞、砷暴露及空气污染等均增加ASD的患病风险。ASD患儿肠道菌群结构及其代谢产物的数量和组成与发育正常儿童存在显著差异。"脑-肠-微生物轴"理论指出中枢神经系统与肠道之间可通过神经内分泌、神经免疫及迷走神经进行双向调控。

【诊断】

1. 临床表现　ASD 是神经发育障碍性疾病,通常认为该病起病于 3 岁前。其中约 70% 左右的患儿出生后逐渐起病,平均 19.1 个月开始关注,24.1 个月首次就诊;约 30% 的患儿可在经历正常发育历程后退行性起病,退行时间平均为 24 个月,且以退行形式起病的孤独症患儿脑电图异常率、癫痫患病率明显增高,语言发展也相对更差。

虽然 ASD 症状复杂多样,但其主要核心表现主要归纳为两方面:①社交沟通和互动缺陷;②重复刻板行为和活动,兴趣狭窄和感觉异常。其中社交沟通方面存在质的缺陷,这种质的缺陷表现在缺乏社会交往的兴趣、技巧和方法以及根据社交情景和各种线索调整自己社交行为的能力。这种质的缺陷在儿童生长发育的不同阶段有着不同的表现(表 4-1、表 4-2)。

表 4-1　婴幼儿 ASD 预警症状和临床表现

年龄	预警症状与临床表现
6 月龄	发音少,不能逗笑
8 月龄	对声音无反应,不能区分陌生人和熟人
12 月龄	对叫名字无反应,不会传统的手势,如不会挥手表示"再见"或拍手表示"欢迎"
16 月龄	仍不会说任何一个单词
18 月龄	缺乏目光对视、不会有意识叫"爸爸"或"妈妈"、不会按要求指人或物、不会玩假扮游戏
24 月龄	缺乏有意义的语言
30 月龄	兴趣狭窄、刻板,不会说 2~3 个字的短语

ASD 临床表现缺乏具体的客观生物学指标,主要依赖于行为学表现,临床不易诊断,儿童 ASD 的精准诊断主要基于详细且客观的病史、全面的精神检查及辅助量表评定进行综合分析,早期临床表现对于 ASD 的早期预警和尽早诊治干预具有非常重要的意义。

表 4-2　儿童期 ASD 的临床表现

主要症状	具体表现
语言能力	语言发育延迟、讲话能力退化或丧失、经常重复特定的词或短语
对他人的反应	对叫自己的名字反应不敏感、缺乏反应性的社交微笑、对他人的面部表情缺少相应的反应、对同龄儿童不感兴趣、缺少动作模仿、很少发起社交游戏,经常独自玩耍、缺乏分享与展示
眼神接触和姿势动作	很少使用肢体语言与人沟通、不能整合眼神、姿势动作及语言、缺乏目光交流、缺少共同关注
假想游戏	缺乏想象力及假想游戏的能力
兴趣狭窄或刻板行为	重复和固有动作,如玩手、旋转、摇晃身体等;重复或刻板的物品操作,如反复开门、关门;过分关注或有不寻常的兴趣,如很喜欢数字;仪式行为,刻板的习惯、反复提问、容易因细微的改变而引发强烈的负面情绪等;对于环境的改变反应过激,习惯于坚持固定不变的东西
感知觉异常	对感知觉刺激过度反应或反应不足,或对环境中的感知觉刺激有异常兴趣,如喜欢闻特定的气味、对触碰或声音刺激过度敏感等

ASD 患儿还常合并注意力缺陷、多动、冲动、情绪不稳定、攻击、自伤等行为。存在认知发展不平衡,音乐、机械记忆(尤其数字记忆)、计算能力相对较好甚至超常。伴随不同程度的共患病:智力低下、睡眠障碍、癫痫、胃肠道问题、注意力缺陷多动障碍、焦虑等。

(1)智力发育障碍:ASD 患儿中 1/3 合并智力发育障碍(IQ≤70),近 50% 的 ASD 患儿智商可在平均水平及以上(IQ>85),但可伴有认知能力的障碍。

(2)注意力、情绪和行为障碍:可表现为多动、冲动、注意力缺陷;可以伴有情绪障碍,如持续性焦虑、过度恐惧、强迫行为,对危险事物缺乏反应或过度反应;患儿常常对疼痛、触碰或声音产生过度反应或者不敏感;常常脾气暴躁、易激惹,常常伴有自伤行为,如撞头、自我抓咬。

(3)癫痫:在 ASD 患儿中常见,共患率平均为 25%,大多为全面强直阵挛发作,一些 ASD 患儿的癫痫发作可在 10 岁以后起病,流行病学研究显示,ASD 患儿中,有 46% 脑电图异常,女孩、伴智力障碍或语言障碍为共患癫痫的危险因素;在临床出现有发作性症状时,应做脑电监测。

(4) 胃肠道疾病:在 ASD 患儿中,便秘、喂养困难、食物过敏等发生率高,临床常见,约 1/4 的患儿可有其中一种胃肠道问题(便秘、腹痛、嗳气、腹泻或呕吐等)并持续 3 个月以上。

(5) 睡眠障碍:在 ASD 患儿中常见,可明显影响行为和日常生活,睡眠障碍对情绪、适应行为、语言发育、基本生活能力、运动功能发育等均造成不良影响。这些疾病的存在不仅使患儿的病情更加复杂化,而且严重影响患儿的预后,因此了解 ASD 患儿的共患疾病对充分诊断和综合治疗儿童孤独症具有重大意义。

2. ASD 的诊断

(1) ASD 的诊断主要依靠行为学观察,诊断依据主要参照《精神障碍疾病诊断与统计手册(第 5 版)》(DSM-5),临床上还常常借助各种孤独症评估问卷。

常用的初筛量表为儿童心理行为发育问题预警征象筛查表,常用的复筛查量表有:①修订版幼儿孤独症筛查量表(M-CHAT,18~24 月龄);②孤独症儿童行为量表(ABC 量表,>24 月龄);③0~6 岁儿童发育行为评估量表(简称"儿心量表-Ⅱ",<18 月龄);④儿童孤独症评定量表(Childhood Autism Rating Scale,CARS);⑤社交沟通量表(Social Communication Questionnaire,SCQ);⑥社交反应量表(Social Responsiveness Scale,SRS)。

常用的诊断量表:①儿童孤独症评定量表(Childhood Autism Rating Scale,CARS);②孤独症诊断观察量表(Autism Diagnostic Observation Scale,ADOS);③孤独症诊断访谈量表修订版(Autism Diagnostic Interview-Revised,ADI-R)。虽然上述量表对儿童 ASD 的筛查和诊断具有重要意义,但值得注意的是,量表评定不能代替临床诊断,只能用于辅助诊断。

(2) 认知发育评估:ASD 患儿常合并有智力低下,约有 1/2 的 ASD 患儿 IQ<70,智力测定有助于评估患儿病情严重程度。对于小年龄或不能配合的幼儿,可采用发育筛查测试(Development Screen Test,DST)、丹佛发育筛查测验(Denver Developmental Screening Test,

DDST)、格塞尔发展量表(Gesell Development Diagnosis Scale,GDDS)等对儿童发育水平进行评定。对能够配合的患儿,若患儿无语言,可用皮博迪图片词汇测验(Peabody Picture Vocabulary Test,PPVT)或画人测验(draw-a-person test)对患儿的智力水平进行初步评定。若患儿有语言,可用斯坦福-比奈智力量表(Stanford-Binet Intelligence Scale)、韦氏幼儿智力量表(Wechsler Preschool and Primary Scale of Intelligence)或韦氏儿童智力量表(Wechsler Intelligence Scale for Children,WISC)等对患儿的智力发育水平进行评定。

3. 辅助检查

(1) 头颅影像学:头颅 MRI+DTI 可发现脑的结构异常,MRS 可见代谢异常;SPECT/CT 脑血流灌注断层显像提示 ASD 患儿脑内不同区域存在局部脑血流灌注和功能异常。

(2) 脑电图:ASD 患者常共患癫痫,共患率在 13%~30% 之间,平均约为 20%,且约有 50%ASD 患者脑电图可有痫样放电而无癫痫发作,因此,孤独症患儿应常规行脑电图检查。

(3) 遗传学检测:一些遗传相关的综合征常共患 ASD,如 Rett 综合征、结节性硬化综合征、脆 X 染色体综合征等;根据临床表型可选择染色体、基因 panel、拷贝数变异(copy number variant,CNV)、全外显子测序;血、尿串联质谱检测可排除其他遗传代谢性疾病。

【鉴别诊断】

具有典型核心症状的 ASD 患儿通常不难诊断,但临床上很多 ASD 患儿早期常被误诊为智力低下、多动症、发育迟缓等其他疾病,通常需与以下疾病鉴别。

1. 语言交流障碍　主要表现为与他人语言沟通、交流产生障碍,可能与成长所处语言环境、心理因素有关,不存在 ASD 特征性刻板行为或兴趣狭窄,社会适应能力与同龄儿相当,智力发育一般良好。

2. 精神发育迟滞　精神发育迟滞患儿的主要表现是智力低下和社会适应能力差,但仍然保留与其智能相当的交流能力,没有 ASD 特征性的社会交往和言语交流损害,同时兴趣狭窄和刻板、重复行为也不如孤独症患儿突出。

3. 言语和语言发育障碍 该障碍主要表现为言语理解或表达能力显著低于应有水平。患儿非言语交流无明显障碍,社会交往良好,无兴趣狭窄和刻板重复的行为方式。

4. 注意缺陷多动障碍 ASD 患儿,特别是智力正常的孤独症患儿也常有注意力不集中、活动多等行为表现,容易与注意缺陷多动障碍的患儿混淆。鉴别要点在于注意缺陷多动障碍患儿没有社会交往能力质的损害、刻板行为以及兴趣狭窄。

5. 其他 需要与儿童孤独症鉴别的疾病还有精神分裂症、严重的学习障碍、选择性缄默症和强迫症等。

【治疗与预后】

ASD 严重影响儿童的社会功能、身心健康,尽早治疗尤为重要。儿童 ASD 的治疗上以训练干预为主,辅以药物治疗。由于儿童 ASD 患儿常合并多方面的发育障碍、情绪及行为异常,应采用教育干预、行为训练、药物治疗等个体化的综合干预措施。其干预应遵循早期长程、科学系统、个体训练、家庭参与的原则。目前尚无一种能治愈该障碍的方法,但通过相关干预,经医生、教师、家长等共同努力与配合,患儿的孤独症症状能得到不同程度的改善。因而建立完善的干预方案、系统运用干预方法治疗儿童孤独症具有重要意义。

1. 干预方法 ASD 干预是长期的过程,选择个体化、针对性强的干预方法,制订有效的干预计划并提早干预,对改善 ASD 患儿预后具有重要意义。

(1) 自然发展行为干预(Naturalistic Developmental Behavioral Interventions,NDBI):目前 NBDI 主要有早期干预丹佛模式(Early Start Denver Model,ESDM)、联合注意、象征性游戏和互动规则(Joint Attention Symbolic Play Engagement and Regulation,JASPER)、交互模仿训练(Reciprocal Imitation Training,RIT)等,其中 ESDM 是近年国际范围内迅速推广应用的一种早期综合干预模式,其重点是在自然场景下开展以人际关系为基础、以发育为框架的干预活动,并将行为干预技术整合其中。其核心特点包括:①自然地运用行为分析策略;②熟知正常发育顺序;③父母紧密参与;④重点强调人和人之间的互动及积极情感;⑤在共同活动中平等参与;

⑥在积极的、以情感为基础的关系中展开沟通交流和语言的学习。由专业人员进行为期2年的高强度ESDM干预可有效提高ASD患儿的智力水平、语言和适应性行为能力。

（2）应用行为分析干预方法：通过各种强化、消退、分化、泛化训练等技术矫正孤独症患儿的各类异常行为，促进患儿行为能力发展的经典孤独症干预方法。主要包括行为分析疗法（ABA）和结构化教育2种训练方法。

2. 药物治疗 目前尚缺乏针对儿童ASD核心症状的药物，主要针对情绪不稳、易激惹、过度活动、自伤行为、攻击行为等共患病进行治疗，如抗癫痫、抗焦虑、改善注意力、改善胃肠道功能及睡眠功能的药物等，药物治疗的基本原则如下，①权衡发育原则：6岁以下ASD患儿的治疗以康复训练为主。仅仅对于行为问题突出且干预无效时，方可慎重用药。6岁以上患儿如共患病严重影响患儿生活质量或康复训练进程可适当选择药物进行干预。②重视药物副作用：药物治疗对ASD患儿仅充当辅助作用，在使用药物治疗时，要充分平衡药物副作用与疗效之间的关系。③单一用药、逐渐增量：针对ASD患儿的共患病治疗，应尽可能单药治疗，并遵循逐渐加量的原则。

近年来，研究发现神经递质和受体调节药物对ASD的核心症状有一定的改善效果。这些药物主要包括选择性5-羟色胺再摄取抑制剂、胆碱能药物、谷氨酸受体（mGluR）拮抗剂、γ-氨基丁酸（GABA）受体激动剂和神经肽。随着对ASD病理的深入研究，逐步开展了基于靶标的药物开发或者已有药物新用途的创新应用，研究发现催产素、萝卜硫素和布美他尼等药物可以改善ASD社交行为和认知功能。此外，粪便微生物移植和微生物群转移疗法是近年来ASD治疗的热点，研究证实微生物群转移疗法可通过调节肠道菌群，改善ASD行为症状。

3. 中医药治疗 可采用中医和中西医结合，治疗ASD相关的共患病，近年来有运用针灸、汤剂等中医方法治疗儿童孤独症的研究报告。

4. 预后 ASD是一种终身患病的神经发育障碍性疾病，其预后不良。早期、有效长程干预是改善预后的关键。影响孤独症患儿预后的主要因素有以下4点。

(1) 诊断和干预的时间:循证医学研究的证据表明,早期诊断、早期干预是改善孤独症患儿预后的关键,建议尽早在 2 岁以前开始干预。

(2) 早期言语交流能力:孤独症核心症状的严重程度与预后密切相关,尤其是早期言语交流能力,言语功能影响小的患儿,预后较好。

(3) 病情严重程度及智力水平:孤独症患儿的认知水平与预后成负相关,认知水平越低,预后越差。

(4) 共患疾病:儿童孤独症患儿的预后与共患病相关,共患病越多,程度越重,预后越差。

➢ 附:孤独谱系障碍诊治流程图

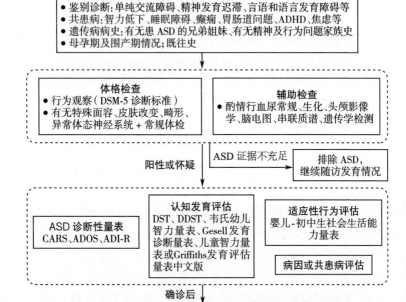

（王　艺）

参考文献

1. LORD C, ELSABBAGH M, BAIRD G, et al. Autism spectrum disorder. Lancet. 2018, 392 (10146):508-520.

2. ZEIDAN J, FOMBONNE E, SCORAH J, et al. Global prevalence of autism: a systematic review update. Autism Res, 2022, 15 (5):778-790.

3. SATTERSTROM FK, KOSMICKI JA, WANG J, et al. Large-scale exome sequencing study implicates both developmental and functional changes in the neurobiology of autism. Cell, 2020, 180 (3):568-584.e23.

4. EMBERTI GL, MAZZONE L, BENVENUTO A, et al. Risk and protective environmental factors associated with autism spectrum disorder: evidence-based principles and recommendations. J Clin Med, 2019, 8 (2):217.

5. LORD C, BRUGHA TS, CHARMAN T, et al. Autism spectrum disorder. Nat Rev Dis Primers, 2020, 6 (1):5.

6. 中华医学会儿科学分会发育行为学组,中国医师协会儿科分会儿童保健学组.中国低龄儿童孤独症谱系障碍早期诊断专家共识.中华儿科杂志, 2022, 60 (7):640-646.

第三节　抽动障碍

【概述】

抽动障碍(tic disorder, TD)是一种起病于儿童时期,以抽动为主要临床表现的神经发育障碍性疾病。1825 年,抽动障碍由 Itard 首先描述;在 1885 年,Charcot 用他学生的名字 Gilles de la Tourette 正式命名本病。抽动障碍的发病是遗传、生物、心理和环境等因素相互作用的综合结果,关键环节是皮质-纹状体-丘脑-皮质环路去抑制,致使中枢神经递质失衡,出现纹状体多巴胺活动过度或突触后多巴胺受体超敏感。其临床表现多样,共患病复杂,部分患者为难治性病例。根据临床特点和病程长短,抽动障碍分为暂时性抽动障碍、慢性运动或发声抽动障碍和 Tourette 综合征(Tourette syndrome, TS)3 种类型,中国人群的患病率分别为 1.7%、1.2% 和 0.3%。抽动障碍需要进行规范诊疗和全生命周期管理，治疗原则是注重个体化的综合治疗，预后相对良好。2013 年，中华医学会儿科学分会神经学组制订了儿童抽动障碍的诊断与治疗建议，发表在《中华儿科杂志》2013 年第 1 期，并于 2017 年和 2020 年分别进行了中文版修订和英文版制订，分别发表在《中华实用儿科临床杂志》2017 年第 15 期和 *Frontiers in Psychiatry* 2020 年第 11 期。

【诊断】

1. 临床表现

(1) 一般特征：抽动障碍的起病年龄为 2~21 岁，以 5~10 岁最多见。男性明显多于女性，男女之比为(3~5) : 1。

(2) 抽动形式：抽动（tic）一词是从法语 tique 演变而来，为一种不自主、无目的、快速、刻板的肌肉收缩。抽动分为运动抽动和发声抽动，其表现复杂多样，抽动分类见表 4-3。其中运动抽动是指头面部、颈肩、躯干及四肢肌肉不自主、突发、快速收缩运动；发声抽动是口鼻、咽喉及呼吸肌群的收缩，通过鼻、口腔和咽喉的气流而发声。运动抽动或发声抽动可分为简单和复杂两类，有时二者不易分清。

表 4-3　抽动的分类

抽动类型	简单抽动	复杂抽动
运动抽动	眨眼/斜眼、皱眉、扬眉、张口、伸舌、噘嘴/歪嘴、舔嘴唇、皱鼻子、点头、仰头、摇头、转头、斜颈、耸肩、移动手指/脚趾、搓手、握拳、甩手、提/伸/内旋手臂、伸腿/抖腿、踏步/蹬脚、伸膝/屈膝，伸髋/屈髋、挺胸、收腹、扭腰等	扬眉和眨眼、做鬼脸、眼球旋转、旋钮手指、摆动/拍手、挥动手臂、刺戳动作、轻弹四肢、用拳击胸、弯腰、下颌触膝、扭转躯干、上下移动、蹲下、跪姿、踢腿、靠膝、跺脚、跳、扔、打、摸、闻、摸头发、绕圈走、向后走等
发声抽动	单音、吸气、清嗓子、咆哮、哼唱、咳嗽、尖叫、叫喊、呼噜声、吐口水、吹口哨、抽吸、乱叫、吱吱叫等	单个单词/短语/子句/句子、重复单个单词或短语、重复句子，模仿演讲，淫秽语言等

(3) 临床特点:①抽动症状通常从面部开始,逐渐发展到头、颈、肩部肌肉,而后波及躯干及上、下肢;②抽动形式也可以从一种形式转变为另一种形式,不断出现新的抽动形式;③抽动的频度和强度呈现明显的波动性,新的抽动症状可以取代旧的抽动症状,或叠加在旧的抽动症状之上;④病程较长者有时在出现抽动或发声后,迅速做一另外动作企图掩饰,使得临床表现更加复杂;⑤症状常常时好时坏,可暂时或长期自然缓解,也可因某些诱因而加重或减轻;⑥与其他运动障碍不同,抽动是在运动功能正常的情况下发生,且非持久性存在。

常见加重抽动的因素包括紧张、焦虑、生气、惊吓、兴奋、疲劳、感染、被人提醒等。常见减轻抽动的因素包括注意力集中、放松、情绪稳定等。40%~55% 的患儿于运动抽动或发声抽动之前有身体局部不适感,称为感觉性抽动(sensory tics)或先兆性冲动(premonitory urge),被认为是先兆症状(前驱症状),年长儿尤为多见,包括压迫感、痒感、痛感、热感、冷感或其他异样感。运动抽动或发声抽动可能与缓解局部不适感有关。

(4) 临床分型:根据临床特点和病程长短,抽动障碍分为暂时性抽动障碍、慢性运动或发声抽动障碍和 TS 三种类型。三种类型为同一疾病的不同临床亚型。短暂性抽动障碍可以向慢性运动或发声抽动障碍转化,而慢性运动或发声抽动障碍也可以向 TS 转化。有些患者不能归于上述任何一类,属于尚未界定的其他类型抽动障碍,如成年期发病的抽动障碍(迟发性成年抽动障碍)。TS 过去称为"抽动秽语综合征",但这一病名欠妥,因为秽语的发生率不到 1/3,且并非诊断 TS 的必备条件,又有明显的贬义,现已被弃用。

难治性抽动障碍是近年来在儿童神经病学/精神病学中形成的一个新概念,目前还没有统一明确的定义。一般认为难治性抽动障碍是指重度抽动障碍经规范使用足量抗抽动障碍药物(如氟哌啶醇、硫必利、阿立哌唑等)综合治疗 1 年以上,仍无明显疗效而迁延不愈者。

(5) 共患病:约半数以上抽动障碍患儿共患一种及以上心理行为障碍被称为共患病,包括注意缺陷多动障碍(attention deficit and hyperactivity disorder,ADHD)、学习困难(learning difficulty,LD)、强迫症(obsessive-compulsive disorder,OCD)、睡眠障碍(sleep disorder,SD)、

情绪异常(emotional disorder,ED)、自伤行为(self-injurious behavior,SIB)、品行障碍(conduct disorder,CD)、暴怒发作等。其中共患 ADHD 最常见,其次是 OCD。抽动障碍共患病的发生存在性别差异,通常 ADHD、LD、CD 和暴怒发作者男性较多,而 OCD 和 SIB 的发生则女性多于男性。抽动障碍共患病越多,病情越严重,且增加了疾病的复杂性和严重性,影响患儿学习、社会适应能力、个性及心理品质的健康发展,给治疗和管理增添诸多困难。

(6) 病情分度:抽动障碍的病情严重程度可分为轻度、中度及重度。轻度(轻症)是指抽动症状轻,不影响患儿生活、学习或社交活动等;中度是指抽动症状重,但对患儿生活、学习或社交活动等影响较小;重度(重症)是指抽动症状重,并明显影响患儿生活、学习或社交活动等。也可依据抽动严重程度量表如耶鲁综合抽动症严重程度量表(YGTSS)等进行客观、量化评定。YGTSS 是对每一类抽动的数量、频度、强度、复杂性和对正常行为的干扰程度以及功能损害的严重程度进行量化评估,总分 <25 分属轻度、25~50 分属中度、>50 分属重度。

2. 辅助检查　抽动障碍本身无特异性辅助检查,检查的主要目的是排除其他疾病,并用于用药期间药物不良反应的随访监测。

(1) 实验室检查:包括血常规、肝肾功能、电解质、抗链球菌溶血素 "O" (ASO)、血沉、类风湿因子(RF)、铜蓝蛋白等,有助于鉴别诊断,也有助于在治疗随访中监测药物不良反应。

(2) 视频脑电图检查:可发现少数抽动障碍患儿背景慢化或不对称等,主要用于鉴别癫痫发作。

(3) 神经影像学检查:头颅 CT 或 MRI 检查用于排除基底神经节等部位有无脑器质性病变。

(4) 测评量表:用于评估抽动障碍严重程度及有无共患病,包括 YGTSS、ADHD 量表、OCD 量表、焦虑自评量表、抑郁自评量表等。

3. 诊断要点　缺乏特异性诊断指标。目前主要采用临床描述性诊断方法,依据患儿抽动症状及相关共患精神行为表现进行诊断。应综合病史、神经/精神检查及评估等结果,并结合抽动障碍的诊断标准对患儿做出诊断。详细询问病史是正确诊断的前提,而体格检查包括神经、精神检查和必要的辅助检查,其主要目的在于明确共患病的诊断及排除其他疾病。

4. 诊断标准 依据《国际疾病分类》第 11 版(ICD-11)、《美国精神疾病诊断与统计手册》第 5 版(DSM-5)和《中国精神障碍分类与诊断标准》第 3 版(CCMD-3),3 个诊断标准大同小异。其中 ICD-11 分为原发性和继发性抽动障碍,并取消了暂时性抽动障碍分类。目前国内外多数学者倾向于采用 DSM-5 中的抽动障碍诊断标准,具体如下。

(1) 暂时性抽动障碍:①一种或多种运动抽动和/或发声抽动;②抽动病程少于 1 年;③18 岁以前起病;④抽动症状排除某些药物或内科疾病所致;⑤不符合慢性抽动障碍或 TS 的诊断标准。

(2) 慢性运动或发声抽动障碍:①一种或多种运动抽动或发声抽动,病程中只有一种抽动形式出现;②首发抽动以来,抽动的频率可以增多和减少,病程在 1 年以上;③18 岁以前起病;④抽动症状排除某些药物或内科疾病所致;⑤不符合 TS 的诊断标准。

(3) TS:①具有多种运动抽动及一种或多种发声抽动,但二者不一定同时出现;②首发抽动后,抽动的频率可以增多和减少,病程在 1 年以上;③18 岁以前起病;④抽动症状排除某些药物或内科疾病所致。

【鉴别诊断】

1. 局部疾病 眨眼或挤眼,与结膜炎鉴别;耸鼻或吸鼻,与过敏性鼻炎鉴别;干咳或清嗓子声,与慢性咽炎或咳嗽变异性哮喘鉴别;扭脖子或耸肩,与颈椎病鉴别等。

2. 全身疾病 抽动症状应与癫痫、发作性运动障碍、震颤等发作性疾病,以及与舞蹈症、Wilson 病、苍白球黑质变性等锥体外系疾病相鉴别。

3. 继发性抽动障碍 多种器质性疾病也可引起抽动障碍,即继发性抽动障碍,临床应注意排除。继发性抽动障碍包括遗传因素(如唐氏综合征、脆性 X 综合征、结节性硬化、神经棘红细胞增多症等)、感染因素(如链球菌感染、脑炎、神经梅毒、克-雅病等)、中毒因素(如一氧化碳、汞、蜂等中毒)、药物因素(如哌甲酯、匹莫林、安非他明、可卡因、卡马西平、苯巴比妥、苯妥英、拉莫三嗪等)及其他因素(如中风、头部外伤、发育障碍、神经变性病等)。

【治疗】

1. 治疗原则　全面评估抽动障碍的抽动症状及共患病症状,并评估患儿的社会适应能力、家庭环境、发育和成长的主要特点;在全面评估的基础上确立治疗方案。抽动障碍治疗前应确定治疗的靶症状(target symptom),即对患儿日常生活、学习或社交活动影响最大的症状。抽动通常是治疗的靶症状,而有些患儿治疗的靶症状是抽动障碍共患病症状,如多动、冲动、强迫观念等。对于轻度抽动障碍患儿,主要是心理疏导(如心理支持和健康教育),密切观察,无需药物治疗;而中重度抽动障碍患儿则采用心理行为治疗和药物治疗等个体化综合治疗。

2. 心理行为治疗

(1) 心理支持和健康教育:对于社会适应能力良好的轻症患儿,多数采用心理支持和健康教育即可奏效。抽动症状常在兴奋、紧张时加重,放松时减轻,常导致患者焦虑、自责,甚至不愿出门、社交退缩等,通过对患儿和家长的心理咨询,调适其心理状态,消除病耻感。采用健康教育指导患儿、家长、老师正确认识本病,淡化患儿的抽动症状,合理安排患儿的日常生活。对家长进行有关抽动障碍的知识教育,是治疗的前提。家长对患儿给予关爱而非溺爱,不宜隐瞒患儿的病情,鼓励患儿多参加文体活动等放松训练,避免接触不良刺激如打电玩游戏、看惊险恐怖片、吃辛辣食物等。家长应与学校老师多沟通交流,取得老师对患儿病情的理解,避免学校体罚,减轻学业负担,并通过老师引导同学不要嘲笑或歧视患儿。鼓励患儿大胆与同学及周围人交往,增进社会适应能力。

(2) 行为治疗:是改善抽动症状、干预共患病和改善社会功能的重要手段。包括习惯逆转训练、暴露与反应预防、抽动综合行为干预、放松训练、阳性强化、自我监察、消退练习、认知行为治疗等。其中习惯逆转训练、暴露与反应预防、抽动综合行为干预是一线行为治疗。

3. 药物治疗

(1) 药物治疗原则:对于影响到日常生活、学习或社交活动的中重度抽动障碍患儿,单纯心理行为治疗效果不佳时,需要加用药物治疗。药物治疗应有一定的疗程,适宜的剂量,不宜过早换药或停药;无须使用辅助药物。

（2）药物治疗方案：①急性治疗期：可选用硫必利、阿立哌唑、可乐定等一线治疗药物，从最低剂量起始，逐渐缓慢加量（1~2 周增加一次剂量）至目标治疗剂量；须根据病情控制情况确定疗程长短。②强化治疗期：在病情基本控制后，继续治疗剂量至少 1~3 个月。③维持治疗期：强化治疗期后病情控制良好，仍需维持治疗 6~12 个月，维持剂量一般为治疗剂量的 1/2~2/3。④减量停药期：经过维持治疗期后，若病情完全控制，可考虑逐渐减停药物，减量期至少 1~3 个月。用药总疗程为 1~2 年。若症状再发或加重，则应恢复用药或加大剂量。关于联合用药，通常是使用单一药物仅能使部分抽动症状改善、难治性抽动障碍或伴有共患病时须进行联用药物，以 2~3 种为宜。

（3）常用药物：治疗抽动障碍的常用药物见表 4-4。表中标签外用药包括超病种适应证范围用药和超年龄适应证范围用药，用药前应与患儿家长进行有效的沟通，并注意监测药物不良反应。

4. 中医中药治疗　目前临床上有一些中成药可用于治疗抽动障碍，针灸和推拿疗法也有一定的疗效。

5. 神经调控治疗　对于难治性抽动障碍患者，可以考虑采用重复经颅磁刺激（rTMS）、深部脑刺激（DBS）等神经调控治疗。DBS 是有创侵入性治疗，主要适用于 12 岁以上青少年或成年期难治性抽动障碍患者。

6. 微创手术治疗　立体定向微创手术可尝试用于成年期难治性抽动障碍患者治疗，手术方式多样。

7. 共患病治疗　通常需要转介到儿科精神心理科，进行多学科协作诊疗（multi-disciplinary team，MDT）。

（1）共患 ADHD：可首选 α_2 受体激动剂如可乐定，同时具有抗抽动和改善注意力的作用。托莫西汀（atomoxetine）不诱发或加重抽动，适用于抽动障碍共患 ADHD 患儿。采用常规剂量多巴胺受体阻滞剂（如硫必利）与小剂量中枢兴奋剂（如哌甲酯，常规用量的 1/4~1/2）合用，也可用于治疗抽动障碍共患 ADHD 患儿治疗。

（2）共患 OCD：带有暴露与反应预防成分的认知行为疗法（cognitive behavioral therapy，CBT）被认为是抽动障碍共患 OCD 的一线行为治疗。

表 4-4　治疗抽动障碍的常用药物

药名	作用机制	起始剂量	治疗剂量 [a]	常见不良作用	备注
硫必利	D_2 受体阻滞	50~100mg/d	100~600mg/d	头晕、乏力、嗜睡、胃肠道反应等	一线药物，有抽动障碍适应证
阿立哌唑	D_2 受体部分激动	1.25~5mg/d	2.5~20mg/d	嗜睡、头痛、失眠、易激惹、胃肠道反应、肝功异常等	一线药物，标签外用药
可乐定 [b]	α_2 受体激动	1mg/周	1~2mg/周	皮肤过敏、口干、嗜睡、头晕、头痛、疲劳、偶有直立性低血压和心动过缓	一线药物（抽动障碍 +ADHD），有抽动障碍适应证
氟哌啶醇	D_2 受体阻滞	0.25~1mg/d	1~6mg/d	嗜睡、锥体外系反应	二线药物，同服剂量安坦，有抽动障碍适应证
利培酮	D_2 受体阻滞	0.25~1mg/d	1~4mg/d	失眠、焦虑、头痛、易激惹、体重增加、锥体外系反应	二线药物，标签外用药
托吡酯	增强 GABA 作用	12.5~25mg/d	25~100mg/d	食欲减退、体重下降、泌汗障碍、认知损害	二线药物，标签外用药

注：[a] 为治疗剂量，建议根据年龄进行选择：≤8 岁者，使用最小治疗剂量至大约 1/2 最大治疗剂量，如硫必利为 100~350mg/d；>8 岁者，使用大约 1/2 最大治疗剂量至最大治疗剂量，如硫必利为 350~600mg/d；[b] 为透皮贴片。

5-羟色胺再摄取抑制剂(如舍曲林)是治疗抽动障碍共患 OCD 的一线药物。多巴胺受体阻滞剂(如阿立哌唑和利培酮)与 5-羟色胺再摄取抑制剂(如舍曲林)联合使用可用于治疗抽动障碍共患 OCD 患儿。

(3) 共患其他行为障碍:共患其他行为障碍的抽动障碍患者,如焦虑/抑郁障碍、学习困难、睡眠障碍、自残行为和品行障碍,应进行专业教育、心理干预和行为治疗。对于特殊共患病和难治性病例,需要及时将患者转到儿科精神心理科进行综合评估和治疗。

抽动障碍注重个体化的综合治疗,总体预后相对较好。由于抽动障碍症状可随着年龄增加和大脑发育成熟而减轻或缓解,因此预后评估应推迟到 18 岁左右。近一半左右的抽动障碍患儿在青春期或成年期完全缓解,大约 30% 的患者在成年期抽动明显减轻,高达 20% 的抽动障碍患儿的抽动症状会延续到成年期或终身。只有一小部分(5%~10%)抽动障碍患儿的抽动症状不仅在成年期恶化,而且发展为伴发 OCD 等共患病。

➤ 附:抽动障碍诊治流程图

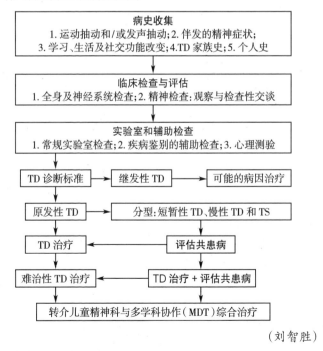

（刘智胜）

参考文献

1. LIU ZS,CUI YH,SUN D,et al. Current status,diagnosis,and treatment recommendation for tic disorders in China. Front Psychiatry,2020,11:774.

2. 刘智胜. 儿童抽动障碍. 2 版. 北京:人民卫生出版社,2015.

3. GILL CE,KOMPOLITI K. Clinical features of tourette syndrome. J Child Neurol,2020,35(2):166-174.

4. PRINGSHEIM T,HOLLER-MANAGAN Y,OKUN MS,et al. Comprehensive systematic review summary:treatment of tics in people with Tourette syndrome and chronic tic disorders. Neurology,2019,92(19):907-915.

第四节　注意缺陷多动障碍

【概述】

注意缺陷多动障碍(attention deficit hyperactivity disorder,ADHD)是最常见的神经发育障碍性疾病,主要表现为与年龄不相称的注意缺陷、多动、冲动 3 大核心症状,通常智力正常或接近正常,但常伴有学习困难及多种共患病。ADHD 病因和发病机制尚未完全清楚,目前认为 ADHD 的发生与遗传因素、环境因素、神经解剖因素、神经递质因素、神经生理因素、免疫因素等相关,被认为是在胚胎期和婴儿早期由复杂的遗传易感性与暴露环境多种不利因素协同作用的结果。全球儿童 ADHD 患病率约为 7.2%,男孩多于女孩,其中60%~80% 持续至青少年期,约 65% 的 ADHD 症状会持续至成人。60%~80% 的 ADHD 患儿存在一种及以上共患病。ADHD 不仅损害学习功能,还存在其他多方面涉及全生命周期的损害,是物质依赖、反社会人格、违法犯罪的高危人群,已成为一个重要的社会公共卫生问题。

【诊断】

1. 临床表现　ADHD 的核心症状是注意缺陷、多动和冲动。不同年龄段的表现有所不同,如学龄前期的过分喧闹和捣乱,不好管理,惹人厌烦;学龄期的好动和注意力不集中;青少年期的做事不考虑后果,经常跟父母顶嘴、与老师争执等。ADHD的症状可能随着年龄增长而发生变化,多动症状常在青春期至成年期减轻,注意缺陷可能持续到成年期。

(1) 注意缺陷:是持续性注意障碍,不能较长时间保持注意,常在学习、做事或玩的时候很难保持注意力集中,容易因外界刺激而分心。应该结合年龄和发展水平来确定,随着年龄增长注意保持时间延长。注意力容易受到兴趣动机的影响,在询问病史时应注意了解相关情况。常见的注意缺陷症状包括上课不专心听讲、做作业容易分心、与他人对话时心不在焉、没有耐心做需要持续注意的事情、做事马虎容易粗心出错、组织管理能力不足、经常丢三落四、忘带学习生活必需的用品等。

(2) 多动:很难保持安静,常见的多动症状包括上课时坐不住、离开座位、做小动作,课间追跑打闹,不能安静,大声喧哗,像装了马达一样活动不停,话多。多动症状随年龄增长变化很大,幼儿期主要表现为大运动增多,如奔跑、攀爬;学龄期大运动有所减少,青春期常常只有坐立不安的主观感受,成年期代之以内心不安的主观体验。

(3) 冲动:在情绪上容易冲动,行动前很少思考,喜欢插话、不能等待、常常破坏游戏规则。日常生活和学习中可能会因冲动举止威胁到自身或他人。

上述症状往往在两个以上的场合出现,通常起病于学龄期之前,也有一些患者早期功能代偿,至学龄期才被发现。对功能的影响包括课堂表现和学习成绩,以及与父母、伙伴和老师的关系等。

2. 辅助检查

(1) 心理评估量表:①ADHD评定量表(父母版):共18个条目,包括注意力缺陷、多动-冲动核心症状,用于评定ADHD症状;②Conners儿童行为量表、斯诺佩评估量表(Swanson,Nolan and Pelham-Ⅳ Rating Scales,SNAP-Ⅳ)等,用于评定ADHD症状、共患病及功能损害;③困难儿童问卷调查(Questionnaire-Children With Difficulties,QCD),用于评定 ADHD 社会功能;④智力量表如韦氏儿童智力量表(WISC)等,用于测验智商。

(2) 实验室检查:包括血常规、血生化、甲状腺功能等。有助于鉴别诊断,排除用药禁忌,也有助于在治疗随访中监测药物不良反应。

(3) 神经电生理检查:脑电图可表现为 α 波慢化,检查的另一个目的是排除癫痫,特别是在用药前后监测。事件相关电位显示其 P300 波幅降低,潜伏期延长。

(4) 神经影像学检查:用于排除颅脑先天发育畸形或脑部其他器质性疾病。

3. 诊断要点 12 岁以前即持续出现注意缺陷和/或多动、冲动核心症状至少 6 个月且程度与发育水平不一致的患儿需考虑 ADHD,在全面临床访谈和心理社会评估的基础上进行诊断。强调 ADHD 患儿核心症状至少出现在 2 种及以上场合(如在学校、家中、诊室等),在社交、学业等功能上存在明显的损害,且不能用其他精神障碍或神经系统疾病进行解释。ADHD 的诊断年龄至少在 4 岁以上,特别需要注意的是 6 岁以下儿童不轻易诊断 ADHD。

4. 诊断标准 依据《国际疾病分类》第 11 版(ICD-11)、《美国精神疾病诊断与统计手册》第 5 版(DSM-5)和《中国精神障碍分类与诊断标准》第 3 版(CCMD-3),3 个诊断标准大同小异。DSM-5 是国际主流的诊断系统,目前国内外多数学者倾向于采用 DSM-5 中的 ADHD 诊断标准,具体内容如下。

(1) 一种持续的注意缺陷和/或多动/冲动的模式,干扰了功能或发育,以下列注意障碍和/或多动/冲动为特征。

1) 注意障碍:下列症状有 6 项(或更多)持续至少 6 个月,且达到了与发育水平不相符的程度,并直接负性地影响了社会和学业/职业活动。

需要说明的是,这些症状不仅仅是对立行为、违拗、敌意的表现,或不能理解任务或指令。年龄较大(17 岁及以上)的青少年和成年人,至少需要符合这些下列症状的 5 项:①经常不能密切关注细节,或者在作业、工作或其他活动中犯粗心大意的错误(例如忽视或遗漏细节,工作不精确);②在任务或游戏活动中,经常难以维持注意力(例如在听课、对话或长时间的阅读中难以维持注意力);③当别人对其直接讲话时,经常看起来没有在听(例如即使在没有任何明显干扰的情况下,也会显得心不在焉);④经常不遵循指示以至于无法完成作业、家务及工作中的职责(例如可以开始执行任务,但是很快就失去注意力,容易分神);⑤经常难以组织任务和活动(例如难以管理有条理的任务;难以把材料或物品放得整整齐齐;凌乱,工作无头绪;不良的时间管理;不能遵守截止日期);⑥经常回避、厌恶或不情愿从事那些需要精神上持续努力的任务(例如学校作业或家庭作业;对于年龄较大的青少年和成人,则为准备报告、完成表格或阅读冗长的文章);⑦经常丢失任务或活动所需的物品(例如学校的资料、铅笔、书、工具、钥匙、钱包、手机、文件、眼镜等);⑧经常容易被外界的刺激分神(对于年龄较大的青少年和成人,可能包括不相关的想法);⑨经常在日常活动中忘记事情(例如做家务、外出办事,对于年龄较大的青少年或成人,则为回电话、付账单、约会等)。

2) 多动和冲动:下列症状有 6 项(或更多)持续至少 6 个月,且达到了与发育水平不相符的程度,并直接负性地影响了社会和学业/职业活动。

需要说明的是,这些症状不仅仅是对立行为、违拗、敌意的表现,或不能理解任务或指令。年龄较大(17 岁及以上)的青少年和成年人,至少需要符合这些下列症状的 5 项:①经常手脚动个不停或在座位上扭动;②当被期待坐在座位上时却经常离开座位(例如离开他/她在教室、办公室或其他工作的场所,或是在其他情况下需要保持原地的位置);③经常在不适当的场合跑来跑去或爬上爬下(对于青少年或成人,可以仅限于感到坐立不安的主观感受);④经常无法安静地玩耍或从事休闲活动;⑤经常"忙个不停",好像"被马达驱动着"(如在餐厅、会议中无法长时间保持不动或者觉得不舒服;可能被他人感受为坐立不安或难以跟上);⑥经常讲话过多、喋喋不休;⑦经常在提问还没有讲完之前就把答案脱口而出(例如接别人的话;不能等待交谈的顺序);⑧经常难以等待轮到他/她(例如当排队等待时);⑨经常打断或侵扰他人(例如插入别人的对话、游戏或活动;没有询问或未经允许使用他人东西;对于青少年或成人,可能是侵扰或接管他人正在做的事情)。

(2) 若干注意障碍或多动/冲动的症状在 12 岁以前就已存在。

(3) 若干注意障碍或多动/冲动的症状存在于 2 个或更多的场合(例如在家里、学校或工作中;与朋友或亲属的活动中;在其他活动中)。

(4) 明确地显示这些症状影响社交、学业和职业功能。

(5) 这些症状不是由精神分裂症或其他精神病性障碍引起,也不能用其他精神障碍来解释(如心境障碍、焦虑障碍、分离性障碍、人格障碍、物质依赖或戒断)。

DSM-5 明确成人 ADHD 诊断标准,强调 ADHD 是一个起病于儿童期并可持续至成年期的障碍,只是成年期表现有所变化。大多 ADHD 症状会持续到青春期(70%)乃至成年期(30%),对患者学业、职业和社会生活等方面产生广泛、终身的消极影响。

5. 分型 DSM-5 将 ADHD 分为注意缺陷为主型、多动-冲动为主型及混合型 3 种类型。

(1) 注意缺陷为主型:主要表现为注意缺陷,在过去的 6 个月内,符合注意障碍诊断标准,但不符合多动/冲动诊断标准。

(2) 多动-冲动为主型:主要表现为多动/冲动,在过去的 6 个月内,符合多动/冲动诊断标准,但不符合注意障碍诊断标准。

(3) 混合型:组合表现,在过去的 6 个月内,同时符合注意障碍诊断标准和多动/冲动诊断标准。

6. 严重程度分度 轻度为临床症状非常少,且导致轻微的社会、学业或职业功能损害;中度为症状或功能损害介于轻度、重度之间;重度为临床症状非常多,或存在若干特别严重的症状或导致明显的社会、学业或职业功能损害。

7. 共患病 至少 1/3 的 ADHD 有共患病,既有属于儿科的共患病,又有属于精神科的共患病。临床医师对于共患病的属性要熟悉,及时将患儿转诊至相应专科给予进一步诊治。

(1) 睡眠障碍:ADHD 共患睡眠障碍主要包括睡眠启动障碍、夜醒、晨醒困难、日间思睡等。

(2) 抽动障碍:约 50% 抽动障碍共患 ADHD,既要积极控制

ADHD 的症状也要兼顾抽动症状。

（3）学习障碍：ADHD 患儿常因注意力不集中共患学习障碍,特别是阅读障碍。

（4）孤独症谱系障碍：ADHD 共患孤独症谱系障碍的共病率为15%~25%。儿童孤独症也有注意力不集中、多动、冲动等表现,有研究表明二者存在重叠的遗传学基础。

（5）其他共患病：包括发育性运动协调障碍、社交障碍、心境障碍、焦虑障碍、癫痫等。

【鉴别诊断】

一些活动水平高的正常儿童、某些特殊环境下或某些疾病早期可出现注意缺陷、多动或冲动症状,需从多个角度考虑患儿是否真正符合 ADHD 诊断标准。

1. 正常儿童活动水平高　有 15% 的学龄期儿童精力旺盛,活动水平高。鉴别要点是这些儿童没有社会功能受损,学习成绩和与伙伴交往均正常,他们的活动过度常常是在环境允许的场合,能够有效控制自己,没有 ADHD 儿童的行为缺乏计划性、组织性的特征。

2. 各种躯体原因所致的注意问题　各种慢性躯体疾病(甲状腺功能亢进、甲状腺功能减退、风湿热、中耳炎等)、神经系统疾病(癫痫、感染性、免疫性、代谢性等各种脑病等)、视觉和听觉损害、睡眠障碍及各种药物不良反应等均可导致注意力不集中及行为改变。通过详细了解病史、仔细进行体格检查和相关辅助检查可以发现确定的躯体疾病,可资鉴别。

3. 智力障碍　可以表现为多动、注意缺陷等,一定要采用诊断性智力测验量表进行智力测验,判别有无智力障碍。但是 ADHD 患儿由于测试时心不在焉或不加思考的冲动行为,其测试结果智商有时会跌至 70 以下;这时就要综合其他行为症状进行分析,不要轻易下智力障碍的诊断,而只是把它作为未经治疗的智力基线水平,在经 ADHD 治疗后,再次进行智力测评,以确定是否存在智力障碍。

4. 抽动障碍　是一种起病于儿童时期,以突然、快速、反复、非节律性、刻板单一或多部位的运动抽动和/或发声抽动为主要临床表现的神经发育障碍性疾病。随病情进展症状具有多样化、波动性特点，常与 ADHD 同时存在。

5. 对立违抗障碍 属于破坏性行为障碍，是以对抗、消极抵抗、易激惹和敌对行为为特征的一类障碍，部分患儿随病情紧张转化为品行障碍甚至反社会性人格障碍。

6. 品行障碍 是一种持久的品行不端行为模式。这种行为是与社会规范和社会基本准则相背离的，是个体社会化不良的结果，个体社会化的程度和水平是品行障碍的主要诊断标准。品行障碍常共患 ADHD、对立违抗性障碍。

7. 其他 不常见和非常罕见的疾病，包括依恋障碍、精神分裂症和双相情感障碍等。

【治疗】

1. 治疗原则 ADHD 是一种慢性神经发育障碍，须长期进行综合治疗。需要医生、父母、老师等多方合作，并定期进行随访。4~6 岁 ADHD 患儿首选非药物治疗，6 岁以后采用非药物治疗和药物治疗相结合的综合治疗策略，治疗目标为缓解核心症状，最大限度改善功能损害，提升生活、学习和社交能力。对 ADHD 的治疗应建立全生命周期慢性病管理理念，不能仅局限于儿童期，应超越儿童期并立足于青少年期和成年期进行长期、系统干预。特别需要注意的是，明确共患精神障碍的 ADHD 患儿需转介儿童精神心理科进行专科治疗。

2. 非药物治疗

(1) 心理教育：以适当的方式向父母、儿童或青少年患者、老师等传授疾病相关知识和治疗方法信息，让其真正了解并认识该类疾病，矫正错误观念，放松心情，缓解压力，积极治疗。

(2) 认知行为干预：通过对 ADHD 患儿进行执行功能训练、视听工作记忆能力训练、视听觉感官训练、时间空间训练等，改善其情绪和行为问题，建立其新的认知模式，提高 ADHD 患儿的冲动反应和延迟满足能力。

(3) 行为矫正训练：通过行为强化训练、奖惩训练等帮助 ADHD 患儿改变其不适应的行为。

（4）社会生活技能训练:通过同伴交往训练等改善 ADHD 患儿不良的生活和交往技能,帮助其更好地融入社会。

（5）其他:如脑电生物反馈等。

3. 药物治疗　ADHD 的治疗药物以中枢兴奋剂和非中枢兴奋剂为主。中枢兴奋剂常用的有哌甲酯和安非他明,我国目前仅有哌甲酯类制剂为一线治疗药物。非中枢兴奋剂包括选择性去甲肾上腺素再摄取抑制剂和 α_2 肾上腺素能受体激动剂两大类。选择性去甲肾上腺素再摄取抑制剂如盐酸托莫西汀也为一线治疗药物。α_2 肾上腺素能受体激动剂包括可乐定、胍法辛等。常用药物见表 4-5。治疗期间除随访疗效以外,还需随访药物不良反应、定期监测体格生长指标、心率、血压等。症状完全缓解 1 年以上可考虑减量及停药。6 岁以下 ADHD 患儿原则上不推荐药物治疗,仅在症状造成多方面显著不良的影响时才建议谨慎选择药物治疗。

表 4-5　治疗 ADHD 的常用药物

药品名	分类	起始剂量
盐酸哌甲酯缓释剂	中枢兴奋剂	18mg/d
盐酸托莫西汀	选择性去甲肾上腺素再摄取抑制剂	体重 <70kg 者,0.5mg/($kg\cdot d$);体重 ≥70kg 者,40mg/d
可乐定透皮贴片	α_2 肾上腺素能受体激动剂	1mg/周

药品名	最大剂量	不良反应
盐酸哌甲酯缓释剂	<13 岁者,54mg/d ≥13 岁者,72mg/d	心率和血压轻度升高、食欲缺乏、体重减轻、腹痛、头痛、入睡困难、失眠、情绪烦躁、已出现的抽搐症状加重
盐酸托莫西汀	100mg/d	心率和血压轻度升高、QTc 轻度缩短、口干、食欲缺乏、体重减轻、胃肠道症状、头晕、头痛、嗜睡、乏力、镇静
可乐定透皮贴片	6mg/周	皮肤过敏、口干、嗜睡、头晕、头痛、疲劳、偶有直立性低血压和心动过缓

➤ 附:注意缺陷多动障碍诊治流程图

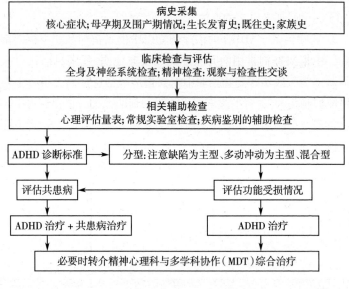

病史采集
核心症状;母孕期及围产期情况;生长发育史;既往史;家族史

临床检查与评估
全身及神经系统检查;精神检查:观察与检查性交谈

相关辅助检查
心理评估量表;常规实验室检查;疾病鉴别的辅助检查

ADHD 诊断标准 → 分型:注意缺陷为主型、多动冲动为主型、混合型

评估共患病 ← 评估功能受损情况

ADHD 治疗 + 共患病治疗　　　ADHD 治疗

必要时转介精神心理科与多学科协作(MDT)综合治疗

(刘智胜)

参考文献

1. 中华医学会儿科学分会发育行为学组.注意缺陷多动障碍早期识别、规范诊断和治疗的儿科专家共识.中华儿科杂志,2020,58(3):188-193.

2. 金星明,禹东川.注意缺陷多动障碍标准化门诊建设与规范化管理.北京:科学出版社,2019.

3. BANASCHEWSKI T,BECKER K,DÖPFNER M,et al. Attention-deficit/hyperactivity disorder. Dtsch Arztebl Int,2017,114(9):149-159.

4. TANDON M,PERGJIKA A. Attention deficit hyperactivity disorder in preschool-age children. Child Adolesc Psychiatr Clin N Am,2017,26(3):523-538.

5. POSNER J,POLANCZYK GV,SONUGA-BARKE E. Attention-deficit hyperactivity disorder. Lancet,2020,395(10222):450-462.

第五节 神经皮肤综合征

神经皮肤综合征(neurocutaneous syndrome)是一类累及中枢神经系统的多系统先天性疾病。发病机制主要是胚胎时期外胚层神经嵴的形成、迁移或分化出现异常,从而导致出生后表现为神经、皮肤和眼睛的异常,有时也波及其他中胚层或内胚层的内脏器官,如肺脏、肾脏等。目前此类疾病多达数十种,本章将介绍在临床工作中最常见的3种,即神经纤维瘤病、结节性硬化症及脑面部血管瘤病(Sturge-Weber综合征)。其余较为常见的疾病种类及临床特点见表4-6。

表4-6 常见神经皮肤综合征疾病种类及临床特点

疾病名称	主要病变、症状及体征
小脑视网膜血管瘤病	小脑半球血管瘤,视网膜血管瘤,偶有皮肤血管瘤,肾、胰肿瘤,共济失调、高颅内压
无色性色素失调症	躯干或四肢色素脱失,智力低下、癫痫、运动功能障碍,斜视、内眦赘皮、近视、小眼球、异色性虹膜
脑-视网膜动静脉瘤	脑干动静脉瘤、脊髓血管瘤、视网膜葡萄状血管瘤,面部红色血管痣,惊厥,智力低下
面偏侧萎缩症	面颊部及鼻部组织萎缩,反复发作头痛、一侧Honer征,对侧肢体抽搐
色素失调症	四肢、躯干大小不等囊泡,囊泡部位皮肤逐渐变硬、变厚,色素沉着,指甲发育不良、脱发,智力低下、癫痫、脑性瘫痪、小头畸形、脑积水
掌跖角化病	掌跖面过度角化和胼胝,智力低下,惊厥

一、神经纤维瘤病

【概述】

神经纤维瘤病(neurofibromatosis)根据临床表现及染色体基因定位可分为Ⅰ、Ⅱ两型。

(一) 神经纤维瘤病I型

神经纤维瘤病I型好发于儿童,发病率为 1/3 000~1/2 600,是一种常染色体显性疾病,主要表现为多发性神经系统(中枢及外周)肿瘤、皮肤色素斑、血管系统及其他脏器病变。NF1 基因定位在 17 号染色体(17q11.2),编码肿瘤抑制基因,其异常蛋白产物为神经纤维蛋白功能失常,会解除对 Ras 蛋白的抑制作用,导致下游细胞过度增殖,形成肿瘤。大约 50% 的I型神经纤维瘤病患者是新发突变,其余来源于亲代。

【临床表现】

1. 皮肤 多发性咖啡牛奶斑是本病的重要体征,出生即可发现,为浅棕至深棕色斑块,大小不等,形状不一,无凸起于皮肤,边界清楚,无脱屑。在 10 岁以内可逐渐长大、增多。大于 6 块的咖啡牛奶斑有诊断意义。雀斑征(Crowe 征)有时在皮肤褶皱处,如腋窝、鼠蹊部或躯干部位见到一些直径小于 3mm 的浅棕色斑,成簇出现,数目较多,也具有诊断意义(文末彩插图 4-1)。

皮肤型神经纤维瘤,多在青春期开始前后出现,青春期后增多,小年龄儿童相对少见。表现为边界清楚的无痛性的瘤样结节,部分有蒂,触诊时质软,并随皮肤移动,与皮肤色泽一致或呈紫罗兰色,大小由数毫米至数厘米,数目多少不等,躯干部密集,四肢及头部相对较少(文末彩插图 4-2)。

2. 眼部症状 虹膜部位可见到 2 处及以上的色素性虹膜错构瘤,又称为 Lisch 结节,一般检查不能发现,需在裂隙灯下观察,虹膜处略突起的半球形白色或黄棕色斑点,边界清楚。学龄前期的患儿少见,随年龄增长而逐渐增多,成年期几乎全部患者均有此体征。视网膜星形细胞瘤不太常见,但其他视网膜错构瘤有时可见到。先天性青光眼也可见到。

3. 神经症状 ①丛状神经纤维瘤:可分布在浅表和深部,沿神经长轴呈弥漫性生长,累及神经干和神经丛。压迫周围神经时可引起疼痛或肢体活动障碍。肿瘤还可波及脊髓及神经根,出现一系列症状。儿童期生长迅速,部分恶变为恶性周围神经鞘瘤,恶变的最常见特征是疼痛和瘤体的快速扩大。②视神经胶质瘤:中枢神经系统最常见的肿瘤,通常为低级别毛细胞型星形胶质瘤,好发年龄 6 岁以下,约有 15% 受累,沿单侧或双侧视神经通路由前向后蔓延,较多向周围脑组织侵犯,表现为进行性视力丧失、视神经萎缩,其次为疼痛或眼球突出,部分出现色觉下降和瞳孔功能异常。③神经发育性障碍及癫痫: 65% 患儿有学习障碍,50% 有多动-注意力缺陷,智力障碍约为 10%; 部分有运动障碍。6%~10% 患者有癫痫发作。

4. 骨骼系统 常见大头畸形,体格矮小(可合并性早熟出现),先天性骨发育不良,骨皮质变薄、钙化不全及病理性骨折等。常可见蝶骨翼发育不良、胫骨假关节形成。10%~40% 患者可有脊柱侧弯。

5. 血管系统 可见到肾动脉或颈动脉狭窄,继发高血压,部分患者还可有 Moyamoya 综合征表现。

【诊断】

根据美国国立卫生研究院(The National Institutes of Health,NIH)共识会议 2020 年 NF1 诊断标准,需具有下列 2 项或以上:①6 个或以上咖啡牛奶斑,青春期前直径 >5mm,青春期后 >15mm;②双侧腋窝或腹股沟区雀斑;③2 个或以上任何类型的神经纤维瘤或 1 个丛状神经纤维瘤;④2 个或以上虹膜错构瘤(Lisch 结节);⑤2 个或以上的脉络膜异常;⑥视路胶质瘤;⑦特征性骨病变(蝶骨发育不良、胫骨发育不良、假关节);⑧一级亲属中有Ⅰ型神经纤维瘤病患者;⑨NF1 基因杂合变异。

【鉴别诊断】

1. 神经纤维瘤病Ⅱ型 双侧听神经鞘瘤患病率极高;可见咖啡牛奶斑,但相对较少,神经纤维瘤病Ⅱ型相关神经鞘瘤不会恶变;两者均可出现脊神经根肿瘤,但病理类型不同,NF2 中为神经鞘瘤,NF1 中为神经纤维瘤;NF2 患者无认知功能障碍。

2. 纤维瘤病 为来源于纤维组织的良性肿瘤,呈浸润性生长,以包块为主要表现,有些可出现疼痛感,触诊质硬,需要通过病理诊断鉴别。

【治疗】

1. 综合治疗 支持治疗,多学科管理,个体化治疗,推荐每年进行一次 MRI 检查(包括脑和脊髓)及眼底检测评估;当肿瘤压迫神经系统有临床症状时,推荐手术治疗;如继发癫痫发作,应合理应用抗癫痫发作药物;如存在眼及骨骼问题,需专科随访。出现 Moyamoya 综合征表现,神经外科随访,确定是否行手术治疗。

2. 靶向药物治疗　司美替尼(koselugo,selumetinib)是一种靶向 MEK 的激酶抑制剂(TKI),MEK 是 RAS/MAPK 信号通路中的关键蛋白激酶。司美替尼能够选择性地抑制 MEK1 和 MEK2,从而让失调的信号通路恢复正常,进而缓解儿童 NF1 患者的病情。2020 年,司美替尼已得到美国食品药品监督管理局(Food and Drug Administration,FDA)授予的孤儿药资格、突破性疗法认定和优先审评资格,适应证为伴有丛状神经瘤且无法进行手术的 2 岁及以上儿童患者。

(二) 神经纤维瘤病Ⅱ型

【概述】

Ⅱ型较Ⅰ型少见,临床上以中枢神经系统或外周神经系统的多发性肿瘤综合征特征。患病率为 1∶60 000,双侧前庭神经鞘瘤为特征性表现。同时可能存在周围神经病变。最初的症状可能在儿童时期就有表现,儿童 NF2 患者的听力损失、皮肤病变及眼部症状更最为常见。NF2 基因定位于 22 号染色体(22q12),为常染色体显性疾病。编码 Marlin 蛋白(神经鞘蛋白),控制细胞形态、细胞运动和细胞间通信,且表达具有明显的异质性,在同一家族中病情严重程度轻重不等。

【临床表现】

1. 神经系统病变　包括双侧前庭神经鞘瘤、其他脑神经鞘瘤、颅内脑膜瘤、脊柱肿瘤(髓内及髓外);周围神经病变偶见,最常发生于面神经(图 4-3)。

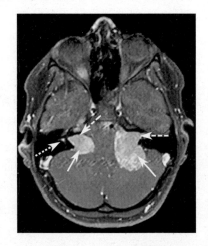

图 4-3　双侧神经鞘瘤

注:白色箭头指向神经鞘瘤。

2. 听力损失 前庭神经鞘瘤引起听力丧失。听力丧失,单侧起病多见,可伴有耳鸣、头晕和听力失衡。

3. 肿瘤压迫症状 肿瘤增大可能出现脑干受压、颅内压升高和脑积水。

4. 视力障碍 儿童多见,晶状体后囊下或皮质混浊引起青少年白内障;视神经鞘脑膜瘤早期可能引起视力丧失,视网膜错构瘤影响视力。

5. 皮肤表现 最常见的类型是斑块样病变,表现为皮下轻微隆起,粗糙,轻微色素沉着,伴毛发增多;更深层次的皮下肿瘤,主要分布于周围神经,多为神经鞘瘤,神经纤维瘤偶发,这些肿瘤通常表现为梭形包块,两头均可触摸到增厚的神经。

【诊断】

疾病的诊断是以临床症状为基础,NF2 基因结构性突变的存在与否不计入诊断标准。Manchester 标准是目前使用最广泛的诊断标准,具有下列 4 项中任何 1 项者,诊断均成立(表 4-7)。

表 4-7 Manchester 标准

项目	诊断需要的其他信息
A. 双侧前庭神经鞘瘤	无
B. 家族史	单侧前庭神经鞘瘤或 2 种 NF2 相关性病变:脑膜瘤、神经鞘瘤、胶质瘤、神经纤维瘤、白内障
C. 单侧前庭神经鞘瘤	2 种 NF2 相关性病变:脑膜瘤、神经鞘瘤、胶质瘤、神经纤维瘤、白内障
D. 多发性脑膜瘤(2个或 2 个以上)	单侧前庭神经鞘瘤或 2 种 NF2 相关性病变:脑膜瘤、神经鞘瘤、胶质瘤、神经纤维瘤、白内障

【鉴别诊断】

1. 神经鞘瘤 是一种由神经鞘细胞组成的良性肿瘤,典型临床表现为包块、酸麻感、感觉及运动障碍,肿瘤边界清晰光整,有包膜,一般沿神经干偏心性生长,部分肿块边缘可见神经进入内部,病理诊断鉴别。

2. 多发性脑膜瘤　颅内出现两个以上相互不连接的脑膜瘤时称为多发性脑膜瘤。多发脑膜瘤多见于大脑凸面，分散在一个较大的脑膜瘤周围，也可发生于颅底。有时可见多个脑膜瘤同时出现在脑室内与脑室外，或同时发生于幕上和幕下。还常见颅内脑膜瘤与听神经瘤或椎管内脊膜瘤同时存在的情况，此时需要鉴别。

【辅助检查】

1. 影像学检查　对于各系统肿瘤，超声、增强 CT 及增强 MRI 均可发现，后两者可评估原发肿瘤位置、范围及对周围组织侵犯情况；增强 MRI 中 T_1WI 低信号；T_2WI 呈高信号。X 线平片检查了解骨骼异常情况。PET-CT 全面评估瘤灶及全身伴发肿瘤。有助于鉴别恶性周围神经鞘瘤伴转移与良性丛状神经纤维瘤。

2. 眼科检查　眼科检查用于识别特征性病变。

3. 听力学检查　包括纯音测听、言语识别和脑干听觉诱发电位。脑干听觉诱发电位是一种更敏感的客观听觉功能指标，在有耳部症状的前庭神经鞘瘤患者中常表现为潜伏期延长。

4. 皮肤病理活检　在诊断不明确的情况下，任何皮肤病变的活组织检查或其他病理学相关检查都可能是有帮助的。

5. 基因检测　对于临床特征不满足诊断标准的可疑患儿，应行基因检测明确诊断，同时详细获取家族史，了解其家族成员是否存在 NF1 症状，同时对家族成员进行基因筛查。NF2 基因检测不是诊断的必要条件，但是 NF2 基因突变种类可能会影响疾病的严重程度，NF2 基因无义突变或移码突变的 NF2 患者比错义突变或大量缺失的 NF2 患者病情更严重。错义突变比无义突变或移码突变的患者死亡风险更低。

【治疗】

支持治疗，多学科管理，个体化治疗，推荐每年进行一次 MRI 检查（包括脑和脊髓）及听力评估；当肿瘤压迫神经系统有临床症状时，推荐手术治疗；如继发癫痫发作，应合理应用抗癫痫发作药。如存在眼及骨骼问题，需专科随访。

二、结节性硬化症

【概述】

结节性硬化症(tuberous sclerosis)是一种常染色体显性遗传疾病。发病率在 1/4 000~1/14 000 之间,男性略多于女性。致病基因为 *TSC1* 和 *TSC2*,*TSC1* 定位在 9q34,编码错构瘤蛋白,该基因突变以小片段突变为主,约占患者的 12%;*TSC2* 定位于 16p13.3,编码结节蛋白;突变类型包括大、小片段缺失、基因重排、错义突变等,约 73% 患儿为该基因突变,临床症状也多较前者严重;其中新发突变约占 2/3,其余为家系病例,家系病例中子代较亲代症状重。尚有 10%~25% 患者发现 *TSC* 基因检测阴性。

TSC1 和 *TSC2* 突变后导致基因编码的蛋白复合体对哺乳动物雷帕霉素靶蛋白(mTOR)抑制作用减弱,影响神经前体细胞,导致蛋白合成增加,细胞及血管增殖加快,葡萄糖代谢异常,细胞定位和移行障碍。

【诊断】

临床表现

(1) 皮肤表现:96% 的患儿具有典型的皮肤改变,包括色素脱失斑、面部血管纤维瘤、指/趾甲纤维瘤及鲨革斑,单一或复合出现。咖啡牛奶斑偶见。

出生时即有皮肤色素脱失斑,白色,边界清楚,呈类圆形、叶状或外形不规则,大小不等,数量不一,长径从数毫米至数厘米,有时为成簇的多发的小纸屑状(confetti-shaped)斑点。不对称分布于躯干及四肢,面部较少累及,头皮偶见,由于色素细胞少,头发颜色也较浅。随年龄增长和病情进展色素脱失斑逐渐增多、变大(文末彩插图 4-4)。

面部血管纤维瘤(angiofibroma)［皮脂腺腺瘤(sebaceous adenoma)］为本病特有的体征,病理是由血管及结缔组织组成的瘤样物,红褐色或与皮肤色泽一致,凸起于皮肤,呈丘疹状或融合成小斑块状,表面光滑无渗出或分泌物。常见于鼻唇沟和面颊部的皮肤,有时额部及下颌也可见到。幼儿期开始出现,后逐渐增多(文末彩插图 4-5)。

指/趾甲纤维瘤生长于指/趾甲周围或指甲下面的小结节。青春期后女孩多见（文末彩插图 4-6）。

鲨革斑于躯干两侧或背腰部皮肤出现，腰骶部多见，板块状错构瘤微微凸出于皮肤，边界不规则，表面粗糙（文末彩插图 4-7）。

前额斑块是前额部皮肤有微微隆起的斑块，与色素脱失斑一样，出生时即可发现。

（2）眼部变化：视网膜肿瘤是结节性硬化眼部的特征性表现。眼底检查可发现多发性视网膜错构瘤和视网膜色素脱失斑，前者是主要特征，如病变较大可能影响视力，但完全视力丧失少见。

（3）神经系统症状：70%~90% 患儿出现癫痫发作，称为 TSC 相关性癫痫。其中 30%~50% 为婴儿痉挛症，1 岁以内起病，癫痫性痉挛发作；其他可有局灶性发作，强直发作、阵挛发作、强直-阵挛发作；50% 为药物难治性癫痫。

50%~60% 患儿存在发育迟缓、智力障碍，部分有 TSC 相关神经精神障碍（TSC autoimmune neuropsychiatric disorder，TAND）和局灶性功能缺失。

神经系统结节包括皮层结节、室管膜下结节，其中后者多位于侧脑室旁，数目不等；一部分患儿可出现室管膜下巨细胞星形细胞瘤（subependymalgiant-cell astrocytoma，SEGA）（图 4-8~图 4-10）。

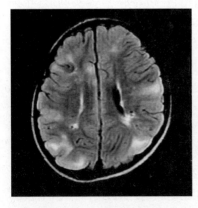 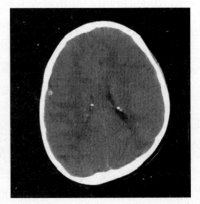

图 4-8　皮层发育不良　　　　图 4-9　室管膜下结节

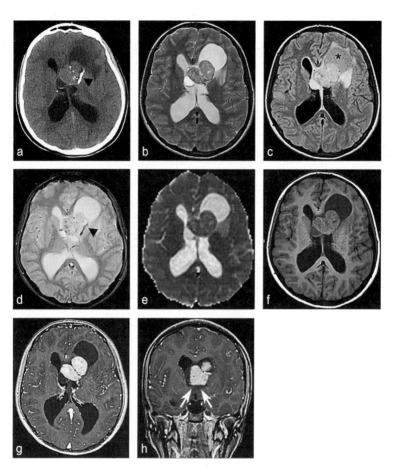

图 4-10 室管膜下巨细胞星形细胞

（4）其他系统受累：心脏横纹肌瘤胎儿或出生后即可出现，大部分在儿童期逐渐消退。大多不引起症状，但少数出现出生后诱发的心力衰竭，部分可能存在潜在的传导缺陷。肺淋巴管肌瘤病（lymphangiomyomatosis）在成年女性多见，部分患者可见肺囊肿。约90%成年期患者出现肾血管平滑肌脂肪瘤，引起血尿；肾囊肿亦可出现。消化系统可出现肝囊肿、胃、小肠、结肠及直肠错构瘤。牙齿可见多发性散在凹陷（文末彩插图 4-11）。

【辅助检查】

1. 影像学检查　头颅 MRI 可发现 T_2 FLAIR 呈高信号的皮质结节和室管膜下结节,而头颅 CT 对钙化性结节敏感性高。超声心动图评估心脏横纹肌瘤。无症状儿童每 1~3 年进行一次超声心动图检查,直到心脏横纹肌瘤消退,对于有症状的患者可能需要更频繁评估。

2. 脑电图检查　评估癫痫患儿的脑电情况,评估脑功能及癫痫控制情况;头皮脑电图结合头颅 MRI 对致痫区进行定位,为手术切除提供可靠证据。

3. 眼科检查　检眼镜识别视网膜结节性错构瘤和色素脱失斑。

4. 基因检测　明确致病基因,且由于 *TSC1* 和 *TSC2* 存在外显不全的情况,一旦发现先证者,需对其他家庭成员进行分子遗传学检测。

【诊断】

1. 2012 年国际结节性硬化症共识发表的结节性硬化症的临床诊断标准(表 4-8)

确诊标准:①2 个主要特征;②1 个主要特征 +2 个次要特征。

疑诊标准:①1 个主要特征;②1 个主要特征 +1 个次要特征;③2 个或 2 个以上次要特征。

表 4-8　结节性硬化症诊断标准

主要特征	次要特征
皮肤	皮肤
色素脱失斑(≥3 个,直径≥5mm)	斑驳状皮肤改变(皮肤"纸屑样"色素脱失斑)
血管纤维瘤(≥3 个)或面部纤维斑块	牙齿
指/趾甲纤维瘤(≥2 个)	多发性牙釉质破坏小凹陷(≥3 个)
鲨革斑	口腔内纤维瘤
脑部病变	肾脏

续表

主要特征	次要特征
皮层发育不良（≥3 个）	多发性肾囊肿
室管膜下结节	眼部病变
室管膜下巨细胞星形细胞瘤	视网膜色素脱失斑
眼部病变	其他器官
多发性视网膜错构瘤	错构瘤
其他器官肿瘤	
心脏横纹肌瘤	
淋巴管平滑肌瘤病（LAM）	
血管平滑肌脂肪瘤（≥2 个）	

注:主要特征中,如只符合淋巴管平滑肌瘤病和血管平滑肌脂肪瘤 2 个特征,再无其他特征满足者,不足以诊断结节性硬化。

2. 基因诊断标准　*TSC1* 或 *TSC2* 致病性突变作为独立诊断标准,其中致病性突变必须满足致病性评价。10%~25% 患者发现 *TSC* 基因检测阴性,但依然不能排除诊断。

【鉴别诊断】

1. 先天性 TORCH 感染　宫内感染或围产期感染而引起的围产儿畸形,钙化斑点较 TSC 的钙化结节小,呈线条状,结节分界清晰、散在。常伴有脑室扩大和周围白质片状低密度影,基底节区也累及;还可伴有脑萎缩、小脑畸形。

2. 多发性硬化　以中枢神经系统白质炎性脱髓鞘病变为主要特点的自身免疫性疾病。好发年龄多在 20~40 岁,10 岁以下少见,男女患病比约为 1:2,临床特征具有时间和空间多发性。病灶主要位于侧脑室周围,尤其是前角、枕角和半卵圆中心,也可位于视神经、脊髓、脑干和小脑。病灶直径 <1.5cm,通常与侧脑室壁呈垂直排列(直角脱髓鞘征),与脑室周围白质内小血管走行一致。主要表现为肢体无力、感觉异常、视力下降、眼球震颤、共济失调、精神症状等。脑脊液

检查中单核细胞数和 IgG 增高。

【治疗】

1. 病因治疗　TSC 的致病机制主要是 mTOR 的去抑制,所以利用 mTOR 抑制剂是对 TSC 的病因治疗。雷帕霉素(西罗莫司)及其衍生物依维莫司这 2 种药物的长期应用,均能达到控制疾病进展,减少癫痫发作的满意效果。一般 5~10ng/ml 为临床目标浓度。用药时,应定期监测药物浓度,注意避免感染和黏膜损害。

2. 对症治疗　针对 TSC 患儿每 1~3 年复查头颅 MRI;对于引起急性症状的 SEGA,需行手术切除或脑脊液分流,免疫抑制剂或手术切除可治疗逐渐增大的 SEGA。针对癫痫可选用抗癫痫发作药物,氨己烯酸联合促肾上腺皮质激素(ACTH)是治疗婴儿痉挛的一线药物。氨己烯酸应用时应每半年于眼科评估,注意视野缺损等严重不良反应。药物控制不满意的可考虑手术治疗。手术条件不满足的也可试用生酮饮食疗法,减少癫痫发作的同时,改善认知。

三、脑面血管瘤病

【概述】

脑面血管瘤病(encephalofacial angiomatosis)又称为斯特奇-韦伯综合征(Sturge-Weber syndrome,SWS),是一种累及颜面部皮肤、中枢神经系统及眼部的神经皮肤综合征,多为散发病例,部分呈家族性发病特点,患病率为存活婴儿的 1/50 000~1/20 000。目前本病确切病因尚不清楚,可能是胚胎发育早期体突变导致胚胎期局部血管形成异常,在一部分体细胞中发生 GNAQ 基因突变,成为嵌合体,导致脑内及面部微血管畸形。

【诊断】

1. 临床表现

(1) 皮肤表现:出生时即可发现一侧颜面部皮肤血管畸形,本病标志性体征,呈红葡萄酒色,呈鲜红斑痣或海绵状血管瘤表现,平于皮肤,边界清楚,斑片状,压之稍褪色或不褪色。血管痣的部位与三叉神经分布的部位相似,以单侧前额及上睑处为主,也可波及唇、齿龈、上额、舌、咽及喉部,双侧占 15%,双侧血管痣者神经系统受累机会较多,但皮肤血管畸形大小与神经系统受累程度无相关。随年龄增长而颜色加深,甚至可增大并突出于皮肤表面(文末彩插图4-12,文末彩插图4-13)。

(2) 眼部症状:眼部症状常表现为血管畸形同侧青光眼,主要由于血管瘤波及眼脉络膜,发生率为25%~40%。大面积面部血管痣或累及上睑或额部患儿合并青光眼机会较大。双侧面部血管痣的患儿往往出现双侧青光眼。可发生在出生后的任何时期,根据其不同发病年龄和临床表现可分为2种类型,①早发型:婴幼儿时期发病,临床表现似先天性青光眼,占60%~70%;②晚发型:青少年期及成人期发病,临床表现与开角型青光眼相似。此外,还可能出现斜视、同侧偏盲、视力减退、管状视野、角膜血管翳、虹膜缺损、虹膜异色、瞳孔异常、晶状体浑浊甚至脱位、白内障等其他眼部症状。

(3) 神经系统症状:①癫痫是最常见的神经系统症状,多数患儿在生后数月或数年内神经系统无异常,2~3岁时再出现热性惊厥和偏瘫,一侧软脑膜血管瘤患儿75%出现癫痫发作。双侧半球受累的患儿中,93%出现癫痫发作。发作类型多为局灶性发作,可继发双侧强直-阵挛发作。个别患儿表现为婴儿痉挛、肌阵挛或失张力发作,严重者有癫痫频发。发作后可能出现Todd麻痹。②约50%患儿会出现不同程度的智力发育迟缓,仅8%双侧脑病变患儿智力正常。难治性癫痫会加重发育障碍,表现为语言发育、认知能力及记忆力差。③30%患儿出现软脑膜血管畸形及对侧的肢体偏瘫。出生后不久即发现一侧肢体无力,活动较对侧少,一侧下肢跛行,行走拖曳,手精细动作差。

(4) 临床分型。①Ⅰ型:同时有颜面部和软脑膜血管畸形,可有青光眼,常伴有癫痫发作及脑电图异常,即经典型SWS;②Ⅱ型:仅有颜面部血管畸形而中枢神经系统不受累,可有青光眼;③Ⅲ型:孤立性软脑膜血管畸形,面部无血管痣,一般不伴青光眼。

2. 辅助检查

(1) 彩色多普勒超声检查:显示面部血管畸形的大小、范围、皮下厚度及血供情况。增强CT或MRI检查,明确病变畸形血管是否与颅内血管相通。

（2）神经影像检查：CT 显示脑回样分布的曲线状、平行线高密度影，即"轨道样"或"锯齿样"钙化，不累及白质区，提示颅内皮质钙化；有的可见软脑膜血管畸形下局部弥漫性高密度影，提示微小钙化。CT 增强可见脑回状强化的范围超出钙化灶的范围，脑萎缩范围常超出钙化及脑膜强化的范围。CT 增强显示皮质表面软脑膜的异常血管，脑回样强化并有向深部引流的扭曲静脉。MRI 平扫见不同程度的局限性脑萎缩。包括皮质萎缩、脑回缩小、颅腔容积缩小、蛛网膜下腔增宽、病灶同侧脑室扩张并中线向患侧移位、颅骨肥大。T_2 FLAIR 上可见类似腔隙性缺血灶和脱髓鞘改变的斑片状高信号影；皮质下胶质增生，范围广泛者伴皮髓质分界不清。MRI 可见低信号流空血管，增强 MRI 见不同程度脑回样脑膜强化，提示软脑膜血管畸形（图 4-14）。CTA、SWI、增强 MRA 及 DSA 均可直观显示，表现为病灶区域的皮层静脉、室管膜下及髓质静脉迂曲、增粗扩张，并互相交织呈网状。增强 MRI T_1WI 可见病变侧侧脑室脉络丛增大、强化，内有粗大扭曲的血管。

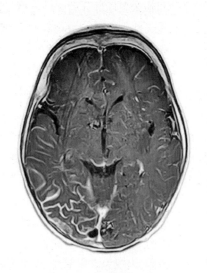

图 4-14　软脑膜血管瘤

（3）眼科检查：常规视力、视野、裂隙灯显微镜、前房角镜、检眼镜及 B 超检查，并注意监测眼压，可选择性行神经纤维层光学相干断层扫描（optical coherence tomography，OCT）、吲哚菁绿血管造影（indocyanine green angiography，ICGA）、超声生物显微镜（ultrasoundbiomicroscopy，UBM）、荧光素眼底血管造影（fundus fluorescein angiography，FFA）等检查明确眼脉络膜血管畸形。

3. 诊断标准　存在 2 种以上的典型临床表现时可诊断，包括面部三叉神经区血管畸形、癫痫、青光眼；同时影像学检查见颅内存在同侧软脑膜脑回样强化,或存在皮质脑回样钙化及脑萎缩;颅内软脑膜病灶切除病理诊断为毛细血管畸形;眼科相关辅助检查等可见脉络膜血管畸形。

【鉴别诊断】

1. 神经节细胞胶质瘤　神经节细胞胶质瘤是神经细胞和胶质细胞的混合性肿瘤。可发生于脑的任何部位。生长缓慢,多位于透明隔和下丘脑等部位。肿瘤常为小结节,边界清楚但无包膜,质较硬,常有囊变和钙化。血管丰富,镜下由众多神经节细胞和星形胶质或少突胶质细胞组成。大多数为良性肿瘤,极少数恶性,有出血和坏死等改变。

2. 脑动静脉畸形　脑动静脉畸形(cerebral arteriovenous malformation, CAVM)是一种先天性局部脑血管发生学上的变异。在病变部位脑动脉和脑静脉之间缺乏毛细血管,使动脉与静脉直接相通,形成动静脉之间的短路,导致一系列脑血流动力学紊乱。临床上常表现为反复的颅内出血、部分性或全身性癫痫发作、短暂性脑缺血发作和进行性神经功能障碍,无其他临床表现,DSA可鉴别。

【治疗】

1. 眼科筛查　早期进行青光眼筛查,眼科规律随诊。

2. 面部血管畸形的治疗　皮肤科就诊,根据血管畸形的大小、深度、血供情况等综合判断作出相应治疗,一般以对症治疗为主。各种类型的封闭治疗,包括激光治疗、糖皮质激素、化疗药或血管硬化剂,直接切除畸形血管相对少见。

3. 神经系统症状的治疗　伴发癫痫发作,应积极应用抗癫痫发作药物,药物难治性癫痫患者可考虑早期行癫痫外科治疗,如局灶皮质或多脑叶切除术、胼胝体切开,如病变广泛可在1岁以内行解剖或功能性半球切除术。较大血管畸形可行介入栓塞联合手术切除。对于频繁卒中样发作者口服小剂量阿司匹林3~5mg/(kg·d),预防血栓形成,减少其发作。

四、其他神经皮肤综合征

其他常见神经皮肤综合征临床特点,简要情况见表4-6。

➤ 附:神经皮肤综合征诊疗流程图

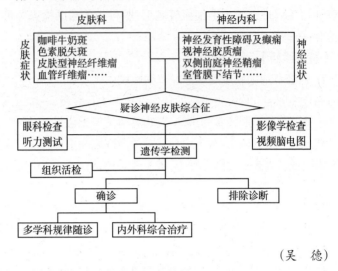

（吴　德）

参考文献

1. 吴希如,林庆.小儿神经系统疾病基础与临床.2版.北京:人民卫生出版社,2009.

2. 中华人民共和国国家卫生健康委员会.儿童及青少年神经纤维瘤病诊疗规范(2021年版)[EB/OL].2022-05-25.

3. NORTHRUP H,KRUEGER DA.International Tuberous Sclerosis Complex Consensus Group. Tuberous sclerosis complex diagnostic criteria update:recommendations of the 2012 Iinternational Tuberous Sclerosis Complex Consensus Conference. Pediatr Neurol,2013,49(4):243-254.

4. ANNEAR NMP,APPLETON RE,BASSI Z,et al. Tuberous sclerosis complex (TSC):expert recommendations for provision of coordinated care. Front Neurol,2019,10:1116.

5. RUSSO C,NASTRO A,CICALA D,et al. Neuroimaging in tuberous sclerosis complex. Childs Nerv Syst,2020,36(10):2497-2509.

6. HIGUEROS E,ROE E,GRANELL E,et al. Sturge-Weber syndrome:a review. Actas Dermosifiliogr,2017,108(5):407-417.

7. SAEED MA,HILAL K,CHAND P. Bilateral intracranial calcifications with bilateral facial cutaneous naevus:Sturge Weber syndrome. BMJ Case Rep, 2017:bcr2017219985.

第六节 脑 性 瘫 痪

【概述】

脑性瘫痪(cerebral palsy,CP)简称脑瘫,由 William John Little 于 1862 年首次报道,又称 Little 病。脑瘫的发病率国外报道为 2‰~3‰,国内报道为 2.48‰;患病率国外报道为 2‰~3‰,国内报道为 2.46‰。由于胎儿期至婴幼儿期(发育不成熟的大脑)非进行性脑损伤引起的持久性中枢性运动和姿势发育障碍、活动受限症候群,常伴有感知觉、认知、交流、行为障碍,以及癫痫及继发性肌肉骨骼问题。

脑性瘫痪的直接病因是在脑发育成熟前,脑损伤和/或发育缺陷导致以运动障碍和姿势异常为主的症候群。根据脑损伤和脑发育缺陷的时间可划分为 3 个阶段,即出生前、围产期和出生后,见表 4-9。

表 4-9 脑性瘫痪的病因

出生前因素
遗传因素
母孕期不良因素(年龄、吸烟、酗酒、用药、外伤、理化因素等)
母孕期高危因素(胎儿循环障碍、妊娠期感染、先兆流产、糖尿病、高血压、智力落后、营养障碍、重度贫血等)
围产期因素
胎龄及出生体重异常
窒息、缺氧缺血性脑病
核黄疸、黄疸迁延
低血糖、低血钙
硬膜下血肿
感染(肺炎、脐炎、皮肤感染等)
胎盘异常
脐带、羊水异常
异常分娩

续表

出生后因素
各种中枢神经系统感染（脑炎、脑膜炎、脑膜脑炎等）
中毒（铅、一氧化碳、药物等）
其他（颅内出血、脑血管栓塞、颅脑外伤、中毒性脑病等）

　　脑性瘫痪神经病理学改变多种多样，主要包括神经元细胞的增生、迁移和分化异常，脑的锥体系、锥体外系和小脑病变。
　　【诊断】
　　1. 临床表现　典型特征表现如下：①运动功能障碍，早期以运动发育落后为主；②持续性姿势及运动模式异常（文末彩插图4-15）；③反射异常，主要为原始反射延迟消失，立直（矫正）反射及平衡（倾斜）反应延迟出现，痉挛型脑性瘫痪可出现病理反射以及牵张反射亢进；④肌张力和肌力异常；⑤随年龄增长的继发性损伤（图4-16）。

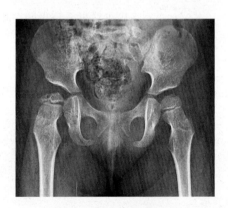

图 4-16　股骨头无菌性坏死

　　（1）临床分型（图4-17）
　　1）痉挛型（spastic）：以锥体系受损为主，主要特点是肌张力增高、病理反射阳性（主要指 Babinski 征阳性，2岁后有意义）以及牵张反射亢进（如髌阵挛、踝阵挛、Hoffmann 征阳性、Rossolimo 征阳性）。根据瘫痪部位分为：①痉挛型四肢瘫（spastic quadriplegia）：以锥体系受损为主，

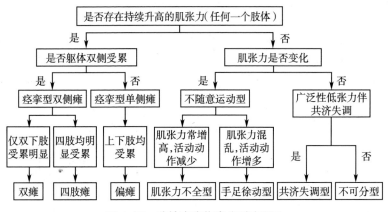

图 4-17　脑性瘫痪临床分型流程图

包括皮质运动区损伤。牵张反射亢进是本型的特征。四肢肌张力增高，上肢背伸、内收、内旋，拇指内收，躯干前屈，下肢内收、内旋、交叉、膝关节屈曲、剪刀步、尖足、足内外，足外翻拱背坐，腱反射亢进、踝阵挛、折刀征和锥体束征等。②痉挛型双瘫(spastic diplegia)：症状同痉挛型四肢瘫，主要表现为双下肢痉挛及功能障碍重于双上肢。③痉挛型偏瘫(spastic hemiplegia)：症状同痉挛型四肢瘫，表现在一侧肢体。

2) 不随意运动型(dyskinetic)：以锥体外系受损为主，特点是不随意的、不能控制的、反复的姿势和/或运动模式的异常，可伴有刻板行为；一般智商较痉挛型儿童高。不随意运动型表现如下，①手足徐动型(athetosis)：又分为舞蹈型手足徐动和痉挛型手足徐动，表现为头部和四肢出现不随意运动；肌张力变异或混乱，运动或兴奋时活动增多，肌张力增高，安静或睡着时张力正常或降低；对刺激敏感，面部表情奇特，挤眉弄眼；构音障碍；侧弯反射多亢进或阳性。②肌张力障碍(dystonia)：又称肌张力不全，表现为躯干和肢体近端为主伴有肌张力和姿势异常的缓慢的节律性运动。

3) 共济失调型(ataxia)：以小脑受损为主，可存在锥体系、锥体外系损伤。主要特点是由于运动感觉和平衡感觉障碍造成平衡协调障碍，多表现为平衡性差，两脚左右分离较远，站立重心在足跟，步态蹒跚，方向性差，运动笨拙、不协调；可有意向性震颤及眼球震颤；肌张力可偏低;闭目难立征(+)、指鼻试验、对指试验、跟膝胫试验难以完成,腱反射正常;语言缺少抑扬声调、徐缓。

4) 混合型(mixed):具有 2 种或 2 种以上类型的特点,以痉挛型和不随意运动型症状同时存在多见。

5) 其他问题:脑性瘫痪除上述主要临床表现外,多伴有不同的功能障碍或共患病,主要有视觉障碍、听觉障碍、语言障碍、癫痫、智力障碍、孤独症谱系障碍及心理行为异常、饮食困难及胃食管反流、流涎及牙齿牙龈问题、直肠及膀胱问题和感染等。同时由于脑性瘫痪儿童咀嚼、吸吮及吞咽困难,饮食及排泄均困难,得不到充足的营养和微量元素,免疫力较低。长期固定的异常姿势和体位也易引起局部组织器官的感染。

(2) 临床功能分级:目前依据《国际功能、残疾和健康分类(儿童与青少年版)》(International Classification of Functioning, Disability and Health:Children and Youth Version, ICF-CY)框架采用粗大运动功能分级系统(Gross Motor Function Classification System, GMFCS)、手功能(Manual Ability Classification System, MACS)和交流能力(Communication Function Classification System, CFCS)五级分法,见表 4-10。GMFCS 是根据脑瘫儿童运动功能受限随年龄变化的规律所设计的一套分级系统,完整的 GMFCS 分级系统将儿童分为 5 个年龄组(0~2 岁、2~4 岁、4~6 岁、6~12 岁、12~18 岁),每个年龄组根据儿童运动功能从高至低分为 5 个级别(Ⅰ级、Ⅱ级、Ⅲ级、Ⅳ级、Ⅴ级)。MACS 是针对脑瘫儿童在日常生活中操作物品的能力进行分级的系统。CFCS 是将脑瘫儿童的日常交流表现进行 5 个等级的分类。

表 4-10　脑性瘫痪临床分级

分级	GMFCS	MACS	CFCS
Ⅰ级	能够不受限制地行走	能轻易成功地操作物品	能与熟悉和不熟悉的伙伴进行有效的交流
Ⅱ级	能够不需要使用辅助器械行走,但是在室外和社区内的行走受限	能操作大多数的物品,但在完成质量和/或速度方面受到一定得影响	能与熟悉的伙伴交流,与不熟悉伙伴交流需要一定的时间

分级	GMFCS	MACS	CFCS
Ⅲ级	用辅助器械行走,在室外行走受限	操作物品困难,需要帮助和准备,或练习后活动	可以与熟悉伙伴进行一定程度的交流,但不与不熟悉伙伴交流
Ⅳ级	自身移动受限,需要使用电动移动器械	在调整的情况下,可以操作有限的简单的物品	仅与熟悉伙伴进行一点点交流
Ⅴ级	手动轮椅运送、即使在使用辅助技术的情况下,自身移动仍然严重受限	不能操作物品,进行简单活动严重受限	很难与熟悉伙伴交流

2. 辅助检查

(1) 与脑瘫诊断直接的相关检查。①头颅影像学检查(MRI 和 CT):是脑瘫诊断最有力的支持依据。鉴于 MRI 有较高的分辨率,所以在病因学诊断上优于 CT。②遗传代谢和凝血机制检查:是脑瘫诊断较好的支持依据,但不作为常规的检查项目。影像学检查发现不能解释的脑梗死,可做凝血机制检查。存在脑畸形和不能确定某一特定的结构异常或有面容异常,高度怀疑遗传代谢病,应考虑遗传代谢检查。

(2) 脑瘫共患病的相关检查。①脑电图(EEG):检查脑电图背景波可帮助判断脑发育情况;当合并有癫痫发作时必须进行 EEG 检查。可不作为脑瘫病因学诊断的常规检查项目。②肌电图检查:区分肌源性或神经源性瘫痪,特别是对上运动神经元损伤还是下运动神经元损伤具有鉴别意义。③脑干听、视觉诱发电位:疑有听觉损害者,行脑干听觉诱发电位检查;疑有视觉损害者,行脑干视觉诱发电位检查。④智力及语言等检查:有智力发育落后、语言障碍、营养、生长和吞咽等问题进行智商/发育商及语言量表测试等相关检查。

3. 诊断标准

(1) 主要条件。①中枢性运动功能障碍:抬头、翻身、坐、爬、站、走等大运动功能和手的精细运动功能、生活活动能力障碍等持续存在。

功能障碍的特点是持久性和非进行性，但并非一成不变。临床表现可轻可重，可缓解也可加重，轻症可慢慢好转，重症可导致继发性关节挛缩畸形，从而加重运动障碍。②姿势异常及运动模式异常：包括动态和静态，以及俯卧位、仰卧位、坐位和立位时的姿势和运动模式异常；不同发育阶段婴幼儿具有不同的体位特点，应根据不同发育段的姿势发育而判断。③肌力、肌张力改变和关节活动度异常：所有脑性瘫痪儿童都存在不同程度的肌张力异常，大多数儿童伴有不同程度的肌力降低。痉挛型肌张力增高、不随意运动型肌张力变化或障碍、共济失调型肌张力偏低。可通过检查腱反射、静止性肌张力、姿势性肌张力和运动性肌张力来判断。主要检查肌肉硬度、围巾征和跟耳试验、手掌屈角、内收肌角、腘窝角、足背屈角、肢体运动幅度、关节伸展度等。目前较为通用的肌张力评定标准多采用改良 Ashworth 痉挛量表（表 4-11），徒手肌力检查（MMT）分级标准通常采用六级分级法（表 4-12）。④反射异常：主要表现有原始反射延迟消失或持续存在（握持反射、非对称性紧张性颈反射等）（文末彩插图 4-18），立直（矫正）反射（降落伞反射等）延迟出现或不出现，平衡（倾斜）反应（坐位、立位为主）延迟出现或不出现，锥体系损伤时可出现病理反射（2 岁后有意义）。

表 4-11　改良 Ashworth 痉挛量表

级别	评级标准
0 级	无肌张力增高
1 级	肌张力轻度增高：被动运动患侧肢体在 ROM 终末呈现最小阻力或突然卡住
1⁺ 级	肌张力轻度增高：被动运动患侧肢体在 ROM 后 50% 内突然卡住，然后出现较小的阻力
2 级	肌张力较明显地增高：被动运动患侧肢体在大部分 ROM 内均有阻力，但仍能比较容易地进行被动运动
3 级	肌张力显著增高：被动运动患侧肢体在整个 ROM 内均有阻力，被动运动困难
4 级	僵直：患侧肢体呈僵直状态，不能完成被动运动

表 4-12 MMT 肌力分级标准

级别	评级标准
0 级	无可测知的肌肉收缩
1 级	有轻微收缩,但不能引起关节活动
2 级	在减重状态下能做关节全范围运动
3 级	能抗重力做关节全范围运动,但不能抗阻力
4 级	能抗重力,抗一定阻力运动
5 级	能抗重力,抗充分阻力运动

(2) 参考条件:①在婴幼儿脑发育早期(不成熟期)发生,有引起脑性瘫痪的病因学依据;②可有头颅影像学佐证;③排外遗传代谢病、进行性和变性疾病;④排外婴儿暂时性发育落后。

【鉴别诊断】

1. **全面性发育落后(global developmental delay,GDD)或发育指标延迟/发育障碍(developmental disorder,DD)** ①指大于 3 个月的婴幼儿有明显的认知功能和运动功能发育落后,通常是全面性的,智力发育指数(MDI)或运动发育指数(PDI)中 1 项或 1 项以上低于 70 分;②社会生活适应能力量表减低;③有高危因素、脑损伤病史和母亲有不良妊娠史者。

2. **遗传性痉挛性截瘫(hereditary spastic paraplegia,HSP)** 单纯性可表现为走路延迟、下肢痉挛、尖足、交叉步、肌张力增高、腱反射亢进、共济失调、深感觉和振动觉消失、括约肌功能障碍等;家族史、躯体感觉诱发电位减低或消失、脊髓 MRI 及基因分析可帮助诊断。

3. **多巴反应性肌张力不全(dopa-responsive dystonia,DRD)** 下肢为主的姿势性肌张力不全,如步态异常、足内翻,症状呈明显昼夜波动、晨轻暮重、活动后加剧,女孩多见;小剂量多巴制剂试验性治疗有效是诊断本病的金标准。

4. **肾上腺脑白质营养不良(adrenoleukodystrophy,ALD)** 儿童

脑病型 4~10 岁男孩发病,通常表现为行为改变和学习能力下降,多动、注意力下降,严重的表现为进行性智力和运动能力倒退、视力障碍、平衡力下降;头颅 MRI 侧脑室三角区对称性"蝴蝶样"脑白质病变、极长链脂肪酸(VLCFA)测定、基因分析可确诊。

5. 脊髓小脑性共济失调(spinocerebellar ataxia,SCA) 各型之间临床表型存在较大的重叠,儿童期可表现为小脑性共济失调、震颤、中度精神发育迟滞及运动发育迟缓;头颅 MRI 存在小脑萎缩,依靠基因分析确诊。

【治疗】

1. 治疗原则 依据 ICF-CY 框架对脑性瘫痪儿童进行身体功能与结构、活动与参与、环境的评定,描述各种类型脑性瘫痪儿童的全部功能水平;以评定为前提,将评定贯穿于康复治疗全程的不同阶段;以家庭康复为基础,最终达到改善功能和提高社会参与能力的目标。

2. 康复治疗方法

(1) 物理治疗。①物理因子疗法:功能性电刺激疗法、石蜡疗法、功能性水疗及生物反馈疗法等。②运动疗法:早期主要采用神经发育疗法及神经易化技术,包括:Bobath 技术、Rood 技术、Brunnstrom 技术、本体感觉性神经肌肉易化(PNF)技术等。目前偏瘫儿童的限制性诱导疗法、目标导向性活动训练、双侧训练等先进康复技术陆续引入脑性瘫痪康复中,使康复效果更加显著。③作业疗法:姿势控制;上肢功能训练;促进日常生活动作能力;促进认知功能的发育;促进情绪的稳定和社会适应性;辅助器具、矫形器、移动工具的使用;环境改造等。④言语语言治疗:包括构音障碍运动训练和语言发育迟缓训练。

(2) 药物及手术治疗。①药物治疗:主要针对痉挛和肌张力障碍。缓解局灶性痉挛,可行 A 型肉毒毒素肌内注射(type A botulinum toxin,BTX-A),临床推荐剂量儿童为 2~6U/kg,最大剂量 300U,单个注射部位最大剂量 <50U;缓解全面性痉挛;苯二氮䓬类药物氯硝西泮 0.01~0.1mg/(kg·次),q.n.;巴氯芬口服,推荐剂量为每天 10~60mg;缓解肌张力障碍,可行加巴喷丁口服,平均剂量为 18.1mg/kg;改善低骨密度和骨质疏松,可服用维生素 D、钙补充剂等。②手术治疗:常规

开展的手术如选择性脊神经后根切断术（selective posterior rhizotomy，SPR）；肌肉、肌腱和骨关节矫形手术等。

（3）其他疗法：传统医学康复疗法，如中药治疗、针刺疗法、推拿按摩疗法、穴位疗法、中药药浴、熏蒸等；辅助器具及矫形器的应用、丰富环境刺激、虚拟现实游戏和脑深部［电］刺激（deep brain stimulation，DBS）等。

（4）心理康复与教育。

（5）职业康复及社会康复。

➤ 附：脑性瘫痪诊断流程图

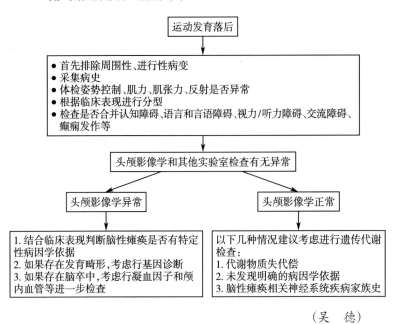

（吴　德）

参考文献

1. SOLEIMANI F，VAMEGHI R，BIGLARIAN A. Antenatal and intrapartum risk factors for cerebral palsy in term and near-term newboms.Arch Iran Med，2013，16（4）：213-216.

2. 李晓捷,唐久来,马丙祥,等.脑性瘫痪的定义、诊断标准及临床分型.实用儿科临床杂志,2014,29(19):1520.

3. World Health Organization. ICD-10:international statistical classification of diseases and related health problems,10th Revision. Acta Chirurgica Iugoslavica,2010,56(3):65-69.

4. 李晓捷,梁玉琼.基于循证医学的脑性瘫痪康复治疗新进展.中华实用儿科临床杂志,2020,35(12):885-889.

第五章 中枢神经系统炎症性疾病

第一节 自身免疫性脑炎

【概述】

自身免疫性脑炎(autoimmune encephalitis,AE)泛指一类由自身免疫机制介导的脑炎,自身免疫性脑炎分类方法较多,最常见的是根据自身抗体对应的抗原位置分为针对突触受体抗体、针对离子通道或其他细胞表面蛋白抗原受体、针对细胞内抗原抗体。针对突触受体抗体和离子通道或其他细胞表面蛋白抗原受体由于作用机制的相似性,统称为针对细胞表面抗原抗体。常见的细胞表面抗原有N-甲基-D-天冬氨酸受体(N-methyl-D-aspartate receptor,NMDAR)、髓鞘少突胶质细胞糖蛋白(myelin oligodendrocyte glycoprotein,MOG)、富亮氨酸胶质瘤失活蛋白1(leucine rich glioma inactivated 1,LGI1)、γ-氨基丁酸A型受体(Gamma-aminobutyric acid type A receptor,GABAAR)、γ-氨基丁酸B型受体(Gamma-aminobutyric acid type B receptor,GABABR)等;常见的细胞内抗原有谷氨酸脱羧酶(glutamate decarboxylase,GAD)等。针对细胞内抗原抗体的自身免疫性脑炎患者多伴随肿瘤,成人尤为多见,其中以小细胞癌最为常见,所以曾称为副肿瘤抗体,并将此类自身免疫性脑炎统称为副肿瘤综合征。美国明尼苏达州2014年1月1日报告自身免疫性脑炎患病率为13.7/10万,感染性脑炎(即明确感染细菌、病毒、真菌或寄生虫)患病率为11.6/10万,提示自身免疫性脑炎患病率较高,需引起高度重视。

根据不同的抗神经元抗体和相应的临床综合征,AE 可分为 3 种主要类型。①抗 NMDAR 脑炎:抗 NMDAR 脑炎约占 AE 的 80%,也是在儿童中目前能明确诊断的最常见的免疫性脑炎,其特征性临床表现符合弥漫性脑炎,与经典的边缘性脑炎有所不同;②边缘性脑炎:以精神行为异常、癫痫发作(起源于颞叶)和近记忆力障碍为主要症状,脑电图与神经影像学符合边缘系统受累,如抗 LGI1 抗体、抗 GABABR 抗体相关的脑炎;③其他 AE 综合征:包括莫旺综合征、抗 GABAAR 抗体相关脑炎等,这些 AE 综合征或者同时累及 CNS 与周围神经系统,或者表现为特征性的临床综合征。

【诊断】

(一) 自身免疫性脑炎的诊断

包括临床表现、辅助检查、确诊实验与合理地排除其他病因 4 个方面。

1. 临床表现　急性或者亚急性起病(<3 个月),具备以下 1 个或者多个神经与精神症状或者临床综合征。①边缘系统症状:近事记忆力减退、癫痫发作、精神行为异常,3 个症状中的 1 个或者多个;②脑炎综合征:弥漫性或者多灶性脑损害的临床表现;③基底节和/或间脑/下丘脑受累的临床表现;④精神障碍,且精神心理专科认为不符合非器质疾病。

2. 辅助检查　具有以下 1 个或者多个辅助检查发现,或者合并相关肿瘤。①脑脊液异常:脑脊液白细胞增多($>5 \times 10^6$/L);脑脊液细胞学呈淋巴细胞性炎症;脑脊液特异性寡克隆区带阳性。②神经影像学或者电生理异常:MRI 边缘系统 T_2 或者 FLAIR 异常信号,单侧或者双侧或其他区域的 T_2 或者 FLAIR 异常信号(除外非特异性脑白质改变和脑卒中);PET 边缘系统高代谢改变或多发的皮质和/或基底节的高代谢;脑电图异常,局灶性癫痫或者癫痫样放电(位于颞叶或者颞叶以外)或弥漫或者多灶分布的慢波节律。③与 AE 相关的特定类型的肿瘤,例如边缘性脑炎合并小细胞肺癌,抗 NMDAR 脑炎合并畸胎瘤。

3. 确诊实验　抗神经元表面抗原的自身抗体阳性。抗体检测主要采用间接免疫荧光法。根据抗原底物分为基于细胞底物的实验（cell based assay，CBA）与基于组织底物的实验（tissue based assay，TBA）2 种。CBA 具有较高的特异度和灵敏度。应尽量对患者配对的脑脊液与血清标本进行检测，脑脊液与血清的起始稀释滴度分别为 1：1 与1：10。

4. 合理地排除其他病因　包括病毒性脑炎、代谢性与中毒性脑病、CNS 肿瘤等其他疾病。

5. 诊断标准　包括可能的 AE 与确诊的 AE。可能的 AE：符合上述诊断条件中的第 1、2 和 4 条；确诊的 AE：符合上述诊断条件中的第 1~4 条。

（二）抗 NMDAR 脑炎的诊断

诊断标准：根据 Graus 与 Dalmau 标准（2016 年），确诊的抗 NMDAR 脑炎需要符合以下 3 个条件，①下列 6 项主要症状中的 1 项或者多项：a. 精神行为异常或者认知障碍；b. 言语障碍；c. 癫痫发作；d. 运动障碍/不自主运动；e. 意识水平下降；f. 自主神经功能障碍或者中枢性低通气。②抗 NMDAR 抗体阳性：建议以脑脊液 CBA 法抗体阳性为准。若仅有血清标本可供检测，除了 CBA 结果阳性，还需要采用 TBA 与培养神经元进行 IIF 给予最终确认，且低滴度的血清阳性（1：10）不具有确诊意义。③合理地排除其他病因。

（三）其他抗体相关脑炎

儿童最常见的自身免疫性脑炎是抗 NMDAR 脑炎，其他抗体相关脑炎相对少见。

1. 抗 LGI1 抗体相关脑炎诊断要点　①急性或亚急性起病，进行性加重；②临床表现符合边缘性脑炎或者表现为面-臂肌张力障碍发作（faciobrachial dystonic seizure，FBDS）；③脑脊液白细胞数正常或者呈轻度淋巴细胞性炎症；④头颅 MRI：双侧或者单侧的颞叶内侧异常信号或者无明显异常；⑤脑电图异常；⑥血清和/或脑脊液抗 LGI1 抗体阳性。

2. 抗 GABABR 抗体相关脑炎诊断要点　①急性起病，进行性加重;②临床表现符合边缘性脑炎;③脑脊液淋巴细胞轻度升高或者白细胞数正常;④头颅 MRI:双侧或者单侧的颞叶内侧异常信号或者未见异常;⑤脑电图异常;⑥血清和/或脑脊液抗 GABABR 抗体阳性。

【鉴别诊断】

1. 中枢神经系统感染性疾病　如病毒性脑炎、细菌、真菌、结核等所致的中枢神经系统感染,可通过脑脊液、病原学、头颅 MRI 等检查鉴别。既往抗 NMDAR 脑炎常被误诊为病毒性脑炎,但两者在临床表型及病情的演变过程有很大差异,可资鉴别。

2. 精神疾病　当患者仅表现精神行为异常时常被误诊,但随着疾病进展出现抽搐、认知障碍、意识水平下降、锥体外系等症状时易于区分。

3. 其他自身免疫性脑炎　如抗 Hu、CV2、Ma2 等神经元内抗体脑炎、桥本脑病等,临床表现相似,需进行血清和脑脊液相关特异性抗体检查以鉴别。其他需鉴别的疾病还包括代谢性和中毒性脑病、遗传性疾病以及神经系统变性疾病等。

【治疗】

AE 的治疗包括免疫治疗、对癫痫发作和精神症状的症状治疗、支持治疗和康复治疗。合并肿瘤者进行切除肿瘤等治疗。

1. 免疫治疗　分为一线免疫治疗、二线免疫治疗和长程免疫治疗。一线免疫治疗包括糖皮质激素、静脉注射免疫球蛋白(intravenous immunoglobulin,IVIg)和血浆交换。二线免疫药物包括利妥昔单抗与静脉用环磷酰胺,主要用于一线免疫治疗效果不佳的患者。长程免疫治疗药物包括吗替麦考酚酯与硫唑嘌呤等,主要用于复发病例,也可以用于一线免疫治疗效果不佳的患者和肿瘤阴性的抗 NMDAR 脑炎患者(参考抗 NMDAR 脑炎免疫治疗流程图)。

(1)糖皮质激素:一般采用糖皮质激素冲击治疗,甲泼尼龙20~30mg/d,连续静脉滴注 3 天,可以每周用 1 个疗程,总疗程 2~3 个疗程,而后改为口服醋酸泼尼松 1~2mg/(kg·d),口服激素总疗程为 6

个月左右。

（2）IVIg：根据患者体重按总量 2g/kg，分 3~5 天静脉滴注。对于重症患者，建议与激素联合使用，可每 2~4 周重复应用。

（3）血浆交换：可与激素联合使用。在静脉注射免疫球蛋白之后不宜立即进行血浆交换。

（4）利妥昔单抗：按 375mg/m^2 体表面积静脉滴注，每周 1 次，根据外周血 CD20 阳性的 B 细胞水平，共给药 3~4 次。

（5）静脉注射环磷酰胺：按 750mg/m^2 体表面积，溶于 100ml 生理盐水，静脉滴注，时间超过 1 小时，每 4 周 1 次。病情缓解后停用。

（6）硫唑嘌呤：口服剂量 2mg/(kg·d)，至少 1 年。主要用于预防复发。

2. 肿瘤的治疗　抗 NMDAR 脑炎患者一经发现卵巢畸胎瘤应尽快切除。对于未发现肿瘤且年龄 ≥12 岁的女性抗 NMDAR 脑炎患者，建议病后 4 年内每 6~12 个月进行一次盆腔超声检查。

3. 癫痫症状的控制　AE 的癫痫发作一般对于抗癫痫发作药物反应较差。可选用广谱抗癫痫发作药物，如苯二氮䓬类、丙戊酸钠、左乙拉西坦、拉莫三嗪和托吡酯等。

4. 精神症状的控制　可以选用药物包括奥氮平、氯硝西泮、丙戊酸钠、氟哌啶醇和喹硫平等药物。需要注意药物对意识水平的影响和锥体外系的不良反应等；免疫治疗起效后应及时减停抗精神病药物。

5. 自身免疫性脑炎的预后　AE 总体预后良好。80% 左右的抗 NMDAR 脑炎患者功能恢复良好，患者早期接受免疫治疗和非重症患者的预后较好，重症抗 NMDAR 脑炎患者的平均重症监护病房治疗周期为 1~2 个月，病死率 2.9%~9.5%。

➤ 附:抗 NMDAR 脑炎免疫治疗流程图

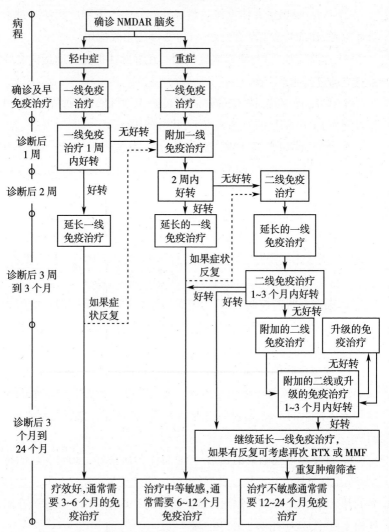

注:一线免疫治疗为糖皮质激素和/或静脉注射免疫球蛋白；附加一线免疫治疗为血浆置换和/或静脉注射免疫球蛋白；延长的一线免疫治疗为每月静脉注射糖皮质激素或静脉注射免疫球蛋白；二线免疫治疗为利妥昔单抗或环磷酰胺；附加的二线免疫治疗为环磷酰胺或利妥昔单抗；升级免疫治疗为托珠单抗；维持免疫治疗为再次使用利妥昔单抗或吗替麦考酚酯。

（高　峰）

参考文献

1. NOSADINI M,THOMAS T,EYRE M,et al. International consensus recommendations for the treatment of pediatric NMDAR antibody encephalitis. Neurol Neuroimmunol Neuroinflamm,2021,8(5):e1052.

2. 中华医学会神经病学分会. 中国自身免疫性脑炎诊治专家共识. 中华神经科杂志,2017,50(2):91-98.

3. GRAUS F,TITULAER M J,BALU R,et al. A clinical approach to diagnosis of autoimmune encephalitis. Lancet Neurol,2016,15(4):391-404.

第二节　急性播散性脑脊髓炎

【概述】

急性播散性脑脊髓炎(acute disseminated encephalomyelitis,ADEM)也称为感染后脑脊髓炎,是一种中枢神经系统脱髓鞘疾病,通常表现为多灶性神经系统症状及脑病相关的单相病程。年发病率为(0.2~0.8)/10万,80%的患者为 10 岁以下的儿童,平均发病年龄 5.7 岁,男:女为 2.3:1,成人可发病,但罕见,70%~93%的患者发病数周前有感染或疫苗接种史。70%~75% 的 ADEM 患者发病前往往有病毒或细菌感染,通常表现为非特异性上呼吸道感染。多种病原体与该病相关,包括病毒、伯氏疏螺旋体、衣原体、钩端螺旋体、肺炎支原体等。不到 5% 的 ADEM 病例发生于免疫接种后。ADEM 与狂犬病、乙型肝炎、流感、流行性乙型脑炎等各种疫苗的免疫接种相关。ADEM 好发于儿童,可能与儿童 CNS 髓鞘发育不成熟或免疫应答与成人不同有关。ADEM 发病机制并不完全清楚,在遗传易感性个体中由环境刺激诱发。主要病理改变包括静脉周围炎症反应,伴有大量的淋巴细胞和巨噬细胞。具体表现为大脑、脑干、小脑、脊髓有播散性脱髓鞘改变,脱髓鞘改变以小静脉为中心,小静脉有炎性细胞浸润,其外层有以单个核细胞为主的围管性浸润,即血管袖套。静脉周围白质髓鞘脱失,并有散在胶质细胞增生。

【诊断】

1. 临床表现 ADEM 多发生在病毒感染/疫苗接种后的 2 天~4 周,临床上患者表现为多灶性神经功能异常,提示中枢神经系统广泛受累,可出现单侧或双侧锥体束征、急性偏瘫、共济失调、脑神经麻痹、视神经炎、脊髓受累等,并且伴有意识障碍。病初发热和脑膜刺激征亦比较常见,另外,ADEM 较其他中枢神经系统脱髓鞘病更容易出现周围神经病。国际儿童多发性硬化研究组(International Pediatric Multiple Sclerosis Study Group,IPMSSG)的定义中要求患者必须有脑病的表现,即精神异常、认知障碍或意识障碍。

2. 神经影像学 几乎所有患者都存在深部及皮质下白质多发性病变,以脱髓鞘为特征。MRI 是最重要的诊断工具,T_2 和 FLAIR 相表现为片状的边界不清的高信号,多发、双侧不对称。病灶累及广泛,包括皮层下、半卵圆中心、双侧半球的灰白交界、小脑、脑干和脊髓。丘脑和基底节区常受累。胼胝体和脑室旁白质较少受累。11%~30% 的患者可出现强化病灶。ADEM 的头颅 MRI 病灶有 4 种形式:多发小病灶(<5mm)、弥漫性大病灶可类似肿瘤样伴有周边水肿和占位效应、双侧丘脑病变以及出血性病变,4 种形式可单独出现,也可合并出现。有脊髓症状的患者 80% 脊髓 MRI 可发现病灶,可为局灶或节段性,但多数为较长脊髓节段(>3)甚至全脊髓。

3. 腰椎穿刺 脑脊液正常或有细胞增多和/或蛋白浓度增加,寡克隆区带(oligoclonal band,OB)多为阴性,或一过性阳性,鞘内 IgG 合成率增高。

4. 实验室检查 很多患儿有非特异性炎症表现。白细胞增多,以淋巴细胞增多为主。红细胞沉降率和 C 反应蛋白浓度可能增加。脑电图显示脑病典型的背景慢波活动。视神经炎患者的视觉诱发电位可延长。约 40% 的患儿血清抗髓鞘少突胶质细胞糖蛋白(myelin oligodendrocyte glycoprotein,MOG)抗体检测呈阳性,持续存在高滴度抗 MOG 抗体可能与复发风险增加有关。

5. 诊断标准(表5-1) ADEM 的诊断是根据临床及影像学特点,无特异性的生物标志物或确诊试验。若儿童发生多灶神经系统异常伴脑病(如意识模糊、过度易激惹或意识水平改变),尤其是在病毒感染或疫苗接种后 1~2 周发病,应怀疑为 ADEM。IPMSSG 提出了儿童 ADEM 的诊断标准,包括首次中枢神经系统脱髓鞘疾病的多灶性临床发作,不能通过发热、全身疾病或发作后症状解释的脑病,发病后 3 个月或以上无新的临床和 MRI 表现,以及急性期(3 个月)内脑 MRI 异常。脑部 MRI 通常显示弥漫性、边界不清、较大(>1~2cm)的病变,主要累及脑白质。MRI 也可显示深部灰质病变(如丘脑或基底节),但 T_1 加权成像上的低信号脑白质病变罕见。脑病定义包括行为改变、意识模糊或过度易激惹;或者更严重的意识水平变化,如昏睡、嗜睡或昏迷,且不能通过发热、全身疾病或发作后症状来解释。脑病发作必须与疾病状态的出现一致。

表 5-1　儿童急性播散性脑脊髓炎诊断标准

临床表现(需满足以下 4 条标准)
① 首发的炎性脱髓鞘病变引起的多灶性 CNS 临床事件。
② 发热、系统性疾病及发作后症状不能解释的脑病。
③ 起病 3 个月以后无新的症状及 MRI 病灶出现。
④ 急性期(3 个月内)头颅 MRI 异常。
⑤ 头颅 MRI 表现。
⑥ 弥散性边界不清的直径 >1~2cm 的主要累及白质的病灶。
⑦ 可有深部灰质病变(包括基底核和丘脑)。
⑧ T_1 低信号病灶罕见。

注:CNS 为中枢神经系统;MRI 为磁共振成像。

另外播散性脑脊髓炎其他类型的诊断包括如下,①复发型 ADEM:在第 1 次 ADEM 事件 3 个月之后或完整的激素治疗 1 个月之后,出现新的 ADEM 事件,但是新事件只是时间上的复发,没有空间的多发,症状和体征与第 1 次相同,影像学发现仅有旧病灶的扩大,没有新的病灶出现。②多相型 DEM(MDEM):在第 1 次 ADEM 事件 3 个月之后或完整的激素治疗 1 个月之后,出现了新的 ADEM 事件,而且新的事件不管在时间上,还是在空间上都与第 1 次不同,因此症状、体征以及影像学检查都有新的病灶出现。

【鉴别诊断】

对于有神经系统异常(包括脑炎征象)的儿童,必须考虑并排除细菌性和病毒性脑膜炎或脑炎。若有非特异性脑脊液异常以及 MRI 显示白质病变,应考虑与其他炎症性脱髓鞘疾病鉴别,主要是多发性硬化(鉴别点见表 5-2),其他包括视神经炎、视神经脊髓炎谱系障碍、横贯性脊髓炎等。

表 5-2 ADEM 与 MS 鉴别要点

特点	ADEM	MS
年龄	<10 岁	>10 岁
前驱感染	常有	无
症状及体征	多样,CNS 广泛受累,伴意识障碍	单一(如视神经炎或脊髓病变)
病程	典型的 ADEM 是单相病程,少数为复发型和多相型	复发-缓解过程
发热,颈强直	常见	少见
脑病症状	必须有	多数无
视神经炎	少见,多双侧	多见,多单侧
脊髓病变	完全性,反射消失	部分性
共济失调	常见	罕见
CSF	可见淋巴细胞增多	IgG 指数升高,OB(+)
MRI 病灶特点		
时间多发	无	有
空间多发	无	有
病灶数量	多灶	较少
病灶部位	皮质下、深部灰质核团	脑室旁,胼胝体
病变边界	边界欠清	边界清

续表

特点	ADEM	MS
病灶范围	范围较大,双侧分布,不对称	范围较小,非双侧分布
黑洞(T_1WI 低信号)	多无	有
其他特点		
脑室周围病灶	罕见	常见
丘脑病变	常见	罕见
MRI 随诊	多无新病灶	出现新病灶

注:ADEM 为急性播散性脑脊髓炎;MS 为多发性硬化;CNS 为中枢神经系统;CSF 为脑脊液;OB 为寡克隆区带。

【治疗】

ADEM 患儿通常表现为发热、脑膜刺激征、急性脑病以及血液和脑脊液有炎症迹象。因此,应考虑给予广谱抗生素和阿昔洛韦治疗,直至排除感染性病因。糖皮质激素被广泛认为是一线治疗(class Ⅳ)。二线治疗包括静脉丙种球蛋白、血浆交换及其他免疫抑制剂如环磷酰胺等。

1. 糖皮质激素　静脉给予甲泼尼龙[10~30mg/(kg·d),最大剂量 1 000mg/d,连用 3~5 天,随后采用在 4~6 周逐渐减量的口服糖皮质激素治疗。泼尼松逐渐减量方案通常以较低的初始剂量(与静脉方案相比)开始应用,起始剂量为 1mg/(kg·d),最高剂量可达 60mg/d,然后每 5 日减少 10mg,总减量时间为 4~6 周。对于疾病复发的患者,建议急性期静脉给予糖皮质激素治疗,随后以较长时间逐渐减量糖皮质激素。部分患者可能会获益于低剂量口服泼尼松或每月 IVIg 的预防性维持治疗。

2. 静脉用免疫球蛋白　对于接受甲泼尼龙治疗失败的 ADEM 患者,将 IVIg 作为挽救治疗措施是有益的,将 IVIg 作为初始治疗也是有益的。IVIg 的剂量介于 1~2g/kg,采用单次给予或者分 3~5 天给予。

3. 血浆置换　建议对存在长节段横贯性脊髓炎且经糖皮质激素

治疗失败的 ADEM 患儿进行血浆置换治疗。对于其他经糖皮质激素和 IVIg 治疗失败的 ADEM 患者,也应考虑进行血浆置换。

4. 环磷酰胺 具体用量为 $500\sim1\,000\text{mg/m}^2$,1 次静脉滴注或在第 1、2、4、6 和 8 天分次给予。严重副作用有继发恶性肿瘤、不育、出血性膀胱炎、充血性心力衰竭、免疫抑制、感染、Stevens-Johnson 综合征、肺间质纤维化等。

【预后】

大多数 ADEM 患儿可完全恢复,通常在 4~6 周内缓慢恢复,60%~90% 的患者仅有极少或者没有神经功能障碍。遗留神经功能缺损者可表现为运动障碍、感觉异常、视力损害、认知功能下降、癫痫等。

➤ 附:急性播散性脑脊髓炎诊疗流程图

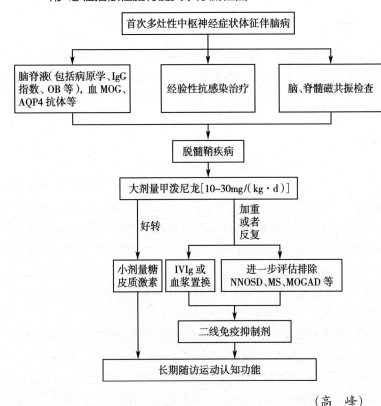

(高 峰)

参考文献

1. WANG CX. Assessment and management of acute disseminated encephalomyelitis(ADEM)in the pediatric patient. Pediatric Drugs,2021, 23(3):213-221.

2. COLE J,EVANS E,MWANGI M,et al. Acute disseminated encephalomyelitis in children:an updated review based on current diagnostic criteria. Pediatr Neurology,2019,100:26-34.

3. POHL D,ALPER G,VAN HK. Acute disseminated encephalomyelitis updates on an inflammatory CNS syndrome. Neurology,2016,87:s38-s45.

第三节　急性横贯性脊髓炎

【概述】

急性横贯性脊髓炎(acute transvense myelitis,ATM)是累及脊髓的获得性免疫性疾病,ATM急性起病,呈急性或亚急性病程,以双侧肢体无力,脊髓病变节段以下的感觉障碍及自主神经功能障碍为主要临床表现。ATM可作为一种独立的疾病发生,称为特发性急性横贯性脊髓炎(idiopathic ATM),也可以是某些神经炎症性疾病或全身系统疾病中的一种表现,称为疾病相关性ATM(disease-associated ATM),常见的疾病有急性播散性脑脊髓炎、多发性硬化、视神经脊髓炎谱系疾病等。尽管本病发病率较低,为每年(1.34~24.7)/100万,儿童约占20%,但有1/2~2/3的患儿遗留不同程度的神经功能损害,严重影响患儿的生活质量,及早诊断和治疗对疾病恢复至关重要。不同种类的ATM病因和发病的免疫机制不同,部分特发性ATM患者发病前有呼吸道、消化道病毒感染的病史,推测是通过分子相似性及超抗原等机制导致ATM的病理改变。部分患者于疫苗接种后发病,可能为疫苗接种引起的异常免疫反应。体液免疫紊乱也是ATM的发病机制之一,在疾病相关性ATM(如视神经脊髓炎谱系疾病)和复发性脊髓炎中自身抗体在其中发挥着重要的作用。

【诊断】

ATM 诊断主要依靠临床表现,急性起病,病前有感染或预防接种史,迅速出现的脊髓横贯性损害的临床症状和体征,结合脑脊液检查和脊髓磁共振影像学检查特点,并排除其他导致脊髓功能损害的疾病。

(一)临床表现

本病好发于冬春季节,各个年龄段均可发病,儿童时期有 2 个发病高峰,分别是 5 岁以下和 10~17 岁。疾病起病后可呈急性或亚急性过程,约 2/3 特发性 ATM 患者发病前有感染史,ATM 还可与疫苗接种有关。外伤、劳累、受凉等可为发病诱因。前驱感染与神经系统症状出现的时间间隔通常为 5~10 天,临床表现有后背及下肢痛,肢体瘫痪及感觉障碍(多数患者存在感觉平面)、括约肌功能障碍等。疾病相关性 ATM 除脊髓受累的表现外,具有相应疾病的其他表现。

1. **运动障碍**　急性起病迅速进展早期为脊髓休克期,出现肢体瘫痪、肌张力减低、腱反射消失、病理反射阴性,一般持续 2~4 周则进入恢复期,肌张力、腱反射逐渐增高,出现病理反射。因脊髓受累部位不同其肢体瘫痪可有特征性表现,如果颈膨大(C_5~T_2),受累上肢呈下运动神经元瘫痪(肌张力降低、腱反射减弱或消失、病理征阴性等),下肢呈上运动神经元瘫痪;如果腰膨大(L_1~S_2),受累双下肢呈下运动神经元瘫痪。肢体肌力的恢复常始于下肢远端,然后逐步上移。脊髓休克期长短取决于脊髓损害严重程度和有无发生肺部感染、尿路感染、压疮等并发症。

2. **感觉障碍**　病变节段以下所有感觉减退或丧失,在感觉缺失平面的上缘可有感觉过敏或束带感,多数患者可有感觉平面,轻症患者可不明显。

3. **自主神经功能障碍**　早期表现为尿潴留,病变平面以下少汗或无汗、皮肤脱屑及水肿、指/趾甲松脆和角化过度等。

(二)辅助检查

包括脑脊液、磁共振、病原体等相关检查(表 5-3)。

表 5-3 急性横贯性脊髓炎相关辅助检查的诊断意义

辅助检查	诊断意义
MRI 检查	**外源性压迫,内在脊髓病变**
全部脊髓,使用和不使用钆对比剂	McDonald MRI 标准支持多发性硬化诊断;长节段性横贯性脊髓炎合并亚临床的视神经受累可能支持视神经脊髓炎
大脑	脑白质营养不良和其他神经退行性病变
脑脊液检查	
细胞计数与细胞学及其鉴别	特发性炎症,感染,肿瘤
蛋白质和葡萄糖	
IgG 指数,寡克隆区带(血清配对研究)	多发性硬化(MS)中指标异常;视神经脊髓炎和自身免疫相关性横贯性脊髓炎中 30% 指标异常
细菌和病毒培养	传染病
聚合酶链反应(PCR)	肠道病毒,呼肠孤病毒科,单纯疱疹病毒,巨细胞病毒,EB 病毒,人类疱疹病毒 6、7,水痘-带状疱疹病毒,流行性感冒病毒,甲型、乙型和丙型肝炎,人 T 淋巴营养病毒 1 型,支原体肺炎,汉赛巴尔通体,伯氏疏螺旋体,支原体,结核分枝杆菌等病原体检测
水通道蛋白 4 IgG	视神经脊髓炎(不可能只在脑脊液中阳性而血清中阴性)
血清	
抗核抗体(ANA),抗可溶性抗原(ENA),双链 DNA,抗中性粒细胞胞质抗体(ANCA),抗磷脂抗体,狼疮抗凝物	系统性红斑狼疮,干燥综合征,抗磷脂抗体综合征,贝赫切特综合征
水通道蛋白 4 IgG	视神经脊髓炎
MOG 抗体	MOG 抗体相关性疾病
HIV 的急性期和恢复期抗体滴度,支原体,虫媒病毒,猫抓病,莱姆病	感染或类感染

续表

辅助检查	诊断意义
血管紧张素转换酶水平	结节病
维生素 B_{12},叶酸,维生素 E,生物素酶,铜,血浆氨基酸,血氨,乳酸	脊髓病的营养和代谢因素

其他体液

鼻咽抽吸物/拭子中呼吸道病毒的免疫荧光测定	感染或类感染
咽拭子和粪便的肠道病毒 PCR 检测	急性弛缓性脊髓炎

1. 脑脊液检查 约一半患者脑脊液检查异常,脑脊液压力正常,细胞数和蛋白含量正常或轻度增高,以淋巴细胞为主。感染后 ATM 患者可有鞘内 IgG 合成率升高,寡克隆区带阳性。

2. 影像学检查 ATM 常见的脊髓 MRI 表现为脊髓肿胀,纵行梭形 T_2 高信号,可有结节状、弥漫性或周边的强化,与成人相比,儿童 ATM 长节段损害(受累脊髓≥3 个椎体节段)较常见(图 5-1)。

3. 神经电生理检查

(1) 视觉诱发电位(visual evoked potential,VEP):正常,可作为与视神经脊髓炎及多发性硬化的鉴别依据。

(2) 躯体感觉诱发电位(somatosensory evoked potential,SEP):常有异常,波幅可明显减低。

(3) 运动诱发电位(motor evoked

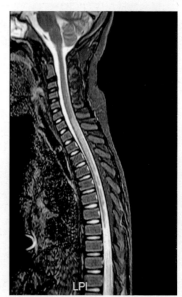

图 5-1 儿童 ATM 脊髓 MRI

5 岁男孩 T_2 提示 C_5~T_{10} 纵向长节段脊髓炎(LETM)

potential,MEP):异常,可作为判断疗效和预后的指标。

(4) 肌电图:可正常或呈失神经改变。

4. 其他检查 血清抗 AQP4-IgG、抗 MOG-IgG、ANA、ANCA、SSA、SSB 等检查,以鉴别特发性 ATM 和疾病相关性 ATM。

5. 诊断标准 2002 年急性脊髓炎国际协作组(Transverse Myelitis Consortium Working Group,TMCWG)提出了 ATM 的诊断标准(表 5-4),特发性 ATM 应满足所有纳入标准且不具备任何排除标准,疾病相关性 ATM 诊断需要满足所有纳入标准且具备排除标准中的某一特异性疾病特点。在临床上,根据 ATM 可有双侧对称性或不对称性脊髓损害的症状和体征,分为急性完全性横贯性脊髓炎(acute complete transverse myelitis,ACTM)和急性部分性横贯性脊髓炎(acute partial transverse myelitis,APTM)。

表 5-4 特发性横贯性脊髓炎的诊断标准

支持标准	排除标准
1. 由于脊髓原因引起的感觉、运动及自主神经功能障碍	1. 在过去 10 年中有脊髓放射史
2. 症状和/或体征的双侧性(不必完全对称),有明确的感觉平面	2. 符合脊髓前动脉血栓的明确血管分部区的功能障碍
3. 通过影像学检查排除脊髓受压(MRI 或脊髓造影)	3. 与脊髓动静脉畸形相符合的脊髓表面异常血管流空
4. 脑脊液细胞增多/鞘内 IgG 合成率增高/MRI 显示增强信号均提示脊髓内炎症,如起病时不符合上述炎症特点,应在起病 2~7 天内重复 MRI 或腰椎穿刺	4. 结缔组织病的血清学及临床证据(如类风湿病、白塞病、干燥综合征、系统性红斑狼疮、混合结缔组织病等)
5. 出现症状后 4 小时至 21 天进展至高峰(假如患者因症状从睡眠中觉醒,症状应在醒后加重)	5. 中枢神经系统梅毒、莱姆病、HIV、HTLV-1、支原体及其他病毒感染(HSV-1、HSV-2、EBV、HHV-6、肠道病毒等)临床表现
	6. 脑 MRI 异常提示多发性硬化
	7. 视神经炎病史

【鉴别诊断】

1. 视神经脊髓炎　属于脱髓鞘疾病,除有横贯性脊髓炎的症状外,还有视力下降或 VEP 异常,视神经病变可出现在脊髓症状之前、同时或之后,脊髓 MRI 长节段损害多见,头颅 MRI 和视神经 MRI 可见颅内和视神经病灶,血清抗 AQP4-IgG 检测可呈阳性。

2. 脊髓血管病

(1) 缺血性:脊髓前动脉综合征容易和急性脊髓炎相混淆,病变水平相应部位出现神经根痛、短时间内出现截瘫、痛温觉缺失、尿便障碍但深感觉保留。

(2) 出血性:脊髓出血少见,多由外伤或脊髓血管畸形引起,起病急骤伴有剧烈背痛、肢体瘫痪和尿便潴留。可呈血性脑脊液,MRI 检查有助于诊断。

(3) 急性脊髓压迫症:脊柱结核或转移癌,造成椎体破坏,突然塌陷而压迫脊髓,出现急性横贯性损害。脊柱影像学检查可见椎体破坏、椎间隙变窄或椎体寒性脓肿等改变,转移癌除脊柱影像学检查外可做全身骨扫描。

(4) 急性硬脊膜外脓肿:临床表现与急性脊髓炎相似但有化脓性病灶及感染病史,病变部位有压痛,椎管有梗阻现象,外周血及脑脊液白细胞增高,脑脊液蛋白含量明显升高,MRI 可帮助诊断。

(5) 急性炎症性脱髓鞘性多发性神经病:肢体呈弛缓性瘫痪,末梢感觉障碍,容易与 ATM 的脊髓休克期相混淆,前者无感觉平面,括约肌功能障碍少见,即使出现,一般也在急性期数天至 1 周内恢复。

【治疗】

对 ATM 患者应做到早期诊断、尽早治疗、精心护理以及尽早行康复训练,以改善预后。

药物治疗

1. 糖皮质激素治疗　对于特发性 ATM 静脉应用糖皮质激素是目前比较认可的标准治疗和一线治疗,是 ATM 的主要治疗手段。国内外许多研究证实糖皮质激素可缩短病程、改善预后。可用甲基泼尼松龙 15~30mg/(kg·d)(最大量 <1g),应用 3~5 天,继之口服泼尼松

1~1.5mg/(kg·d),逐渐减量,总疗程 1~2 个月。

2. 免疫球蛋白 采用静脉注射丙种球蛋白(IVIg)400mg/(kg·d),连用 3~5 天。也有学者主张,急性期给予 IVIg 联合糖皮质激素治疗,较单用激素疗效好。

3. 血浆置换 病情较严重的中-重度患者(即不能行走,典型的自主神经功能障碍,双下肢感觉障碍)或静脉注射应用糖皮质激素后症状无改善时则应首选血浆置换。

4. 免疫调节治疗 对于使用静脉激素冲击治疗后病情仍进展的患者,可考虑行环磷酰胺冲击治疗,剂量为 500~1 000mg/m²,应用时警惕血细胞减少症及出血性膀胱炎等并发症的发生。而对于脊髓炎复发患者,可考虑长期口服免疫调节剂,如硫唑嘌呤、氨甲蝶呤、霉酚酸酯或者环磷酰胺等。

5. 其他对症支持治疗 脊髓肿胀者可使用甘露醇等脱水剂减轻水肿。B 族维生素有助于神经功能恢复,常用维生素 B_1 和维生素 B_{12}。并发或伴发细菌感染时,根据病原学检查和药敏选用抗生素。伴呼吸和吞咽功能障碍者给予呼吸及营养支持,同时需预防坠积性肺炎、褥疮、深静脉血栓等长期卧床相关并发症的发生。

6. 康复治疗 对预防并发症和提高患者的实用技能非常重要,早期应将患者瘫肢置于功能位,进行被动活动、按摩等;肌力部分恢复时,应鼓励患者主动运动,积极锻炼;针灸、理疗有助于康复。

7. 护理 ATM 患者的护理极为重要。保持患者皮肤清洁,在骶尾部、足跟及骨隆起处放置气圈,防止压疮。注意按时翻身拍背、排痰和转换体位,防止坠积性肺炎。排尿障碍者应无菌导尿,留置尿管并用封闭式集尿袋,定期放尿。尿失禁者应勤换尿片,保持会阴清洁,预防尿路感染。

8. 预后 ATM 患者的预后取决于病变的程度及合并症的情况。约 44% 的患者预后较好,完全无后遗症或仅有轻度感觉异常或锥体束征;可独立行走但存在痉挛性步态、感觉障碍或括约肌功能异常者约占 33%;存在严重后遗症,不能独立行走者占 23%。ATM 病程中经达峰及平台期后神经系统的症状恢复多开始于病后 1 个月内,恢复过程可持续半年。研究发现约 1/4 的特发性 ATM 出现复发,而在疾病相关性 ATM 中复发率高达 70%。

➢ **附:急性横贯性脊髓炎诊断流程图**

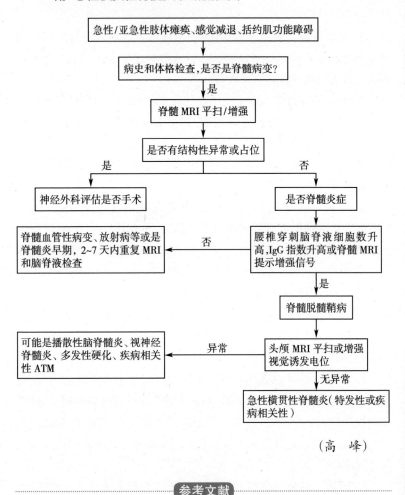

（高　峰）

----------------- 参考文献 -----------------

1. ABKUR T,SAEED M. Transverse myelitis:a diagnostic challenge. Clin Med,2021, 21(6):e682.

2. 包新华,姜玉武,张月华.儿童神经病学.3版.北京:人民卫生出版社.2021.

3. ABSOUD M,GREENBERG B M,LIM M,et al. Pediatric transverse myelitis.
Neurology,2016,87:S46-52.

第四节　视神经脊髓炎谱系疾病

【概述】

视神经脊髓炎谱系疾病(neuromyelitis optica spectrum disorders,NMOSD)属于中枢神经系统特发性炎症性脱髓鞘疾病。以视神经炎、长节段脊髓炎及延髓最后区综合征为主要的核心症状。2004年在患者血清中检测到抗水通道蛋白4-IgG(aquaporin 4-IgG,AQP4-IgG),使该病从多发性硬化中独立出来。本病最早在1894年被描述(Devic病),于1999年提出视神经脊髓炎(neuromyelitis optica,NMO)诊断标准,并于此后不断进行更新。2015年国际NMO诊断小组制定了新的NMOSD诊断标准。

根据血清AQP4-IgG是否阳性,分为AQP4-IgG阳性NMOSD和AQP4-IgG阴性/未知的NMOSD。AQP4-IgG抗体如何介导NMOSD发病尚未完全阐明。AQP4抗原主要表达于形成血脑屏障及突触周围的星形胶质细胞终足、郎飞结以及对渗透压敏感的区域,包括下丘脑视上核和室旁核,以及脑室旁区(例如穹窿下部、终板以及延髓最后区等)等。外周的浆细胞产生的AQP4-IgG进入血脑屏障后与星形胶质细胞的AQP4抗原结合,可导致中性粒细胞募集,并通过补体介导及抗体介导的细胞毒性进一步引起少突胶质细胞损伤、脱髓鞘,甚至神经元丢失。

【诊断】

1. 临床表现　儿童NMOSD中女性患儿多见,男性患儿约占30%。起病年龄可早至1岁。本病通常为急性或亚急性起病,多数为多相性病程。主要症状包括如下,①视神经炎:表现为视力下降、可伴眼球运动时有疼痛感。可为单眼或双眼相继或同时受累;②脊髓炎:多为3个节段以上的长节段脊髓炎。根据脊髓受累部位不同出现相应运动、感觉障碍及膀胱直肠功能障碍;③延髓最后区综合征:表现为顽固性呃逆、恶心、呕吐,不能用其他原因解释;④其他症状:脑干症状可表现为头晕、复视等;间脑综合征表现为发作性睡病样症状、低钠血症或体温调节异常等;大脑综合征可表现为意识障碍、语言障碍、肢体运动障碍、头痛等。对于同一患者,一次脱髓鞘发作中可出现上述一种或多种症状,或在不同脱髓鞘时间中以不同组合方式出现。NMOSD 可合并全身自身免疫性疾病,如干燥综合征、系统性红斑狼疮、桥本甲状腺炎等。

2. 辅助检查

(1)血清 AQP4-IgG:目前推荐灵敏度和特异度均较高的细胞转染免疫荧光法(cell based transfection immunofluorescence assay,CBA)进行抗体检测。成人研究中 AQP4-IgG 阳性的 NMOSD 占所有病例的 63%~76%。儿童患者阳性率较低,约占 30%。

(2)血清髓鞘少突胶质细胞糖蛋白(myelin oligodendrocyte glyco-protein,MOG)IgG:MOG-IgG 可在 AQP4-IgG 阴性的一部分 NMOSD 患者中检测到,尤其是儿童患者多见。

(3)其他血清自身免疫性抗体检测:近 50%NMOSD 患者可合并其他自身免疫抗体阳性,如血清抗核抗体(ANAs)、抗 SSA 抗体、抗 SSB 抗体、抗甲状腺抗体等。

(4)脑脊液:半数患者脑脊液常规提示有核细胞数增多,通常为轻度增多,单个核细胞为主。20% 以上患者出现脑脊液蛋白升高。少数患者脑脊液特异性寡克隆区带阳性。

(5)MRI:①脊髓 MRI 多为长节段(纵向延伸往往≥3 个椎体节段)病变,少数可纵贯全脊髓,颈髓病变可向上与延髓最后区病变相连。轴位脊髓病变多累及中央灰质和部分白质,呈圆形或 H 型,脊髓后索易受累。急性期病变肿胀,呈 T_1WI 低信号 T_2WI 高信号,增强扫描部分病灶可强化,相应脊膜亦可强化。慢性恢复期可见脊髓萎缩,长节段病变可转变为间断、不连续 T_2WI 高信号。②头颅 MRI 可累及延髓背侧(最后区)、脑干被盖部、四脑室周围、丘脑、下丘脑、三脑室周围等,也可表现为急性播散性脑脊髓炎样特点。低龄儿童可表现为脑白质营养不良样对称弥漫性白质受累。急性期部分病灶可强化。

③急性视神经炎患者可出现视神经 MRI 异常,易累及视神经后段及视交叉,病变可 >1/2 视神经长度,急性期表现为视神经增粗、T_2WI 高信号,可伴有强化,慢性期可表现为视神经萎缩(图 5-2)。

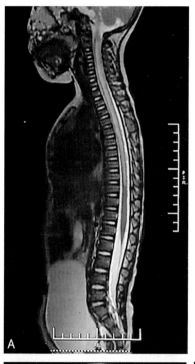

图 5-2 2 例 AQP4-IgG 阳性 NMOSD 患儿急性期脊髓及头颅 MRI

A. 为 1 例 AQP4-IgG 阳性 NMOSD 女性患儿;B、C 为另 1 例 AQP4-IgG 阳性 NMOSD 女性患儿。T_2WI 序列可见脊髓全长呈 T_2WI 高信号伴肿胀(A),头颅 MRI(B、C)显示三脑室旁及中脑被盖部 T_2 FLAIR 高信号。

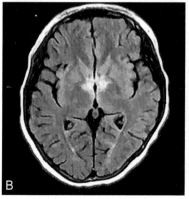

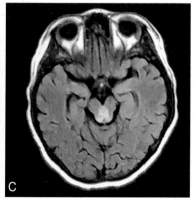

(6) 视功能相关检查:应进行视敏度检查、视野检查,视觉诱发电位可显示 P100 波形异常及潜伏期延长,OCT 检查多出现较明显的视网膜神经纤维层变薄且不易恢复。

3. 诊断标准 目前参照 2015 年国际 NMO 诊断小组制订的诊断标准进行诊断,尚无专门针对儿童患者的诊断标准。

(1) AQP4-IgG 阳性的 NMOSD 诊断标准:①至少满足 1 项核心特征;②用可靠的方法检测 AQP4-IgG 阳性(推荐 CBA 方法);③排除其他诊断。

(2) AQP4-IgG 阴性或未知(不能检测)的 NMOSD 诊断标准:①至少 2 个核心临床特征(可以 1 次或多次临床发作),满足以下所有特点:a. 其中 1 个核心症状必须是视神经炎、急性脊髓炎(长节段)或最后区综合征之一;b. 空间多发(至少 2 个核心临床特征);c. 满足 MRI 要求:急性视神经炎 MRI、脊髓炎 MRI、最后区综合征 MRI、急性脑干综合征 MRI。②AQP4-IgG 阴性或未检测。③排除其他诊断。

(3) 上述诊断标准中的核心特征包括:①视神经炎;②急性脊髓炎;③最后区综合征,表现为无其他原因可以解释的顽固性呃逆、恶心及呕吐;④脑干综合征;⑤症状性发作性睡病或急性间脑综合征伴 MNOSD 典型 MRI 病灶;⑥症状性大脑综合征伴 NMOSD 典型大脑白质病灶。

(4) 上述诊断标准中 AQP4-IgG 阴性或未知(不能检测)NMOSD 所需 MRI 要求。①急性视神经炎:头颅 MRI 需有下列结果之一,a. 头颅 MRI 正常或仅有非特异性白质病变;b. 视神经 T_2WI 高信号或 T_1 增强信号 >1/2 视神经长度,或病变累及视交叉。②急性脊髓炎:脊髓病变≥3 个连续椎体节段或有脊髓炎病史的患者相应脊髓萎缩≥3 个连续椎体节段。③最后区综合征:延髓背侧/最后区病变。④急性脑干综合征:室管膜周围脑干病变。

【鉴别诊断】

1. AQP4-IgG 阳性与 MOG-IgG 阳性的 NMOSD 的鉴别 AQP4-IgG 阴性患者应进行血清 MOG-IgG 检测。AQP4-IgG 阳性患儿长节段脊髓炎和延髓最后区综合征较 MOG-IgG 阳性患儿多见,MOG-IgG 阳性患儿急性播散性脑脊髓炎表型更多见。视神经炎两者均较常见,但AQP4-IgG 阳性患儿累及视神经后段,而 MOG-IgG 阳性患儿易累及前段。

2. 多发性硬化 儿童患者较罕见,头颅 MRI 病灶多呈垂直于侧脑室的边界清楚的椭圆形或手指状病、弯曲的皮质下病灶以及 T_1WI 黑洞等特点,脊髓病灶多为短节段且不对称。脑脊液细胞数增多不常见,脑脊液特异性寡克隆区带多数呈阳性,血清 AQP4-IgG 与 MOG-IgG 均阴性。

3. 中枢神经系统血管炎 小血管炎病灶多分布于大脑灰白质交界区,常有皮质受累,可伴有出血、钙化,病灶强化多见,软脑膜强化多见。

4. 遗传性脑白质病 病程多为进展性,白质病灶多为对称性,脑脊液细胞数通常不高。

【治疗】

1. 治疗原则

(1) 急性期治疗:首选糖皮质激素,可选用甲泼尼龙 20~30mg/(kg·d),3~5 天,序贯减量,总疗程通常 <3 个月。如果患儿对糖皮质激素反应欠佳或病情较重,还可应用大剂量丙种球蛋白(总剂量 2g/kg)。少数对上述治疗效果不佳的严重患儿可以尝试血浆置换治疗。

(2) 预防性治疗:患儿何时开始预防性治疗需要个体化考虑,并权衡利弊。AQP4-IgG 阳性患儿 90% 为复发性病程,首次诊断即可考虑开始预防性治疗;AQP4-IgG 阴性患儿首次起病后,通常可以等再次复发后再考虑预防性治疗,还要结合复发的间隔时间、严重程度等综合考虑。目前较常用的药物包括吗替麦考酚酯[600mg/(m²·次),每天 2 次,最大剂量 2 000mg/d]、利妥昔单抗[375mg/(m²·次),每周 1 次,连用 2~4 周,监测外周血 CD19 阳性 B 淋巴细胞计数保持在 $<10 \times 10^6/L$,每 6 个月再次输注 1 次,或者如果淋巴细胞计数 $\geq 10 \times 10^6/L$ 再次输注 1 次]和硫唑嘌呤 2~3mg/(kg·d)。也有报道应用丙种球蛋白定期输注(2g/kg,之后每月输注 1g/kg)。也有一些报道应用氨甲蝶呤、环磷酰胺等免疫抑制剂。有治疗前景

的其他生物制剂类药物还包括依库珠单抗(eculizumab,补体 C5 的单克隆抗体)和萨特利珠单抗(satralizumab,IL-6 受体的单克隆抗体)等已在美国获批成人 NMOSD 适应证。关于预防治疗的疗程目前尚不确定,可能需要长期治疗。

(3) 对症治疗:针对相应症状进行治疗,例如针对尿潴留行间断无菌导尿,针对运动功能障碍进行康复训练等。

2. 预后　本病多数为复发性病程,尤其对于 AQP4-IgG 阳性患儿约 90% 为复发性。反复发作后多遗留神经系统功能障碍,其中最常见的是视力障碍及锥体功能障碍。有研究表明儿童 NMOSD 的 2 年扩展的功能障碍状况量表(Expanded Disability Status Scale,EDSS)评分为 2.25 ± 1.25。

➤ 附:视神经脊髓炎谱系疾病诊疗流程图

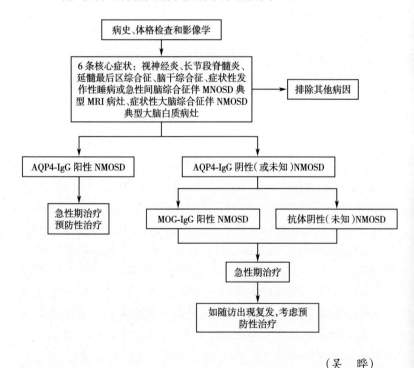

（吴　晔）

参考文献

1. WINGERCHUK DM, BANWELL B, BENNETT JL, et al. International consensus diagnostic criteria for neuromyelitis optica spectrum disorders. Neurology, 2015, 85 (2): 177-189.

2. GOMBOLAY GY, CHITNIS T. Pediatric neuromyelitis optica spectrum disorders. Curr Treat Options Neurol, 2018, 20 (6): 19.

3. HACOHEN Y, MANKAD K, CHONG WK, et al. Diagnostic algorithm for relapsing acquired demyelinating syndromes in children. Neurology, 2017, 89 (3): 269-278.

4. TENEMBAUM S, YEH EA; GUTHY-JACKSON FOUNDATION INTERNATIONAL CLINICAL CONSORTIUM (GJCF-ICC). Pediatric NMOSD: a review and position statement on approach to work-up and diagnosis. Front Pediatr, 2020, 8: 339.

5. WALLACH AI, TREMBLAY M, KISTER I. Advances in the treatment of neuromyelitis optica spectrum disorder. Neurol Clin, 2021, 39 (1): 35-49.

第五节 MOG-IgG 相关疾病

【概述】

MOG-IgG 相关疾病(MOG-IgG associated disorders, MOGAD)是儿童特发性 CNS 炎症性脱髓鞘疾病中最常见的类型。临床表型非常多样,包括急性播散性脑脊髓炎(acute demyelinating encephalomyelitis, ADEM)、急性视神经炎(acute optic neuritis, ON)、视神经脊髓炎谱系疾病(NMOSD)、横贯性脊髓炎(transverse myelitis, TM)、ADEM-ON、脑炎、脑干脑炎以及上述临床综合征的组合。

MOGAD 的发病机制尚未阐明。MOG 在中枢神经系统髓鞘外表面和少突胶质细胞膜上表达,前驱感染或其他因素使得血脑屏障通透性增加,MOG 抗原进入外周激活 CD4+T 淋巴细胞,激活和募集特异性 B 淋巴细胞,进而产生 MOG-IgG,同时 CD4+T 细胞进入中枢,从而募集更多特异性 B 淋巴细胞进入中枢,进而激活补体,导致神经系统损伤。

【诊断】

1. 临床表现 儿童病例中位起病年龄为 6 岁。既可以表现为单相性病程,也可表现为多相性(复发-缓解)病程。多相性病程的比例在不同研究中差异较大,为 20%~34%,可能与不同研究的随访时间、前瞻或回顾性研究方法以及病例的选择有关。起病后 MOG-IgG 持续阳性是多相性病程的危险因素。儿童 MOGAD 中存在明显的年龄依赖性表型特点,低龄儿更易表现为 ADEM,而年长儿更易表现为 ON 及 TM。

常见的临床表型有以下 5 种。

(1) ADEM:是儿童 MOGAD 最常见的临床表型,也是最多见的首发临床表型,尤其对于低龄儿童。急性或亚急性起病,病程进展 <3 个月,表现为脑病和其他多样性 CNS 症状,头颅影像学具有典型特征,表现为以皮质下白质受累为主的边界欠清晰的片状白质异常信号,可以累及深部灰质核团。

(2) ON:多见于年长儿,13~18 岁青少年更多见。单侧或双侧视觉障碍,表现为视力丧失、中央盲点或视野缺损以及色觉受损,常伴有眼球运动性疼痛,症状高峰期视力通常严重下降。双侧 ON 见于 50% 以上的儿童患者。视盘水肿较常见(60%~90%),还可有眼眶软组织炎症(以成人患者为主)。急性期经过治疗后多数患儿可以恢复视力。

(3) TM:表现为运动感觉障碍及直肠膀胱功能障碍,圆锥受累见于 37% 患者,也可表现为长节段脊髓受累。急性期功能障碍明显,但治疗后多数可以明显好转,恢复程度优于 MOG-IgG 阴性 TM 患儿。

(4) NMOSD(AQP4-IgG 阴性):儿童 NMOSD 样表型中 MOG-IgG 阳性率高于 AQP4-IgG。NMOSD 临床表现为视神经炎、长节段脊髓炎、最后区综合征、脑干综合征、间脑综合征和大脑综合征等。儿童 MOGAD 患者常在一次病程中同时出现 ON 和长节段 TM。最后区综合征罕见。目前认为在同一患者 AQP4-IgG 和 MOG-IgG 共存极为罕见。

（5）多相性病程可表现为上述同一表型反复或不同表型先后组合，例如多相性播散性脑脊髓炎、ADEM-ON、反复 ON 等。

相对少见的不典型临床表型有以下 3 种。

（1）脑炎（非 ADEM）：最早在 2017 年被报道，表现为癫痫发作，影像学提示大脑半球半侧皮质 T_2 FLAIR 高信号，糖皮质激素疗效好。随着报道病例的不断增多，发现多数脑炎表型的患者在脑炎前、同时或之后仍有典型 CNS 脱髓鞘表型，如 ON、TM，或出现深部白质异常信号、脑干异常信号等脱髓鞘表现。

（2）合并其他自身抗体的重叠综合征：MOG-IgG 可以和其他自身免疫性脑炎相关抗体重叠出现，尤其是抗 NMDAR-IgG。抗 NMDAR 脑炎患者中同时检测到胶质细胞抗体的约占 4%，其中一半为 MOG-IgG。临床可见到患者在多次复发性病程中，某一次临床发作以抗 NMDAR 表型为主，而另一次发作以 MOGAD 表型为主，也可两类表型共同在一次发作中出现（如精神行为异常 + 视神经炎）。也有报道 MOG-IgG 阳性患者同时合并 Caspr2-IgG、LGI1-IgG、GABAA-R-IgG 等。

（3）脑神经炎：少数个例报道了 CNS 受累伴脑神经炎的 MOGAD 患者，影像学显示脑神经根强化。可能原因包括脑神经的解剖区域即所谓过渡带，存在着中央髓鞘和周围髓鞘的重叠或者 CNS 病变引起的炎症反应可能向下游发展累及脑神经。极少数孤立性脑神经炎病例是否与 MOG-IgG 相关尚有待证实。

2. 辅助检查

（1）MOG-IgG：检测样本为血清，通常 CSF 阳性仅见于血清抗体滴度较高的患者。应采用细胞转染法，用全长人类 MOG 抗原转染 HEK 细胞，通过免疫荧光法进行检测，不建议 ELISA 法或 Western Blot 法。方法学差异不同的检测中心的界值设定可能存在差异。随访中抗体持续阳性是多相性病程的重要危险因素。

（2）脑脊液：急性期可以出现脑脊液有核细胞数增多，蛋白可以轻度升高。笔者既往对儿童患者 82 次急性发作期的 50 份脑脊液样本的分析结果发现,蛋白中位数为 0.31g/L(0.14~1.32),其中有 16% 的样本蛋白≥0.5g/L,有核细胞中位数为 24/mm³(0~495)。

(3) 影像学

1) 头颅 MRI:根据临床表现而有所不同。在儿童 MOGAD 中,ADEM 表型最为多见,MRI 为双侧幕上病变,累及皮层下、深部白质和深部灰质核团。病变为 T_2WI 高信号,>2cm,通常边界模糊。NMOSD 表型患儿可表现与 ADEM 患者相似的影像特征,尤其是年龄较小的患儿。在低龄 MDEM 患儿(<7 岁)中,还可表现为遗传性脑白质病样对称性广泛性白质受累,病灶可强化或不强化。表现为脑炎表型的患儿常出现皮质受累,可伴有皮质下白质受累以及深部灰质组织及双侧边缘叶受累。局部单一病灶(如脑干病灶)是较为罕见的表现(图 5-3)。

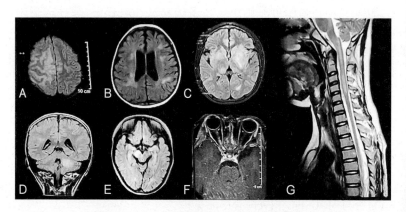

图 5-3 MOGAD 患儿的头颅 MRI 影像学

图中分别显示皮质病灶(A),皮质下及脑室旁白质病灶(B),丘脑及基底节病灶(C),小脑病灶(D),脑干病灶(E),右侧视神经病灶(F),长节段颈髓病灶(G)。其中 A,B,C,D 为 T_2FLAIR 序列,F 为 T_1WI 增强,G 为 T_2WI 序列。

2) 脊髓 MRI:儿童通常表现为长节段横贯性脊髓炎(longitudinal extensive transverse myelitis,LETM)。LETM 可以出现在 ADEM 和 NMOSD 表型中,也可以孤立发生。最多见于颈胸段脊髓,也可累及腰椎及脊髓圆锥。脊髓的灰质易受累,在轴位上可表现为 H 形模式。

3) 视神经:ON 在儿童 MOGAD 中多见,约一半患儿双侧视神经受累。通常表现为长节段 ON,即长度超过视交叉前视神经长度的1/2,主要影响视神经的前部。视神经周围组织的强化很常见。视交叉和视神经束很少受累。

4) 年龄特点:MOGAD 的影像学表现也存在一定的年龄依赖性特点。年幼儿童往往表现为界限不清的广泛病变,可出现胼胝体和近皮质病变。而年长儿通常表现为 ON 和/或 TM,更多的表现为界限相对清晰的小的颅内病灶或无明显颅内病灶。这些差异可能与 MOG 在髓鞘发育和组装中的作用有关,髓鞘发育中的低龄儿童更易出现广泛的病灶。

(4) 其他检查:包括视诱发电位、眼底、视野、光学相干断层扫描等眼科相关检查,必要时行脑电图检查、系统性自身免疫性抗体检测等。

3. 诊断标准 根据中国专家组的共识,诊断需符合以下所有标准:①应用全长人 MOG 作为靶抗原的 CBA 法检测血清 MOG-IgG 阳性;②临床有以下表现之一或组合出现:视神经炎、脊髓炎、脑炎或脑膜脑炎、脑干脑炎等;③CNS 脱髓鞘相关 MRI 或电生理(孤立性视神经炎患者的 VEP)证据;④排除其他诊断。

【鉴别诊断】

1. AQP4-IgG 阳性 NMOSD AQP4-IgG 阳性患儿长节段脊髓炎和延髓最后区综合征较 MOG-IgG 阳性患儿多见,MOG-IgG 阳性患儿急性播散性脑脊髓炎表型更多见。AQP4-IgG 阳性患儿易累及视神经后段,而 MOG-IgG 阳性患儿易累及前段。

2. 多发性硬化 儿童患者较罕见,头颅 MRI 病灶多呈垂直于侧脑室的边界清楚的椭圆形或手指状、弯曲的皮质下病灶以及 T_1WI 黑洞等特点,脊髓病灶多为短节段且不对称。脑脊液细胞数增多不常见,脑脊液特异性寡克隆区带多数阳性,血清 MOG-IgG 通常阴性。

3. 脑炎 表现为脑炎的 MOGAD 需要其他原因引起的脑炎鉴别。MOGAD 相关脑炎常以癫痫发作为主要表现,通常不伴发热和明显意识障碍,MRI 常表现为大脑半球半侧皮质 T_2 FLAIR 高信号。病毒性脑炎多表现为发热、惊厥发作及意识障碍,头颅 MRI 多表现为多灶性皮质肿胀,可伴有出血,恢复期可逐渐形成软化灶,脑脊液细胞数增多常见。自身免疫性脑炎可表现为精神行为异常、癫痫发作、运动障碍等多种表现,头颅 MRI 可正常,也可有皮质及基底节等异常信号,部分患儿可检测到抗神经元表面抗体。

4. 中枢神经系统血管炎 症状多样,小血管炎病灶多分布于大脑灰白质交界区,常有皮质受累,可伴有出血、钙化,病灶强化多见,软脑膜强化多见。

5. 遗传性脑白质病 病程多为进展性,白质病灶多为对称性,脑脊液细胞数通常不高。

【治疗】

目前 MOGAD 的治疗尚缺乏高质量临床研究证据,多根据回顾性研究的证据并参照 AQP4-IgG 阳性 NMOSD 的治疗进行,分为急性期治疗和维持期预防复发治疗。2020 年欧盟小儿 MOG 联盟(E.U. Pediatric MOG Consortium)制定了治疗共识,可供参考。

1. 急性期治疗 通常首选大剂量甲泼尼龙治疗,20~30mg/(kg·d),3~5 天。如果效果不佳,可以考虑大剂量 IVIg 2g/kg 或血浆置换。急性期通常糖皮质激素的总疗程 <3 个月。

2. 预防复发治疗 也称为疾病修正治疗(disease-modifying treatment,DMT),主要目的是预防复发,以减少因复发所累积的神经功能残疾。并不是所有患儿均需要 DMT,因为半数以上 MOGAD 为单相性病程。因此,通常在出现 1 次复发之后,再考虑启动 DMT。目前临床常用的 DMT 药物包括硫唑嘌呤、吗替麦考酚酯、利妥昔单抗和每月维持 IVIg 等。哪一种药物治疗方案疗效最佳尚缺乏高质量研究证据支持。如果在某一种药物的维持治疗期间出现了复发,可以考虑更换 DMT 药物;如果单药治疗仍出现复发,也可以联合治疗。长期糖皮质激素对患儿存在诸多不良反应,通常不作为 DMT 药物单独使用,但是在硫唑嘌呤或吗替麦考酚酯应用起始时,糖皮质激素需要维持 3~6 个月以等待硫唑嘌呤或吗替麦考酚酯充分发挥效应。对于应用 DMT

仍反复发作的患者,尤其是对于糖皮质激素依赖的患者,必要时需要小剂量糖皮质激素维持与 DMT 药物联合应用。目前对于 MOGAD 的维持治疗疗程尚不明确,欧盟共识认为经过规律详尽评估至少 2 年以上病情稳定的患儿,可以考虑降级 DMT(如从联合治疗降为单药治疗),直至停用。如果复发,还需要重新开始治疗。

　　本病的预后取决于临床表型、病程多相或单相以及治疗等因素。单相性病程患者多数预后较好,是否遗留功能障碍取决于急性发作期的损伤程度。反复复发常可逐渐出现功能障碍的累积,不同临床表型易遗留的功能障碍有所不同,ADEM 更易出现认知功能障碍,ON 可遗留视觉障碍从而影响生活质量。

　　➤ 附:MOG-IgG 相关疾病诊疗流程图

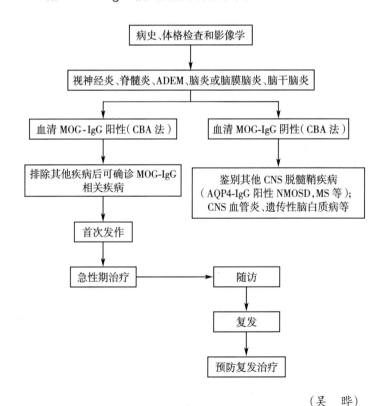

(吴　晔)

参考文献

1. LÓPEZ-CHIRIBOGA AS, MAJED M, FRYER J, et al. Association of MOG-IgG serostatus with relapse after acute disseminated encephalomyelitis and proposed diagnostic criteria for MOG-IgG-associated disorders. JAMA Neurol, 2018, 75 (11): 1355-1363.

2. 中国免疫学会神经免疫分会. 抗髓鞘少突胶质细胞糖蛋白免疫球蛋白 G 抗体相关疾病诊断和治疗中国专家共识. 中华神经免疫和神经病学杂志, 2020, 27 (2): 86-95.

3. BRUIJSTENS A L, LECHNER C, FLET-BERLIAC L, et al. E.U. paediatric MOG consortium consensus: Part 1-classification of clinical phenotypes of paediatric myelin oligodendrocyte glycoprotein antibody-associated disorders. Eur J Paediatr Neurol, 2020, 29: 2-13.

4. BAUMANN M, BARTELS F, FINKE C, et al. E.U. paediatric MOG consortium consensus: Part 2-neuroimaging features of paediatric myelin oligodendrocyte glycoprotein antibody-associated disorders. Eur J Paediatr Neurol, 2020, 29: 14-21.

5. BRUIJSTENS AL, WENDEL EM, LECHNER C, et al. E.U. paediatric MOG consortium consensus: Part 5-treatment of paediatric myelin oligodendrocyte glycoprotein antibody-associated disorders. Eur J Paediatr Neurol, 2020, 29: 41-53.

第六节　多发性硬化

【概述】

多发性硬化(multiple sclerosis, MS)是一种具有时间多发性与空间多发性特征的慢性反复性中枢神经系统炎症性脱髓鞘疾病。MS的病因尚未阐明,是遗传因素与环境因素共同作用下诱发的以中枢神经系统白质受累为主的免疫反应,病变中包括髓鞘脱失、轴索损伤及炎症细胞浸润。多种炎症细胞参与介导发病,包括 T 淋巴细胞

（CD4⁺T 淋巴细胞及 CD8⁺T 淋巴细胞）、B 淋巴细胞（抗原呈递及产生细胞因子）、巨噬细胞及小胶质细胞等。另外，星形胶质细胞及少突胶质前体细胞均在本病的炎症反应及髓鞘修复中发挥作用。目前已经发现的与 MS 发病易感性相关的独立危险因素包括维生素 D 不足、HLA-DRB1*1501 基因型、既往 EB 病毒感染等。

【诊断】

1. 临床表现 MS 的患病率具有明显的种群及年龄差异。在 MS 患者中，儿童期起病者（18 岁以前）仅占 3%~4%，且其中多数为 11 岁以上起病，因此低龄儿童并非 MS 的好发人群。种族方面，MS 多见于高加索人，而亚裔人种、非洲裔及拉美人种少见。性别方面，成年及青春期发病的儿童患者以女性占多数，小年龄儿童患者性别差异较小。

首次发作多为急性或亚急性，根据受累部位不同可表现为不同症状，包括：肢体无力、麻木感、感觉异常、视力下降（视神经炎）、复视、共济失调或横贯性脊髓炎症状等。一次发作可表现为单一病灶的相应症状，也可表现为多灶性症状。少数儿童患者首次发作可以表现为急性播散性脑脊髓炎。本病多为复发缓解性病程特点。首次发作后，2 年内再次出现发作的风险较高，年复发率（annualized relapse rate，ARR）为 1.2~1.9，较成人 MS 年复发率更高。再次发作可累及与前次不同的部位（空间多发性）。

按照病程特点，MS 可以分为如下，①复发缓解型：呈现明显的反复发作性病程，两次发作之间有病情稳定的间歇期，间歇期无或仅有轻度后遗神经系统功能障碍，此类型占成人 80% 以上，对于儿童患者主要为此类型（97% 以上）；②继发进展型：疾病早期表现为复发缓解型，病程 5~10 年后呈现持续缓慢进展；③原发进展型：病程大于 1 年，起病即呈逐渐进展性病程特点，期间无缓解复发特点，此类型在成人 MS 中仅占 10%，在儿童 MS 患者中极为罕见，作此诊断需要尤为谨慎。

2. 辅助检查

（1）头颅 MRI：典型特点为垂直于侧脑室的边界清楚的椭圆形

或手指状病变、弯曲的皮质下病灶、下部颞叶病灶、小的皮质病灶或 T_1WI 序列黑洞样病灶。病变为边界较清晰的 T_2WI 高信号,急性期可强化(图 5-4)。病灶可分布于侧脑室旁白质、皮质下白质及皮质,还可以分布于幕下(小脑及脑干)。

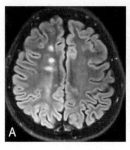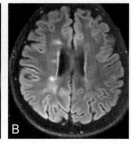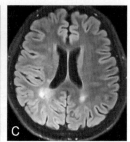

图 5-4　一例 MS 患儿头颅 MRI

为 1 例 15 岁女性患儿。T_2 FLAIR 序列显示右侧侧脑室旁白质多发边界清晰的垂直于侧脑室的椭圆形高信号病灶。

(2) 脊髓 MRI:通常可表现为 <3 个脊髓节段的 T_2WI 高信号,病灶通常不对称。少数儿童患者也可表现为长节段病变(≥3 个脊髓节段)。

(3) 脑脊液:对于诊断及鉴别诊断有很大意义。通常有核细胞数正常或仅轻度升高,如果有核细胞数 >50 个/mm³ 或存在中性粒细胞、嗜酸性细胞或异常细胞常提示其他诊断;脑脊液特异性寡克隆区带对于 MS 诊断很有意义。等电聚焦琼脂糖凝胶电泳、免疫印迹及免疫固定是目前最敏感的检测方法,必须同时进行脑脊液和血清检测以证实寡克隆区带为脑脊液特异性的。脑脊液特异性寡克隆区带可见于 90% 以上的 MS 患者,如果检测结果为阴性,要尤为注意其他鉴别诊断。同时,寡克隆区带阳性并非 MS 所特异,也可见于自身免疫性脑炎、视神经脊髓炎谱系疾病等。脑脊液鞘内 IgG 合成率常升高,但诊断特异性较差。

(4) 血清 AQP4-IgG 及 MOG-IgG 的检测对于 MS 的鉴别诊断有重要意义。

3. 诊断标准　MS 尚缺乏特异性诊断标志物,需要结合临床症状及体征、影像学、脑脊液特异性寡克隆区带等指标,排除其他可能的诊断才能做出最后诊断。诊断的三要素为时间多发性(dissemination of lesions in time,DIT)、空间多发性(dissemination of lesions in space,DIS)及排除其他疾病。

目前 MS 的诊断标准为 2017 年新修订的 McDonald 诊断标准,此标准主要针对成人 MS,有研究显示 2017 年 McDonald 标准在儿童 MS 诊断中的灵敏度为 0.71(0.56~0.83),特异度为 0.91(0.86~0.95)。国际儿童多发性硬化研究组(International Pediatric Multiple Sclerosis Study Group,IPMSSG)在 2013 年根据 2010 年修订的 McDonald 标准提出了儿童 MS 的诊断标准。目前尚未针对新的 2017 年 McDonald 诊断标准进行儿童 MS 诊断的修订。

(1) 2017 年 McDonald 诊断标准

1) 空间多发性(DIS)的 MRI 诊断标准:在以下 4 个部位中的至少 2 个部位存在≥1 个具有 MS 特征的 T_2WI 高信号病灶:脑室旁、皮质或皮质下、幕下和脊髓。

2) 时间多发性(DIT)的 MRI 诊断标准:任何时候同时存在钆非增强病灶及增强病灶,或者在随访中,与基线相比,出现新的 T_2WI 和/或钆增强病灶(对间隔时间无要求)。

3) MS 诊断标准见表 5-5。

表 5-5　多发性硬化诊断标准

临床发作次数	具有客观临床证据的病灶数	诊断 MS 所需其他证据
≥2 次临床发作	≥2 个	无需其他检查
≥2 次临床发作	1 个客观病灶 + 明确病史证明既往发作累及另一个解剖部位	无需其他检查

续表

临床发作次数	具有客观临床证据的病灶数	诊断 MS 所需其他证据
≥2 次临床发作	1 个	需证实空间多发性:再次发作累及不同的部位,或 MRI 证实空间多发
1 次临床发作	≥2 个	需证实时间多发性:再次发作;MRI 证实时间多发性;脑脊液特异性寡克隆区带(+)
1 次临床发作	1 个	需证实空间多发性:再次发作累及不同的部位;MRI 证实空间多发。同时,需证实时间多发性:再次发作;MRI 证实时间多发性;脑脊液特异性寡克隆区带(+)
原发进展型 MS		持续进展 >1 年,并满足以下至少 2 条:①在以下部位中的至少 2 个部位存在 ≥1 个具有 MS 特征的 T_2WI 高信号病灶:脑室旁、皮层或皮层下、幕下;②MRI 证实 ≥2 个 T_2WI 高信号脊髓病灶;③CSF 特异性寡克隆区带(+)

注:如满足上述标准且无其他病因可解释上述临床表现,可诊断 MS;如临床怀疑但证据不完全满足,可诊断"可能 MS(possible MS)";如果在诊断评估中发现其他病因可以解释临床表现,则"非 MS(not MS)";一次发作:患者报告的或客观检查发现的急性炎症性中枢神经系统脱髓鞘事件,可以是现在或既往,持续时间至少 24 小时;临床孤立综合征:一次单相性临床发作,患者主诉症状及客观据证实存在局灶或多灶性中枢神经系统炎症性脱髓鞘,通常为急性或亚急性出现,持续至少 24 小时,可恢复或不恢复,不伴发热及感染。如果为第一次发作,即为临床孤立综合征。临床孤立综合征可以为单一病灶性或多灶性;客观临床或辅助检查证据:神经系统体征异常、影像学(MRI 或光学相干断层成像)或神经电生理检查(视觉诱发电位)结果与临床发作症状的解剖学定位一致。如果仅有患者主诉症状时需要谨慎。

(2) 2013 年 IPMSSG 诊断标准:由于儿童患者的特殊性,急性播散性脑脊髓炎(acute disseminated encephalomyelitis,ADEM)较多见,IPMSSG 于 2013 年根据 2010 年 McDonald 诊断标准修订了儿童 MS 诊断标准,强调了非脑病发作(非 ADEM)在诊断中的重要性。需满足以下任一标准:①≥2 次非脑病(非 ADEM)中枢神经系统事件,与炎症性病因有关,2 次发作间隔 30 天以上,并累及中枢神经系统 1 个以上部位;②1 次非脑病发作,MRI 诊断符合 2010 年 McDonald 标准的空间多发性,在后续随访中,MRI 出现了至少 1 个新的增强或非增强病灶;③1 次 ADEM 发作,至少 3 个月以后出现了非脑病临床发作,MRI 诊断符合 2010 年 McDonald 标准的空间多发性;④第一次急性发作,不符合 ADEM 特点,MRI 诊断同时符合 2010 年 McDonald 标准的空间多发性和时间多发性(此条仅用于 12 岁以上儿童)。

【鉴别诊断】

1. 其他特发性 CNS 炎症性脱髓鞘疾病 与 NMOSD 和 MOGAD 鉴别,见本章第四节和第五节。

2. 中枢神经系统血管炎 症状多样,小血管炎病灶多分布于大脑灰白质交界区,常有皮质受累,可伴有出血、钙化,病灶强化多见,软脑膜强化多见。

3. 遗传性脑白质病 病程多为进展性,白质病灶多为对称性,脑脊液细胞数通常不高。

【治疗】

1. 急性发作期治疗 糖皮质激素[甲泼尼龙 20~30mg/(kg·d),3~5 天],序贯口服醋酸泼尼松,通常为短期应用。对上述治疗效果不佳的严重患儿可以尝试血浆置换治疗(尚缺乏高级别证据支持),也可以尝试大剂量丙种球蛋白(缺乏有效性证据)。

2. 疾病修正药物 预防或减轻 MS 的反复复发及延缓进展。美国 FDA 已在成人获批的药物包括一线药物干扰素 β-1b、干扰素 β-1a 及醋酸格拉替雷(glatiramer acetate),二线治疗包括富马酸二甲酯(dimethyl fumarate)、特立氟胺(teriflunomide)、芬戈莫德(fingolimod)、利妥昔单抗(rituximab)、那他珠单抗(natalizumab)等;其他治疗药物还包括米托蒽醌、环磷酰胺、阿仑单抗(alemtuzamab)、克拉屈滨(cladribine)等。对于儿童 MS 患者而言,因多数药物尚未获批儿童适应证,因此多为超说明书应用。目前干扰素 β-1b 及干扰素 β-1a 已获批 12 岁以上儿童 MS 的适应证,其安全性较好,但与二线药物相比其有效性相对较弱。芬戈莫德已获批 10 岁以上儿童复发缓解型 MS 适应证。10~17 岁儿童多发性硬化患儿芬戈莫德与干扰素 β-1a 治疗 2 年的疗效比较,结果提示芬戈莫德较干扰素 β-1a 在减少年复发率以及 MRI 新病灶方面更有优势。

3. 对症治疗 针对相应症状进行治疗。

4. 治疗目标及策略 最新提出的 MS 治疗目标是"消除疾病活动(no evidence of disease activity)",至少实现"疾病活动最小化(minimal evidence of disease activity)"。针对这一目标,治疗策略很可能会更为积极。MS 的传统治疗策略为"逐步升级治疗",即确诊后首选安全性较好的一线治疗药物(主要是干扰素 β-1b 或干扰素 β-1a),之后每 3~6 个月进行临床评估,每 6 个月进行影像学检查以了解疾病进展情况,如果治疗失败(依从性好、治疗剂量充分、观察时间充足的治疗过程中仍出现临床活动或 MRI 活动),再考虑升级为二线治疗药物。根据既往研究,儿童 MS 较成人疾病活动更强,约 60% 儿童 MS 患者需进行升级治疗,且一线药物均为注射制剂,导致治疗依从性差。因此目前有观点认为应该早期使用更强的二线治疗及早控制疾病活动,病情稳定后再采用降级方式。如何进行选择,还需要权衡利弊综合考虑。

5. 预后 本病通常预后不佳。儿童患者疾病早期活动度较成人高,复发更为频繁,复发间隔时间较成人 MS 短。但尽管存在疾病的高活动度,神经系统功能障碍的累积速度反而较成人更慢,这可能与发育期脑的可塑性及可修复性较强有关。在一项 88 例儿童 MS 的研究中,病程 2 年 EDSS<1,病程 10 年 EDSS 为 1.2,病程 15 年 EDSS 为 2.5。但认知功能损害在儿童患者中值得关注,至少见于 1/3 患者,有些甚至在疾病早期即发生。

➢ 附:多发性硬化诊疗流程图

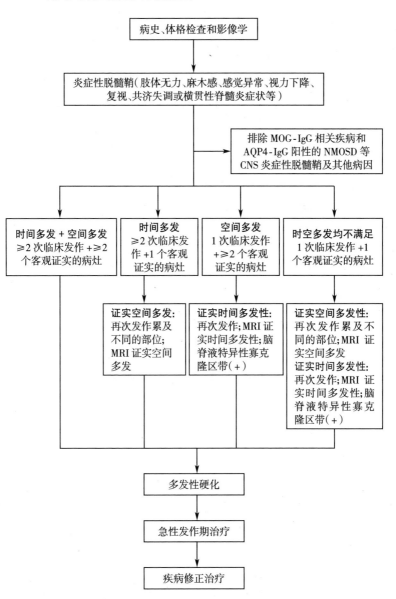

（吴　晔）

参考文献

1. KRUPP LB，TARDIEU M，AMATO M，et al. International Pediatric Multiple Sclerosis Study Group criteria for pediatric multiple sclerosis and immune-mediated central nervous system demyelinating disorders：revisions to the 2007 definitions. Mult Scler，2013，19（10）：1261-1267.

2. THOMPSON AJ，BANWELL BL，BARKHOF F，et al. Diagnosis of multiple sclerosis：2017 revisions of the McDonald criteria. Lancet Neurol，2018，17：162-173.

3. REICH DS，LUCCHINETTI CF，CALABRESI PA. Multiple sclerosis. N Engl J Med，2018，378：169-180.

4. RUET A. Update on pediatric-onset multiple sclerosis. Rev Neurol（Paris），2018，174：398-407.

5. FADDA G，ARMANGUE T，HACOHEN Y，et al. Paediatric multiple sclerosis and antibody-associated demyelination：clinical，imaging，and biological considerations for diagnosis and care. Lancet Neurol，2021，20（2）：136-149.

第七节　急性小脑共济失调

【概述】

儿童急性小脑共济失调（acute cerebellar ataxia，ACA）是由多种原因引起的以急性小脑功能异常为主要特征的综合征，1~4 岁最多见。发病机制尚不明确，临床起病急，进展快，大部分预后良好，是小儿时期较常见的一种临床综合征。病因多认为与感染有关，约 80% 患儿发病前 1~3 周有呼吸道或消化道感染症状，约 50% 患儿有病毒感染史，以水痘-带状疱疹病毒、柯萨奇病毒感染居多，也可见细菌、支原体感染；接触对氯苯基三氯乙烷（DDT）或接种水痘疫苗、重组乙肝疫苗后也可发病。有文献报道胃肠道手术史也是急性小脑共济失调发病与复发的高危因素，机制尚未明确，可能与手术导致肠道菌群异常通过脑-肠轴对神经系统产生影响有关。

【诊断】

1. 临床表现　本病多见于 1~4 岁,发病前 1~3 周患儿多有上呼吸道或消化道感染病史。临床起病急,进展快,多在数小时或 2~4 天达高峰,患儿多表现为头晕、呕吐、步态不稳、不能站立、易跌倒,发病初期多表现为不愿行走,喜抱、卧位,部分患儿表现为头偏向一侧,脑膜刺激征和病理征检查多为阴性,年龄越小者症状越不典型。

2. 脑脊液检查　脑脊液正常,少数患者可见细胞数轻度增多。虽然脑脊液检查对本病的诊断不具有特异性,但通过脑脊液检查可排除其他颅内感染性疾病,应作为常规检查项目。

3. 头颅 CT/MRI　多数表现为正常。常规进行影像学检查主要为了与遗传代谢病、占位、脱髓鞘等疾病鉴别。

4. 脑电图　大部分脑电图正常,少数可见弥漫性慢波。

5. 肌电图　均可正常。有助于疾病早期与吉兰-巴雷综合征相鉴别,避免延误诊治。

6. 其他检查　如血、尿、粪常规、血沉、肝肾功能等均可正常。

【鉴别诊断】

1. 颅内占位　小脑、脑干肿瘤可引起小脑性共济失调,多为缓慢起病,进行性加重,可伴颅内高压及脑神经损害,头颅 CT 及 MRI 检查可确诊。

2. 药物中毒　若误服或长期过量服用抗癫痫发作药物如苯妥英钠、鲁米钠等可引起共济失调,根据病史及检测血药浓度可鉴别,停药后好转。

3. 先天性遗传代谢病　某些先天性遗传代谢病如色氨酸代谢病和先天性高氨酸血症也可导致共济失调,常有家族史,血、尿代谢筛查可助诊。

4. 急性病毒性小脑炎　急性起病,可表现为小脑共济失调,严重者可出现意识改变、局灶性神经缺损、颅内压升高、脑积水,甚至脑疝,预后不如急性小脑共济失调。

5. 遗传性共济失调　缓慢起病,进行性加重,主要表现为共济失调,辨距障碍,常有家族史,尚无有效治疗方法,预后差。

【治疗及预后】

1. 急性期卧床休息,加强护理,防止运动失调造成意外伤害。恢复期鼓励多锻炼。

2. 对症处理,注意营养和水电解质平衡。

3. 特殊病毒感染时,要进行抗病毒治疗。

本病一般预后良好,呈自限性,大部分患儿1~2周内可恢复正常。少数3~4个月恢复正常,极少数有共济失调、语言障碍、智力落后等后遗症发生。反复发作者需要进一步查找原因。

➢ 附:急性小脑共济失调诊疗流程图

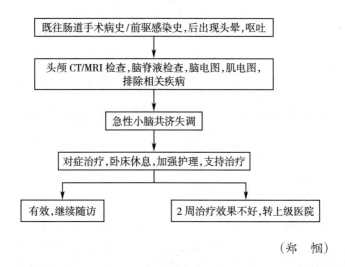

（郑　帼）

参考文献

1. 万国兰. 现代实用小儿神经疾病学. 郑州:郑州大学出版社,2008:148-150.

2. 陈凤民. 儿童急性小脑共济失调23例临床分析. 中国实用神经疾病杂志,2014,17(15):23-24.

3. Yu J,Fan Y. Intestinal surgery contributes to acute cerebellar ataxia through gut brain axis. .Front Neurol,2019,10:995.

第八节　眼阵挛-肌阵挛综合征

【概述】

眼阵挛-肌阵挛综合征(opsoclonus-myoclonus syndrome,OMS)是一种罕见的神经系统疾病,临床以眼球阵挛、肌阵挛、共济失调、行为改变和睡眠障碍为主要特点。发病年龄约为18~24个月。病程可有自发缓解。本病为一种少见的副肿瘤或病毒感染后严重的神经系统综合征,大部分患儿在发病前1~2周有上呼吸道、胃肠道或其他病毒感染史,也可见于有机磷中毒、药物中毒、高渗性昏迷患者。在儿童中,50%~80%OMS患儿与神经母细胞瘤(neuroblastoma,NB)相关,NB患儿中OMS的发病率为2%左右。OMS的发病机制主要考虑与自身免疫相关。

【诊断】

1. 临床表现

(1)眼球阵挛:主要表现为双眼球动作快速、大幅度、自发、杂乱、不自主、无节律、多方向、持续性的,闭眼或睡眠过程中持续存在,在注视目标或跟随物体时最明显,当眼球已经固定于注视目标后,异常运动会减轻。

(2)肌阵挛:主要表现为全身多组肌阵挛,为一种不规则的肌肉颤动,可在躯干、四肢和头面部观察到,在运动或情绪激动时加重,严重影响运动功能,是一种非癫痫性肌阵挛,通过EEG可以鉴别。

(3)共济失调:可表现为躯干和肢体的共济失调,它可导致患儿在急性期不能行走,也是较常见的临床表现。急性小脑共济失调患儿临床症状较轻可自行缓解,若复发,则符合OMS的诊断。

(4)其他表现:患有OMS的儿童可表现出行为改变、睡眠障碍、烦躁、高度易怒,表现出严重的学习障碍,可能发展为智力迟钝。

2. 辅助检查

(1)影像学:头颅CT或MRI常为阴性。胸腹部CT可查找肿瘤。

(2)视频脑电图:发作期及发作间期脑电图正常。

（3）生化：血生化（血乳酸，血氨）正常，脑脊液生化正常，脑脊液特异性寡克隆区带阴性。

（4）尿 3-甲氧基 4-羟基苦杏仁酸（VMA）检查：阳性提示神经母细胞瘤。

3. 诊断标准　OMS 的诊断以临床表现为主，没有明确的实验室指标。本病的诊断标准符合国际共识，具备以下 4 条中的 3 条，且第 1 条为必备诊断条件：①眼球阵挛；②肌阵挛或共济失调；③行为改变或睡眠障碍；④神经母细胞瘤。

【鉴别诊断】

1. 癫痫　癫痫性肌阵挛 EEG 放电与肌阵挛相关性好，EEG 放电时伴有肌电的短暂爆发或抑制。抗癫痫治疗有效。

2. 急性小脑共济失调　眼球的异常运动为眼球水平震颤，有节律性，入睡时消失，应用激素或丙种球蛋白后恢复快，不易复发。

3. 先天性遗传代谢病　头颅 MRI 异常，血尿代谢病筛查异常，必要时进行基因检查。有家族史和生长发育史，体检时注意皮肤和容貌的异常表现，诱发因素需详细询问。

【治疗】

1. 一线治疗

（1）肿瘤手术治疗：手术切除，化疗后可继续免疫治疗。

（2）激素治疗：促肾上腺皮质激素（ACTH）治疗，40IU/m^2 治疗 4 周后，口服泼尼松 1.5~2.0mg/(kg·d) 持续 4 周，逐渐减量，疗程为 6 个月~1 年。

（3）静脉注射免疫球蛋白（IVIg）：400mg/(kg·d)，连续 5 天。可单用也可联合激素治疗。

（4）对症治疗：氯硝西泮可用于改善肌阵挛，持续进行物理治疗和神经心理训练来改善学习障碍。

2. 二线治疗　用于疗效差或复发患者。

利妥昔单抗：剂量为 375mg/m^2，每周 1 次，共 4~6 次。输注期间注意不良反应，随访中定期监测血常规、生化、T/B 细胞亚群、免疫球蛋白等指标。

➢ 附:眼阵挛-肌阵挛综合征诊疗流程图

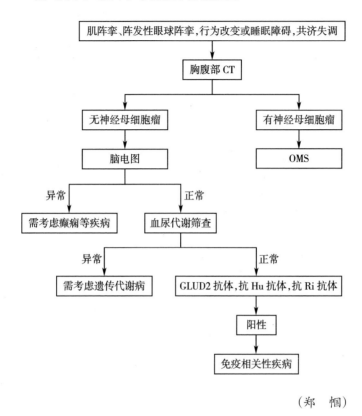

（郑 帼）

参考文献

1. MATTHY KK,BLAES F,HERO B,et al. Opsoclonus myoclonus syndrome in neuroblastoma a report from a workshop on the dancing eyes syndrome at the advances in neuroblastoma meeting in Genoa,Italy,2004. Cancer Lett,2004, 228(1-2):275-282.

2. GARG RK,RIZVA I,MALHOTRA HS,et al. Opsoclonus myoclonus syndrome in children paraneoplastic versus parainfectious.Neurol India,2018,66(5): 1295-1298.

3. MITCHELL WG, BLAES F. Cancer and autoimmunity: paraneoplastic neurological disorders associated with neuroblastic tumors. Semin Pediater Neurol, 2017, 24(3): 180-188.

4. PRANZATELLI MR, TRAVELSTEAD AL, TATE ED, et al. CSF B-cell expension in opsocl onus-mvyoclonus syndrome: a biomarker of disease activity. Mov Disord, 2004, 19(7): 707-777.

5. 林希, 包新华, 常杏芝, 等. 儿童眼球阵挛-肌阵挛综合征 14 例临床特征及治疗分析. 中国实用儿科杂志, 2011, 26(1): 47-49.

第六章　中枢神经系统遗传及变性病

第一节　遗传性脑灰质病

遗传性脑灰质病是指有特定遗传或生化缺陷导致的一组主要累及大脑灰质的神经系统疾病。累及皮层灰质的疾病包括神经元蜡样质脂褐质沉积症、神经节苷脂沉积病、门克斯病（Menkes disease，MD）等，该组疾病共同的临床表现包括起病隐匿，进展性病程，多呈对称性、选择性神经系统受累，常出现癫痫如进行性肌阵挛癫痫，意识障碍多见，或癫痫性痉挛可有家族史，大多缺乏特效治疗手段，预后不良。

累及基底节灰质的疾病包括多巴反应性肌张力障碍、特发性扭转性肌张力不全、苍白球黑质色素变性等，见相应第六章第四节遗传性锥体外系疾病。神经元移行障碍包括脑室周围结节状灰质异位、巨脑回畸形、无脑回畸形、多小脑回畸形等也以灰质病变为主，其与遗传因素的关系逐渐被认识，越来越多的基因如 *LIS1*、*DCX*、*ARX*、*FLN1*、*GPR56* 等被证实为致病基因，环境因素如感染、应激、毒物暴露等也为常见病因。

一、神经元蜡样质脂褐质沉积症

【概述】

神经元蜡样质脂褐质沉积症（neuronal ceroid lipofuscinosis，NCL）是一组严重影响脑和眼的异质性、进展性的溶酶体贮积病，发病率为 (0.1~7.0)/10 万。该病的临床特点是进行性神经功能恶化，伴有痴呆、难治性癫痫发作、视力丧失、运动障碍、共济失调和过早死亡。组织病理检查可见细胞内自发荧光的脂褐素沉积。根据临床表现和发病年龄的不同,NCL 分为先天型(congenital)、婴儿型(infantile)、晚婴型(late-infantile)、青少年型(juvenile)和成人型(adult)。本病除神经系统症状外,尚有其他组织广泛受累。NCL 病因尚未完全阐明,现已鉴定出 13 种 NCL 致病基因,包括 *PPT1*、*TPP1*、*DNAJC5*、*CLN3*、*CLN5*、*CLN6*、*MFSD8*、*CLN8*、*CTSD*、*GRN*、*ATP13A2*、*CTSF* 和 *KCDT7*。除了 *DNAJC5* 基因为常染色体显性遗传,其他基因均为常染色体隐性遗传。根据基因型,NCL 又分为 CLN1~CLN14 共 14 种亚型,其中 CLN2 和 CLN3 型较为常见,仅有 CLN9 的致病基因目前还不明确。这些编码溶酶体蛋白酶或膜蛋白的基因突变引起溶酶体功能障碍,导致细胞代谢废物在细胞内沉积,进而出现神经系统功能进行性恶化,如运动倒退、癫痫和视力丧失。

【诊断】

1. 临床表现　根据发病年龄、临床表现以及电镜下沉积物特征不同,NCL 可以分为以下 5 种类型。

(1) 先天型:临床少见,表现为新生儿癫痫、小头畸形、呼吸功能不全和四肢僵硬,常在生后数小时内死亡。尸检可见异常小而坚硬的脑组织,广泛的神经元丢失及胶质细胞增生。

(2) 婴儿型:常在 1 岁以内起病,首发症状为精神运动发育落后,随后出现肌阵挛发作和其他形式癫痫发作,多数患儿有睡眠障碍和易激惹现象。因视网膜萎缩而表现为进行性视力恶化,最终失明,多数 10 岁前死亡。

(3) 晚婴型:2~4 岁起病,在 10~15 岁死亡。常以癫痫首发,可见肌阵挛性、失张力和强直-阵挛发作等各种癫痫形式,以肌阵挛性最突出。运动、语言和认知能力逐渐倒退,伴有痴呆、共济失调、锥体外系和锥体系症状表现,视力损害出现在 4~6 岁,并迅速失明。

(4) 青少年型:发病年龄在 4~10 岁,快速进展的视力丧失是最常见的首发临床表现,通常在起病的 2~4 年内完全失明,5~18 岁出现各种形式的癫痫发作、语言和认知功能倒退,精神行为异常、锥体外系症状和睡眠障碍,少数可存活到 30 岁。

（5）成年型：发病年龄在 10~40 岁，可有显性和隐性家族史。临床以慢性、进行性病程为主，亦有急性发作或迟发性（老年期发病）发病者。主要表现为进行性肌阵挛癫痫、精神行为异常、痴呆、共济失调和晚发的锥体系和锥体外系症状表现，通常无视力障碍及视网膜变性。发病后存活 10 年左右。

2. 辅助检查

（1）眼底检查：除成人型 NCL 无视力障碍及视网膜变性，多数 NCL 患者眼底检查可见视网膜色素异常或萎缩。

（2）溶酶体酶活性检测：溶酶体酶棕榈酰蛋白硫脂酶、三肽酰肽酶、组织蛋白酶 D、组织蛋白酶 F 的检测有助于 CLN1、CLN2、CLN10 和 CLN13 的诊断。

（3）影像学检查：NCL 的影像学没有特异性，但有助于鉴别诊断。头颅 MRI 主要表现为不同程度的全脑萎缩（大脑皮层、小脑、基底节、丘脑），可随病程进展进行性加重，表现为脑室和脑沟扩大，伴随侧脑室旁白质 T_2 高信号及丘脑和苍白球 T_2 低信号。

（4）电生理检查：体感听觉、视觉诱发电位、脑电图异常以及视网膜电位的改变对于 NCL 的诊断具有较高的提示价值。视觉诱发电位消失和可见巨大体感诱发电位。脑电图背景活动变慢，出现痫性放电。

（5）病理检查：CLN3 常规血涂片可发现淋巴细胞空泡改变，为该型的特异性诊断标记物。超微结构检查发现特征性的脂褐素沉积物是诊断 NCL 的金标准，皮肤和血淋巴细胞的电镜检查是目前最常用的确诊此病的手段。电镜下细胞内沉积物形态包括嗜锇颗粒、指纹体、曲线体和直线体，沉积物形态在不同分型中不同，但没有特异性。

（6）基因检查：基因检查是除病理检查之外可靠的诊断手段。临床常用包含所有 NCL 致病基因的靶向捕获基因检测包或家系全外显子测序检测。致病基因包括 *PPT1*、*TPP1*、*CLN3*、*DNAJC5*、*CLN5*、*CLN6*、*MFSD8*、*CLN8*、*CTSD*、*GRN*、*ATP13A2*、*CTSF* 及 *KCDT7* 等。

NCL 的诊断主要依据：患者进行性痴呆、运动功能倒退、难治性癫痫发作和视力丧失等临床表现;头颅影像学检查提示大脑、小脑萎缩以及白质信号变化;特定溶酶体酶学改变;超微结构下发现自发荧光的脂褐质沉积以及分子水平的 NCL 致病基因阳性结果。

【鉴别诊断】

1. Leigh 综合征　2 个月~6 岁起病,以智力障碍、运动发育落后或倒退,锥体系症状、小脑共济失调、上睑下垂、眼外肌麻痹、视力减退或消失。血乳酸和丙酮升高,脑脊液蛋白增高,头颅 MRI 呈多灶性分布,多为脑深部灰质核团病变,部分可累及脑白质。

2. 青少年肌阵挛性癫痫　NCL 患儿癫痫主要发作形式为肌阵挛,故需与肌阵挛癫痫鉴别。青少年肌阵挛性癫痫好发于青少年,主要表现为突然、短暂、快速无节律的肌肉收缩,缓解期正常,无神经受累症状,脑电图背景正常,发作间期可见多棘/尖-慢综合波,规律应用抗惊厥药后多数患者癫痫发作可得到控制。而 NCL 患者除了肌阵挛发作,可有其他多种癫痫发作形式,且常为药物难治性癫痫,脑电图常见背景慢化。此外,NCL 患者会出现进行性智力运动倒退和视力丧失等神经变性的表现。

3. GM1 神经节苷脂沉积病婴儿型　GM1 神经节苷脂沉积病婴儿型与 NCL 均可表现为生长发育迟滞、癫痫发作、失语、进行性视觉受损。GM1 神经节苷脂沉积病婴儿型表现为前额突出、鼻梁扁平、眼间距增宽、巨颅等面部特征和骨骼发育不良,NCL 多无骨骼发育异常。可通过测定外周血白细胞或皮肤成纤维细胞溶酶体酶活性、电镜或基因检查进行鉴别。

【治疗】

目前尚无有效的治疗方法,主要针对癫痫发作、睡眠问题、锥体外系症状、行为问题、焦虑和精神问题等进行对症治疗。新的靶向疗法包括酶替代、基因治疗、神经干细胞移植、免疫治疗和可以调节有缺陷的分子通路的其他药物治疗方法正在进一步研究或临床试验中。2017 年获得全球批准的纤维素酶脑室内替代疗法已被证明可以有效延缓 CLN2 疾病患者运动和语言功能快速下降。

二、神经节苷脂沉积病

神经节苷脂沉积病是一类先天性脂类代谢异常的溶酶体贮积病。根据酶缺乏的不同可分为 GM1 神经节苷脂沉积病（GM1 gangliosidosis）和 GM2 神经节苷脂沉积病（GM2 gangliosidosis），其中 GM2 包括 Tay-Sachs 病、Sandhoff 病和 GM2 激活蛋白缺陷型 3 型。前者是由于溶酶体酸性 β-半乳糖苷酶缺乏所致，后者是由于 β-氨基己糖苷酶先天不足引起。GM1 神经节脂沉积病有中枢神经系统症状和全身症状，而 GM2 神经节苷脂沉积病的病变主要局限于中枢神经系统，两者临床表现不同，但超微结构几乎一致。该病预后差，Tay-Sachs 病患者大多在 3~5 岁时因为肺炎而致死，Sandhoff 病患者死亡年龄大约在 3 岁左右，青少年型神经节苷脂沉积病的患者生命期约可至 15 岁左右。

（一）GM1 神经节苷脂沉积症

【概述】

GM1 神经节苷脂沉积症是一种罕见的常染色体隐性遗传的溶酶体贮积病，发病率约为 1/10 万~1/20 万。由于 β-半乳糖苷酶基因（GLB1）变异导致溶酶体 β-半乳糖苷酶缺乏引起神经节苷脂降解障碍，使得溶酶体中神经节苷脂及其代谢物在溶酶体中累积，进而导致溶酶体肿胀、细胞损伤和器官功能障碍。神经节苷脂广泛存在于人体各种细胞内，是构成细胞膜的重要部分，以脑和神经组织中含量最高。人脑内含有多种不同结构的神经节苷脂，其中 GM1 是最主要的一种。由于 β-半乳糖苷酶还同时分解其他底物，如黏多糖（主要为硫酸角质素），故酶缺乏可同时引起这些物质的沉积，导致与黏多糖病类似的表型。

【诊断】

根据发病年龄和疾病的严重程度，GM1 神经节苷脂沉积病分为Ⅰ型（婴儿型）、Ⅱ型（晚婴型/青少年型）、Ⅲ型（成人型/慢性型）3 种类型。

1. 临床表现

（1）Ⅰ型（婴儿型）：婴儿型是 3 种亚型中最常见和最严重的一种，

多在 3~6 个月发病,少数于新生儿期起病,以进行性神经退行性变、眼底樱桃红斑,特有的面部特征(如前额突出、鼻梁扁平、眼间距增宽、巨颅等)、肝脾大、骨骼发育不良和早期死亡为特征。大多数Ⅰ型 GM1 患者会出现癫痫、斜视、角膜混浊或视力丧失。2~4 岁时通常因吸入性肺炎死亡。

(2)Ⅱ型(晚婴型/青少年型):新生儿期大致正常,生后 7 个月~5 岁时出现缓慢但持续的发育倒退。儿童有早期运动障碍、肌张力减低、肌肉萎缩、智力障碍、癫痫发作、语言障碍、吞咽困难、斜视和嗜睡。一些患者可能出现痉挛、脊柱侧弯、反射亢进或共济失调。视力和听觉通常不受损害。Ⅱ型除起病较晚外,尚有病程较长的特点,患者可能活到十几岁或成年早期。

(3)Ⅲ型(成人型/慢性型):本型进展较慢,大多数在青少年或成年早期发病。患者表现为轻度椎体异常、肌肉萎缩、肌张力降低、角膜混浊、言语不清和身材矮小。成年患者很少出现眼底樱桃红斑。该型主要见于日本人群。

2. 辅助检查 GM1 神经节苷脂沉积病Ⅰ型患者周围血液中淋巴细胞、单核细胞及培养的皮肤成纤维细胞均可见细胞内空泡,但Ⅱ型患者的阳性率低。各型患者血清碱性磷酸酶活性常升高。Ⅰ型患者尿中可能有过多的糖蛋白;Ⅱ型患者尿中可排出过多的酸性黏多糖。尿液中可见硫酸角质素排出;Ⅲ型患者 MRI 显示豆状核有双侧对称性的高密度病变。Ⅰ型患者骨骼 X 线片常显示多发性骨发育不良,骨质疏松,脊柱后突畸形,胸、腰椎椎体前下缘呈鸟嘴样突出。Ⅱ型患者大多数无骨骼异常或轻度的骨骼异常。电镜下可见膜性胞质体,外无单位膜包绕。外周血白细胞、皮肤成纤维细胞内 β-半乳糖苷酶的酶活性降低。基因检测出 *GLB1* 基因致病性变异。

3. 诊断标准 对于出生无异常,后出现进行性神经系统倒退、肌张力减低,怀疑 GM1 神经节苷脂沉积病者,尿中硫酸角质素排出,外周血淋巴细胞常有空泡形成,骨骼 X 线有特征性改变等均有助于诊断;外周血白细胞、皮肤成纤维细胞内 β-半乳糖苷酶的酶活性降低,基因检测提示 *GLB1* 基因致病性变异可以确诊。

【鉴别诊断】

1. 黏多糖病　以不同程度的骨骼变形、精神发育迟滞、内脏损害和角膜混浊为临床特点。该病可通过尿中黏多糖排泄增加确诊。

2. Gaucher 病　智力正常，但生长发育落后，肝脾进行性肿大、骨和关节受累，鱼鳞样皮肤改变，中枢神经系统受累时可出现意识改变、语言障碍、行走困难、惊厥发作等。血清酸性磷酸酶增高，白细胞或培养的皮肤成纤维细胞中 β-葡萄糖脑苷脂酶活性降低，骨髓细胞涂片的尾部可找到戈谢细胞。

3. 尼曼匹克病　根据不同的分型临床表现有一定差异，常见的表现有：进行性智力运动减退、共济失调、黄疸伴肝脾大，可出现癫痫。视网膜黄斑部可见樱桃红斑，进而失明。部分患者在发病数年后死亡。诊断可作骨髓或脾穿刺涂片，淋巴结活组织检查寻找泡沫细胞。

4. GM2 神经节苷脂沉积病　GM1 神经节苷脂沉积病和 GM2 神经节苷脂沉积病均以发育停滞、智力运动发育倒退、视力障碍、眼底樱桃红斑、对声音刺激有惊跳反应、癫痫发作为主要临床表现。GM1 神经节苷脂沉积病患者出生即有前额突出、鼻梁扁平、眼间距增宽、巨颅等容貌特征，尿甲苯胺蓝试验阳性，X 线可见多发性骨发育不全。两者可通过溶酶体酶活性或基因检测进行鉴别。

【治疗】

本病无有效治疗方法，以对症治疗为主。通过抗惊厥药来控制癫痫发作、胃造口管以确保适当的营养支持，以及保持呼吸道的通畅。然而，对症治疗不会显著改变临床病程，但随着神经系统损害的进展出现吞咽困难、呛咳，反复呼吸道感染，多数患者死于肺炎等合并症。其他治疗方法如降低底物疗法、药物分子伴侣、酶替代疗法、干细胞移植和基因疗法仍处于研究或临床试验阶段。

（二）GM2 神经节苷脂沉积病

【概述】

GM2 神经节苷脂沉积病是一种常染色体隐性遗传疾病，由溶酶体 β-氨基己糖苷酶（β-hexosaminidase，Hex）缺乏导致 GM2 分子结合的 N-乙酰半乳糖不能被水解脱离,造成 GM2 神经节苷脂降解障碍而在细胞内堆积。β-氨基己糖苷酶能特异性水解糖复合物非还原端β-1,4 连接的 N-乙酰氨基己糖残基,其由 α 和/或 β 亚基组成二聚体的 HexA(αβ)、HexB(ββ) 和 HexS(αα)3 种同工酶。α、β 亚基分别由 *HEXA* 和 *HEXB* 基因编码。底物的降解需要 HexA 和 HexB 的参与,两者均能水解糖蛋白和糖脂,但只有 HexA 能水解 GM2 神经节苷脂,且必须依赖由 *GM2A* 基因编码的 GM2 激活蛋白(GM2AP),因此,*HEXA*、*HEXB* 或 *GM2A* 任一基因的突变均可能引起 GM2 神经节苷脂降解障碍,进而导致 GM2 神经节苷脂沉积病。

【诊断】

1. 临床表现　GM2 神经节苷脂沉积病临床表现从严重的婴儿型到较温和的慢性成人型,以发育停滞、智力运动发育倒退、视力障碍、眼底樱桃红斑、对声音刺激有惊跳反应、癫痫发作为主要特点(表6-1)。根据突变基因的不同,GM2 神经节苷脂沉积病分为 B 型(Tay-Sachs 病)、O 型(Sandhoff 病)和 AB 变异型(GM2 激活蛋白缺陷型)3 种类型,分别由 *HEXA*、*HEXB*、*GM2A* 基因突变所致。

表 6-1　GM2 神经节苷脂沉积病不同分型的临床特征以及相关基因

表型	基因	蛋白	累积的物质	发病情况	临床表现	神经影像特点
Tay-Sachs 病	*HEXA*	HexA	GM2 神经节苷脂	婴儿型(急性发作)	癫痫发作、轴性肌张力降低、樱桃红斑、发育倒退、夸张的惊跳反应	双侧丘脑受累,脑萎缩,脊髓发育不良
Sandhoff 病	*HEXB*	HexA、HexB	GM2 神经节苷脂,红细胞糖苷脂	青少年型(亚急性发作)	共济失调肌阵挛,运动倒退,精神异常,智力障碍,进行性笨拙	小脑萎缩

续表

表型	基因	蛋白	累积的物质	发病情况	临床表现	神经影像特点
AB 变异型	*GM2A*	GM2AP	GM2 神经节苷脂	成人型(慢性发作)	吞咽困难、肌肉萎缩、小脑共济失调、语言障碍、躁狂抑郁、肌肉无力、精神异常	严重的小脑萎缩,丘脑密度低

2. 辅助检查

(1)眼底检查:眼底樱桃红斑。

(2)影像学检查:头颅 CT 检查在病变的早期显示丘脑高信号和脑白质内的低信号,在病程的晚期出现大脑和小脑的脑萎缩。头颅 MRI 检查在基底节出现长 T_2 信号使其与周围的脑白质呈等信号改变,此外,丘脑可出现一些短 T_1 信号改变。Tay-Sachs 病在纹状体和丘脑后内部出现长 T_2 信号改变。丘脑腹侧核出现 T_2 弛像和弥散减低可作为 Tay-Sachs 病与其他疾病的鉴别特征。年长的 Sandhoff 病患者可见丘脑的短 T_2 信号改变和萎缩,最后出现大脑和小脑萎缩。Tay-Sachs 病和 Sandhoff 病患者均可出现脑白质内弥漫性、缓慢进展的长 T_2 信号。

(3)电镜检查:超微结构检查可见膜性胞质体。

(4)酶活性测定:外周血白细胞或皮肤成纤维细胞 β-氨基己糖苷酶活性测定可明确诊断。但 β-氨基己糖苷酶的活性测定不能鉴定出无症状携带者或 *GM2A* 基因突变导致的 GM2 神经节苷脂沉积病患者。

(5)基因检查:*HEXA*、*HEXB* 或 *GM2A* 基因检测有助于确诊所有 GM2 神经节苷脂沉积病亚型。

3. 诊断标准 GM2 神经节苷脂沉积病的初步诊断主要依靠典型临床症状,影像学以基底神经节病变为特征,可伴有白质改变或小脑萎缩,电镜下可见膜性胞质体沉积。GM2 神经节苷脂沉积病的确诊需要进行 HexA 或 HexB 酶的活性测定或 *HEXA*、*HEXB* 或 *GM2A* 基因检测。

【鉴别诊断】

1. 神经元蜡样质脂褐质沉积症　GM2 神经节苷脂沉积病与神经元蜡样质脂褐素沉积症均有生长发育迟滞、癫痫发作、失明、失语、眼底樱桃红斑等临床表现,可根据电镜超微结构下的沉积物不同进行鉴别,GM2 神经节苷脂沉积病可见膜性胞质体,神经元蜡样质脂褐素沉积症可见脂褐素沉积。

2. 脑性瘫痪　围产期各种原因所致的非进行性脑损伤,主要表现为中枢性运动障碍以及姿势异常,还可伴有智力低下、癫痫、感知觉障碍、语言障碍及精神行为异常等。但脑性瘫痪智力运动发育与其自身相比有所进步,而不是倒退。

【治疗】

GM2 神经节苷脂沉积病无有效治疗方法,以对症治疗为主,但目前治疗策略不断有新的进展,包括造血干细胞移植、酶替代疗法、降低底物疗法、药物分子伴侣和基因疗法。

三、门克斯病

【概述】

门克斯病(MD)又称卷毛病,是一种罕见的 X-连锁神经退行性疾病,由铜代谢缺陷引起,常常累及多个系统。据报道,MD 在新生儿中的发病率为 1/100 000~1/250 000。MD 的致病基因为 *ATP7A*,位于染色体 Xq13.3,有 8 个跨膜片段和 6 个铜结合位点/结构域,另外还有磷酸酶、磷酸化、转导和 ATP 结合的结构域。该基因含 23 个外显子,编码 1 500 个氨基酸的蛋白质,即 P 型阳离子转运 ATP 酶(ATP7A)。肝脏和肾脏是哺乳动物体内铜含量最高的两个器官。人体内有多种酶需要铜来进行重要的生物活动。这些酶包括细胞色素 C 氧化酶参与细胞呼吸;多巴胺 β-羟化酶用于神经递质生物合成;赖氨酰和巯基氧化酶用于胶原、弹性蛋白和角蛋白交联;酪氨酸酶参与色素沉着;超氧化物歧化酶清除自由基。ATP7A 是一种定位于高尔基体网络的跨膜蛋白,将铜转运到铜依赖酶。在血脑屏障处,ATP7A 促进铜从血液进入大脑,ATP7A 参与多种功能,包括轴突生长、突触完整性、对 N-甲基-D-天冬氨酸受体（NMDAR）的激活等。本病由于体内铜缺乏导致含铜酶的功能障碍引起相应的临床症状。残余 ATP7A 功能的维持程度决定了临床表型的严重程度。0~15% 的 ATP7A 残余功能产生的表型为 MD；高达 30% 的残余功能导致较轻的枕骨角综合征（occipital horn syndrome，OHS），而 60%~70% 的残余功能与晚发性远端运动神经病变有关。

【诊断】

根据病史、毛发卷曲和色素变浅即可提示本病，血清铜和铜蓝蛋白水平降低可支持本病，ATP7A 基因检查能明确本病的诊断。根据临床表现的严重程度可将 MD 分为 3 型。

1. **经典型**　表现为儿童早期的大脑、小脑神经退行性病变和结缔组织疾病，通常在 3 个月左右出现，患儿开始丧失技能，伴有运动功能减退、癫痫发作和肌张力减退。皮肤松弛、毛发卷曲、面颊下垂、额头隆起和血管迂曲也是受累个体的常见特征。头发在出生时可能看起来正常，但是到了 2~3 个月龄时则变得粗糙、稀疏、有脆性和低色素性，这是 MD 的特征性表现。癫痫发作是 MD 最常见的特征之一，按照癫痫发展病程，可分为 3 个阶段：①早期（3 个月大），由局灶性发作发展为癫痫持续状态；②中期（6~11 个月），出现癫痫性痉挛，包括婴儿癫痫性痉挛综合征以及肌阵挛发作；③晚期（20~25 个月），出现多灶性发作、强直性痉挛和肌阵挛。头颅影像学显示大脑/小脑萎缩，可有硬膜下积液、脑白质脑病，血管造影可见颅内、内脏、四肢血管迂曲，未经治疗的患儿通常在 3 岁内死亡。

2. **轻型**　患儿有异常毛发和各种结缔组织表现，如皮肤和关节松弛，以及特征性的面部特征。与经典型 MD 相比，轻型 MD 神经系统症状较轻，通常有共济失调、构音障碍和轻度智力障碍。

3. **枕骨角综合征（OHS）**　与经典型 MD 不同的是以结缔组织和骨骼异常为主。OHS 独特的放射学特征是对称性外生骨疣从枕骨突出，称为"枕角"。可能出现疝病和腹股沟疝。OHS 的诊断往往延迟到 5~10 岁，通常出现的早期症状是继发于膀胱憩室的顽固性腹泻和复发性尿路感染。运动发育迟缓继发于肌张力减退和其他结缔组织疾病。患者智力正常或轻度智力障碍，可以存活到成年。

【治疗】

铜替代疗法是目前唯一有效的治疗方式，常用的剂型是铜-组氨酸。1岁之前，铜-组氨酸剂量为250μg，皮下注射，每天2次；1岁之后，每天250μg，皮下注射，每日1次。接受治疗的患者应每6个月进行一次神经系统检查并分析血清铜和铜蓝蛋白水平。应终身进行治疗，除非出现需要停药的不良事件或临床判断无效。早期诊断并接受铜替代治疗的患者有更好的神经发育结果。早期治疗似乎是预后的最重要因素。对于有再生育计划的家庭，建议遗传咨询。

（彭　镜）

参考文献

1. NITA DA, MOLE SE, MINASSIAN BA. Neuronal ceroid lipofuscinoses. Epileptic Disord, 2016, 18(S2): 73-88.

2. 张淑敏, 常杏芝, 张静, 等. 神经元蜡样质脂褐质沉积症的临床和脑电图特点. 中华实用儿科临床杂志, 2018, 33(12): 900-904.

3. 张静, 张月华. 神经元蜡样质脂褐质沉积症分型和诊断. 中国实用儿科杂志, 2018, 33(4): 23-27.

4. KOHLSCHUTTER A, SCHULZ A, BARTSCH U, et al. Current and emerging treatment strategies for neuronal ceroid lipofuscinoses. CNS Drugs, 2019, 33(4): 315-325.

5. MARKHAM A. cerliponase alfa: first global approval. Drugs, 2017, 77(11): 1247-1249.

6. RHA AK, MAGUIRE AS, MARTIN DR. GM1 gangliosidosis: mechanisms and management. Appl Clin Genet, 2021, 14: 209-233.

7. CACHON-GONZALEZ MB, ZACCARIOTTO E, COX TM. Genetics and therapies for GM2 gangliosidosis. Curr Gene Ther, 2018, 18(2): 68-89.

8. LEAL AF, BENINCORE-FLÓREZ E, SOLANO-GALARZA D, et al. GM2 gangliosidoses: clinical features, pathophysiological aspects, and current

therapies. Int J Mol Sci,2020,21(17):6213-6240.

9. FILIPPO PE VAIRO,BRUNA CC,SILVANA P,et al. A systematic review and evidence-based guideline for diagnosis and treatment of Menkes disease. Mol Genet Metab,2019,126(1):6-13.

第二节　遗传性脑白质病

【概述】

脑白质营养不良(leukodystrophy,LD)是一组高度异质性的疾病,主要累及中枢神经系统白质,伴或不伴周围神经系统异常的进展性、遗传性疾病,包括 X 连锁肾上腺脑白质营养不良、异染性脑白质营养不良佩梅病等 30 余种。遗传性脑白质病(genetic leukoencephalopathies,LE)是指原发于神经元、血管或全身系统性受累的疾病,其脑白质改变为继发性,包括 GM1/GM2 神经节苷脂沉积病、线粒体能量代谢障碍等至少 60 余种。两者的病因均为遗传性,其鉴别主要基于分子生物学机制和临床表现。由于该类疾病种类多、表型异质性大且致病机制未完全阐明,两者难以截然区分,目前亦有文献将其统称为遗传性脑白质病。LE 可以在任何年龄发病,总体发病率为 1:(5 000~7 600),其中最常见的为 X 连锁肾上腺脑白质营养不良(X-linked adrenoleuko dystrophy,X-ALD)。由于累及髓鞘,临床以运动功能症状为主,伴不同程度的认知和行为异常。

过去几十年临床应用最广泛的分类方法是根据病理改变和头颅 MRI 的特征分为髓鞘形成不足、髓鞘脱失和髓鞘囊性变性(表 6-2)。存在的问题也显而易见,除了常见的、经典的脑白质营养不良可以在有经验的医生处得到精确诊断,其他非经典性和少见的脑白质营养不良,特别是遗传性脑白质病容易误诊和漏诊。

随着高通量测序的发展,包括全外显子测序、全基因组测序,改变了传统的分类方法,扩展了遗传性脑白质营养不良的基因列表和临床表型。2017 年提出基于病理及发病机制的新分类,2019 年还提出基于分子与代谢的分类方法,如图 6-1 所示。

表 6-2　基于头颅磁共振和病理分类

髓鞘形成不足	髓鞘脱失	髓鞘囊性变性
佩梅病	肾上腺脑白质营养不良	海绵状脑白质营养不良
佩梅样病	球形细胞脑白质营养不良	伴皮层下囊肿的巨脑性白质脑病
白质消融性白质脑病	异染性脑白质营养不良	先天性肌营养不良
Pol-Ⅲ相关疾病	多发性硫酸酯酶缺乏症	Aicardi-Goutieres 综合征

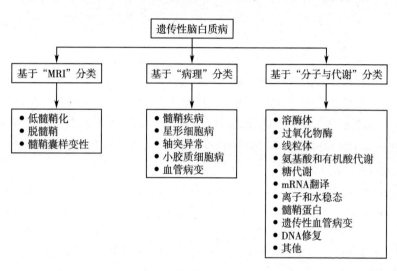

图 6-1　遗传性脑白质病分类

【诊断】

　　脑白质病病因众多,包括获得性和遗传性,给诊断带来巨大挑战。临床上,首先根据起病方式、伴随症状、既往病史及必要的辅助检查排除获得性病因。对考虑遗传性病因的,梳理其起病年龄、头围大小、头颅 MRI 特征有助于缩小鉴别诊断范围(图 6-2)。

　　不同类型的 LE 起病年龄差异大,即便同一家系成员的起病年龄也存在差异。临床表现以运动功能倒退为主,部分伴有视听障碍、癫痫发作,可伴有不同程度的认知功能受累。神经系统体征包括头围异

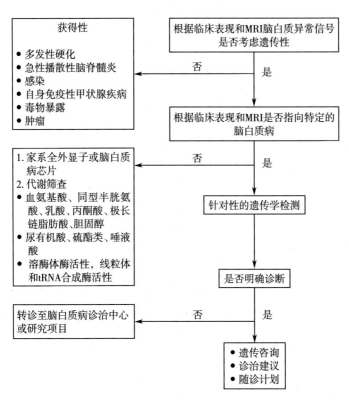

图 6-2　脑白质病病因诊断流程图

常、肌张力改变、锥体束征、眼球震颤、共济失调、深感觉障碍等。某些特定的 LE 具有特征性的症状和体征,如头围增大多见于亚历山大病、伴皮层下囊肿的巨脑性白质脑病、戊二酸尿症Ⅰ型等;眼震多见于佩梅病、海绵状脑白质营养不良;肾上腺皮质功能不全常见于 X 连锁肾上腺脑白质营养不良;白内障常见于 Cockayne 综合征;周围神经脱髓鞘改变和急性胰腺炎常见于异染性脑白质营养不良;白质消融性白质脑病常在轻微感染和外伤后急性发作。

头颅影像学是 LE 重要的辅助检查,包括头颅 MRI 平扫 T_1 序列、T_2 序列、T_2 FLAIR 序列和 DWI 序列;必要时可行头颅 MRS、MRA 和头颅 CT。考虑髓鞘化低下的患儿,建议间隔 6 个月复查 1 次,区分其为永久性髓鞘化低下还是髓鞘发育落后。部分脑白质营养不良有特异性的酶学检测及生化检测协助确诊(表6-3)。

表6-3 诊断脑白质营养不良及遗传性白质脑病的临床及实验室检查

临床/实验室检查	诊断目标
脑部和脊髓 MRI 平扫、增强及 MRS	血脑屏障渗漏及代谢物累积的证据(线粒体缺陷病,海绵状脑白质营养不良,Sjögren Larsson 综合征,过氧化物酶体生物发生缺陷病)
眼科检查	筛查几种脑白质营养不良病的特征眼部征象
头部 CT	评估钙化
外周血中极长链脂肪酸	X-ALD/AMN 和过氧化物酶体生物发生缺陷病
溶酶体酶(白细胞)	异染性脑白质营养不良,克拉伯病,多种硫酸酯酶缺乏症,半乳糖唾液酸贮积症,唾液酸贮积症
血乳酸,丙酮酸,氨基酸	线粒体能量代谢障碍
腰椎穿刺(细胞计数,蛋白,CSF 新蝶呤,干扰素)	非特异性脱髓鞘标志物;± 脑脊液细胞增多和 AGS 标记物
尿液中的硫苷脂	异染性脑白质营养不良,多种硫酸酯酶缺乏症
尿液中的有机酸	2-羟基戊二酸尿症;苯丙氨酸、NAA 值(海绵状脑白质营养不良)
神经生理检查(BAER,EMG/NCV,VEP,SSEP)	脑神经及外周神经特征表现,在不同脑白质病中的视神经束和脊髓束的特征性表现
分子遗传学诊断	对于临床已有倾向性诊断的,采用特定基因的一代测序或者 MLPA 进行分析;对于疑诊而无具体疾病指向的,可采用全外显子测序、MLPA,必要时线粒体基因检测等进行分子遗传学检查

【治疗】

尽管分子诊断上已经取得了重大突破,目前多数遗传性脑白质病尚无有效治疗手段,主要采取康复理疗或者对症支持治疗。目前在国内报道较多的治疗方法是基于异体人造血干细胞移植(hematopoietic stem-cell transplantation,HSCT)的治疗。骨髓干细胞移植适合于 X-ALD 脑病型早期、青少年和成年型 MLD 早期和无症状期治疗;早发型克拉伯病可以提高生存率和神经功能,缓解疾病进展;目前已经有关于佩梅病、白质消融性白质脑病、神经元蜡样质脂褐质沉积症等的造血干细胞移植治疗研究,并取得了一定成果。基因治疗和基因编辑技术给遗传性脑白质病患者带来了治疗的曙光。基因治疗主要包括体外基因编辑造血干细胞后移植、基因替代治疗和基因编辑治疗。

脑白质营养不良常用的治疗还包括对症治疗,一部分为特异性对症治疗,如糖皮质激素用于治疗 ALD 和肾上腺脊髓神经病中的肾上腺皮质功能不全;鸡尾酒疗法和生酮饮食治疗线粒体相关性脑白质病;胆囊切除术治疗 MLD 胆囊功能障碍;性激素补充治疗 4H 综合征等。脑白质营养不良是一组病因复杂,临床表现多样,诊断及治疗都较困难的疾病。随着近年来对此类疾病发病机制的阐明,有助于探寻可作为治疗靶点的基因、分子途径和细胞类型。脑白质营养不良病临床中心的建立及多学科合作更利于患者的管理及治疗。

一、X 连锁肾上腺脑白质营养不良

【概述】

X 连锁肾上腺脑白质营养不良(X-linked adrenoleukodystrophy,X-ALD)是最常见的过氧化物酶体病,X 连锁隐性遗传,男性半合子及女性携带者均可出现临床表现。国外报道的综合发病率约为 1/14 700。X-ALD 的致病基因 ABCD1 位于 Xq28,长约 19kb,包含 10 个外显子。截至目前已发现 3 247 个 ABCD1 基因突变,基因型与表型之间无明显的相关性,同一家族相同突变的患者,甚至是同样突变的同卵双生子可以有不同的临床表型。X-ALD 是一种脂类代谢异常性疾病。患者组织和体液中饱和 VLCFA 异常增高是该病的特征性的生化改变。X-ALD 按神经病理学分为 2 大类,即脑型和肾上腺脊髓神经病型。前者脑白质呈快速进展性脱髓鞘改变,大部分的患者病变自枕叶开始,向前不断发展。小部分病例先累及额叶、内囊或半卵圆中心。病变对称,弓形纤维多不受累。病变性质为炎性脱髓鞘反应。在血管周围有巨噬细胞和 T 淋巴细胞浸润,病变区域炎性因子表达增加,显微镜下巨噬细胞中有脂肪沉积。单纯肾上腺脊髓神经病型以轴索病变为主,累及脊髓和外周神经。髓鞘损伤作为轴索损伤的反应,出现于轴索损伤之后,病变炎症反应轻微或缺如。肾上腺萎缩,肾上腺皮质细胞和睾丸间质细胞内有特异性的板层线状包涵体(主要成分为VLCFA 的胆固醇结晶)。

【临床表现】

根据 X-ALD 患者性别、发病年龄、受累部位、进展速度等进行临床表现分型。大部分患者以神经系统症状为主,呈进行性智力、运动倒退,视、听功能障碍,癫痫发作,痉挛性截瘫等。约 2/3 患者伴有肾上腺皮质功能不全,少数患者仅表现为肾上腺皮质功能不全,而无神经系统症状。X-ALD 的临床表现分型见表 6-4。

表 6-4　X-ALD 临床表现分型

分型	临床表现	发病年龄及占比率
男性表型		
儿童脑型(childhood cerebral ALD,CCALD)	进行性行为、认知和运动功能倒退。发病初期注意力不集中,记忆及学习能力下降,视力及听力异常,走路不稳等。部分伴有肾上腺皮质功能不全。大部分进展迅速,逐渐出现肢体痉挛性瘫痪,失去行走运动能力	3~11 岁 35%
青少年脑型(adolescent cerebral ALD,ACALD)	临床表现同 CCALD,发病年龄较晚,病情进展稍慢于 CCALD	11~21 岁 4%~7%
肾上腺脊髓神经病型(adrenomyeloneuropathy,AMN)	仅表现为进行性双下肢痉挛性瘫痪,括约肌功能障碍和性功能减退,部分有肾上腺皮质功能受损,病程往往超过 10 年;10%~20% 的AMN 的患者大脑受累进展迅速并导致严重的认知和行为障碍	(28±9)岁 40%~46%

续表

分型	临床表现	发病年龄及占比率
成人脑型（adult cerebral ALD,AALD）	脑部呈急性进行性炎症性脱髓鞘改变，不伴肾上腺脊髓神经病变。临床表现与儿童脑型相似，主要表现为行为、认知和情绪异常及视力、听力减退等	>21 岁 2%~5%
单纯 Addison 病（addison only, AO）	主要表现为肾上腺皮质功能不全的症状，体征，无神经系统病变。大部分会进展成 AMN	儿童期 12%~17%
无症状型（asymptomatic）	仅有基因异常及生化改变，无神经系统和内分泌系统异常	儿童期 50% 在 10 年内进展成 AMN
女性表型		
无症状型	同男性无症状型	极少见
肾上腺脊髓神经病型（轻，中，重）	临床表现与男性 AMN 型类似，发病更晚，并且病情进展更缓慢	40~50 岁 65%
脑型	极少，确诊或疑似 X 染色体失活	极少
单纯 Addison 病	极少，并且不会像男性 AO 成年后会进展成 AMN	1%

【辅助检查】

X-ALD 具有特征性的生化与影像学改变。基因突变分析在诊断、携带者筛查、产前诊断、新生儿筛查方面非常重要。

1. **生化检查** 血浆、培养的皮肤成纤维细胞中 VLCFA 的异常升高是目前 X-ALD 诊断的主要生化指标。主要分析 3 个参数：$C26:0$ 浓度、$C24:0$ 与 $C22:0$ 的比率及 $C26:0$ 与 $C22:0$ 的比率。

2. **影像学检查** 脑型 X-ALD 颅脑 MRI 的异常通常早于临床症状，因此 MRI 有早期诊断价值。X-ALD 特征性 MRI 表现为：①脑白质呈对称性长 T_1、长 T_2 信号，并可累及胼胝体压部及脑干；②病变由后向前进展,逐一累及枕、顶、颞、额叶;③增强后病灶的周边强化,呈"蝴蝶"状。此外,X-ALD 具有的另一个特征性改变为脑干皮质脊髓束受累。上述征象有助于与其他脑白质病变鉴别。国外报道 15% 的脑型 X-ALD 具有不典型头颅 MRI 表现,以额叶或其他部位最先受累。肾上腺脊髓神经病型脊髓 MRI 可见脊髓萎缩,也可正常。

3. 基因突变分析 *ABCD1* 基因为目前唯一关联的致病基因。在女性 X-ALD 的诊断中,血浆 VLCFA 测试具有 20% 的假阴性率。因此 *ABCD1* 基因的家系检测可提高女性 X-ALD 的诊断率,并且对携带者筛查、产前诊断、新生儿筛查提供可靠证据。

4. ALDP 检测及其他检查 *ABCD1* 基因突变导致 ALDP 的稳定性下降、功能缺陷或肽链大段缺损,最终影响 VLCFA 的 β 氧化。因此,通过免疫荧光、免疫印迹等方法对 ALDP 进行检测,结合 VLCFA 测定和 *ABCD1* 基因突变分析,可提高 X-ALD 的确诊率。

5. 内分泌功能检查 伴肾上腺皮质功能不全的患者 24 小时尿 17-羟类固醇和 17-酮类固醇排出减少,血浆 ACTH 水平升高,ACTH 兴奋试验呈低反应或无反应。成年患者,特别是成人脊髓神经病型患者,有相当一部分具有性功能下降的临床表现及实验室指标异常,如血浆睾酮下降、黄体生成素和卵泡刺激素升高。

【诊断及鉴别诊断】

X-ALD 的诊断需临床表现与生化、影像及基因突变分析相结合。延误诊断常常导致患者不能接受恰当的遗传咨询和激素替代治疗,以及可能延误造血干细胞移植治疗时机。临床上 X-ALD 主要表现为脑型、脊髓神经病型和单纯的 Addison 病。脑型以性格改变,智力运动倒退,视听功能障碍为主要表现,结合生化及头颅 MRI 影像、*ABCD1* 基因检测可确诊。需要同注意力缺陷障碍,其他类型的脑白质病如异染性脑白质营养不良和克拉伯病、脑肿瘤相鉴别。脊髓神经病型通常表现为进展性双下肢轻瘫,肢体远端感觉缺失,直肠、膀胱括约肌功能障碍等症状。当患者没有出现肾上腺皮质功能不全的症状时,易误诊为多发性硬化和痉挛性截瘫。无明显神经系统症状的单纯肾上腺皮质功能不全患者常常误诊为 Addison 病,临床上除了自身免疫性肾上腺炎以外,X-ALD 是原发性肾上腺皮质功能不全的最常见病因。因此对肾上腺皮质功能不全的患者,尤其是有 X-ALD 家族史的患者,需进一步排除 X-ALD 的可能。X-ALD 患者家族中无症状者,需要通过生化检测或 *ABCD1* 基因突变分析来明确诊断。

【治疗】

X-ALD 的治疗包括以下几个方面:激素替代疗法、Lorenzo 油与饮食疗法、造血干细胞移植、代谢调节剂、基因治疗、抗氧化及免疫抑制剂治疗等其他治疗策略。

1. 激素替代治疗 伴有肾上腺皮质功能不全的 X-ALD 患者需行肾上腺皮质激素替代治疗,方法与其他原发性皮质功能不全相同。所有男性患者应进行 ACTH 激素相关监测。虽然替代疗法能够显著改善内分泌状态,却不能改善神经系统的症状,也不能阻滞神经系统病变的恶化。

2. Lorenzo 油与饮食疗法 但有研究认为 Lorenzo 油对无症状的患儿有保护作用。然而并不能改变已经出现的神经系统及内分泌症状,对 AMN 型的有效性有待进一步验证。

3. 造血干细胞移植治疗 是目前治疗早期(头颅 MRI 严重程度评分 <9 分,神经功能评分≤1 分)儿童脑型 X-ALD 最有效的方法,而不用于中晚期病情进展的儿童脑型、AMN 和无症状患儿等。造血干细胞移植治疗的风险主要是免疫排斥等严重后遗症。并且干细胞移植并不能改善患儿已经出现的神经系统和肾上腺功能障碍。

4. 代谢调节剂及对症支持治疗 苯扎贝特、他汀类药物、非诺贝特、甲状腺激素和吡格列酮等改善代谢;巴氯芬减轻肌肉强直、神经性膀胱等。

5. 基因治疗 基因治疗已经在患者中进行应用,但其有效性及安全性需要更大样本量及更长随访时间的研究。

【新生儿筛查、遗传咨询和产前诊断】

随着液相色素串联质谱技术(检测 C26∶0-LPC)的发展,新生儿广泛筛查 X-ALD 得以实现。这项筛查技术对男性 X-ALD 及女性 X-ALD 携带者均有良好的特异性及灵敏性。X-ALD 作为一种 X 连锁隐性遗传病,总体再发风险高达 25%,男性再发风险为 50%,因而遗传咨询与产前诊断非常重要。通过家系调查与相应的生化、影像与基因突变分析可以检出无症状患者、携带者,为早期进行造血干细胞移植治疗及产前诊断提供了可能。

二、异染性脑白质营养不良

【概述】

异染性脑白质营养不良(metachromatic leukodystrophy,MLD)是一种较常见的脑白质营养不良,也是一种常染色体隐性遗传性溶酶体病。致病基因位于 22q13.33(*ARSA*),包含 8 个外显子和 7 个内含子,长 3.2Kbp。国外报道的发病率为 1/4 万~1/16 万活产婴儿。*ARSA* 基因变异导致芳基硫酸酯酶 A(arylssulfatase A,ARSA)缺陷,使硫苷脂在溶酶体内水解障碍,从而沉积在中枢及外周神经系统中。硫苷脂在髓鞘中大量沉积导致脱髓鞘变化。

【临床表现】

MLD 根据发病年龄、病情进展速度和起病症状分成 3 种亚型。

1. 晚婴型　最常见的一种临床亚型,占 50%~60%,多在 1~2 岁发病,病情进展迅速,多在起病后 5 年内死亡。起始症状多表现为双下肢无力,频繁跌倒,随后出现双下肢迟缓性轻瘫,肌张力减低,腱反射减弱,构音障碍,神经传导速度减慢。早期周围神经病变常见。随着病情的进展,患儿逐渐不能坐、站,伴意向性震颤,吞咽困难、流涎,出现气道阻塞及进食困难。患儿认知功能、语言、运动全面倒退,伴有听力及视力损害、抽搐等症状。在疾病后期患儿呈去皮质强直体位,出现非皮质性肌阵挛和抽搐。随着护理和支持治疗的发展,部分患儿寿命可超过 10 岁。

2. 青少年型　占 20%~30%,发病年龄在 2.5~16 岁,中位发病年龄约为 6 岁。发病年龄早的患儿以周围神经肌肉受累较重,发病年龄较大者以学习、行为异常为主,病情进展可以缓慢或迅速。常表现为学习成绩下降,行为异常或精神症状,步态异常,震颤,共济失调,也可有抽搐。病情逐渐进展,大部分患者在 20 岁前死亡,但具体生存情况存在个体差异性。并且随着支持性治疗的发展,患者可在植物人状态下存活数年。

3. 成人型 多在14~16岁之后发病。成人型病情进展缓慢。临床症状较轻,症状表现与青少年型相似,常以精神症状起病。

【**诊断与鉴别诊断**】

MLD 的诊断需结合典型的临床表现及实验室检查,确诊需依靠酶学和基因检测。对于头颅 MRI 出现典型 MLD 改变者,检测其白细胞中 ARSA 活性,提示 ARSA 缺乏者,仍需满足以下几项中的1项或者多项:①*ARSA* 基因检测到致病性变异;②24 小时尿脑硫苷脂含量增高为正常对照的 10~100 倍;③神经或者脑活检检测到异染性脂质沉积。MLD 需要与 ARSA 假性缺乏、多种硫酸脂酶缺乏症、SAP-B 缺乏和其他遗传性脑白质病相鉴别。

1. 头颅影像 头颅 MRI 可早期识别脑白质病变并评估疾病。在幼年期 MLD 患儿中央和脑室周围白质最先受累,表现为大片长 T_1 长 T_2 病变。随着病情的进展,皮层下白质也会受累,在病情严重时 T_2 像典型者可以呈"豹纹状"白质改变(静脉周围区域残留的髓鞘形成的征象)。此征有时也见于佩梅病。晚婴型枕区受累更重。T_2 像在胼胝体、内囊及皮质脊髓束也可呈高信号,而在基底节和丘脑呈低信号;青少年型和成年型额区皮层下白质更容易受累,这可能与其以智力改变起病多见相关。磁共振波谱(magnetic resonance spectroscopy, MRS)定量测定组织中的代谢物,包括脑白质的化合成分的变化。MLD 患者的 N-乙酰天冬氨酸(NAA)和谷氨酸(Glu)水平降低,而肌醇(Ins)和乳酸(Lac)水平升高。据文献报道,NAA 和 Glu 水平的降低表明神经元轴突损伤,而 Lac 增高可能表明能量缺乏、巨噬细胞/小胶质细胞激活等。因此,MRS 可用于诊断和预测 MLD 的临床过程,但 MRS 的意义还有待进一步研究。

2. 酶活性测定 检测外周血或尿液中的白细胞,培养的皮肤成纤维细胞中 ARSA 活性,降低至正常人的 5%~10% 可以确诊。但是健康人中约 1% 可出现 ARSA 活性明显降低至 MLD 患者水平,但无临床症状,称为 ARSA 假性缺乏(ARSA pseudodeficiency, ARSA-PD)。

ARSA 活性正常的 MLD 患者,可能是由于糖脂结合蛋白 saposin B (SAP-B)缺乏所致,SAP-B 对 ARSA 结构稳定性和功能发挥重要作用。

3. **基因突变检测**　ARSA 与 SAP-B 基因突变分析对于明确诊断、携带者的确认以及产前诊断均有重要意义。据报道,ARSA 基因有超过 150 种突变。其中有 2 个热点突变,一个是与晚婴型发病相关的 459+1G>A 剪切位点突变,一个是与成人型相关的错义突变 p.Pro426Leu。

4. **脑硫脂测定**　外周血及尿液中检测脑硫苷脂升高 10~100 倍,而 ARSA 假性缺乏者正常或轻度升高,可作为鉴别 ARSA 假性缺乏的辅助方法。

5. **末梢(腓)神经活检**　神经活检、寻找施万细胞中的脑硫苷脂贮积物可作为辅助方法用来诊断临床表现及生化检查不典型或诊断不明确的患者。

6. **其他检查**　视听诱发电位可出现延迟;肌电图可有运动与感觉神经传导速度减慢。有癫痫症状的患者脑电图表现为高电压慢波,偶有不规则棘波爆发,脑电图与疾病的程度有较好的相关性。

【治疗】

MLD 目前治疗方法疗效不明确。药物难以通过血脑屏障至神经系统,导致许多治疗方法有效性低。

1. **造血干细胞移植**　是目前唯一可能治疗或改善 MLD 临床症状的治疗方法,适用于晚婴型出现症状前和青少年早期型的患儿。

2. **酶替代疗法**　在神经系统症状出现前进行有一定疗效,重组 ARSA 难以透过血脑屏障,多用于鞘内注射,目前有效性有待进一步提高。

3. **支持治疗**　充足的营养、物理治疗以及减少痉挛等。

4. **有希望的治疗方法**　基因治疗、基因细胞治疗、腺相关病毒治疗、逆转录病毒治疗目前都处于基础或临床试验阶段。

【产前诊断】

产前诊断有助于早期治疗。由于 ARSA 假性缺乏的存在,使得此症的诊断比较复杂。结合各种生化检查及基因检测等有助于产前诊断。

三、PLP1相关的遗传性髓鞘形成障碍

【概述】

鞘磷脂脂质蛋白1(PLP1)相关的遗传性髓鞘形成障碍是一种以神经髓鞘形成不良为显著特征的疾病,又称佩梅病(Pelizaeus-Merzbacher disease,PMD),为X连锁隐性遗传,绝大多数为男性发病,女性携带者无症状或症状轻微,致病基因位于Xq22。国外报道发病率为1/200 000~1/500 000。PLP1是中枢神经系统的主要组成成分,占髓鞘蛋白的60%~80%。PLP1基因重复(蛋白过度表达)是临床病例中最常见的突变,占50%~75%,且多见于经典型PMD,其次是点突变及缺失变异,点突变相关临床表型差异性极大,而缺失变异常见于较轻的临床表型。这些基因变异都可以导致髓鞘形成异常及或/少突胶质细胞死亡。

【临床表现】

PMD在早期表现为眼球震颤、肌张力减退及认知障碍,随着病情进展,表现为严重的痉挛性截瘫和共济失调。临床上大致分2种类型,但是实际上是一种临床表现由轻到重的连续性疾病谱。

1. **经典型PMD**　最常见,早期在1岁内出现肌张力低下,眼震,后进展为痉挛性四肢瘫痪、共济失调及手足徐动症,伴有认知障碍,在儿童期或青少年期丧失行走能力,可在成年早期死亡。神经病理表现为虎斑样髓鞘发育。

2. **先天型PMD**　较少见,病情最重。患儿生后即出现眼球震颤、咽部无力、喘鸣声;肌张力减退;严重的痉挛,可有抽搐;运动、智力发育停滞,无行走及语言能力,多在10岁内死亡。神经病理显示整个脑完全没有髓鞘化。

【诊断】

本病的诊断主要依赖典型临床表现以及MRI显示的弥漫性脑白质发育障碍。确诊需要靠基因诊断或病理诊断。

1. **头颅影像**　典型的髓鞘化低下的MRI特征,表现为大脑半球、

小脑和脑干白质 T_2 高信号呈弥漫性分布,呈新生儿样大脑,全脑白质受累。T_1 像改变不明显。T_2 高信号的强度可能与髓鞘发育异常的程度部分相关。经典型 PMD 与先天型 PMD 在皮层白质和脑干白质髓鞘化异常的程度可能有区分。女性携带者可能有轻微白质 T_2 高信号。

2. 基因诊断　大约 80%~95% 男性患者有可能确认 *PLP1* 基因异常,包括重复突变、点突变及缺失变异。其中外显子的点突变包括错义、移码、无义突变;内含子的点突变包括剪切位点及调控序列突变。需要强调的是目前基因诊断方法的可靠性还不是非常高,需要谨慎解释基因检测结果。

【治疗和产前诊断】

目前尚无可靠有效的治疗方法。研究提示早期造血干细胞移植治疗有一定的疗效。明确先证者的基因缺陷是进行准确携带者检出和产前诊断的基础。

(彭　镜)

参考文献

1. VANDERVER A,PRUST M,TONDUTI D,et al. Case definition and classification of leukodystrophies and leukoencephalopathies. Mol Genet Metab,2015,114(4):494-500.

2. VAN DER KNAAP MS,BUGIANI M. Leukodystrophies:a proposed classification system based on pathological changes and pathogenetic mechanisms. Acta Neuropathol,2017,134(3):351-382.

3. VAN DER KNAAP MS,SCHIFFMANN R,MOCHEL F,et al. Diagnosis,prognosis,and treatment of leukodystrophies. Lancet Neurol,2019,18(10):962-972.

第三节　遗传性小脑疾病

遗传性小脑疾病是指由遗传性病因所致的以小脑为唯一或主要

表现的疾患,临床异质性大和遗传方式多样。临床上常以共济失调为核心症状,可合并脑干功能异常、脊髓异常、锥体外系症状、周围神经病、耳聋、白内障,少数可以合并智力障碍和癫痫。根据遗传缺陷的不同和是否具有发作性的特点,可将本组疾病分为 2 类:遗传性小脑共济失调和阵发性共济失调。还有部分遗传代谢性疾病可以继发小脑异常,通过早期诊断、饮食治疗或者特异性治疗可以显著改善预后,也需要引起高度重视。

一、遗传性小脑共济失调

【概述】

遗传性共济失调分为 2 大类。第 1 类是由酶缺陷引起的共济失调,通常以常染色体隐性方式遗传,常发生于儿童时期,其中部分类型现在可以治疗;第 2 类由进行性退行性共济失调组成,可以根据其遗传方式进一步分类,包括常染色体隐性遗传性共济失调,其中Friedreich 型共济失调是迄今为止最常见的类型;常染色体显性遗传性共济失调,如脊髓小脑性共济失调、发作性共济失调和 X 连锁共济失调。

1. 酶缺陷引起的共济失调 此类疾病通常是隐性遗传,因为杂合子中 50% 的酶活性足以使大多数代谢途径正常进行。涉及这些疾病的代谢异常通常有多种临床表现,共济失调只是其中的一个方面。这类疾病的临床表现可分为 2 大类,即阵发性共济失调伴有潜在的生化异常和慢性进行性共济失调伴有特异性酶缺乏(表 6-4)。慢性进行性共济失调通常出现在儿童后期或青少年时期。可能的原因是代谢异常导致的损害累积必须达到临界值,才会出现临床症状。贮积性疾病在这组疾病中占主导地位,包括尼曼-匹克病 C 型、肝豆状核变性(Wilson 病)、异染性脑白质营养不良、不均一性类蜡样脂褐质沉积症和氨基己糖缺乏症[如泰-萨克斯(Tay-Sachs)病、GM2 神经节苷脂贮积症变异型 O(Sandhoff 病)]等。

(1)维生素 E 缺乏性共济失调:是一种常染色体隐性遗传病,由染色体 8q13.1 上的 α-生育酚转移蛋白基因突变引起。它表现为一种缓慢进行性的共济失调综合征,伴有类似 Friedreich 型共济失调的神经病变,一些患者还可出现视网膜色素变性。杂合子表型正常,但血清维生素 E 浓度比正常人低 25%。该病是由于微粒体甘油三酯转移蛋白编码基因突变导致无 β-脂蛋白血症引起的脂肪吸收不良所致。载脂蛋白 B 表达量下降,其组装和分泌缺陷导致脂肪吸收受损,血清胆固醇、极低密度脂蛋白和甘油三酯浓度极低,血清 β-脂蛋白缺失。神经系统表现包括进行性视网膜变性、周围神经病变和共济失调。早期补充维生素 E 和其他脂溶性维生素有助于改善神经病变和视网膜病变。

(2) 脑腱黄瘤病:是一种相对罕见的常染色体隐性遗传的进行性共济失调。其发病机制是染色体 2q33 上线粒体固醇 27-羟化酶基因突变导致胆汁酸合成受阻。临床表现包括共济失调、神经病变、白内障、跟腱黄瘤和迅速进展的动脉粥样硬化。血清胆固醇在正常基础上迅速升高提示诊断,可通过基因检测证实。脑脊液和血清胆固醇升高被认为是神经系统毒性的原因。用鹅去氧胆酸治疗能显著降低血清和脑脊液中的胆固醇,阻止疾病的发展。一旦确定诊断,应尽早开始治疗。

(3) 雷夫叙姆(Refsum)病:是另一种可治疗的进行性共济失调。当符合常染色体隐性遗传方式的共济失调患者出现鱼鳞病、色素性视网膜炎和周围神经病变的三联症时,应怀疑该诊断。本病是由于 *PhyH* 基因突变引起的藻酰-辅酶 A-羟化酶活性不足,从而不能降解血中的植烷酸而引起。严格限制饮食中的植烷酸摄入有望显著改善周围神经病变和共济失调。

【诊断】

特定的贮积性疾病的诊断通常是根据临床表现、酶活性检测、生化检查结合组织病理学来确诊。维生素 E 缺乏性共济失调可测定维生素 E 水平;脑腱黄瘤病可以检测脑脊液和血清胆固醇浓度;肝豆状核变性可以检测血铜蓝蛋白、尿铜含量、角膜色素环(K-F 环)等。遗传学检查可以做出基因诊断和携带者检查(表 6-5)。

【治疗】

目前对于大部分由贮积性代谢障碍引起的共济失调还没有治愈

表 6-5 酶缺乏导致的慢性进行性遗传性共济失调

疾病名称	基因座	蛋白产物
泰-萨克斯病	15q23~q24	氨基己糖 A 的 α 亚基
GM2 神经节苷脂贮积症变异型 O	15q13	氨基己糖 A、B 的 β 亚基
尼曼-匹克病 A 型、B 型	11p15.4-p15.1	酸性神经鞘磷脂酶
尼曼-匹克病 C 型	18q11~q12	NPC1
	14q24.3	NPC2
异染性脑白质营养不良	22q13	芳香硫酸酯酶 A
肾上腺脑白质营养不良	Xq28	肾上腺脑白质营养不良蛋白
无 β-脂蛋白血症	4q22	微粒体甘油三酯转移蛋白
低 β-脂蛋白血症	2p24	脂蛋白 B
脑腱黄瘤病	2q33	线粒体固醇 27-羟化酶
维生素 E 缺乏性共济失调	8q13	α-生育酚转移蛋白
莱施-奈恩综合征	Xq26	次黄嘌呤鸟嘌呤磷酸核糖基转移酶
肝豆状核变性	13q14	ATP7B(铜转运 ATP 酶)
神经元蜡样脂褐质沉积症	多发变异位点	多种基因产物
雷夫叙姆病	10pter~p11.2	植酸羟化酶
X 连锁共济失调、鱼鳞病和带状视网膜营养不良	Xpter~p22	芳香硫酸酯酶 C

的方法,但是某些特定的治疗可以延缓疾病进展。比如维生素 E 缺乏性共济失调、脑腱黄瘤病,雷夫叙姆病和肝豆状核变性等。

2. 常染色体隐性共济失调 最常见的常染色体隐性共济失调是 Friedreich 型共济失调。其他常见的原因有着色性干皮病、科凯恩综合征和共济失调毛细血管扩张症,这些疾病是 DNA 修复机制缺陷引起的。

(1) Friedreich 型共济失调:Friedreich 型共济失调(Friedreich ataxia, FRDA)是最常见的遗传性共济失调之一,由 Friedreich 于 1863 年首先报告。发病率约为 12/10 万。大多于 20 岁以前发病,以 2~16 岁最多,无明显性别差异。首发症状 95% 为共济失调,5% 为脊柱侧弯。病程缓慢进展,发病后 20 年多数病例不能行走。随疾病进展,言语障碍常十分明显。32% 的患者出现眼球活动障碍,8% 出现耳聋,4% 出现头部摇晃。上肢共济失调与下肢相比更常见,程度也更重。几乎所有患者均出现指鼻试验不稳伴运动性或意向性震颤,以及轮替动作不能。少数有视网膜病或眼肌麻痹。75% 的患儿腱反射消失。下肢腱反射消失是本症的基本特征之一。伸性跖反射见于约 90% 的病例;足部关节位置和振动觉消失的发生率约 90%;手部深感觉异常发生率为 27%。半数以上患儿出现骨骼关节畸形。心肌病的发生率为 40%~70%,1/3~1/2 病例出现心律失常或充血性心力衰竭。眼震见于 50% 左右的病例。少数病例可发生视神经萎缩和视力丧失。晚期可出现痉挛或强直状态。糖尿病发生率约为 10%,多见于 20~30 岁之间,程度一般较为严重,胰岛素治疗大都难以控制,是本病死亡的原因之一。实验室检查:心电图检查常见 ST 段改变、T 波低平或倒置。左、右心室肥厚或高电压也较常见。可发生心律失常和传导障碍,但较少见。肌电图和神经传导速度检查的典型改变包括感觉神经动作电位波幅明显降低,传导速度轻度减慢。神经影像学检查可见多数患者脊髓萎缩或小脑、脑干萎缩。

【诊断】

10 岁左右发病,临床表现为进行性共济失调伴构音障碍,腱反射消失应怀疑此诊断。确定诊断有赖于遗传学检查,多数病例存在 *FXN* 基因的特征性 GAA 扩增。*FXN* 的 GAA 扩增突变导致的临床表现异质性大,较短的扩增产生较轻的表型,而较长的扩增产生更严重、更早发作的表型。

【治疗】

FXN 蛋白在铁/硫簇的生物合成中具有活性,重复扩增会降低 FXN 的水平并导致氧化应激增加,抗氧化剂治疗可以缓解这种情况。

值得注意的是,大部分的 FRDA 患者血清辅酶 Q10 水平降低。由于辅酶 Q10 缺乏导致线粒体功能障碍,低剂量和高剂量辅酶 Q10/维生素 E 疗法已被证明可有效改善共济失调。α-生育酚(EPI A0001)是一种有效的抗氧化剂,可带来剂量依赖性的神经功能改善。艾迪苯醌是辅酶 Q10 的短链类似物,能够改善心脏和神经系统功能,且耐受性良好,能改善 FRDA 患者的日常活动能力。抗痉挛药物的对症治疗有助于缓解疼痛性肌肉痉挛,对脊柱侧凸可采取手术治疗。

(2) 共济失调毛细血管扩张症:共济失调毛细血管扩张症(ataxia telangiectasia,AT)是一种表现为进行性小脑性共济失调、眼结膜和皮肤毛细血管扩张、免疫缺陷的疾病。发病率为 1/(80 000~100 000)。神经系统症状常起始于婴幼儿期,共济失调一般发生于生后 12~14 个月,典型表现为学步困难和躯干不稳,6 岁以后症状已十分明显,10~11 岁时常只能借助轮椅活动。其他神经系统症状包括舞蹈样动作、手足徐动、肌阵挛、反射消失和眼球运动异常。毛细血管扩张起始于 2~7 岁,球结膜首先受累,逐渐波及暴露部位皮肤,如鼻翼、耳朵、颈部和肢体屈侧。日光照射、辐射和摩擦后加重。皮肤的其他异常包括白斑、咖啡牛奶斑和皮下脂肪消失。半数患者有糖耐受不良,女性患者常见性腺功能减退。由于免疫功能异常,患者易发生各种感染,特别是鼻窦炎和呼吸道感染。恶性增殖性疾病的发生率也明显高于正常人群,15% 的病例死于恶性疾病,特别是非霍奇金淋巴瘤和 T 细胞白血病。本病预后不良,2/3 死于 20 岁以前,主要死亡原因是感染和恶性疾病。辅助检查:甲胎蛋白(alpha-fetoprotein,AFP)水平升高见于 90% 以上的患者。癌胚抗原(carcinoembryonic antigen,CEA)水平通常也会升高。大多数患者的免疫球蛋白 IgA 和 IgE 水平降低或缺如;IgM、IgG_1 和 IgG_3 浓度正常或升高,IgG_2 和 IgG_4 浓度通常降低。建议对所有 AT 患者进行基因检测,因为 AT 杂合子也存在患癌风险增加。神经电生理检查可见感觉神经动作电位异常。影像学检查可见小脑萎缩。

【诊断】

本病的基本生化缺陷尚未明确,临床上可利用表 6-6 中的诊断标准对 AT 进行初步诊断。

表 6-6 共济失调毛细血管扩张症的诊断标准

分类诊断标准
确定诊断
男性或女性患者,细胞培养时由辐射诱导的染色体断裂增加或者进行性小脑共济失调,并且在 AT 的 2 个等位基因上均有功能缺失突变
疑似诊断
患有进行性小脑共济失调的男性或女性患者以及具有以下 4 条中的 3 条:
1. 眼或面部毛细血管扩张。
2. 血清 IgA 至少比正常年龄低 2*SD*。
3. 甲胎蛋白比正常年龄高至少 2*SD*。
4. 细胞培养中辐射诱导的染色体断裂增加。
可能诊断
患有进行性小脑共济失调的男性或女性患者,并且至少有以下 4 条之一:
1. 眼或面部毛细血管扩张。
2. 血清 IgA 至少比正常年龄低 2*SD*。
3. 甲胎蛋白比正常年龄高至少 2*SD*。
4. 细胞培养中辐射诱导的染色体断裂增加。

【治疗】

严重反复感染和 IgG 水平低的患者可以静脉注射 IVIg;早期和持续的物理治疗可以最大限度地减少挛缩和脊柱侧弯。必须监测儿童恶性肿瘤的早期征象(瘀斑、局部疼痛或肿胀、体重减轻等),但对肿瘤的治疗尚存在争议,因为患者对放疗和化疗极为敏感,易表现出溃疡性皮炎、严重的食管炎、吞咽困难和深部组织坏死。常规剂量的放化疗在 AT 中可能是致命的。患者应避免接触电离辐射,如 CT 扫描等。左旋多巴衍生物和抗胆碱能药可以改善基底神经节功能障碍;金刚烷胺,氟西汀或丁螺环酮有助于保持身体平衡和治疗言语障碍;震颤通常可以通过加巴喷丁、氯硝西泮控制。

(3) 着色性干皮病与科凯恩综合征:着色性干皮病(xeroderma pigmentosum,XP)和科凯恩综合征(Cockayne syndrome,CS),属于 DNA 互补缺陷所致的遗传性共济失调综合征。在临床上表现为共济失调、震颤、虚弱、眼球震颤和听觉障碍、光敏感性等皮肤症状最早出现且非常突出。但一些 XP 患者直到中年才出现神经系统症状。

(4) 其他:除上述几类缺陷基因已较明确外,近年又发现一种常染色体隐性遗传性早发型共济失调,即婴儿起病型脊髓小脑性共济失调(infantile-onset spinocerebellar ataxia,IOSCA)。临床特点是小脑性共济失调、感觉神经病变、手足徐动症、耳聋、眼肌麻痹、视神经萎缩。女性可伴性腺功能减退。IOSCA 的基因缺陷位于染色体 10q22.3~24.1。

3. 常染色体显性遗传性共济失调 最常见的常染色体显性共济失调是脊髓小脑共济失调(spinal cerebellar ataxia,SCA)。目前已经鉴定出 40 多种 SCA。常染色体显性遗传性共济失调中最常见的病因是基因编码区中的 CAG 重复序列,该序列编码蛋白质产物中的多聚谷氨酰胺片段,类似于亨廷顿病(Huntington disease,HD)。这种重复会导致体细胞和生殖细胞遗传稳定性下降。连续几代受影响的家庭发病年龄逐渐提早,其后代的表型逐渐加重。

4. X 连锁共济失调 X 连锁共济失调是一组临床表现高度异质性的罕见疾病。一些是单纯的小脑综合征,而另一些则包括其他神经系统异常,如痉挛,耳聋,智力障碍。尽管 X 连锁的疾病在男性中多见,但由于带有正常等位基因的 X 染色体选择性失活,一小部分女性也可以出现症状。患者可能还患有除共济失调外的其他系统的表现,例如铁粒幼细胞性贫血和肾上腺功能不全等。伴有共济失调的 X 连锁铁粒幼细胞性贫血是一种隐性疾病,病情相对较轻,对吡哆醇无反应,以非进行性的小脑性共济失调为特征。其致病基因是位于 Xq13 的 ATP 结合盒蛋白 7(ATP-binding cassette protein 7,ABCB7)基因。进行性共济失调和运动协调欠佳也可是肾上腺脑白质营养不良的非典型表现,肾上腺脑白质营养不良是一种以进行性神经功能障碍和原发性肾上腺功能不全为特征的 X 连锁隐性疾病,具体内容见第六章第二节遗传性白质脑病。

二、阵发性共济失调

阵发性共济失调(episodic ataxias,EA)是一组常染色体显性遗传性疾病,其特征是短暂、反复发作的躯干不协调和不稳,以及其他症状如眩晕、恶心、呕吐、头痛(偏头痛)、视力障碍和构音障碍等,具有明显的遗传异质性和表型异质性。目前已报道的共有 8 型,称为 EA1~EA8,大多数是在成年之前发病。其中 EA1 和 EA2 占报道病例的多数。阵发性共济失调的诊断通常基于病史和临床特征,多与离子通道基因突变有关,分子遗传学检测可有助于明确具体的突变基因。

1. 阵发性共济失调 1 型 阵发性共济失调 1 型(episodic ataxias type 1,EA1)是由 *KCNA1* 基因的杂合突变引起的,该基因编码神经元电压门控钾离子通道 Kv1.1 的 α1 亚基。临床特征为仅持续数秒至数分钟短暂发作的小脑功能障碍,包括步态不稳、肢体共济失调、构音障碍、蹒跚步态、姿势性震颤。这些发作常伴肌纤维颤搐(肌肉波纹现象),其诱发因素包括运动、应激、环境温度、惊跳、姿势改变、情绪、饥饿、酒精、间发疾病或咖啡因等。发作间期可伴有小肌肉抽动,多见于手部及眼周。可合并构音障碍。一些受累个体在发作间期具有正常或接近正常的神经系统功能。临床已报道有持续性小脑功能障碍和听力障碍。通常在儿童期或青春期发病。一般情况下,唯一的病理关联是小脑蚓部极轻微的萎缩。部分患者可合并癫痫和智力障碍,卡马西平或者奥卡西平是首选治疗药物,部分病例乙酰唑胺和丙戊酸也可能有效。

2. 阵发性共济失调 2 型 阵发性共济失调 2 型(episodic ataxias type 2,EA2)是最常见、最典型的 EA 综合征,由 *CACNA1A* 基因突变引起,其编码神经元的 α1A 亚基电压门控钙通道 Cav2.1,可能通过减少小脑浦肯野细胞中钙依赖性神经递质释放而致病。临床特征表现为持续数小时至数日的反复共济失调发作,可伴有严重的眩晕、恶心、呕吐、头晕、头痛等。发作期或发作间期均可存在眼球震颤,向外及下视时明显。常可发展为持续性的小脑症状及小脑萎缩。其发作可能是自发发生的,也可能是由于体力消耗、疲劳、情绪困扰或兴奋引起的。其临床表现和进展速度异质性较大,但在同一家族中常相对一致。在大多数 EA2 患者中,发病年龄范围从婴儿期到儿童早期,可持续存在至成人期。目前治疗 EA2 的药物主要是乙酰唑胺和 4-氨基吡啶。每天使用乙酰唑胺治疗可以预防或减轻发作。4-氨基吡啶可改善浦肯野细胞的起搏活动,从而减少 EA 发作的频率。达伐吡啶、氯唑沙宗等亦已被提议作为潜在的治疗选择,但仍需要进一步的研究。

3. 其他 EA 亚型 均仅在 1 个或数个家庭中有报告。

(1) 阵发性共济失调 3 型:阵发性共济失调 3 型(episodic ataxias type 3,EA3)与染色体 1q42 连锁有关,但尚未发现致病基因。临床特征为反复短暂发作(持续数分钟)的前庭型共济失调、眩晕、耳鸣,其中耳鸣症状最为明显。其他特征包括发作间期肌纤维颤搐、头痛、视物模糊、复视和无力而无眼球震颤。发病年龄存在差异。乙酰唑胺治疗似乎有效。

(2) 阵发性共济失调 4 型:阵发性共济失调 4 型(episodic ataxias type 4,EA4)又称为周期性前庭小脑性共济失调。目前尚未发现明确致病基因。临床特征为反复共济失调发作、眩晕、复视和耳鸣,眼部表现为平稳的跟随性眼球运动缺陷和凝视诱发性眼球震颤,症状通常可持续数小时。报道的发病年龄为 20~50 岁。乙酰唑胺对此型 EA 无效。

(3) 阵发性共济失调 5 型:阵发性共济失调 5 型(episodic ataxias type 5,EA5)是由位于染色体 2q22~23 的 *CACNB4* 基因突变所致,其编码钙通道 β4 亚基。其临床特征与 EA2 类似,包括发作持续时间、发作间期眼球震颤等。唯一明显的区别是它的发病晚于 EA2,目前报道的发病年龄为 20~60 岁。该型乙酰唑胺治疗有效。

(4) 阵发性共济失调 6 型:阵发性共济失调 6 型(episodic ataxias type 6,EA6)是由位于染色体 5p13.2 的 *SLC1A3* 基因杂合突变所致,该基因是编码兴奋性氨基酸转运蛋白 1(EAAT1)的溶质载体家族成员,突变可导致谷氨酸的过度细胞外积累和神经毒性损伤。其临床表型有较大异质性。其中一例青少年患者表现为发热诱发的阵发性共济失调、癫痫发作、偏头痛和交替性偏瘫。另一个荷兰家系中 3 名成员表现出典型的 EA2 样症状,例如持续数小时的发作、发作间期眼球震颤和对乙酰唑胺的阳性反应等。

(5) 阵发性共济失调 7 型:阵发性共济失调 7 型(episodic ataxias type 7,EA7)仅在单个家族中被发现,四代家庭成员中有 7 人发病。全基因组连锁分析将疾病基因定位在染色体 19q13 上,但尚未找到具体致病基因。其临床特征包括阵发性共济失调、无力和构音障碍,持续数小时至数天,由运动或兴奋触发发作,发作间期神经系统检查正常。发病年龄在 20 岁以前。

（6）阵发性共济失调 8 型：阵发性共济失调 8 型（episodic ataxias type8，EA8）被发现于一个爱尔兰家庭，三代人中有 13 个发病的成员，通过全外显子组测序检测到位于染色体 1p36.13 的 *UBR4* 中的错义突变，然而尚未得到功能研究的证实。在其他患有 EA 的患者中亦发现了未经功能验证的 *UBR4* 中其他罕见突变。其临床特征是共济失调、全身无力、言语不清，持续数分钟至数小时。其他特征还包括眼周肌肉颤搐、眼球震颤、肌纤维颤搐和持续性意向性震颤。本型对氯硝西泮治疗有反应，乙酰唑胺无效。

原发性阵发性共济失调已确认的为以上 8 型。而最近报告了与 *FGF14* 基因致病突变相关的阵发性共济失调的发作。发作多由发热诱发，可持续数天，频率不定，其发病年龄广泛（从童年到成年），持续时间和频率各异，临床异质性大，部分患者对乙酰唑胺治疗有反应。Piarroux J 等建议将其添加为阵发性共济失调 9 型。此外，许多编码离子通道、转运蛋白或突触蛋白的基因突变亦可引起各种阵发性共济失调症状，相关基因包括 *SCN2A*、*ATP1A3*、*NALCN*、*DARS2*、*SLC2A1*、*PRRT2* 等。还有许多具有 EA 典型临床特征的患者在已知的 EA 致病基因中没有任何突变，这表明 EA 的遗传异质性和其他致病基因的存在。

【诊断】

临床上表现为短暂、反复发作的共济失调，伴或者不伴有眩晕、恶心、呕吐、头痛（偏头痛）、视力障碍和构音障碍，应高度考虑此类综合征，完善家系全外显子测序可以协助诊断。

【鉴别诊断】

本病需与其他原因所导致的阵发性共济失调相鉴别，包括苯妥英钠等抗癫痫发作药物过量所引起的共济失调，代谢性疾病如丙酮酸脱羧酶缺乏、利氏病、枫糖尿症、尿素循环障碍、维生素 E 缺乏、雷夫叙姆病、哈特纳普病等引起的阵发性共济失调。同时还应谨慎排除其他疾病所引起的共济失调，如免疫介导性复发型小脑共济失调、脊髓小脑变性、中枢神经系统脱髓鞘病、间歇性梗阻性脑积水、癫痫、体位性眩晕、椎基底动脉缺血、梅尼埃病等。

➤ 附：遗传性小脑疾病诊疗流程图

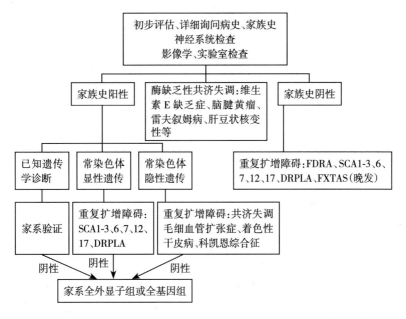

（彭　镜）

参考文献

1. MAAS RP PW,WASSENBERG T,LIN JP,et al. l-Dopa in dystonia：a modern perspective. Neurology,2017,88(19)：1865-1871.

2. PARNES M,BASHIR H,JANKOVIC J. Is benign hereditary chorea really benign？ brain-lung-thyroid syndrome caused by *NKX2-1* mutations. Mov Disord Clin Pract,2018,6(1)：34-39.

3. TORRES-RUSSOTTO D. Clinical approach to tremor in children. Parkinsonism Relat Disord,2019,59：111-116.

4. THAKKAR K,MARICICH SM,ALPER G. Acute ataxia in childhood：11-year experience at a major pediatric neurology referral center. J Child Neurol,2016, 31(9)：1156-1160.

5. MUNDWILER A,SHAKKOTTAI VG. Autosomal-dominant cerebellar ataxias. Handb Clin Neurol,2018,147:173-185.

6. PIARROUX J,RIANT F,HUMBERTCLAUDE V,et al. FGF14-related episodic ataxia:delineating the phenotype of episodic ataxia type 9.Ann Clin Transl Neurol,2020,7(4):565-572.

第四节　遗传性锥体外系疾病

【概述】

遗传性锥体外系疾病又称运动障碍疾病,是一组遗传因素所致的不自主运动的疾病群,也包括遗传变性病和遗传代谢病,具体发病率不详。根据临床表现分为肌张力减低-运动过多和肌张力增高-运动减少2大类,前者包括肌张力障碍、舞蹈症、手足徐动、震颤、肌阵挛,后者包括帕金森综合征,可同时伴有肌力减低、扭转痉挛、共济失调等其他运动症状,呈常染色体显性遗传、常染色体隐性遗传或线粒体遗传,亦有散发病例。

遗传性锥体外系疾病确切发病机制不详,目前认为多源于基底核结构或功能紊乱。基底节损害时主要表现为肌张力异常和不自主运动,肌张力异常表现为肌张力增高、肌张力减低、或增高与减低交替出现。以尾状核和壳核为主的病变时,常表现为肌张力减低和运动增多,而以苍白球、黑质为主的病变时,则表现为肌张力增高和运动减少、运动缓慢、联合动作减少、肌肉强直、静止性震颤等帕金森综合征的表现。

【临床表现】

急性或隐匿起病,部分呈发作性特点;症状有紧张时加重,睡眠消失,感染、应激等诱发症状波动,运动障碍症状可单独或叠加出现,具体表现如下。

1. 肌张力障碍　是一种由持续性或间歇性肌肉收缩引起的异常运动和/或姿势,常重复出现,其运动呈模式化、扭曲性,可伴有震颤,常由随意运动诱发或加重,且伴随泛化的肌肉激活。可表现为足尖行走、斜颈、书写困难、构音障碍、吞咽困难等,紧张时肌张力增高、放松时肌张力减低。根据受累部位肌张力障碍分为局灶型、节段型、多灶型、全身型和偏身型,偏身型往往提示继发性因素。目前根据致病基因不同遗传性肌张力障碍已有 29 型;此外,遗传代谢病戊二酸血症、线粒体脑肌病、肝豆状核变性、莱施-奈恩(Lesch-Nyhan)综合征、溶酶体贮积病等可表现为肌张力障碍;神经系统变性病 PANK2 基因突变导致的泛酸激酶缺乏、家族性基底节区钙化、神经棘红细胞增生症、共济失调-毛细血管扩张症等也可以肌张力障碍为主要临床表现。

肌张力障碍症状急剧加重出现体温增高、脱水、呼吸衰竭、横纹肌溶解致急性肾功能衰竭、疲惫和疼痛等严重并发症,称为肌张力障碍持续状态,是一种目前临床认识不足的可能危及生命的神经系统急症,需早期识别,尽早干预。常见于抗 NMDAR 脑炎、未经治疗的多巴反应肌张力障碍、PANK2 基因突变导致的泛酸激酶缺乏等。

2. 舞蹈症　肢体及头面部迅速、随机、无节律、无目的、粗大且不能随意控制的动作。开始为非持续性收缩,逐渐演变为持续性。发生于四肢或躯干、头颈时,肌收缩完全无协调,时间间隔、幅度及影响到的肌肉均不同;发生于面、下颌、舌咽时可引起发音困难、言语含混不清、吞咽困难。儿童期舞蹈症以获得性因素常见,其中以小舞蹈症最常见。遗传性舞蹈症见于良性遗传性舞蹈症,通常由 NKX2-1 基因突变引起,通常在 5 岁前出现临床表现;亨廷顿舞蹈症是成人舞蹈病最常见的遗传原因,而在儿童期发病的亨廷顿舞蹈症表现认知减退、步态障碍、舞蹈症、帕金森综合征和肌张力障碍。代谢性疾病如线粒体脑病也可表现为舞蹈症。

3. 手足徐动　肢体远端尤其是手指和腕部缓慢而持续的交替扭曲动作,当腕部过伸时则手指过伸。手足徐动症可能与舞蹈症并存出现。手足徐动症的常见病因有包括脑瘫、脑血管病、颅内感染、药物和遗传因素等。

4. 震颤　身体某一部分或多个围绕某个中心的节律性的动作,包括静止性震颤、姿势性震颤、动作性震颤或意向性震颤。静止性震颤是在静止或肌肉放松状态下出现的节律性震颤,一般频率为 4~6Hz,运动时减轻或消失,多以肢体远端比较明显;静止性震颤是帕金森病的临床表现之一;姿势性震颤是在身体主动地保持某一姿势时出现震颤,多见于肢体的远端。一般频率为 8~12Hz。意向性震颤也称动作性震颤,在随意运动中或将要接近目标时震颤最为明显,通常由小脑功能障碍引起。

震颤根据病因又分为生理性和病理性震颤 2 类。生理性震颤频率一般为 8~12Hz 或 20~25Hz,病理性震颤频率一般为 4~8Hz。病理性震颤常见病因包括帕金森综合征,遗传代谢病如 Wilson 病、线粒体脑肌病等,脑结构异常,甲状腺功能亢进、中毒和维生素 B_{12} 缺乏等。

5. 肌阵挛 急速、短暂、类似电击样的动作,也可能是重复性或节律性的动作,可在安静时出现,也可由外界刺激诱发,根据受累部位分为全身性、局部性、节段性或多灶性。包括生理性和病理性,生理性肌阵挛包括睡眠肌阵挛、打嗝或焦虑诱发的肌阵挛以及良性新生儿肌阵挛等。病理性肌阵挛包括原发性肌阵挛、肌阵挛-肌张力障碍、癫痫性肌阵挛、线粒体脑肌病、药物诱导的肌阵挛、感染或免疫介导的肌阵挛如抗 NMDAR 脑炎、单纯疱疹性脑炎、副肿瘤综合征等。病理性肌阵挛需要进行快速评估以确定原因,需要对症和病因治疗。

6. 帕金森综合征 静止性震颤、运动减少或不能、强直和姿势不平衡中任意 2 个表现。可表现为表情减少、语音减低、小写症和动作逐渐缓慢,铅管样强直,若叠加震颤,会表现为齿轮样,儿童帕金森综合征最常见的是多巴反应性肌张力障碍和继发性因素如感染、中毒、外伤、脑血管病和药物等。

除运动障碍症状,部分患者可能伴有智力障碍、锥体束征、癫痫发作、眼睑下垂、流涎、出汗、情绪障碍、睡眠障碍等非锥体外系症状,主要见于遗传变性病或遗传代谢病以及后天获得性因素。

【诊断与鉴别诊断】

遗传性锥体外系疾病的诊断主要依据患者描述的运动障碍表现、发作时的录像、头颅影像学、代谢和遗传学检测结果综合判定运动障碍模式,再定位、定性(病因)诊断。主要诊断思路应包括以下方面,①疾病模式:急性起病还是隐匿起病,病情呈进行性进展还是逐渐好转;②是运动过多还是运动减少;③动作是持续性还是阵发性;④症状出现在静止时还是运动时;⑤症状是否有昼夜波动;⑥症状在睡眠时是否减轻或消失;⑦环境刺激或情绪波动是否影响运动障碍的表现;⑧患者是否意识到在运动和是否有预兆;⑨智力、体力发育是否符合同龄儿标准;⑩是否有类似疾病家族史;⑪是否有围产期缺氧史、黄疸史、感染史等继发因素;⑫是否伴有抽搐和其他系统受累症状。

　　遗传性锥体外系疾病主要是与后天获得性病因所致锥体外系疾病鉴别,脑性瘫痪多有围产期缺氧、黄疸、感染病史,为静止性病程,症状无昼夜波动性;头颅 MRI 可见脑萎缩、软化、坏死等病灶,血/尿/脑脊液代谢检查多正常。感染、免疫、外伤、中毒、血管、肿瘤等所致基底节结构或功能异常亦可出现锥体外系表现,但此类疾病多有感染病史、外伤史或毒物接触史,头颅 MRI 多可见基底节区域异常信号,对称性基底节区异常需要与遗传代谢性疾病鉴别。

【治疗】

　　遗传性锥体外系疾病首先选择病因治疗,但这种治疗较少,作用有限,多以对症治疗为主,根据临床症状选择药物,个体化差异大,文献剂量不统一,主张小剂量添加,根据症状缓解程度及是否出现副作用逐渐滴定,直至症状缓解且不出现副作用为主要目标剂量。治疗之前应先排除医源性因素。

　　1. 肌张力障碍　全身性:左旋多巴、苯海索、巴氯芬;局灶性或节段性:注射肉毒素 A,可联合使用氯硝西泮、卡马西平、丁苯喹嗪。药物治疗无效者可使用脑深部电刺激术或巴氯芬泵。

　　2. 舞蹈症　氯硝西泮、丙戊酸钠、丁苯那嗪、氟哌啶醇、利血平、脑深部电刺激术。苯海索、左旋多巴、卡马西平、苯妥英钠可加重舞蹈症症状,应避免使用。

　　3. 震颤　氯硝西泮、苯海索、普萘洛尔、扑米酮,极少数对左旋多巴、卡马西平或脑深部电刺激术有效。

　　4. 肌阵挛　氯硝西泮、丙戊酸钠、吡拉西坦、左乙拉西坦、唑尼沙胺、巴氯芬、托吡酯。卡马西平可加重肌阵挛,应避免使用。

　　5. 帕金森综合征　左旋多巴或多巴胺激动剂、金刚烷胺、苯海索、脑深部电刺激术。

　　需要特别注意的是有少数遗传性锥体外系疾病有特异性治疗,比如

GCH1/TH/SPR 基因变异所致多巴反应性肌张力障碍口服左旋多巴疗效显著。*TOR1A* 基因变异所致肌张力障碍 1 型对脑深部电刺激术反应良好。*PRRT2* 基因变异所致发作性锥体外系症状应用奥卡西平、卡马西平疗效好。*SLC2A1* 基因变异葡萄糖转运子 1 缺陷综合征对生酮饮食反应好。

针对肌张力障碍持续状态患者应做到尽早发现、及时消除诱因、支持治疗、适当镇静、长程管理和口服药物等 4 个方面进行治疗,急性期需住院在神经专科医生的指导下救治。

➤ **附:遗传性锥体外系疾病诊疗流程图**

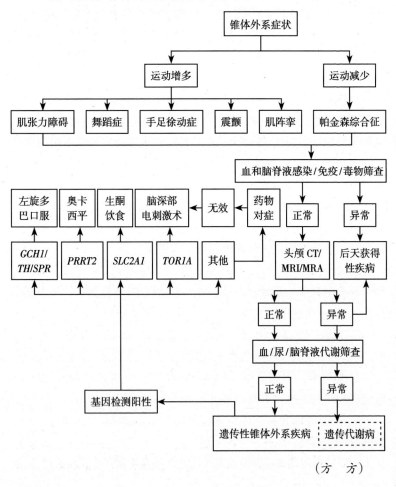

（方　方）

第五节　多巴反应性肌张力障碍

【概述】

多巴反应性肌张力障碍(dopa-responsive dystonia,DRD)是一组左旋多巴合成代谢通路上的酶活性缺陷引起的遗传性进行性肌张力障碍疾病,左旋多巴疗效显著。三磷酸鸟苷在三磷酸鸟苷环化水解酶 1(*GCH1* 基因编码)催化下生成三磷酸二氢新蝶呤,之后依次在 6-丙酮四氢生物蝶呤合成酶、墨蝶呤还原酶(*SPR* 基因编码)催化下生成四氢生物蝶呤,四氢生物蝶呤是酪氨酸羟化酶、色氨酸羟化酶和苯丙氨酸羟化酶的辅酶,参与了左旋多巴和 5-羟色胺酸的生成,进而生成多巴胺、5-羟色胺、去甲肾上腺素等神经递质调控运动功能、情绪认知、内分泌及睡眠等神经功能。DRD 呈常染色体隐性或显性遗传,常见致病基因主要为 *GCH1*、*TH* 和 *SPR*。

【临床表现】

多于 10 岁内起病,可早至婴儿期,晚至成人期起病,根据起病症状将 DRD 分为经典型和非经典型。

1. 经典型 DRD　多为常染色体显性遗传,以下肢扭转痉挛或姿势异常起病,有左侧优先受累倾向,女性多见,症状呈晨轻暮重,多无智力发育落后。

2. 非经典型 DRD(DRD-Plus)　多为常染色体隐性遗传,表现为运动发育落后或倒退、肢体软弱、震颤、僵硬、流涎、吞咽困难、构音障碍、面部表情减少、眼睑下垂、动眼危象、情绪烦躁、睡眠障碍、出汗多等,晨轻暮重可不明显,可伴有智力发育落后。

【诊断与鉴别诊断】

儿童时期出现的步态姿势异常,常从一侧开始,逐渐波及对侧,有晨轻暮重特点,智力发育及影像学检查均正常,需首先考虑多巴胺反应性肌张力障碍,结合左旋多巴治疗有效,可做出临床诊断,基因检测发现 *GCH1*、*TH* 或 *SPR* 变异即可确诊。脑脊液中高香草酸和四氢生物蝶呤减低可辅助诊断。本病主要与脑性瘫痪鉴别,脑性瘫痪多有围产期缺氧、黄疸、感染病史,为静止性病程,症状无昼夜波动性,头颅 MRI 可见脑萎缩、软化、坏死等病灶,血/尿/脑脊液代谢检查多正常。当出现以下任何一种情况:家族史阳性、否认围产期脑损伤病史、症状呈昼夜波动、头颅影像学正常时应谨慎诊断脑性瘫痪,需考虑 DRD 可能,建议可试验性应用小剂量左旋多巴。

【治疗】

采用左旋多巴联合外周多巴胺脱羧酶抑制剂治疗,剂量尚缺乏统一标准,从小剂量起始滴定,维持剂量主要根据年龄、病情严重程度、疗效及是否产生副作用的个体化治疗原则为主,通常剂量为 $0.5\sim10mg/(kg \cdot d)$ 口服,最大量不超过 200mg/d。

(方 方)

参考文献

1. 吴希如,林庆. 小儿神经系统疾病基础与临床. 2 版. 北京:人民卫生出版社,2009.
2. PEARSON TS,PONS R. Movement disorders in children. Continuum(Minneap Minn),2019,25(4):1099-1120.
3. 代丽芳,丁昌红,方方. 多巴反应性肌张力障碍诊治进展. 中国循证儿科杂志,2019,14(5):317-322.

第六节 线 粒 体 病

【概述】

线粒体病(mitochondrial disease)是由核基因(nuclear DNA,nDNA)或线粒体基因(mitochondrial DNA,mtDNA)遗传缺陷引起的线粒体氧化磷酸化(oxidative phosphorylation,OXPHOS)功能障碍、能量产生不足,从而导致临床多系统受累的一组复杂的罕见性疾病,是儿童最常见的一组遗传代谢性疾病。由于包含种类较多,整体患病率为 1/5 000,但每一种线粒体病均为罕见病,据估计,儿童期发病率

(<16 岁）为（5~15)/100 000。线粒体病临床表现多样,遗传异质性强,具有任何年龄可发病、累及任何组织器官和任何遗传方式等特点,导致临床诊断困难。目前本病缺乏有效治疗手段,大部分线粒体病预后不良,是儿童时期致残和致死的主要疾病之一。

目前已报道线粒体病的致病基因多达 400 余个。约 1 500 种蛋白质定位在线粒体,并参与线粒体的正常功能,其中 13 种由 mtDNA 编码,其余 99% 功能所需的蛋白质由 nDNA 编码。400 多个致病基因通过多种生化途径导致疾病发生,但确切的发病机制尚不完全清楚。

【临床表现】

发病年龄广泛,可从出生到成年晚期,宫内发病的报道亦越来越多。部分患者发病前发育正常,在感染、发热、禁食和手术等诱因下急性发病,或表现为一种慢性进展性疾病或症状可有波动,发作性加重等。在临床上,线粒体病易累及多器官系统,几乎任何器官都可能被累及,但是能量需求较高的脑、肌肉、心脏、肝脏和视网膜最易受累,其他系统包括内分泌、胃肠道、肾脏、视觉、听觉和血液系统等,导致临床表现多样,即使具有相同遗传缺陷的患者或亲属亦可有不同的表现。

神经系统症状主要包括发育迟缓、发育倒退、肌张力障碍、肌张力减退、癫痫发作、发作性脑病、运动障碍、卒中样发作、共济失调、偏头痛、精神或情绪障碍、上睑下垂、进行性眼外肌麻痹、视神经萎缩、色素性视网膜炎、肌病、运动不耐受,周围神经病变,感音神经性耳聋等;神经系统以外的症状包括身材矮小、生长迟缓、多毛、代谢性酸中毒、糖尿病、胰腺炎,周期性呕吐、便秘、腹泻,心肌病、心脏传导异常,呼吸衰竭,肝功能衰竭,肾小管酸中毒、局灶性节段性肾小球硬化、肾功能衰竭、肾上腺功能不全、骨髓衰竭等。

除上述表现外,部分线粒体病可表现为一组较为典型的临床综合征,常见的线粒体综合征包括以下 7 种。

(1) Leigh 综合征:Leigh 综合征（Leigh syndrome, LS）是儿童期最常见的以进行性神经退行性病变为表现的线粒体病,又称亚急性坏死性脑脊髓病,心脏、眼部亦常受累是其突出特点,双侧基底节区、脑干、丘脑、大小脑白质、小脑齿状核和脊髓对称性异常信号是本病头颅影像学的标志性特征,mtDNA 和 nDNA 突变均可导致 LS,已报道近 100 个致病基因,其中 mtDNA 基因约占 30%,热点突变为 *MT-ATP6* 基因 m.8993T>C/G 等,nDNA 突变是 LS 的主要病因,以 *SURF1* 基因突变为最常见。

(2) 线粒体脑肌病伴高乳酸血症和卒中样发作:线粒体脑肌病伴高乳酸血症和卒中样发作(mitochondrial encephalomyopathy with lactic acidosis and stroke-like episode,MELAS)是由 mtDNA 突变导致的最常见的母系遗传的线粒体脑肌病,*MT-TL1* 基因是最常见的致病基因,其中 m.3243A>G 为热点突变,占 80% 以上,核心症状为卒中样发作和癫痫发作,其他表现包括身材矮小、多毛、运动不耐受、肌无力、偏头痛、消化道功能障碍、感音神经性耳聋、发育落后、预激综合征、心肌病、糖尿病和肾病等,急性期头颅 CT 及 MRI 常表现为不符合大动脉血管分布的卒中样病灶。

(3) 肌阵挛性癫痫伴破碎红纤维综合征:肌阵挛性癫痫伴破碎红纤维综合征(myoclonic epilepsy with ragged red fibers disease,MERRF)是由 mtDNA 突变所致的母系遗传的线粒体脑肌病,编码 tRNA^{Lys} 的线粒体基因 *MT-TK* 为最常见的致病基因,m.8344A>G 为其热点突变,约占 80% 以上,临床四联症包括肌阵挛、全面性癫痫、共济失调和肌肉活检可见破碎红纤维(ragged red muscle fiber,RRF)。

(4) 慢性进行性眼外肌麻痹:慢性进行性眼外肌麻痹(chronic progressive external ophthalmoplegia,CPEO)主要表现为双眼睑下垂和眼外肌麻痹,隐匿起病,缓慢进行性加重,无周期性发作特点,可出现短暂性或永久性症状停止进展,通常起病较晚,儿童发病容易误诊,肌肉活检标本中发现 mtDNA 大片段缺失可帮助确诊。

(5) 卡恩斯-塞尔综合征:卡恩斯-塞尔综合征(Kearns-Sayre syndrome,KSS)诊断标准包括 20 岁前起病、色素视网膜变性、进行性眼外肌麻痹、心脏传导阻滞、小脑共济失调以及脑脊液蛋白升高。

(6) Pearson 综合征:主要表现为骨髓衰竭、铁粒幼细胞贫血和胰腺外分泌功能障碍;铁粒幼细胞贫血通常出现在生后第 1 年,可伴有全血细胞减少和多系统疾病。

（7）莱伯遗传性视神经病变:莱伯遗传性视神经病变(Leber's hereditary optic neuropathy,LHON)是由 mtDNA 突变所致的母系遗传的线粒体视神经病,95% 以上的患者与线粒体呼吸链酶复合体Ⅰ基因突变有关,*G11778A*、*T14484C* 和 *G3460A* 为热点突变,85% 的患者为青年男性,双侧视力同时或先后出现减退,中央视野丧失,伴色觉障碍等。

【辅助检查】

1. 生化检查 血和/或脑脊液(CSF)的乳酸,血氨基酸、酰基肉碱和尿有机酸筛查、血气分析、血糖、肝肾、血氨、心肌酶谱及电解质等。

2. 影像学检查 头颅 MRI 和 MRS 为必查项目,注意加做 DWI 和 ADC。

3. 电生理检查 有癫痫发作应该提供发作录像并进行视频脑电图监测;临床怀疑肌肉和周围神经受累者,应进行肌电图检测;其他检查包括脑干听觉诱发电位、视觉诱发电位、体感诱发电位和心电图等,应常规进行检查。

4. 基因检测 基因检测是诊断线粒体病的一线诊断手段,检测方法可以选择 mtDNA 热点突变筛查,如 MELAS 进行 m.3243A>G、LS 进行 m.8993T>G/C、MERRF 进行 m.8344A>G 和 LHON 进行 m.11778G>A 筛查,上述热点突变筛查对疾病临床判断的准确性要求较高。需要指出的是,mtDNA 变异率在不同组织存在显著差异,尿沉渣细胞、肌肉组织和毛囊较外周血细胞具有更高的阳性率。大部分线粒体病推荐使用二代测序技术(next-generation sequencing,NGS),包括 mtDNA 和 nDNA 在内的线粒体病基因 panel 检测或全外显子测序(whole exome sequencing,WES)。

5. 组织活检 不是确诊线粒体病必要的检查手段,是可选择的检查,在基因检测为阴性,但临床仍高度怀疑线粒体病的情况下,应积极开展。一般取近端肌肉进行组织病理检查和线粒体呼吸链酶复合物活性测定。病理检查主要为冰冻切片的组织学和酶组织化学染色,典型病理改变是改良 Gomori 三色染色可见 RRF,细胞色素 C 氧化酶染色显示阴性肌纤维或深染肌纤维,琥珀酸脱氢酶染色可见破碎蓝染肌纤维和/或深染的小血管。用新鲜活检组织或培养的皮肤成纤维细胞测定线粒体呼吸链酶复合物活性,复合物Ⅰ活性降低最常见。

【诊断与鉴别诊断】

1. 诊断 目前线粒体病没有统一的临床诊断标准,各线粒体综合征有独自的诊断标准,临床医生也可根据线粒体病评分标准(mitochondrial disease criteria,MDC,表6-7)来协助临床诊断,当MDC≥2分时临床应考虑线粒体病的可能。线粒体病的诊断需要从临床表现、遗传方式(家族史)、生化和代谢,以及病理和组织酶学等方面进行性综合分析,分子遗传学检测可用于确定诊断,但目前WES确诊率不足50%。

表6-7 线粒体病评分标准(MDC)

临床(≤4分)			代谢和MRI(≤4分)	
肌肉系统(≤2分)	神经系统(≤2分)	多系统症状(≤3分)	代谢	影像/其他
肌病	发育迟滞或智力障碍	消化系统	乳酸至少2倍升高**	Leigh综合征样改变**
	语言落后	生长落后	丙氨酸至少2倍升高	卒中样发作**
肌电图异常	肌张力不全	内分泌系统	三羧酸循环中间产物#	MRS乳酸峰出现
	共济失调	免疫	乙基丙二酸和甲基丙二酸	脑干和脊髓受累的脑白质病变
运动发育迟缓	痉挛发作	视力或听力	3-甲基戊烯二酸	空泡性脑白质病变
	神经病变	肾小管酸中毒	脑脊液乳酸,丙氨酸	丘脑受累的脑白质病变
运动不耐受	癫痫或脑病	心肌病		深部脑白质受累及胼胝体发育不全

注:每项1分,**项2分;#:α-酮戊二酸、琥珀酸、富马酸。

各项评分相加,确诊线粒体病:≥8分,可能线粒体病:5~7分,疑诊线粒体病:2~4分;临床各项相加最高为4分,代谢和MRI各项总和最高为4分。

儿童线粒体病以 LS 和 MELAS 最多见,LS 和 MELAS 常常表现为典型的线粒体综合征,因此,正确掌握 LS 和 MELAS 的临床特点有利于临床早期识别,进行遗传学检测确诊。线粒体病易累及神经系统,当神经系统受累同时伴有其他系统器官损害时,排除获得性病因后,首先应考虑线粒体病可能,尤其是几个不相干器官同时受累。医生可依据患者的临床症状、家族史、乳酸水平、神经影像学等,结合 MDC 评分确定线粒体病疑似病例并进行基因检测。对于基因阴性仍然高度怀疑线粒体病的患者,进一步行肌肉组织病理检查、线粒体呼吸链酶复合物活性及皮肤成纤维细胞氧耗率的测定,以诊断或排除线粒体病。

2. 鉴别诊断 由于线粒体病表现多样,分子诊断不足 50%,诊断困难具有挑战性,因此,鉴别诊断十分重要。LS 需与引起基底节损害的有机酸尿症、感染、免疫及中毒性疾病进行鉴别;MELAS 应与病毒性脑炎、烟雾病、脑梗死、肿瘤和皮质发育不良等鉴别;MERRF 应与其他病因引起的共济失调伴癫痫发作的疾病鉴别;线粒体周围神经病需与其他遗传性周围神经病以及感染或免疫因素引起的周围神经病变(如慢性炎性脱髓鞘性多发性神经病)鉴别;线粒体肌病应与肢带型肌营养不良、糖原累积性肌肉病、多发性肌炎等进行鉴别。总之,线粒体病累及多系统,应与受累系统的其他遗传病和获得性病因进行鉴别,任何诊断不清的疾病,在排除后天获得性病因时都应与线粒体病进行鉴别。

【治疗】

线粒体病目前无根本治疗方法,目前美国食品药品监督管理局(Food and Drug Administration,FDA)尚未批准任何一种治疗药物,主要为多学科的对症支持治疗和改善线粒体功能的多种维生素治疗。随着基因检测的广泛应用,一些导致线粒体病辅助因子缺陷的基因被检出,这些基因缺陷可通过补充相应的辅助因子使临床症状得到改善,大部分为个例报道。

1. 对症支持治疗

(1)抗癫痫发作治疗:遵循依据癫痫发作类型和癫痫综合征选

药的原则,尽可能首选线粒体毒性较低的抗癫痫发作药物,如拉莫三嗪、左乙拉西坦、唑尼沙胺等。一些常用的抗癫痫发作药物具有线粒体毒性,如丙戊酸、卡马西平、苯妥英和苯巴比妥,应尽量避免使用,尤其是在 *POLG* 突变导致的 Alpers 综合征是丙戊酸应用的绝对禁忌证;一些药物可导致癫痫发作增加,如奥卡西平可加重肌阵挛,应谨慎使用。

生酮饮食是一种高脂肪饮食,它可以有效地治疗某些形式的难治性癫痫,如丙酮酸脱氢酶缺乏症,应作为一线治疗,但禁用于脂肪酸氧化障碍和丙酮酸羧化酶缺乏症等。

(2) 其他对症治疗:线粒体病累及全身多系统损害,故需要多学科联合治疗,包括但不仅限于:神经系统损害的康复治疗,眼睑下垂矫正术,白内障人工晶状体置换术,感音神经性耳聋人工耳蜗植入术,心脏传导缺陷相关心肌病心脏起搏器植入术等。需注意线粒体病患者的症状应定期随访和长程管理。

2. 改善线粒体功能的多种维生素治疗　目前临床中常用的口服多种维生素治疗,也称线粒体"鸡尾酒"疗法,但存在争议。部分人认为疗效缺乏随机对照试验(RCT),证据不足,不建议应用。但由于这种治疗无危害,确有部分患者从中获益的报道,因此,国际上大部分专家建议应用,但目前尚缺乏统一的剂量和方案。

(1) 抗氧化、清除氧自由基:辅酶 Q10、艾地苯醌、维生素 C、维生素 E、硫辛酸等可以缓解疾病产生的过量活性氧(reactive oxygen species,ROS)的毒性作用。艾迪苯醌在欧洲已被批准应用于治疗 m.11778G>A 突变的 LHON 患者。

(2) 补充酶辅助因子、增加电子传递链功能:线粒体的 OXPHOS 系统需要大量的辅助因子来促进酶催化反应,如硫胺素、核黄素、生物素、烟酸、辅酶 Q10 等。一些基因突变导致辅助因子缺陷所致的线粒体病通过补充相应的辅助因子改善临床症状的报道已逐年增多,应引起临床医生的关注(表 6-7)。

硫胺素(维生素 B_1)能增强丙酮酸脱氢酶活性,从而增加丙酮酸氧化和还原辅助因子(NADH 和 FADH2)的生成;*SLC19A3* 突变患者通常需要补充更高剂量的硫胺素。核黄素(维生素 B_2)是复合物Ⅰ和Ⅱ的关键组成部分,为脂肪酸 β 氧化和三羧酸循环等几个关键酶反应的辅助因子,*ACAD9* 突变患者对核黄素治疗的反应好。烟酸(维生素 B_3)参与线粒体的多个代谢通路,恢复 NAD^+/NADH 平衡,减少氧化应激,增加 ATP 含量,促进线粒体生物合成;*NAXD* 或 *NAXE* 突变患者补充大剂量烟酸后神经系统症状、皮肤损害可恢复正常。对于辅助因子缺陷基因突变导致的线粒体病,应及早诊断,及早给予治疗。其他药物如肌酸、左旋肉碱、维生素 K、琥珀酸盐、丙酮酸钠等也可用于线粒体病治疗。

(3) 恢复一氧化氮(NO)的产生:精氨酸是一种参与尿素代谢和肌酸合成的必需氨基酸,它还原产生的 NO 具有神经递质和血管扩张特性,主要用于 MELAS 卒中样发作急性期和维持期的治疗。

3. 慎用线粒体毒性药物　线粒体毒性药物可抑制电子传递链,增加 ROS 的生成,线粒体蛋白运输受损,抑制线粒体 DNA 复制。常见的药物有丙戊酸钠、抗逆转录病毒药物、他汀类药物、阿司匹林、氨基糖苷类抗生素、铂类化疗药物、对乙酰氨基酚、二甲双胍和 β 受体阻滞药等。

【预后】

线粒体病的预后与发病年龄、临床症状、基因突变类型、mtDNA突变比率有关。发病年龄越小,预后越差。儿童线粒体病整体死亡率较高,部分线粒体病如辅酶 Q10 缺陷症、*ACAD9*、*SLC19A3*、*PDHA1* 等突变,及早诊断和针对性补充辅助因子治疗,症状可有改善,被称为可治疗的线粒体病(表 6-8)。

表 6-8 辅因子缺陷相关的线粒体病的治疗推荐

临床综合征	突变基因	主要临床表现	治疗（口服）
生物素-硫胺素反应性基底神经节疾病	SLC19A3	发作性脑病，肌张力障碍，癫痫发作	维生素 B_1 10~20mg/（kg·d） 生物素 10~15mg/（kg·d）
硫胺素焦磷酸激酶缺乏症	TPK1	发作性脑病，肌张力障碍，痉挛	维生素 B_1 20mg/（kg·d）
硫胺素反应性丙酮酸脱氢酶缺乏症	PDHA1	新生儿期乳酸性酸中毒，癫痫发作，发育倒退，痉挛	维生素 B_1 30~40mg/（kg·d）
ACAD9 缺乏症	ACAD9	脑病，肌病，肥厚型心肌病	维生素 B_2 10~20mg/（kg·d）
多重酰基辅酶 a 脱氢酶缺乏	ETFA、ETFB、ETFDH、SLC25A32	儿童早期多系统疾病或迟发性肌无力，肝病等	维生素 B_2 10mg/（kg·d）
早发性进行性脑病伴有脑水肿和/或脑白质病	NAXD、NAXE	皮肤损害，神经系统退行性变	维生素 B_3 10~20mg/（kg·d）
生物素酶缺乏症	BTD	皮炎，肌肉张力减退，发育衰退	生物素 5~10mg/（kg·d）
全羧化酶合成酶缺乏症	HLCS	皮肤损伤，代谢性酸中毒，癫痫发作，发育迟缓	生物素 10~20mg/（kg·d）
辅酶 Q10 缺乏症	PDSS1、PDSS2、COQ2、COQ4、COQ6、COQ7、COQ9、ADCK4、ADCK3	表型多样，从致死性的新生儿期疾病到成人期肌病	辅酶 Q10 10~30mg/（kg·d）

➢ 附：线粒体病诊疗流程图

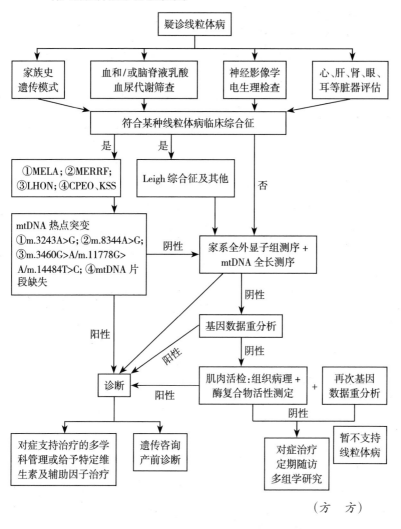

（方　方）

1. GORMAN GS, CHINNERY PF, DIMAURO S, et al. Mitochondrial diseases. Nat Rev Dis Primers, 2016, 2: 16080.

2. RAHMAN S. Mitochondrial disease in children. J Intern Med,2020,287(6): 609-633.

3. EL-HATTAB AW,ZARANTE AM,ALMANNAI M,et al. Therapies for mitochondrial diseases and current clinical trials. Mol Genet Metab,2017,122 (3):1-9.

4. LAKE NJ,COMPTON AG,RAHMAN S,et al. Leigh syndrome:one disorder, more than 75 monogenic causes. Ann Neurol,2016,79(2):190-203.

5. 北京医学会罕见病分会,北京医学会神经内科分会神经肌肉病学组,中国线粒体病协作组,等.中国线粒体脑肌病伴高乳酸血症和卒中样发作的诊治专家共识.中华神经科杂志,2020,53(3):171-178.

第七节　常见可治疗遗传代谢病

【概述】

遗传代谢病(inherited metabolic diseases,IMD)又称先天性代谢缺陷病(inborn errors of metabolism,IEM),是指由于基因缺陷导致参与机体物质代谢过程的酶或辅酶活性降低,受体、载体蛋白功能缺陷,从而导致机体生化代谢紊乱,造成中间或旁路代谢产物蓄积,终末代谢产物缺乏或能量产生不足而引起一系列临床症状的各种代谢缺陷疾病的总称。

IEM多为单基因遗传病,以常染色体隐性遗传病最多见,少数为常染色体显性遗传或X、Y连锁伴性遗传及线粒体遗传等。虽单一病种的发病率低,但总体发病率已达活产婴儿的1/400。IEM病种繁多,迄今已发现900余种,并随基因诊断技术的提高而逐渐增加。IEM在胚胎至成年的各个时期均可发病,以儿童期最多见;任何系统器官均可受累,以神经系统、消化系统、循环系统、血液系统受累最多见;临床表现复杂多样、轻重不一且缺乏特异性;确诊有赖于实验室检查,主要包括常规生化、影像学、组织病理学检查、血尿特异性代谢产物检测、酶活性测定及基因检测。因致残、致死率高,早期诊断、早期治疗是避免系统器官功能损害及伤残、挽救生命的关键,也是进一步开展遗传咨询和产前诊断的基础。IEM 部分病种可治可防,临床早期识别早期诊断,以及早期进行新生儿筛查十分重要。

【分类】

根据异常代谢物的分子大小,可将 IEM 分为小分子病和大分子病(即细胞器病)。前者往往起病急骤,间歇期可基本正常,缺乏体检和病理学检查特征,特效治疗效果显著;而后者多逐渐发病,呈进行性加重,常有相对特异的体检或病理学改变,对一般治疗的反应差(表 6-9)。

表 6-9　遗传代谢病分类

分类	病种	疾病
小分子病	糖	半乳糖血症、糖原累积症、果糖不耐受症等
	氨基酸	苯丙酮尿症、同型胱氨酸尿症、枫糖尿症、黑酸尿症等
	有机酸	甲基丙二酸血症、丙酸血症、戊二酸血症、异戊酸血症等
	脂肪酸	原发性肉碱转运障碍、肉碱棕榈酰转移酶Ⅰ缺乏症等
	蛋白	家族性高脂蛋白血症、无白蛋白血症等
	尿素	鸟氨酰氨甲酰转移酶缺乏症、瓜氨酸血症、精氨酸血症等
	脂质	戈谢病、尼曼-皮克病、泰-萨克斯病等
	嘌呤	莱施-奈恩综合征等
	嘧啶	β-脲基丙酸酶缺乏症等
	肌酸	肌酸缺乏症等
	金属	肝豆状核变性、门克斯病等
	钙磷	低磷性佝偻病、软骨发育不良、成骨发育不全等
	色素	高铁血红蛋白血症、卟啉病等
	激素	克汀病、先天性肾上腺皮质增生症、11-羟化酶缺乏症等

续表

分类	病种	疾病
大分子病	溶酶体病	黏多糖病、黏脂贮积症、神经鞘脂病、神经节脑苷脂病等
	过氧化物酶体病	肾上腺脑白质营养不良、脑肝肾综合征等
	线粒体病	线粒体脑肌病、线粒体心肌病、线粒体糖尿病及耳聋等
	合成缺陷	先天性糖基化障碍等

【几种常见可治疗的遗传代谢病】

1. 甲基丙二酸血症 甲基丙二酸血症（methylmalonic acidemia, MMA）是先天性有机酸代谢异常中最常见的疾病，主要为常染色体隐性遗传病。按缺陷物分，MMA 可分为酶缺陷（包括甲基丙二酰辅酶 A 变位酶缺陷、甲基丙二酰辅酶 A 异构酶缺陷）和辅酶缺陷（钴胺素代谢缺陷）2 大类；患者为 mut0、mut-、cblA、cblB、cblH 缺陷时仅有 MMA，缺陷为 cblC、cblD、cblF、cblJ 时临床表现为 MMA 合并同型半胱氨酸血症。由于甲基丙二酸、3-羟基丙酸、甲基枸橼酸等代谢物异常蓄积，常引起神经、心脏、肝脏、肾脏、骨髓等多脏器损伤，严重时引起酮症酸中毒、低血糖、高氨血症、高甘氨酸血症等生化异常；根据维生素 B_{12} 治疗是否有效，可分为维生素 B_{12} 有效型和无效型 2 型。

2. 遗传性高苯丙氨酸血症 遗传性高苯丙氨酸血症的病因包括 2 类遗传缺陷，其一为苯丙氨酸羟化酶（phenylalanine hydroxylase, PAH）活性下降或丧失，占 90% 左右，临床表现为经典型苯丙酮尿症（phenylketonuria, PKU）和高苯丙氨酸血症；另一类为苯丙氨酸羟化酶的辅酶四氢生物蝶呤（tetrahydrobiopterin, BH4）的代谢缺陷所致的 BH4 缺乏症，也称恶性 PKU。2 类缺陷均可使苯丙氨酸不能转化为酪氨酸，而在体内蓄积，从而引起一系列神经系统损害；血中蓄积的苯丙氨酸经旁路代谢后转化为苯丙酮酸、苯乙酸，自尿液、汗液中大量排出，使患儿常有鼠尿样体臭。低苯丙氨酸饮食是目前治疗 PKU 的唯一有效方法，而 BH4 缺乏症患儿则需长期进行 BH4 替代治疗，同时补充左旋多巴、5-羟色氨酸治疗。

3. 生物素与生物素酶缺乏症　生物素又称维生素 H,是一种水溶性含硫维生素。生物素缺乏导致 4 种相关羧化酶活性下降,肉碱消耗增加,线粒体能量合成障碍,引起代谢性酸中毒、有机酸尿症,造成一系列神经与皮肤损害,严重时可致死。生物素缺乏分先天性和后天获得性。在先天性病因中,*BTD* 基因突变导致的生物素酶缺乏症(biotinidase deficieney,BTD)可引起生物素的吸收与利用障碍,导致生物素水平显著下降,自新生儿至成人的各个年龄段均可发病;多种羧化酶合成酶缺乏症患者体内生物素水平正常,但是对生物素需求显著提高,可出现生物素相对缺乏。后天病因中,不当的食品加工过程(生物素易被酸、碱、氧化剂、紫外线破坏),不良饮食习惯如长期挑食、食用生蛋清、饮酒、喝咖啡,特殊饮食治疗某些 IEM 的配方中没有添加生物素,肠道外营养或长期服用雌激素、抗癫痫发作药(如丙戊酸钠、苯妥英)、镇静剂等均可导致生物素摄入不足或吸收受限;某些慢性胃肠疾病、胃肠手术导致的短肠综合征可导致生物素吸收障碍;过量使用抗生素、防腐剂可导致肠道细菌合成生物素的能力下降。生物素与生物素酶缺乏症的临床表现相似,均以皮肤、毛发和神经系统损害为主,但个体轻重差异很大,及时给予生物素治疗能有效改善预后。

4. 维生素 B$_6$ 依赖症　维生素 B$_6$ 依赖症(pyridoxine dependency)由 Hunt 等人于 1954 年首先报道,是由 *ALDH7A1* 基因突变引起 α-氨基己二酸半醛(α-AASA)脱氢酶缺乏导致抑制性神经递质 γ-氨基丁酸(GABA)的活性降低,从而引起癫痫发作的常染色体隐性遗传病。本病发病早,生后数小时甚至宫内即可发病,少数晚发者可迟至 3 岁。根据发病年龄分为 2 型,生后 28 天内发病者称为早发型,28 天后发病者为晚发型,主要特征为新生儿期和婴儿早期出现难治性癫痫,维生素 B$_6$ 单药可完全控制发作,撤药后复发,再次给予维生素 B$_6$ 仍有效。

5. 葡萄糖转运体 1 缺陷综合征　葡萄糖转运体 1 缺陷综合征(glucose transporter 1 deficiency syndrome,GLUT1-DS)是一种罕见的遗传病,主要为常染色体显性遗传,个别呈常染色体隐性遗传。本病的致病基因为 *SLC2A1*,编码 Glut1,该蛋白主要位于血脑屏障,作为葡萄糖进入血脑屏障的主要载体。该基因缺陷导致 Glut1 蛋白表达减少,功能部分或完全丧失,葡萄糖不能有效通过血脑屏障,引起脑组织缺乏能量供应而出现脑功能障碍。本病易在婴儿期起病,可表现为药物难治性癫痫、间歇性共济失调、发作性嗜睡、偏瘫、肌张力不全等,症状常有波动性,当遇饥饿、劳累等因素时可加重;还常有发育落后、小头畸形等表现。脑脊液葡萄糖与血糖浓度比值降低至 0.33 ± 0.01 临床可诊断,检测出 *SLC2A1* 基因突变可明确诊断。抗癫痫发作药通常疗效差,生酮饮食为本病的特效治疗方案,早期治疗预后较好。

【临床表现】

1. 起病形式

(1) 急性起病:新生儿期、婴儿早期起病者病情多较严重,往往出现拒奶、呕吐、腹泻、嗜睡、肌张力异常、惊厥、呼吸窘迫等非特异性症状,约占有机酸血症、高氨血症的半数以上,易被误诊为颅内出血、窒息、呼吸窘迫综合征或肺炎、脑膜炎和败血症等感染性疾病。

(2) 间歇性发作:常因感染发热、饥饿、摄食大量蛋白质、腹泻、疫苗接种、手术应激等反复诱发急性发作,患儿在两次发作间期可完全正常。

(3) 代谢性危象或婴幼儿猝死:代谢性危象是指在某些诱因刺激下人体发生急性代谢紊乱,包括严重脱水、电解质紊乱、代谢性酸中毒、高乳酸血症、低血糖和高氨血症等,导致代谢性脑病、心肌病、肝肾功能损害、骨髓病或多脏器功能衰竭,若不及时诊治即可致残或致死的危重状态;部分病例如脂肪酸 β 氧化异常患儿可直接表现为婴幼儿猝死。

(4) 慢性渐进性症状:许多晚发型 IEM 患儿在急性发作前常已隐匿起病,表现为喂养困难、发育落后、智力倒退、运动倒退等。

(5) 以其他系统症状发病:IEM 患者会以血液、肾脏、心血管等系统的症状,顽固性湿疹,尿路结石,关节畸形等为首发症状,应引起临床警惕。

2. 各系统器官受累表现

(1) 神经系统:是 IEM 最常累及的系统,主要表现发育落后和/或倒退、惊厥、嗜睡、昏迷、肌张力异常、共济失调、脑卒中、精神行为异常,还可有脊髓、外周神经损害等症状体征,其中以智力运动发育落后、惊厥为最常见。

(2) 消化系统:主要表现为拒食、食欲减退、喂养困难、呕吐、腹泻、持续性黄疸、肝大、肝功能异常、肝衰竭等,多见于氨基酸病、有机酸病、糖代谢异常和尿素循环障碍等。

(3) 循环系统:心肌病、心律失常尤多见于长链脂肪酸氧化障碍和线粒体病患儿;心功能衰竭表现常见于呼吸链功能障碍、脂肪酸氧化障碍、糖原贮积症Ⅱ型(Pompe 病)等。

(4) 泌尿系统:可见蛋白尿、氨基酸尿、肾小管功能异常、肾功能衰竭和尿路结石等。

(5) 肌肉:常表现为肌张力低下、肌无力、肌酶增高、肌红蛋白尿等,多见于尿素循环障碍、有机酸尿症、线粒体呼吸链功能障碍、脂肪酸氧化缺陷、过氧化物酶体病等。

(6) 眼:角膜混浊可见于黏多糖病、法布里病;白内障可见于半乳糖血症、同型半胱氨酸尿症、眼脑肾综合征等;青光眼和晶状体半脱位见于同型半胱氨酸尿症、眼脑肾综合征;眼底黄斑部樱桃红斑见于GM1 和 GM2 神经节苷脂沉积病、尼曼-皮克病(Niemann-Pick 病);色素视网膜变性见于线粒体病等;还可有眼外肌麻痹、斜视等。

(7) 耳:耳聋可见于黏多糖病、线粒体病、脑白质营养不良、某些神经鞘磷脂病、先天性甲状腺功能减退等。

(8) 皮肤和毛发异常:色素减少可见于苯丙酮尿症、白化病、同型半胱氨酸尿症等;皮肤黏膜色素加深可见于肾上腺脑白质营养不良;脱发和皮疹可见于多种羧化酶缺乏;脆发见于门克斯病;皮肤血管角质瘤见于法布里病;皮下结节见于 Farber 病;鱼鳞病见于雷夫叙姆病等。

(9) 特殊面容、体态及畸形:如巨颅、前囟扩大、前额突出、浓眉、眼距宽、大下颌、小下颌、大耳、脂肪分布异常、身材矮小、骨骼畸形等,多见于黏多糖病、黏脂质贮积症、糖原贮积症、岩藻糖贮积症、甘露糖贮积症、神经节苷脂沉积病、过氧化物酶体病等。

(10) 特殊气味:由于机体生化代谢紊乱,导致某些代谢产物在体内蓄积,经过尿液或体液排出体外,形成特殊的气味或味道,主要见于氨基酸和有机酸代谢异常,如苯丙酮尿症患者常有鼠尿味,异戊酸血症患者常有汗脚味,枫糖尿症患者常有焦糖味,Ⅰ型酪氨酸尿症患者常有酸败黄油味等。

(11) 代谢紊乱:以低血糖、高氨血症和代谢性酸中毒最为常见。

儿科临床所见的酸中毒多由感染、缺氧、饥饿、重度脱水或中毒等导致,对伴有高乳酸血症但无酮症的代谢性酸中毒应注意排除丙酮酸脱氢酶缺乏和脂肪酸氧化缺陷;对伴有高乳酸血症和低血糖的酸中毒应考虑糖代谢障碍;对伴或不伴低血糖且间歇发生酮中毒和高乳酸血症的酸中毒,则要考虑有机酸尿症。高氨血症可见于许多代谢缺陷病,轻度的血氨升高可见于多种严重疾病状况,而严重的高氨血症多见于尿素循环缺陷、有机酸尿症。尿素循环障碍所致的高氨血症常伴有轻度酸中毒;而由于支链氨基酸代谢紊乱引起的高氨血症则伴有中、重度代谢性酸中毒(图 6-3、图 6-4)。

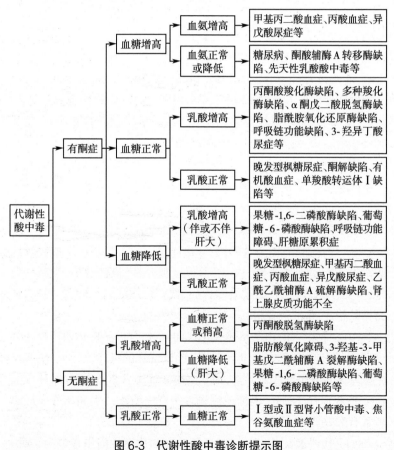

图 6-3 代谢性酸中毒诊断提示图

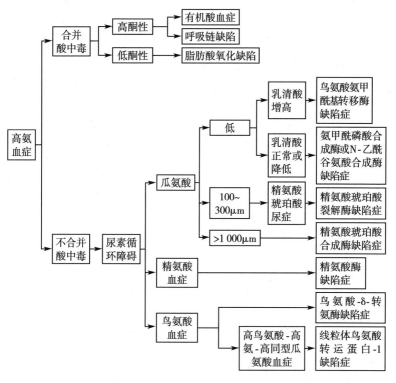

图 6-4　高氨血症诊断提示图

3. 各年龄时期的主要临床表现

（1）新生儿期：哺乳困难、呕吐、肌张力低下、呼吸异常、意识障碍、惊厥等。

（2）婴幼儿期：喂养困难、呕吐、肌张力异常、发育落后、嗜睡、惊厥等。

（3）学龄前期：发育落后、呕吐、惊厥、嗜睡等。

（4）学龄期：发育落后伴减退、学习困难、惊厥、呕吐、精神行为异常等。

（5）青春期：智力运动功能减退、癫痫、精神行为异常、痉挛性截瘫、多脏器损害等。

（6）成年期：智力运动功能减退、癫痫、精神行为异常、痉挛性截瘫、不孕不育、多脏器损害等。

【诊断】

1. 根据病史、临床特征考虑 IEM 的可能性

(1) 母亲孕产史及家族史:IEM 为遗传性疾病,母亲孕产史及家族史的异常可为诊断提供线索,如家族成员有近亲婚配,母亲有多次自然流产史,同胞有不明原因的脑病、败血症、猝死等病史,有进行性神经系统病变等家族史,都应考虑到 IEM 的可能性。

(2) 临床表现

1) 新生儿期出现水电解质紊乱、低血糖、酸中毒、高乳酸血症、昏迷、易激惹、惊厥、肌张力低下、病理性黄疸、呕吐、腹泻等表现;患儿在宫内的生长发育和分娩过程中均正常,娩出后在未喂奶之前或出生后数小时至数日内亦无异常,但随着喂给奶类食物后立即或逐渐出现神经系统、消化系统和代谢紊乱症状并迅速恶化的,应考虑某些糖代谢或蛋白质代谢障碍性疾病。

2) 喂养困难、间歇性呕吐、慢性腹泻,精神运动发育落后伴倒退、智力低下、惊厥、嗜睡、昏迷、精神行为异常、肌张力异常、痉挛性截瘫,特殊气味,毛发及皮肤颜色异常、脱发、顽固性皮疹,特殊面容、骨关节改变,角膜混浊、白内障、青光眼、晶状体半脱位,听力异常,肝和/或脾大、胆汁淤积性黄疸,多脏器损害,反复发作的水电解质紊乱、低血糖、代谢性酸中毒、高氨血症。

3) 反复发作的急性脑病、反复发作的瑞氏综合征。

(3) 发病诱因:间歇期正常,但感染发热、饥饿、摄入大量蛋白质、服用某些药物、腹泻、疫苗接种、手术应激等反复诱发急性发作。

(4) 用 IEM 以外疾病诊断的依据不足

1) 如疑诊缺氧缺血性脑病,但无缺氧缺血的相应病史;疑诊急性中毒,但无毒物暴露或接触史;疑诊败血症等严重感染,但各种培养均阴性等。

2) 与一般的感染(如肺炎、急性胃肠炎)等原发病程度不符,难以解释的精神差、嗜睡、昏迷、酸中毒等;在轻微疾病后病情严重恶化或导致严重的难以纠正的酸中毒。

3) 按所疑获得性疾病治疗方法的疗效差。

2. 进行必要的辅助检查以确诊 IEM　当根据病史和临床表现疑诊 IEM 时，应进行各项辅助检查以进一步协助诊断，应由一般筛查，影像学检查，到特殊检查的步骤进行。

需要注意的是，标本的正确留取和恰当保存是 IEM 获得确诊的前提。疑诊 IEM 时应尽可能在开始治疗前留取相应的标本；对濒死或已死患儿更应争取尽早留取标本送检，以期获得可能的诊断线索，对挽救患儿生命、探究死因及日后的遗传咨询和产前诊断均具有重大意义（表 6-10）。

表 6-10　标本的留取与保存要求

标本的留取	标本的保存
尿 5~10ml（必要时行导尿或膀胱穿刺）	−20℃冻存
血清或血浆 1~2ml	−20℃冻存
干燥血液滤纸 3~5 张	−20℃冻存
EDTA 抗凝血 3~5ml（行基因检测用）	−20℃冻存
皮肤活检标本（直径 3mm 左右）（行成纤维细胞培养用）	−80℃冻存
动员做尸检，留取未经福尔马林固定的组织（肝、脑、心肌、骨骼肌、肾等）	−20℃冻存

（1）一般筛查：主要包括血常规、尿常规、血电解质、血糖、血脂、血气分析、阴离子间隙、血肝肾功能、心肌酶谱、血氨、血乳酸、丙酮酸、酮体、同型半胱氨酸、凝血功能、脑脊液常规生化等。IEM 常见贫血、酸中毒、酮症、低血糖、高氨血症、高乳酸血症、肝肾功能损害、心肌酶异常、肉碱缺乏等。

（2）影像学检查

1) 头颅 CT、头颅 MRI：可见进行性脑萎缩，脑白质、基底节、丘脑、脑干、小脑等的对称性损害，亦可见脑梗死样的非对称性脑病变，需注意头颅影像学正常时并不能排除 IEM。

2) 心脏、腹部、泌尿系统彩超：可发现心肌病（见于长链脂肪酸氧化障碍、Pompe病、甲基丙二酸血症、线粒体病等)、肺动脉高压(见于甲基丙二酸血症等)、肝脏肿大(见于线粒体脂肪酸β氧化障碍、糖原贮积症等)、肾结石(见于高草酸尿症、胱氨酸尿症)等。

3) 长骨或脊柱X线片:可发现骨骼畸形(如黏多糖病的骨骼X线片可表现为特征性的胸、腰椎椎体呈鸟嘴样,肋骨呈飘带状等),对细胞器病的诊断尤为重要。

(3) 特殊检查

1) 血尿代谢病筛查:采用串联质谱法(tandem mass spectrometry, MS/MS)对干血滤纸片进行血氨基酸、酯酰肉碱谱分析,采用气相色谱-质谱法(gas chromatography-mass spectrometry, GC-MS)对尿液或尿滤纸片进行尿有机酸分析等。

2) 细胞形态学、组织病理学(活检、尸检)检查:如戈谢病(Gaucher病)患儿的骨髓、肝、脾或淋巴结穿刺液中可检测到戈谢细胞浸润;尼曼-皮克病(Niemann-Pick病)患儿的骨髓涂片中可以找到典型的泡沫细胞;脂肪酸β氧化障碍患者可见肝脏、肌肉脂肪沉积。

3) 酶活性测定:对培养的皮肤成纤维细胞或组织细胞进行酶活性测定对IEM具有确诊价值。

4) 基因检测:依据对临床表型判断的准确性选择基因检测手段,可选择Sanger测序、遗传代谢病panel或家系全外显子组测序,发现可解释临床疾病的基因的致病性变异,明确诊断。虽然分子诊断是IEM确诊的金标准,但由于目前基因检测手段的局限性,家系全外显子组测序诊断遗传代谢病不足50%,故基因不能取代酶学检测。

总之,临床医生对IEM具有充分的认识和警惕性是IEM得以正确诊断和及时治疗的关键。对怀疑有此类疾病可能的患者,应迅速进行相应的辅助检查,特别是对不明原因猝死或高度怀疑IEM的死亡病例,应争取在死亡前或尸检时及时留取体液或组织标本送检,以助于确定最终诊断,并为遗传咨询及产前诊断提供依据。对临床高度怀疑IEM的病例,如一次检查结果为阴性,应考虑在疾病发作期或代谢危象期重复检查。对发病前发育正常学龄期儿童发病的IEM应提高警惕,易出现误诊。

【治疗】

IEM 的种类繁多,随着生物化学和分子生物学的发展,各类疾患的病因、发病机制、遗传方式逐渐明确,治疗技术亦不断发展,越来越多的疾病由不治之症变为可治之症。IEM 的总治疗原则为针对疾病所造成的代谢缺陷进行调节,限制前体物质的摄入、减少毒性代谢产物的蓄积、补充缺损的生理活性物质,并要保证患儿热量、蛋白质、脂肪、维生素、矿物质等各种营养素的供给。根据不同的病种选择饮食治疗、药物治疗、酶补充、细胞或器官移植、基因治疗等适当方法进行治疗。

1. 生活管理　避免过度劳累、感染发热、长久饥饿,避免服用禁忌药物[如葡萄糖-6-磷酸脱氢酶(G6PD)缺乏症患儿应避免服用磺胺、奎宁等药物]。

2. 饮食治疗　原则是限制前体物质的摄入,减少或避免进食忌食食品,并保证热量、营养供应(表 6-11)。

表 6-11　遗传代谢病的饮食治疗

疾病名称	方法
苯丙酮尿症	低苯丙氨酸饮食
枫糖尿症	低亮氨酸饮食
半乳糖血症	免乳糖、免半乳糖饮食
家族性高胆固醇血症	低胆固醇饮食
肝豆状核变性	低酮饮食
尿素循环障碍	低蛋白饮食
有机酸血症	低蛋白、高热量饮食
脂肪酸代谢病	低脂肪、高碳水化合物饮食
糖原贮积症	生玉米淀粉

3. 药物治疗　原则是补充缺损的生理活性物质,减少毒性代谢产物的蓄积(表 6-12)。

表 6-12　遗传代谢病的药物治疗

药物名称	适应证
维生素 B_1	生物素硫胺素反应性基底节病变、*PDHA1* 基因突变相关丙酮酸脱氢酶复合物缺乏症、*TPK1* 基因突变相关硫胺素代谢障碍综合征 5 型、枫糖尿症、各种疾患所致高乳酸血症
维生素 B_2	B_2 反应型戊二酸尿症Ⅱ型、*ACAD9* 基因突变相关酰基辅酶 A 脱氢酶 9 缺陷症
维生素 B_3	色氨酸加氧酶缺乏症(Hartnup 病)、*NAXE* 和 *NAXD* 基因突变相关渐进性早发性脑病
维生素 B_6	吡哆醇依赖性癫痫、同型胱氨酸尿症、高乳酸血症
维生素 B_{12}	维生素 B_{12} 反应型甲基丙二酸血症
维生素 C	黑酸尿症
维生素 E	氧合脯氨酸血症
生物素	多羧酶缺乏症、生物素硫胺素反应性基底节病变
辅酶 Q10	辅酶 Q10 缺乏症、各种疾患所致的高乳酸血症
左旋肉碱	肉碱缺乏、线粒体病、有机酸血症
苯甲酸钠	高氨血症
苯丁酸钠	高氨血症
亚叶酸钙	脑叶酸缺乏症
D-青霉胺	肝豆状核变性
甘氨酸	异戊酸血症
脂黄素	部分脂肪酸代谢异常
左旋多巴	多巴反应性肌张力不全
巴氯芬	戊二酸尿症Ⅰ型
二氯醋酸钠	各种疾患所致高乳酸血症
肾上腺皮质激素	甘油酸尿症

4. 酶替代疗法　如部分溶酶体病(如戈谢病)采用酶替代疗法可取得良好疗效。

5. 器官移植或骨髓移植　如肝移植可根治肝源性 IEM(如尿素循环障碍、同型半胱氨酸血症Ⅰ型、酪氨酸血症Ⅰ型、枫糖尿症等氨基酸代谢病,丙酸血症、维生素 B_{12} 无反应型单纯型甲基丙二酸血症等有机酸血症,高胆固醇血症、谷固醇血症,肝豆状核变性和糖原贮积症等);骨髓移植已有治疗肾上腺脑白质营养不良、球形细胞脑白质营养不良成功的病例。

6. 基因治疗　基因治疗已在少数 IEM 的治疗中取得成功。

7. 临床对症治疗　迄今,多数 IEM 尚无特效治疗方法,但通过相应的支持或对症治疗,许多疾患可得到有效控制。对疑诊小分子 IEM 的患者,除限制蛋白摄入、纠正低血糖、代谢性酸中毒和高氨血症,维持水电解质、酸碱平衡,保障热量及营养素供应外,还有呼吸管理、控制惊厥、缓解肌肉强直或疼痛、防治感染及功能训练和心理干预等治疗。

8. 代谢性危象的治疗

(1) 稳定呼吸和循环:评估中若发现有危及生命的严重情况,如心搏骤停者应立刻开始心肺复苏;严重呼吸窘迫或呼吸衰竭、休克者,应立刻开放气道、高浓度给氧、扩容、纠正休克等治疗,维持呼吸和循环功能。

(2) 纠正代谢紊乱:包括保证液量供应,尽快纠正低血糖并维持血糖正常,纠正水电解质紊乱及严重的代谢性酸中毒等。

(3) 清除毒性物质:包括药物治疗(如静脉滴注精氨酸治疗高氨血症,给予左旋肉碱以清除有机酸或脂肪酸)和透析治疗(如血氨、丙酸、亮氨酸等有机酸可通过血液透析清除)等。

(4) 补充维生素及代谢辅助因子:多种维生素与辅助因子(如 B 族维生素、生物素、左旋肉碱等)是部分缺陷酶的催化剂,可提高残余酶活性。

(5) 保证热量供应:如存在低血糖,应增加葡萄糖静脉滴注,必要时需静脉滴注脂肪乳以增加热量供应,促进合成代谢,减少蛋白分解,避免继续产生血氨。

(6) 避免外源性毒性物质的摄入。

(7) 维持治疗:待代谢性危象基本控制,需按 IEM 的治疗原则进行长期维持治疗。

【预防】

IEM 的预防至关重要,主要预防措施包括在人群中和患者亲属中进行携带者检出,进行遗传学咨询,避免近亲婚配,以减少隐性遗传病的发生;严重的显性遗传的患者要节育或绝育;对高危妊娠进行产前诊断,阳性者可根据具体情况选择终止妊娠或及早开始孕期治疗,以减少严重出生缺陷;广泛开展 IEM 的新生儿筛查;早期诊断并及时治疗临床病例,避免或减轻严重神经系统伤残的发生。

➤ 附:遗传代谢病诊疗流程图

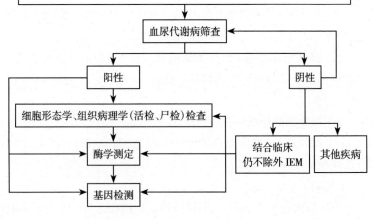

近亲婚配、母亲不良孕产史、阳性家族史

感染、发热、饥饿、摄入大量蛋白质、服用某些药物、腹泻、疫苗接种、手术应激等反复诱发急性发作

有喂养困难、反复吐泻,发育落后伴倒退、惊厥、嗜睡、昏迷、精神行为异常,肌张力异常,特殊气味,毛发及皮肤异常、特殊面容、骨关节改变,角膜混浊、白内障、青光眼、晶状体半脱位,听力异常,肝脾大、胆汁淤积性黄疸,多脏器损害等临床表现;反复发作的急性脑病、反复发作的瑞氏综合征

用获得性疾病诊断的依据不足:病史依据不足、程度不符、按获得性疾病治疗的疗效差

一般筛查(血常规、尿常规、血电解质、血糖、血脂、血气分析、阴离子间隙、血肝肾功能、心肌酶谱、血氨、血乳酸、丙酮酸、酮体、同型半胱氨酸、凝血功能、脑脊液常规生化等)

影像学检查(头颅 CT、头颅 MRI,腹部、泌尿系统彩超,长骨或脊柱 X 线片等)

血尿代谢病筛查

阳性　　　　阴性

细胞形态学、组织病理学(活检、尸检)检查

酶学测定

基因检测

结合临床仍不除外 IEM　　其他疾病

(方　方)

参考文献

1. JEAN-MARIE S, ANGELA GC. Clinical approach to inborn errors of metabolism in pediatrics. Berlin: Springer Verlag, 2016.

2. 顾学范. 临床遗传代谢病. 北京: 人民卫生出版社, 2015.

3. HUEMER M, DIODATO D, SCHWAHN B, et al. Guidelines for diagnosis and management of the cobalamin-related remethylation disorders cblC, cblD, cblE, cblF, cblG, cblJ and MTHFR deficiency. J Inherit Metab Dis, 2017, 40(1): 21-48.

第七章 脊髓前角细胞及周围神经病

第一节 脊髓性肌萎缩

【概述】

脊髓性肌萎缩（spinal muscular atrophy，SMA）是由于脊髓前角及延髓运动神经元变性，导致近端肢体及躯干进行性、对称性肌无力和肌萎缩的神经变性病。SMA 中最常见的类型是位于 5 号染色体长臂（5q）上的运动神经元存活基因 1（survival motor neuron 1，SMN1）突变所导致的常染色体隐性遗传病，发病率约为 1/10 000，人群携带率约为 1/50。SMA 表型复杂，根据发病年龄及所获得的最大运动里程碑不同，分为 0~4 型。

SMN1 基因在所有真核生物中是高度保守的，*SMN1* 基因包括 7 号外显子在内的纯合缺失或复合杂合变异导致全长功能性 SMN 蛋白不足。在人类中，5 号染色体长臂上有另 1 个同 *SMN1* 基因高度相似的基因，称为 *SMN2* 基因。*SMN1* 基因位于端粒端，*SMN2* 基因位于着丝粒端。*SMN2* 基因的 7 号外显子的第 6 个碱基由 C 转为 T，这个关键性的转化导致 7 号外显子出现剪接异常，主要产生不稳定的 SMN（SMNΔ7）蛋白，与此同时 *SMN2* 基因也产生少量的全长功能性的 SMN 蛋白，*SMN2* 基因拷贝数是 SMA 表型的主要调控因子。

【诊断】

1. **临床表现** 典型的临床表现为躯干和四肢近端肢体为主的进行性、对称性肌无力（下肢重于上肢、近端重于远端）和肌萎缩、肌束震颤、腱反射减弱或消失、智力大多正常。根据发病年龄、获得最大运

274

动里程碑,SMA 包括以下 5 种临床分型。

(1) 0 型 SMA:此型患儿在出生时已具有严重肌无力、肌张力低下及呼吸窘迫。宫内发现胎动减少,合并关节挛缩以及房间隔缺损。0 型 SMA 患儿具有严重的呼吸困难乃至呼吸衰竭,极少存活超过 6 月龄。

(2) 1 型 SMA:此型患儿在 6 月龄内发病,主要表现为显著的肌无力及运动发育迟缓。发病平均年龄为 2.5 月龄。部分患儿获得头控甚至翻身能力,但很快会丧失这些能力。此类患儿的主要临床特征为运动发育倒退、深反射减弱或消失、肌张力低。大多数患儿具有舌肌纤颤,而面肌相对较少受累,在新生儿期或者生后数月内出现球部肌肉无力,表现为吞咽或者吸吮无力,进而出现生长缓慢、反复误吸、"钟形胸"及以腹式呼吸为主的矛盾呼吸。

(3) 2 型 SMA:通常在 6~12 月龄发病,平均发病年龄为 8.3 个月。患儿通常在出生后或婴儿期表现明显的肌张力低下,但仍能在 5 岁前获得一定的运动能力,最大运动里程碑为独坐。5 岁后逐渐出现运动能力下降,平均在 10 余岁丧失独坐能力。大多会伴有手部震颤,深反射减弱或者消失,病情进展中出现脊柱侧弯。进行性呼吸肌无力导致限制性肺部病变为 2 型患者致死或致残的主要原因。约 70% 的 2 型 SMA 可存活至 25 岁。

(4) 3 型 SMA:通常在 18 月龄后发病,平均发病为 39 月龄。下肢受累比上肢明显。此型患儿能独立行走,但易摔跤,上下楼困难。大部分 3 型患儿会出现缓慢的功能丧失。3~12 岁起病,多数患者在30~40 岁丧失行走能力。绝大多数 3 型 SMA 患儿不伴明显的呼吸肌无力。生存期接近正常人群。

(5) 4 型 SMA:通常在 20~30 岁发病。髌骨反射可能丧失,但上肢和跟腱的深反射多不受影响。有些患者具有手部震颤。通常生存期是不受影响的。4 型患者在整个 SMA 群体中比例最低,不超过 5%。

2. 辅助检查

(1) 基因检查:*SMN1* 基因检查采用多重连接探针扩增(MLPA)或实时荧光定量 PCR(qPCR)进行拷贝数检查,其中 MLPA 方法可同时

检测 *SMN2* 拷贝数。在 *SMN1* 基因微小变异通常采用 *SMN1* 特异性长片段 PCR 结合巢式 PCR 的方法或 *SMN1* 基因逆转录(RT)-克隆测序进行 *SMN1* 的变异分析。

(2) 血清肌酸激酶:正常或轻度升高(多为 2~4 倍,不超过 10 倍)。

(3) 肌电图:包括神经传导及针电极检查。神经传导检查显示复合运动动作电位(compound motor action potential amplitudes,CMAP)下降,而感觉动作电位正常;2 型及 3 型患者的针电极肌电图显示神经源性损害,呈现慢性部分再支配表现;1 型患者的针电极肌电图显示失神经变化,但没有再支配的表现。

(4) 肌肉活检:肌肉活检结果显示各型 SMA 均为神经源性损害,群组化肌萎缩,1 型及 2 型肌纤维均可呈现萎缩。

注意:肌肉活检不作为临床疑诊 SMA 的常规检查,仅用于遗传检查不明确,需要鉴别诊断的病例。

3. 诊断标准

(1) 典型的临床表现:对称性肌无力、肌张力低下、腱反射消失或减弱,其中肌无力表现为下肢重于上肢、近端重于远端。

(2) *SMN* 基因检查:如果患者具有典型的临床表现,直接进行 MLPA 或者 qPCR 方法进行基因检查,结果显示 *SMN1* 包含 7 号外显子在内的纯合缺失即可明确诊断;*SMN1* 基因结果显示杂合缺失或 *SMN1* 基因无缺失,特别是患者父母系近亲婚配,需进一步进行 *SMN1* 基因测序。

【鉴别诊断】

1. 非 5qSMA 临床特征与鉴别诊断见表 7-1,此类患者常具有 SMA 典型临床表现,但经过详细的 *SMN1* 基因检查仍为阴性,需要考虑此类疾病可能。

2. 其他相关疾病 当临床表现不典型或伴有特殊的临床表现,需结合详细病史询问、体格检查及辅助检查结果,进行综合分析。累及神经肌肉的疾病种类繁多,如先天性肌病、多种肌营养不良、先天性肌无力综合征、周围神经病、代谢性相关疾病、普拉德-威利(Prader-Willi)综合征等疾病,需要进行鉴别诊断。

第七章 脊髓前角细胞及周围神经病

表 7-1 非 5q 脊髓性肌萎缩症疾病特征

发病阶段	疾病	基因	遗传模式	共同特征	鉴别特征
儿童	X 连锁小儿脊髓性肌萎缩症	UBA1	XL	肌张力减退,肌无力,反射消失	多发性先天性关节挛缩、骨折
	脊髓性肌萎缩症伴呼吸窘迫 1 型	IGHMBP2	AR	肌无力,呼吸衰竭,反射消失	远端为主的肌无力,膈肌麻痹
	GARS1 相关性婴儿起病的脊髓型肌萎缩症	GARS1	AD	肌张力低下,肌无力,反射消失	膈肌麻痹,感觉受累
	肩胛型脊髓性肌萎缩(SPSMA)	TRPV4	AD	肌无力,反射减弱或反射消失	进展缓慢或非进展;声带麻痹
	常染色体显性的儿童期发病的下肢显著的脊髓性肌萎缩 2A 或 2B	BICD2	AD	肌无力,远端反射减弱或反射消失	进展缓慢或非进展;部分伴有反射亢进
成人	脊髓延髓肌萎缩症(肯尼迪病)	AR	XL	近端肌肉无力,肌肉萎缩,肌束震颤	逐渐进展;男子乳房发育,睾丸萎缩,生育能力下降

277

【治疗】

针对 SMA 治疗最初主要为姑息治疗及症状治疗,随着研究深入及科学进展,逐渐产生了改变 SMA 疾病病程的治疗,又称为疾病修正治疗(DMT)。不同的 SMA 分型中,在疾病不同阶段出现多系统(呼吸、骨骼、消化等)并发症,需要多学科的规范性评估及管理。目前 SMA 治疗包括 DMT 和多学科管理。

1. 疾病修饰治疗

(1) 反义寡核苷酸(antisense oligonucleotide,ASO)药物:诺西那生钠(spinraza)作为首个获批 SMA 治疗药物,于 2016 年 12 月经美国 FDA 获批上市,2019 年在中国内地获批,批准用于 5qSMA 患者。此药物通过阻断内含子区域的抑制性元件,使产生的全长功能性的 SMN 蛋白表达增多。此药通过鞘内注射,每次 12mg。分为负荷剂量期(第 1~4 剂)及维持剂量期(第 5 剂及以后),负荷剂量期注射时间(0 天、14 天、28 天、63 天),第 5 针后每 4 个月注射 1 次。

(2) 小分子药物:risdiplam 为第 2 个在中国内地获批的 DMT 药物,批准用于大于 2 月龄的 SMA 患者。此药为哒嗪衍生物,作用于 pre-mRNA,提高 *SMN2* 基因产生全长功能性的 SMN 蛋白。用法:每日 1 次口服,2 月龄~2 岁,推荐剂量 0.2mg/kg;2 岁以上,体重 <20kg,推荐剂量 0.25mg/kg;体重≥20kg,推荐剂量为 5mg。

(3) 基因替代药物:AVXS-101 是以腺相关病毒 9(adeno-associated virus 9,AAV9)为载体的 *SMN1* 基因。2019 年经美国 FDA 批准应用于小于 2 岁的所有型别 SMA 患者,但至截稿日期尚未在中国内地获批。用法:静脉注射,仅 1 剂。

2. 多学科管理　SMA 患者一经诊断明确,应跟患者及家属充分沟通疾病相关内容,进入多学科管理,根据分型及功能状态,制订多系统评估随访及治疗内容,具体内容如下。

(1) 多学科评估内容:在各型 SMA 患者中,根据患者功能及年龄不同,应进行定期运动功能量表评估,包括费城儿童医院婴儿神经肌肉疾病测试(the Children's Hospital of Philadelphia Infant Test of Neuromuscular Disorders,CHOP-INTEND)、Hammersmith 运动功能量表扩展版(Hammersmith Functional Movement Screen Extended,HFMSE)、运动功能量表(Motor Function Measure,MFM)、修订上肢模块(Revised Upper Limb Module for SMA,RULM)、6分钟步行试验(6 minute Walking Test,6MW)以及主要以运动发育里程碑评估为主的量表,WHO运动里程碑量表及Hammersmith婴儿神经病学检查(Hammersmith Infant Neurologic Examination,Section 2)量表。除此以外,还需进行呼吸功能、吞咽功能、营养状况、脊柱侧弯及髋关节脱位定期评估。对于严重型别的1型患者中还需进行心脏超声检查。

(2)康复管理:包括姿势管理、肌肉关节挛缩及畸形管理、支具及辅具管理、呼吸支持、喂养支持、促进运动及移动功能训练等方面的不同具体管理措施。针对SMA 2型、3型及4型患者中也应进行跌倒骨折预防管理。针对合并严重骨骼畸形患者,还需要进行疼痛管理。

(3)骨科管理:定期的骨科评估中,如果脊柱侧弯角度>20°时建议每6个月随访,直至骨骼发育成熟后每年随访1次,建议使用不影响呼吸功能的脊柱支具;当脊柱侧弯角度>50°,可考虑脊柱手术干预,术式包括生长棒技术(骨骼发育尚未成熟)及脊柱后路融合术;如果进行手术,建议在中线位置保留1~2节腰椎节段,以便鞘内注射ASO或者其他不能透过血脑屏障的药物。

针对髋关节脱位,一般仅在出现严重疼痛时才考虑手术治疗。

针对骨质疏松或者骨密度下降,定期进行血钙及维生素D_3测定、骨密度检查,充分的钙及维生素D补充,必要时进行静脉二膦酸盐治疗。

(4)营养管理及相关内容:定期进行营养状况及生长情况的评估,记录吞咽、反流、便秘及腹胀等相关病史,进行必要干预,调整关键营养素及热量的摄入量;针对吞咽困难、经口喂养不足,需考虑胃造瘘。

(5)呼吸功能管理:定期进行肺功能相关评估,包括多导睡眠监测、肺功能等检查;记录平时呼吸情况、咳嗽状态、肺部感染史、打鼾、夜间低通气相关病史;存在咳嗽无力时,给予辅助咳嗽,包括物理拍痰、体位引流及咳痰机;必要时进行夜间或持续双水平气道正压通气(bilevel positive airway pressure,BPAP)、有创通气、气管切开等呼吸支持。

(6)免疫接种:建议患者常规进行免疫接种;推荐进行肺炎球菌

疫苗(2 岁前 13 价或 2 岁后 23 价);推荐每年接种流感疫苗。

(7) 遗传咨询及产前诊断:产前诊断应由具有此资质的专业人员进行,首先推荐采用 MLPA 或者 qPCR 技术对胎儿进行 *SMN1* 拷贝数分析。

➢ 附:脊髓性肌萎缩诊疗流程图

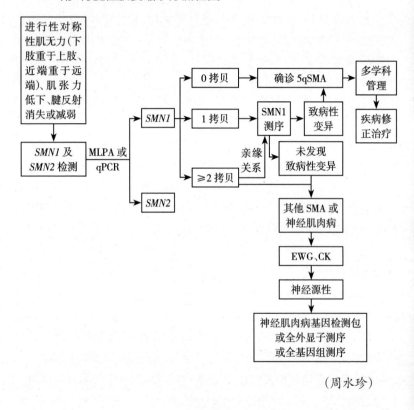

(周水珍)

━━━━━━━━━━ 参考文献 ━━━━━━━━━━

1. VERHAART IEC,ROBERSON A,WILSON IJ,et al. Prevalence,incidence and carrier frequency of 5q-linked spinal muscular atrophy-a literature review. Orphanet J Rare Dis,2017,12(1):124.

2. THOMAS WP,MEGANNE EL,ERIKA F. Spinal Muscular Atrophy. Seattle: GeneReviews. 2020.

3. MERCURI E,FINKEL RS,MUNTONI F,et al. SMA Care Group. Diagnosis and management of spinal muscular atrophy：part 1：recommendations for diagnosis，rehabilitation，orthopedic and nutritional care. Neuromuscul Disord，2018，28（2）：103-115.

4. FINKEL RS,MERCURI E,MEYER OH,et al. SMA Care group. Diagnosis and management of spinal muscular atrophy：Part 2：Pulmonary and acute care；medications，supplements and immunizations；other organ systems；and ethics. Neuromuscul Disord，2018，28（3）：197-207.

5. SWAIMAN`S PEDIATRIC NEUROLOGY. Principle and Practice. sixth edition，.Elsevier Inc，2018：1057-1064.

6. 北京医学会医学遗传学分会,北京罕见病诊疗与保障学会.脊髓性肌萎缩症遗传学诊断专家共识.中华医学杂志,2020,100(40):3130-3140.

第二节　遗传性周围神经病

【概述】

遗传性周围神经病（genetic peripheral neuropathy）是一组临床谱系较广的遗传性感觉和/或运动神经病。临床以遗传性运动感觉性神经病（hereditary motor and sensory neuropathy，HMSN）最为常见，又称腓骨肌萎缩症或 Charcot-Marie-Tooth 病（CMT）。CMT 病程呈进行性进展,以早期出现的对称性远端肌无力和肌肉萎缩、腱反射减弱或消失、远端感觉减退为主要特征。CMT 是一组基因突变导致的进行性加重的周围神经病。根据遗传模式区分,CMT 可分为常染色体显性遗传（AD）、常染色体隐性遗传（AR）和 X 染色体性联遗传型（CMT X 型）。根据神经电生理特点（神经传导速度）,CMT 可分为脱髓鞘型（NCV<35m/s, 即 CMT 1 型）,轴索变性型（NCV>45m/s, 即 CMT 2 型）,中间型（NCV 35~45m/s）。目前,已知与 CMT 相关的基因已达 100 余种。其中,以 PMP22 基因重复导致的 CMT 1A 型最常见,其次为 GJB1、HNPP 和 CMT1B 基因突变,这 4 种基因突变导致的 CMT 占所有患者的 90% 以上。大多数 CMT 的致病基因与周围神经结构或功能的维持相关。部分基因的蛋白表达量与临床表现相关,如 *PMP22* 基因重复导致 CMT1A 型。但仍有部分患者致病基因不明。

【诊断】

1. 临床表现 遗传性周围神经病的典型临床表现包括远端肌肉无力、感觉减退、步态异常和自主神经功能障碍。肌肉无力往往表现为长度依赖性,即远端重于近端,下肢重于上肢。腓总神经支配的腿部肌群较胫神经支配的肌群更易受累,因此临床多见走路易摔跤、足下垂等。而上肢无力则主要表现为精细动作完成差,如无法系纽扣、插入钥匙困难等。肌肉抽痛在周围神经病中也较常见。感觉受累主要包括支配痛温觉的小纤维和支配位置觉的粗纤维,临床表现为温度觉异常,无法感知冷热,痛觉消失,走路不稳(尤其是夜间)。自主神经受累表现为体位性低血压、心血管功能下降、出汗异常、二便失禁或潴留等。部分遗传性周围神经病也可伴随感音神经性耳聋等表现。

CMT 1 型患者多呈常染色体显性遗传,少数呈常染色体隐性或 X 连锁遗传,以 *PMP22* 基因的重复突变最为常见。大多早期运动发育里程碑正常,在儿童晚期或青春期出现双下肢远端肌无力和萎缩,随病情缓慢进展,出现走路姿势异常,易摔跤。因下肢肌肉萎缩以大腿中下段及小腿为著,故常呈"倒置酒瓶"样或"鹤腿"样。随病情进展可出现上肢远端肌肉无力和萎缩。感觉异常自四肢远端开始,呈手套-袜子样痛觉减退。膝腱反射和踝反射减弱或消失。可伴有爪形手、高弓足等骨骼畸形。CMT 1 型患者多早期运动发育里程碑正常,但自幼动作稍显笨拙,而在青少年期逐渐出现无力和感觉的异常,在 30 岁左右需要矫形器协助。但一般可长期维持行走能力,且不影响预期寿命。

CMT 2 型患者多呈常染色体显性遗传,占所有 CMT 患者的 20% 左右。临床表型差异较大,多于青少年期或成年期起病,表现为双下肢无力、肌肉萎缩,深浅感觉减退,膝、踝反射减弱或消失。大多病程进展慢。部分 CMT 2 型患者,如 CMT2A,可在婴儿期或儿童早期起病,较经典型更重,在 30 岁左右丧失独走能力。CMT 患者的足部畸形如文末彩插图 7-1 所示。

2. 辅助检查

(1) 电生理检查:神经传导速度检测可区分脱髓鞘型和轴索变性型。CMT 1 型患者上肢运动 NCV 显著减慢(<38m/s),CMT 2 型患者运动 NCV 稍减慢或正常(≥38m/s);而两者感觉神经动作电位均下降或消失。

(2) 脑脊液检查:多数正常,少数有蛋白质增高,细胞数正常。

(3) 病理检查:CMT 1 型患者神经活检显示神经髓鞘脱失和施万细胞增生形成"洋葱球样"结构。CMT 2 型患者神经活检提示轴索变性为主。

3. 诊断标准

(1) 诊断依据:儿童期、青少年期或成人期出现的缓慢进展的双下肢无力、萎缩,腱反射减弱或消失,家族史,需考虑遗传性周围神经病,通过电生理检查结果可协助定位诊断及分型;基因检测是诊断遗传性周围神经病的金标准,2/3 的 CMT 患者最终可以基因确诊。

(2) CMT 各型的特点见表 7-2。

【鉴别诊断】

1. 慢性炎症性脱髓鞘型多发性神经病(CIDP) 进展较快,通常四肢同时受累,脑脊液检查显示细胞蛋白分离,免疫抑制治疗部分患者有效。

2. 遗传性痉挛性截瘫 可表现为长度依赖的肌肉萎缩无力,感觉丧失及足部畸形等。此类患者多伴有锥体束征、腱反射亢进等表现,且电生理检查不符合周围神经病的表现。

3. Friedreich 型共济失调 也可有周围神经的异常,肢体呈现进行性共济失调,腱反射消失,巴宾斯基征阳性,常伴有发音困难,锥体束征、深感觉异常、脊柱侧凸等表现。

4. 远端型肌病 多成年起病,肌电图提示肌源性损害。

5. 系统性疾病导致的周围神经病 如佩梅病、球形细胞脑白质营养不良、线粒体病等,除周围神经病外,还有视力下降、听力异常、智力低下等中枢神经系统受累表现。除此以外,周围神经病也可以是遗传代谢病众多临床表现的一部分,即遗传性代谢病相关的周围神经病,如溶酶体病、过氧化物酶病、脂质沉积病、线粒体病等相关的周围神经病等。

表 7-2 CMT 各型患者的特点

表现	CMT 1 型	CMT 2 型	CMT X 型	CMT 4 型
病例	60%	20%	10%~15%	—
起病年龄	儿童期至成年期	青少年期或成年期	<2 岁	生后至青少年期
肌肉无力	远端无力	远端无力较轻	远端肌萎缩明显；女性症状较轻	远端无力
骨骼畸形	高弓足多见	少见	—	脊柱侧弯
感觉障碍	轻至中度	轻度	—	可有
腱反射	消失	减弱	减弱/消失	减弱/消失
周围神经粗大	有	少见	—	少见
上肢 NCV	<38m/s	≥38m/s	25~40m/s	<38m/s
病理表现	节段性脱髓鞘、髓鞘增生、洋葱样结构	轴索变性、有髓纤维减少、纤维轴索变性	—	有髓纤维密度下降；节段性脱髓鞘；洋葱球样结构
突变基因	PMP22、MPZ、CX32 等	MFN2、NEFL、HSPB1、HSPB8 等	GJB1	GDAP1、MPZ、SBF2、MTM13、SH3TC2 等

【治疗】

本病目前尚无特效的药物治疗方法。主要以对症治疗、康复训练和矫形手术等为主。建议建立以患者及其家庭为主体的多学科团队的管理,以改善患者的功能及生活质量。

1. 康复训练 物理治疗旨在维持患者的肌肉力量和张力,预防关节挛缩,改善平衡。职业治疗可帮助患者掌握日常生活的技能。

2. 矫形治疗 多种矫形器材可帮助患者维持行走的姿势及能力。而骨科矫形手术可暂时缓解患者行走的困难,改善足部畸形及行走能力,缓解疼痛,预防足部皮肤溃疡等。

➤ 附:遗传性周围神经病诊疗流程图

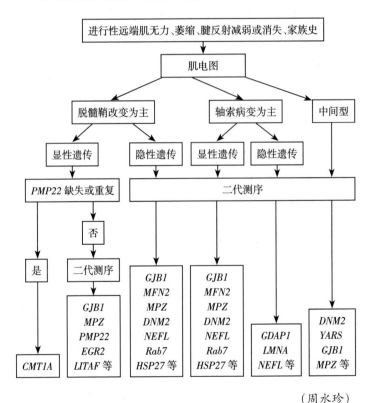

(周水珍)

参考文献

1. SWAIMAN KF. Swaiman's Pediatric Neurology. Principles and Practice, the sixth edition, 2018. Elsevier Inc. 1073-1080.

2. SAPORTA, AS, SOTTILE, SL, MILLER, LJ, et al. Charcot-Marie-Tooth disease subtypes and genetic testing strategies. Ann Neurol 2011; 69 (1): 22-33.

3. PIPIS M, ROSSOR AM, LAURA M, et al. Next-generation sequencing in Charcot-Marie-Tooth disease: opportunities and challenges. Nat Rev Neurol 2019; 15 (11): 644-656.

4. ROSSOR AM, TOMASELLI PJ, REILLY MM. Recent advances in the genetic neuropathies. Curr Opin Neurol 2016; 29 (5): 537-548.

5. BIRD TD. Charcot-Marie-Tooth (CMT) Hereditary Neuropathy Overview. 1998. [Updated 2021 May 20].

第三节　吉兰-巴雷综合征

【概述】

吉兰-巴雷综合征(Guillain-Barré syndrome, GBS),又命名为急性感染性多发性神经根神经炎,是引起儿童急性弛缓性麻痹(acute flaccid paralysis, AFP)的最常见原因,各年龄段均可受累,2 岁以下婴幼儿少见。病因至今未完全阐明,感染、免疫以及个体的遗传易感性均可能参与其中,以感染为主要触发因素导致免疫攻击的致病机制已被广泛认可。可能参与免疫反应的相关抗体包括 GM1、GM2、GD1a、GalNac-GD1a 和 GD1b 等。

GBS 可分为多个亚型,包括常见的急性炎性脱髓鞘性多发神经根神经病(acute inflammatory demyelinating polyneuropathies, AIDP)和急性运动轴索性神经病(acute motor axonal neuropathy, AMAN),较少见的急性运动感觉轴索性神经病(acute motor-sensory axonal neuropathy, AMSAN)、米勒-费希尔综合征(MFS)、Bickerstaff 脑干脑炎、咽-颈-臂无力、多颅神经炎(polyneuritis cranialis)、急性泛自主神经病和急性

感觉神经病等。GBS 的各亚型有其各自特征性的临床和病理生理学表现。

【诊断】

1. 临床表现　GBS 的临床症状以运动障碍为主,自主神经功能障碍常见,可以有感觉障碍,极个别有中枢神经症状表现。大多数在 2~4 周内病情进展到疾病高峰,之后在数周至数月时间内缓慢恢复,少数留下功能残疾。不同亚型 GBS 临床特征有所区别。

(1) AIDP 也称经典型 GBS,主要病理改变是多发性神经根和周围神经的运动和感觉神经节段性脱髓鞘。急性起病,发病前 4 周内常有上呼吸道或消化道感染史,几乎所有的患者病情均在 4 周内达到高峰,呈单相病程,少数患者可出现复发。弛缓性肢体肌肉无力是 AIDP 的核心症状,部分患者有不同程度的脑神经功能障碍,以面部或延髓部肌肉无力常见,且可能作为首发症状就诊,严重者出现颈肌和呼吸肌无力,导致呼吸困难。部分患者有感觉障碍和/或自主神经功能障碍症状。

(2) AMAN 主要累及运动神经,以脑神经和脊神经运动纤维轴索病变为主,可能与空肠弯曲菌前驱感染有关,包括 2 种类型:一种为运动神经轴索变性,病情通常较重,预后差;一种为运动神经可逆性传导阻滞,在免疫治疗后可以较快恢复,预后相对较好。AMAN 临床起病特征及恢复过程均与 AIDP 类似,但无明显感觉异常,无或仅有轻微自主神经功能障碍,比 AIDP 存在更多患者需要辅助通气的呼吸衰竭。

(3) AMSAN 以神经根和周围神经的运动与感觉纤维轴索变性为主,该型在儿童中不常见。

AMSAN 类似于 AMAN,但有更多的感觉症状,临床表现通常较重,病程往往较长,多数伴有脑神经受累,常有自主神经功能障碍,部分出现感觉性共济失调。

(4) MFS 以眼外肌麻痹、共济失调和腱反射消失为主要临床特征。脑干听觉诱发电位检查存在周围及中枢神经传导缺陷,脑脊液改变及电生理特征与 AIDP 相似,抗 GQ1b 抗体可能阳性。临床多以复视急性起病,也可以肌痛、四肢麻木、眩晕和共济失调起病,病情在数天至数周内达到高峰,腱反射减低或消失,肌力正常或轻度减退,部分患者有眼睑下垂,少数出现瞳孔散大,但瞳孔对光反应多正常,部分有延髓部肌肉和面部肌肉无力,部分患者可有四肢远端和面部麻木和感觉减退,膀胱功能障碍。临床包括不伴共济失调的急性眼肌麻痹和不伴眼肌麻痹的急性共济失调神经病两个不完全型。

(5) Bickerstaff 脑干脑炎以脑病及反射亢进等中枢受累表现为特征,并伴有诸如眼肌麻痹和共济失调等 MFS 的症状特征。与抗 GQ1b 抗体有关,电生理检查通常无特殊发现。临床表现为眼外肌麻痹、共济失调、肢体无力,可伴有锥体束征和意识障碍。

(6) 咽-颈-臂亚型被认为是局限型轴突型 GBS,与抗 GQ1b 等抗体有关,可能与 MFS 重叠,其特征是口咽部、颈部及肩部肌肉的急性无力伴吞咽功能障碍,也可出现面肌无力,下肢肌力和反射往往正常。

(7) 多发性脑神经炎亚型与巨细胞病毒前驱感染有关,CSF 改变及电生理特征与 AIDP 相似,患者往往年龄更小,急性双侧多发性脑神经受累及严重周围感觉丧失是其临床特征,表现为双侧面肌无力、吞咽困难和发音障碍等,常常需要呼吸机支持,但大多数患儿最终可完全恢复。

(8) 急性泛自主神经病以自主神经受累为主,较少见,急性发病,快速进展,少数呈亚急性发病。临床症状包括腹泻、呕吐、头晕、腹痛、腹胀、便秘、肠梗阻、尿潴留、视物模糊、畏光、瞳孔异常、对光反应减弱或消失、体位性低血压以及汗液、唾液和泪液减少等。肌力一般正常,部分患者有远端感觉减退和腱反射消失。

(9) 急性感觉神经病以感觉神经受累为主,纯感觉型 GBS,罕见,累及大的感觉纤维进而导致严重的感觉性共济失调为特征,神经电生理检查提示感觉神经脱髓鞘损害,临床急性起病,表现为广泛对称性的四肢疼痛和麻木,感觉性共济失调,四肢和躯干深浅感觉障碍。自主神经受累轻,肌力正常或有轻度无力,绝大多数患者腱反射减低或消失。

2. 辅助检查

(1) 脑脊液检查:脑脊液蛋白-细胞分离是 GBS 的特征之一,发病 2~4 周内脑脊液蛋白不同程度升高。至少 30% 的患者在起病后第 1 周蛋白含量正常,至少 10% 的患者在第 2 周时仍正常,因此脑脊液蛋白含量正常不能排除 GBS;葡萄糖和氯化物正常;白细胞数一般 $<10 \times 10^6/L$,主要用于排除 GBS 以外的其他无力原因,对于 CSF 细胞计数 $>50 \times 10^6/L$ 的急性弛缓性麻痹患儿,首先应考虑其他疾病的诊断。

(2) 神经电生理检查:电生理检查对诊断 GBS 具有特异性和敏感性,可协助区分 GBS 不同的电生理亚型,脱髓鞘型还是轴突型,但在较小的儿童中存在技术难度,同时神经电生理检测结果解释必须与临床相结合进行。GBS 周围神经脱髓鞘主要累及近端神经根和运动神经的末段并可伴有传导阻滞,从神经生理检查角度,无法将这种情况与广泛的轴突变性区分开。GBS 电生理异常表现为神经传导检查的异常,如传导速度减慢、潜伏期延长、传导阻滞等,不同的 GBS 亚型其电生理改变存在差异。在脱髓鞘型 GBS 中,可检测到运动传导阻滞、运动和感觉神经传导减慢、时间离散和远端潜伏期延长。在轴突型 GBS 中,可检测到运动和/或感觉神经动作电位波幅降低而传导速度正常。一般来讲,电生理改变的程度与疾病严重程度常常相关,在病程的不同阶段电生理改变特点也会有所不同。

(3) 血清免疫学检查:部分 AMAN 和 AMSAN 患者血清或脑脊液中可检测到抗神经节苷脂 GM1、GD1a 抗体;部分 MFS 患者脑脊液抗 GQ1b、GT1a 抗体阳性。

(4) 其他检查:神经根强化在儿童 GBS 起病后最初几周内即可出现,通过钆增强脊柱 MRI 扫描可见脊神经前根和马尾的强化,较少情况下还累及后根。另外,AIDP 腓肠神经活体组织检查(活检)可见有髓纤维脱髓鞘现象,少数患者可见吞噬细胞浸润,小血管周围偶有炎症细胞浸润。剥离单纤维可见节段性脱髓鞘;AMSAN 腓肠神经活检可见轴索变性和神经纤维丢失。神经活检并非诊断 GBS 所必需,主要用于不典型患者的鉴别诊断。

3. 诊断标准

(1) 大多数经典型 GBS 患者可通过临床表现进行诊断:①前驱感

染史;②进行性、对称性、上行性的肢体急性弛缓性麻痹,可出现延髓支配肌肉、面部肌肉无力;③脑脊液出现蛋白-细胞分离现象;④电生理检查提示运动神经传导远端潜伏期延长、传导速度减慢、F波异常、传导阻滞、异常波形离散等周围神经脱髓鞘改变。其中,进展性双侧下、上肢肌肉无力和受累肢体腱反射减弱或消失是诊断的必需标准。

(2) GBS 变异型主要表现为特定肌群或神经的局部或区域性受累,因此,诊断应综合考虑临床特征、CSF、电生理、MRI 检查以及相关抗体的检测进行分析。没有哪项检查可以证实或排除 GBS 的诊断,尤其是在病程早期。如果出现以下表现,则一般不支持 GBS 的诊断:①显著、持久的不对称性肢体无力;②以膀胱或直肠功能障碍为首发症状或持久恒定的膀胱或直肠功能障碍;③脑脊液中单核细胞数超过 $50 \times 10^6/L$;④脑脊液中出现分叶核白细胞;⑤存在明确的感觉平面。

【鉴别诊断】

1. 重症肌无力　具有疲劳性肌无力特征,没有自主神经功能异常,新斯的明试验可鉴别。

2. 脊髓灰质炎　瘫痪多呈不对称性,无感觉症状及体征,神经电生理检查无周围神经损害表现可鉴别。

3. 急性脊髓炎　脊髓休克期有传导束性感觉丧失和膀胱直肠功能障碍,脊柱 MRI 增强扫描可鉴别。

【治疗】

1. 一般治疗　注意监测呼吸功能、自主神经功能(即血压、心率和括约肌功能)和运动神经功能,出现以下情况应考虑收入 ICU 病房:快速进行性肌无力、延髓麻痹、严重的自主神经不稳、肺活量下降(≤20ml/kg)。在辅助通气的患者中,应避免使用镇静药和神经肌肉阻滞药;重视吞咽功能的变化,密切监测和评估,保证营养并防止误吸;重视 GBS 患者的综合治疗,包括心理干预。

2. 免疫治疗　GBS 发病后 2 周内尽早采用免疫治疗,可有助于控制疾病进展。IVIg 为治疗 GBS 的首选,建议每日 400mg/kg 静脉滴注,连续 3~5 天。对于免疫治疗效果不佳或出现症状波动的患者,可在第 1 次 IVIg 结束后 2 周再次使用 IVIg。对于急性重症的 GBS 患者血浆置换具有重要价值。

3. 营养神经治疗 可应用 B 族维生素治疗,包括维生素 B_1、维生素 B_{12} 等。

4. 康复治疗 应尽早进行正规的神经功能康复锻炼,以帮助功能恢复和预防失用性肌萎缩和关节挛缩。

➢ 附:吉兰-巴雷综合征诊疗流程图

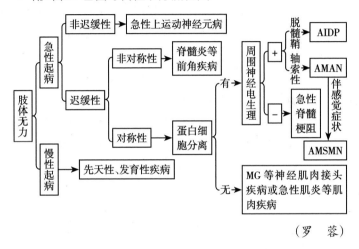

（罗　蓉）

参考文献

1. 中华医学会神经病学分会,中华医学会神经病学分会周围神经病协作组,中华医学会神经病学分会肌电图与临床神经电生理学组,等. 中国吉兰-巴雷综合征诊治指南 2019. 中华神经科杂志,2019,52(11):877-882.

2. KORINTHENBERG R,TROLLMANN R,FELDERHOFF-MUESER U, et al. Diagnosis and treatment of Guillain-Barré syndrome in childhood and adolescence:an evidence-and consensus-based guideline. European Journal of Paediatric Neurology.

3. LEONHARD SE,MANDARAKAS MR,GONDIM FAA,et al. Diagnosis and management of Guillain-Barré syndrome in ten steps. Nat Rev Neurol. Nat Rev Neurol 2019,15(11):671-683.

第四节 慢性炎性脱髓鞘性多发性神经病

【概述】

慢性炎性脱髓鞘性多发性神经病(chronic inflammatory demyelinating polyradiculoneuropathy,CIDP)是慢性获得性脱髓鞘性多发性神经病(chronic acquired demyelinating polyneuropathy,CADP)中最常见的一种类型,是一类由免疫介导的运动感觉周围神经病,具有慢性、脱髓鞘、炎症或免疫介导的特征。各年龄段均可发病,但好发于青壮年期。呈慢性进展或缓解复发病程,常有脑脊液蛋白-细胞分离,电生理表现为周围神经传导速度减慢、传导阻滞及异常波形离散等特点。除伴IgM 型 M 蛋白的远端获得性脱髓鞘性对称性神经病(distal acquired demyelinating symmetric,DADS)外,大多数 CIDP 使用激素治疗有效。CIDP 的发病机制尚未明确,可能是细胞和体液免疫共同介导免疫损伤,但导致免疫损伤所针对的具体靶点尚不清楚。少数 CIDP 患者中已检出了 IgG4 亚类的抗不同亚型神经束蛋白或接触蛋白的抗体,包括自身抗体抗接触蛋白 1(contactin-1,CNTN1)免疫球蛋白 IgG4 和抗神经束蛋白 155(neurofascin 155,NF155)免疫球蛋白 IgG4,与 CIDP 的特殊亚型相关。

CIDP 包括经典型和变异型,CIDP 变异型主要包括纯运动型CIDP(pure motor CIDP)、纯感觉型 CIDP(pure sensory CIDP)、远端获得性脱髓鞘性对称性神经病(DADS)、多灶性获得性脱髓鞘性感觉运动神经病(multifocal acquired demyelinating sensory and motor neuropathy,MADSAM,或 Lewis-Sumner 综合征)和局灶型 CIDP(focal CIDP)等。CIDP 的各变异型有很多相同的临床和电生理特征,对免疫治疗的反应也往往相似,但更有其各自不同的特征性临床表现。

【诊断】

1. 临床表现 CIDP 起病隐匿,症状进展通常在 2 个月以上。少数类似于 AIDP 呈急性或亚急性起病,在 4~8 周内达高峰,且对激素治疗敏感,被称作急性起病的 CIDP(acute onset CIDP,A-CIDP)。CIDP

可分为慢性进展型和缓解复发型。发病年龄轻者预后相对较好,并以缓解复发型多见;发病年龄大的预后较差,以慢性进展型多见。

(1) 经典型 CIDP:运动受累重于感觉受累,且呈对称性,近端和远端肌肉均受累,部分患者出现震颤、脑神经和延髓受累表现,震颤在 NF155 抗体阳性的 CIDP 患者中较突出,表现为姿势性和/或意向性震颤,呈对称或不对称性,频率多为 3~5Hz。感觉受累也常见,感觉受累往往从远端向近端发展,振动觉和位置觉损害通常比痛温度觉损害更突出,严重者出现感觉性共济失调、步态异常和龙贝格(Romberg)征阳性,可有手套袜套样感觉障碍,足趾和足受累的同时手指往往也受累,可出现痛性感觉倒错。自主神经症状通常轻,可表现为体位性低血压、大小便障碍和心律失常,便秘和尿潴留可能见于较严重的病例。反射普遍减弱或消失,尤其踝反射突出。少数情况下会出现腰椎管狭窄和马尾综合征的症状。

(2) 纯运动型 CIDP:运动神经受累而感觉纤维不受累,仅表现为肢体无力而无感觉症状,激素治疗可能加重症状。

(3) 纯感觉型 CIDP:仅表现为感觉症状,如麻木、疼痛、感觉异常和感觉倒错、共济失调等。神经电生理检查存在亚临床运动受累,表现为运动传导减慢以及其他脱髓鞘特征,多年后患者可出现运动症状。

(4) DADS:肢体的无力和/或感觉障碍相对局限在肢体远端,疾病进展缓慢,NF155 抗体阳性的 CIDP 患者临床以此型多见。检出 IgM 型 M 蛋白的 DADS 归属于单克隆丙种球蛋白病伴周围神经病范畴,激素治疗无效,不属于 CIDP;未检测出 M 蛋白的 DADS 属于 CIDP 变异型,对免疫治疗反应好。

(5) Lewis-Sumner 综合征(MADSAM):突出表现为不对称的感觉运动周围神经病,上肢常早于下肢受累,相对进展缓慢,可伴面瘫等脑神经症状。临床类似多灶性运动神经病(multifocal motor neuropathy,MMN),但存在感觉症状,也未发现 GM1 抗体滴度升高。电生理检查呈现多灶性的运动和感觉神经传导阻滞表现。

(6) 结旁抗体相关 CIDP:少见,主要有 NF155 抗体相关的 CIDP

和 CNTN1 抗体相关的 CIDP,震颤和感觉性共济失调症状突出、脑脊液蛋白明显升高。NF155 抗体相关的 CIDP 多见于男性青年起病,临床常表现为远端受累更为明显的 DADS,可有感觉性共济失调及 3~5Hz 低频的姿势性和/或意向性震颤。CNTN1 抗体相关的 CIDP 以老年人多见,临床表现为快速进展的运动障碍,容易误诊为吉兰-巴雷综合征(GBS)。

(7) 局灶型 CIDP:极其少见,诊断难度也相对较大。多累及单侧臂丛或其分支,如以疼痛起病,临床与臂丛神经炎很相似,但电生理表现为传导阻滞。

2. 辅助检查

(1) 电生理检查:是 CIDP 重要的辅助检查,显示周围神经脱髓鞘改变特征,该特征是 CIDP 特征性电生理表现的基础,表现为传导速度减慢、远端运动潜伏期延长、CMAP 波形离散和波幅呈距离依赖性下降、F 波延迟或消失,在非嵌压部位出现传导阻滞或异常波形离散对诊断脱髓鞘病变更有价值。对所有四肢而不是单侧肢体或下肢进行检查有利于提高电生理检查的检出率,通常选择一侧的正中神经、尺神经、胫神经和腓总神经进行测定。

(2) 脑脊液检查:绝大部分患者存在脑脊液蛋白-细胞分离现象,蛋白质通常在 0.75~2.00g/L,偶见脑脊液蛋白升高至正常上限的 10 倍。约 1/3 的 MADSAM 脑脊液蛋白正常或轻度升高。

(3) 血清抗体检测:免疫固定电泳和游离轻链可以帮助鉴别 M 蛋白相关周围神经病,在 CADP 中是必要的检测项目。NF155、CNTN1 等抗体检测可以协助结旁抗体相关 CIDP 的诊断。

(4) 其他检查:MRI 可见神经根和神经丛粗大,但不具有特异性。周围神经超声也可以对臂丛以及神经干进行测定。腓肠神经活检可见 CIDP 主要病理改变特征表现为髓神经纤维出现节段性脱髓鞘,轴索变性,脱髓鞘和髓鞘再生神经纤维、施万细胞增生并形成洋葱球样的结构改变、神经内膜单个核细胞浸润及水肿等,但活检样本可能无法证明脱髓鞘,主要用于鉴别诊断。

3. 诊断标准

(1) 症状持续进展超过 8 周。

(2) 四肢均出现慢性进展或缓解复发的对称性近端和远端肌无力及感觉功能障碍,少数不对称(MADSAM,也称 Lewis-Sumner 综合征),脑神经可能受累。

(3) 四肢腱反射均减弱或消失,伴有深浅感觉异常。

(4) 脑脊液蛋白细胞分离,蛋白升高而白细胞计数 <10/mm^3。

(5) 电生理检查提示周围神经传导速度减慢、传导阻滞或异常波形离散。

(6) 除外其他原因引起的周围神经病。

【鉴别诊断】

1. AIDP CIDP 与 AIDP 之间存在时间连续性,AIDP 是一种单相病程,病情在 3~4 周内达到高峰,而 CIDP 呈进展或复发病程,持续时间超过 8 周;起病上有急慢性之分,AIDP 急性疾病,比 CIDP 更常出现感染等前驱事件,CIDP 的确切起病时间通常不太清晰;CIDP 的感觉症状比 AIDP 更加突出;AIDP 症状更重,往往需要呼吸机支持等。

2. POEMS 综合征 POEMS 综合征(polyneuropathy,organomegaly,endocrinopathy,M-protein,skin abnormality syndrome)以髓鞘脱失为主的多发性周围神经病,肝、脾、淋巴结肿大等,包括糖尿病、甲状腺功能减退等在内的内分泌异常,M 蛋白阳性和皮肤改变(肤色发黑)等。合并存在的特征易于与 CIDP 鉴别。血管内皮生长因子水平升高可协助诊断。必要时行骨髓穿刺和扁平骨摄片以除外骨硬化性骨髓瘤。

3. 多灶性运动神经病 多灶性运动神经病(multifocal motor neuropathy,MMN)受累肌分布呈不对称、单神经病的临床特点以及肌电图多灶性运动神经传导阻滞的特征性表现,可以与 CIDP 鉴别。MMN 与 CIDP 变异型 MADSAM(Lewis-Sumner 综合征)更易混淆,主要鉴别点为 MMN 无感觉症状、血清中可检出 IgM 型抗 GM1 抗体、静脉丙种球蛋白治疗有效而激素无效;CIDP 伴感觉症状、血清中无抗 GM1 抗体、激素治疗有效。

4. 意义未明的单克隆 γ 球蛋白病　与 CIDP 相比,意义未明的单克隆 γ 球蛋白病(monoclonal gammopathy of unknown significance,MGUS)伴发的周围神经病感觉症状重于运动症状,远端受累更明显,半数以上患者抗髓鞘相关糖蛋白(myelin associated glycoprotein,MAG)抗体阳性。免疫固定电泳发现 M 蛋白是 MGUS 伴周围神经病诊断的关键。IgM 型 MGUS 伴周围神经病对一般免疫抑制剂或免疫调节剂治疗反应差,用利妥昔单抗治疗可能有效。

【治疗】

CIDP 的治疗主要为免疫抑制和免疫调节治疗,包括糖皮质激素、静脉注射大剂量丙种球蛋白(IVIg)、血浆置换等,约 80% 的患者对以上 3 种治疗有不同程度的改善。结旁抗体相关 CIDP 一般对血浆置换有效,激素部分有效、对丙种球蛋白疗效差,可能对 B 细胞耗竭治疗(如利妥昔单抗)有反应。因此,原则上纯运动型 CIDP 首选 IVIg;郎飞结旁抗体相关 CIDP 首选血浆置换。

1. 糖皮质激素　症状严重的患者可激素短期冲击后改口服治疗,轻症患者可直接选择激素口服治疗,用法:甲泼尼龙静脉滴注 20~30mg/(kg·d),连续 3~5 天后改为泼尼松 1~1.5mg/(kg·d)晨顿服,维持 1~2 个月后渐减并以小剂量维持,疗程 1.5~2.0 年。3 个月症状无改善可认为激素治疗无效。

2. IVIg 治疗　每日 400mg/kg 静脉滴注,连续 5 天,每月 1 次,连续治疗 3 个月,3 个月后症状完全缓解或稳定时可停用,改善不充分或无法使病情稳定时可每月复治 1 次(剂量可减半)或使用小剂量激素维持。

3. 血浆置换　一般一个疗程 3~5 次,每次间隔 2~3 天,每次交换量为 30ml/kg,每个月进行 1 个疗程。一般 IVIg 应用后 3 周内,不要进行血浆置换治疗。

4. 免疫抑制剂　如一线治疗无效、激素依赖或激素无法耐受,可选用或加用硫唑嘌呤、环磷酰胺、环孢素、吗替麦考酚酯等。对于顽固病例,可考虑使用利妥昔单抗。治疗过程中需随访肝、肾功能及血常规等,并密切观察可能并发的感染。硫唑嘌呤:2~3mg/(kg·d),分 2~3

次口服。环磷酰胺:500~750mg/m²,每个月 1 次,或 200~400mg,每周 2 次,2~3g 为 1 个疗程。总量可达 20~30g;环孢素:3~6mg/(kg·d),分 2~3 次口服;吗替麦考酚酯:30~50mg/(kg·d),分 2~3 次口服。

5. 神经营养及对症治疗 针对极少伴神经痛的患者,可使用加 巴喷丁、普瑞巴林、卡马西平、阿米替林等。维生素 B₁、B₁₂(甲钴胺等) 是较常应用的神经营养药物。

6. 功能锻炼及康复 功能训练、矫形支具、健康积极的生活态度 和生活方式等有益于 CIDP 患者功能的恢复。

➤ 附:慢性炎性脱髓鞘性多发性神经病诊疗流程图

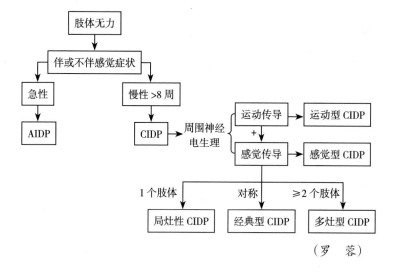

（罗　蓉）

参考文献

1. 中华医学会神经病学分会,中华医学会神经病学分会周围神经病协作组, 中华医学会神经病学分会肌电图与临床神经电生理学组,等. 中国慢性炎 性脱髓鞘性多发性神经根神经病诊治指南 2019. 中华神经科杂志,2019, 52(11):883-888.

2. BERGH P Y K V D,HADDEN R D M,BOUCHE P,et al. European Federation of Neurological Societies/Peripheral Nerve Society Guideline on management

of chronic inflammatory demyelinating polyradiculoneuropathy：report of a joint task force of the European Federation of Neurological Societies and the Periphera. European Journal of Neurology，2010，17（3）：356-363.

3. Joint Task Force of The Efns And The Pns. European Federation of Neurological Societies/Peripheral Nerve Society Guideline on management of paraproteinemic demyelinating neuropathies. report of a joint task force of the European Federation of Neurological Societies and the Peripheral Nerve Society--first revision .J Peripher Nerv Syst，2010，15（3）：185-195.

第五节　面　神　经　炎

【概述】

面神经炎又称特发性面神经麻痹（idiopathic facial palsy），也称 Bell 麻痹，一般指原因不明、急性发病的单侧周围性面神经麻痹，是面神经管内段茎乳孔以上面神经的一种急性非化脓性炎症。前驱的病毒感染可能是 Bell 麻痹的常见触发因素，炎性反应可能参与其中。面神经走行在颞骨内的狭窄管中，炎症等引起的肿胀可能导致神经受压并出现暂时或永久性神经损伤。在所有面神经麻痹的患者中，70% 左右为特发性面神经麻痹。该病具有自限性，大多数预后良好，早期合理的治疗有利于面瘫的康复。

【诊断】

1. 临床表现　Bell 麻痹可见于任何年龄、任何季节。急性起病，一般 3 天左右达到高峰。临床呈现单侧周围性面瘫体征，表现为受累侧鼻唇沟变浅，口角向对侧歪斜，患侧闭目、皱眉、鼓腮、闭唇和示齿无力。根据受累部位的不同，可伴有同侧舌前 2/3 味觉消失、听觉过敏、泪液和唾液分泌障碍或口唇和颊部的不适感，可继发同侧角膜或结膜损伤，可伴有同侧耳后疼痛或乳突压痛。

2. 辅助检查

（1）神经电生理检查：运动神经传导检查可以发现患侧面神经复合肌肉动作电位（compound muscle action potential，CMAP）波幅降低，大多数在肌无力发作后 1~2 周 CMAP 波幅达到最低水平,且针极肌电图可见异常自发电位。对于面肌完全瘫痪者,可以根据需要选择是否行神经电生理测定,可能会对预后的判断有一定指导意义。

(2) 其他检查:当存在以下任何一情况应考虑行 MRI 或 CT 检查:邻近脑神经受累的体征;病情进展缓慢且超过 3 周;6 个月时病情无改善;疑诊其他疾病如慢性中耳炎、急性乳突炎、颞骨创伤或肿瘤。当临床怀疑有脑膜炎或脑炎诊断时应行腰椎穿刺排除。

3. 诊断标准

(1) 典型的临床表现,呈现单侧周围性面瘫体征。

(2) 可能的前驱感染,无其他伴随的症状、体征改变。

(3) 排除其他继发因素,注意寻找是否存在神经系统其他部位病变表现,尤其是脑桥小脑角区和脑干病变。

【鉴别诊断】

在所有面神经麻痹的患者中 30% 左右为其他病因所致,如吉兰-巴雷综合征、多发性硬化、结节病、Mobius 综合征、糖尿病周围神经病、脑炎、莱姆病、中耳炎、带状疱疹病毒感染、梅毒、脑干卒中、面神经肿瘤、皮肤肿瘤、腮腺肿瘤以及面神经外伤等。

1. 耳源性面瘫　由急慢性中耳炎等引起骨管破裂或面神经炎症,常为不完全性面瘫,病史、体格检查及影像学检查可鉴别。

2. 亨特综合征　即膝状神经节综合征(Hunt syndrome),是带状疱疹病毒感染使膝状神经节及面神经发生炎症,表现为急性单侧面瘫伴内耳功能障碍、耳痛及耳郭疱疹,可累及其他脑神经功能,常有前驱上呼吸道感染史。脑脊液水痘-带状疱疹病毒抗体及 DNA 检测可帮助诊断。

3. 神经系统莱姆病　在流行病学区域,有前驱蜱咬伤史,由伯氏疏螺旋体感染后出现的全身炎症反应。多表现为双侧面瘫,常伴游走性红斑、发热及全身多系统症状。脑脊液细胞数增多、伯氏疏螺旋体抗体阳性。

【治疗】

1. 一般治疗　当患者存在眼睑闭合不全时,需进行恰当的眼部护理以防角膜擦伤,包括日间使用人工泪液,夜间使用眼膏及眼罩。

2. 糖皮质激素　在排除禁忌证前提下,急性期应尽早口服使用糖皮质激素治疗,可以减轻炎症反应和减少水肿,改善预后。泼尼松或泼尼松龙口服,0.5~1mg/(kg·d),逐步减量,一般于2周内减停。

3. 抗病毒治疗　对于存在病毒感染证据,急性期症状严重的患者,联合使用抗病毒药物糖皮质激素可能会获益,特别是对于面肌无力严重或完全瘫痪者,但不建议单用抗病毒药物治疗。抗病毒药物可以选择阿昔洛韦或伐西洛韦,成人阿昔洛韦口服每次0.2~0.4g,每日3~5次,或伐昔洛韦口服每次0.5~1.0g,每日2~3次,疗程7~10天。

4. 神经营养剂　已有证据显示神经生长因子、维生素 B_{12} 对于外周神经的营养作用,可以给予鼠神经生长因子、B族维生素促进神经恢复。其疗程可根据损伤严重程度和恢复情况而定。

5. 康复治疗　对于面瘫患者应尽早开展面部肌肉康复治疗。传统的针灸和理疗等方法可以辅助治疗面神经麻痹,但针灸和理疗的疗效和时机尚无统一意见。

6. 外科手术　对于先天性或永久获得性面神经麻痹患儿,可考虑使用再造技术,包括区域性肌肉转移、神经交叉、电缆式神经移植和游离肌肉移植。但这些技术不能完全恢复正常的生理学功能,可提供心理上的支持。

➤ **附:面神经炎诊疗流程图**

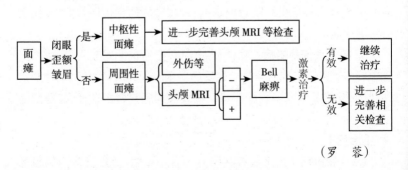

（罗　蓉）

参考文献

1. 中华医学会神经病学分会,中华医学会神经病学分会神经肌肉病学组,中华医学会神经病学分会肌电图与临床神经电生理学组. 中国特发性面神经麻痹诊治指南. 中华神经科杂志,2016,49(2):84-86.

2. RATH B,GIDUDU JF,ANYOTI H,et al. Facial nerve palsy including Bell's palsy:case defifinitions and guidelines for collection,analysis,and presentation of immunisation safety data. Vaccine,2017,35(15):1972-1983.

3. DE ALMEIDA JR,GUYATT GH,SUD S,et al. Management of Bell palsy:clinical practice guideline. CMAJ,2014,186(12):917-922.

4. BAUGH RF,BASURA GJ,ISHII LE,et al. Clinical practice guideline:Bell's palsy. Otolaryngol Head Neck Surg,2013,149:S1-27.

第八章　神经肌肉接头和肌肉疾病

第一节　重症肌无力

【概述】

重症肌无力(myasthenia gravis,MG)是自身抗体介导的获得性神经-肌肉接头处传递障碍的自身免疫性疾病,为乙酰胆碱受体抗体(AchR-Ab)等抗体介导的自身免疫性疾病。临床特征为受累横纹肌运动后容易疲劳并导致肌无力,活动后加重,休息或给予胆碱酯酶抑制剂后减轻或消失,具有晨轻暮重现象。

【临床表现和分型】

1. 临床表现　全身骨骼肌均可受累,表现为波动性无力和易疲劳性,症状呈"晨轻暮重",活动后加重、休息后可减轻。眼外肌最易受累,表现为对称或非对称性上睑下垂和/或双眼复视,是 MG 最常见的首发症状,见于80%以上的MG患者。面肌受累可致眼睑闭合无力、鼓腮漏气、鼻唇沟变浅、苦笑或呈肌病面容。咀嚼肌受累可致咀嚼困难。咽喉肌受累可出现构音障碍、吞咽困难、鼻音、饮水呛咳及声音嘶哑等。颈肌受累可出现抬头困难或不能。肢体无力以近端为著,表现为抬臂、梳头、上楼梯困难,感觉正常。呼吸肌无力可致呼吸困难。发病早期可单独出现眼外肌、咽喉肌或肢体肌肉无力;脑神经支配肌肉较脊神经支配肌肉更易受累。肌无力常从一组肌群开始,逐渐累及到其他肌群,直到全身肌无力。部分患者短期内病情可出现迅速进展,发生肌无力危象。

2. 临床分型(表8-1)

表8-1 重症肌无力的临床分型[美国重症肌无力基金会(Myasthenia Gravis Foundation of America,MGFA)]

分型	临床表现
Ⅰ型	眼肌无力,可伴闭眼无力,其他肌群肌力正常
Ⅱ型	除眼肌外的其他肌群轻度无力,可伴眼肌无力
Ⅱa型	主要累及四肢肌和/或躯干肌,可有较轻的咽喉肌受累
Ⅱb型	主要累及四肢肌和/或呼吸肌,可有轻度或相同的四肢肌和/或躯干肌受累
Ⅲ型	除眼外肌的其他肌群中度无力,可伴有任何程度的眼肌无力
Ⅲa型	主要累及四肢和/或躯干肌,可有较轻的咽喉肌受累
Ⅲb型	主要累及咽喉肌和/或呼吸肌,可有轻度或相同的四肢肌和/或躯干肌受累
Ⅳ型	除眼肌外的其他肌群重度无力,可伴有任何程度的眼肌无力
Ⅳa型	主要累及四肢肌和/或躯干肌受累,可有较轻的咽喉肌受累
Ⅳb型	主要累及咽喉肌和/或呼吸肌,可有轻度或相同的四肢肌和/或躯干肌受累
Ⅴ型	气管插管,伴或不伴机械通气(除外术后常规使用);仅鼻饲而不进行气管插管的病例为Ⅳb型

3. 辅助检查

(1) 疲劳试验:重症肌无力患儿骨骼肌持续收缩后症状可明显加重,方法为嘱年长儿童连续闭眼、咀嚼30~50次或持续平举双臂后即可见动作困难,连续说话后语音降低、吐词不清。

(2) 药理学检查:甲硫酸新斯的明试验儿童可按体重0.02~0.04mg/kg用药,最大用药剂量不超1mg。注射前可参照MG临床绝对评分标准,选取肌无力症状最明显的肌群,记录1次肌力,注射后每10分钟记录1次,持续记录60分钟。以改善最显著时的单项绝对分数,按照下列公式计算相对评分作为试验结果判定值。相对评分=(试验前该项记录评分-注射后每次记录评分)/试验前该项记录评

分 × 100%。相对评分≤25% 为阴性,25%~60% 为可疑阳性,≥60% 为阳性。

(3) 电生理检查:采用低频(2~3Hz)重复电刺激神经干,在相应肌肉记录 CMAP。常规检测的神经包括面神经、副神经、腋神经和尺神经。持续时间为 3 秒,结果以第 4 或第 5 波与第 1 波的波幅比值进行判断,波幅衰减 10% 以上为阳性,称为波幅递减。部分患者第 4 波后波幅不再降低和回升,形成 U 字样改变。服用胆碱酯酶抑制剂的患者需停药 12~18 小时后进行检查,但需充分考虑病情。与突触前膜病变鉴别时需要进行高频重复神经刺激(repetitive nerve stimulation,RNS)(30~50Hz)或者大力收缩后 10 秒观察 CMAP 波幅变化,递增 100% 以上为异常,称为波幅递增。

(4) 血清学抗体检测:抗 AChR 抗体:约 50%~60% 的眼肌型重症肌无力额、85%~90% 的全身型重症肌无力清中可检测到 AChR 抗体。需注意的是 AChR 抗体检测结果为阴性时不能排除 MG 诊断。放射免疫沉淀法(radioimmunoprecipitation assay,RIA) 是 AChR 抗体的标准检测方法,可进行定量检测。ELISA 法较 RIA 法敏感性低。其他抗体包括抗 MuSK 抗体、抗 LRP4 抗体和抗横纹肌抗体。

(5) 胸腺影像学检查:约 80% 左右的 MG 患者伴有胸腺异常,包括胸腺增生及胸腺瘤。CT 为常规检测胸腺方法,胸腺瘤检出率可达 94%;MR 有助于区分一些微小胸腺瘤和以软组织包块为表现的胸腺增生;必要时可行 CT 增强扫描。

(6) 合并其他自身免疫性疾病检测:MG 患者可合并其他自身免疫病,如自身免疫性甲状腺疾病,最常见的是 Graves 病,其次为桥本甲状腺炎。OMG 合并自身免疫性甲状腺疾病比例更高,因此,MG 患者需常规筛查甲状腺功能及甲状腺自身抗体、甲状腺超声检查观察有无弥漫性甲状腺肿大以及其他自身免疫性疾病相关抗体检测。

【诊断及鉴别诊断】

1. 诊断依据 在具有典型 MG 临床特征(波动性肌无力)的基础上,满足以下 3 点中的任意一点即可做出诊断,包括药理学检查、电生理学特征以及血清抗 AChR 等抗体检测。同时需排除其他疾病。所有确诊 MG 患者需进一步完善胸腺影像学检查(纵隔 CT 或 MRI)。

2. 鉴别诊断

(1) 与眼肌型重症肌无力鉴别诊断

1) 慢性进行性眼外肌麻痹:属于线粒体脑肌病,表现为双侧进展性无波动性眼睑下垂、眼外肌麻痹,可伴近端肢体无力。若同时合并视网膜色素变性、小脑萎缩以及心脏传导阻滞,即为 KSS 综合征。肌电图检查示肌源性损害,少数患者可伴有周围神经传导速度减慢。血乳酸轻度增高,肌肉活检和基因检查有助于确诊。

2) Graves 眼病:属于自身免疫性甲状腺疾病,表现为自限性眼外肌无力、眼睑退缩,不伴眼睑下垂。眼眶 CT 或 MRI 检查显示眼外肌肿胀,甲状腺功能亢进或减退,抗甲状腺球蛋白抗体、抗甲状腺微粒体抗体或抗促甲状腺激素受体抗体阳性。

3) 脑神经麻痹(Ⅲ、Ⅳ、Ⅵ):一侧海绵窦感染、肿瘤、非特异性炎症、颈内动脉海绵窦瘘均可表现为单侧眼睑下垂、眼外肌麻痹伴疼痛,头颅 MRI 及脑脊液检查有助于鉴别诊断。此外,糖尿病也可引起单纯动眼神经或外展神经麻痹。

4) 眶内占位病变:如眶内肿瘤、脓肿或炎性假瘤等可表现为眼外肌麻痹并伴结膜充血、眼球突出、眼睑水肿。眼眶 MRI、CT 或超声检查有助于诊断。

(2) 与全身型重症肌无力鉴别诊断

1) 吉兰-巴雷综合征:为免疫介导的急性炎性脱髓鞘性周围神经病,表现为弛缓性肢体无力,感觉丧失、腱反射减低或消失。肌电图显示运动感觉神经传导末端潜伏期延长,传导速度减慢,传导波幅降低;脑脊液检查可见蛋白-细胞分离现象。咽颈臂丛亚型吉兰-巴雷综合征(PCB)以球麻痹、抬颈及双上肢近端无力为主要表现,易误诊为 MG,尤其是 MuSK-MG。PCB 多有前驱感染病史,查体可见双上肢腱反射减低或消失,脑脊液可出现蛋白-细胞分离现象,血清抗 GT1a 抗体可呈阳性,与米勒-费希尔(Miller-Fisher)综合征共病时,GQ1b 抗体也可呈阳性。

2) 代谢性肌病:如肌肉代谢酶、脂质代谢或线粒体受损所致肌肉疾病表现为弛缓性四肢无力,不能耐受疲劳,腱反射减低或消失,伴有其他器官损害。肌电图示肌源性损害。血肌酶正常或轻微升高。肌活检及基因检测有助于诊断。

3) 炎性肌病:多种原因导致的骨骼肌间质性炎性病变,表现为进行性加重的弛缓性四肢无力和疼痛。肌电图示肌源性损害。血肌酶明显升高、肌肉活检有助于诊断。糖皮质激素治疗有效。

4) 先天性肌无力综合征:先天性肌无力综合征(congenital myasthenic syndromes,CMS)是一组罕见的由编码 NMJ 结构及功能蛋白的基因突变所致 NMJ 传递障碍的遗传性疾病,依据突变基因编码蛋白在 NMJ 的分布,CMS 可分为突触前、突触以及突触后突变。CMS 临床表现异质性很大,极易被误诊为抗体阴性的 MG、线粒体肌病等。多在出生时、婴幼儿期出现眼睑下垂、睁眼困难、喂养困难及运动发育迟缓等症状。青春期逐渐出现眼球固定,与 MG 在临床及电生理表现类似,鉴别主要依靠血清学抗体检测及全外显子测序。

【治疗】

1. 药物治疗

(1) 胆碱酯酶抑制剂:最常用的是溴吡斯的明,其是治疗所有类型 MG 的一线药物,可缓解、改善绝大部分 MG 患者的临床症状。溴吡斯的明应当作为 MG 患者初始治疗的首选药物,依据病情与激素及其他非激素类免疫抑制联合使用。儿童用法:4~6mg/(kg·d),口服,3~4 次/d,应根据 MG 患者对溴吡斯的明的敏感程度进行溴吡斯的明剂量的个体化应用,达到治疗目标时可逐渐减量或停药。溴吡斯的明的副作用包括恶心、流涎、腹痛、腹泻、心动过缓及出汗增多等。

(2) 免疫抑制药物治疗:免疫抑制药物包括糖皮质激素和其他口服非激素类免疫抑制剂(硫唑嘌呤、环孢素等)。

1) 糖皮质激素:目前仍为治疗 MG 的一线药物,可使 70%~80% 的患者症状得到明显改善。主要为口服醋酸泼尼松以及甲泼尼龙。醋酸泼尼松按体重 2mg/(kg·d) 清晨顿服,最大剂量不超过 60mg/d,一般 2 周内起效,6~8 周效果最为显著,维持 6~8 周后逐渐减量,每 2~4 周减 5~10mg,至 10mg 后每 4~8 周减 5mg,酌情隔日口服最低有效剂量,过快减量可致病情复发。

2) 硫唑嘌呤:起效较慢,多于服药后 3~6 个月起效,1~2 年后可达全效,使用方法:按体重 1~3mg/(kg·d),分 2~3 次口服。

3) 环孢素:使用方法为按体重 5~6mg/(kg·d),分 2 次口服。

2. 丙种球蛋白 适用于难治性重症肌无力或者肌无力危象。按体重 400mg/(kg·d)静脉注射 5 天。副作用包括头痛、无菌性脑膜炎、流感样症状和肾功能损害等,伴有肾功能损害的患者禁用。

3. 血浆置换 对难治性重症肌无力或肌无力危象患儿可考虑血浆置换,每次交换血浆 50mg/kg,隔日 1 次,3~5 次为一疗程。

4. 危象及处理

(1) 肌无力危象:在各种感染、手术、抗胆碱酯酶药量不足或减量不当等情况下,患儿病情突然加重,出现气道梗阻、呼吸无力而致呼吸衰竭,需立即开放气道辅助通气。

(2) 胆碱能危象:抗胆碱酯酶药物过量引起。除明显肌无力外,患儿有面色苍白、出汗、唾液分泌增多、瞳孔缩小及呕吐、腹泻、血压升高、心动过缓等胆碱能中毒症状。

(3) 危象处理:一旦出现呼吸衰竭,应及时气管插管,正压通气。筛查危象诱因,如是否由感染、手术或使用加重肌无力的药物所致,并积极采取相应控制措施(如控制感染、停用加重病情的药物等)。若为肌无力危象,酌情增加胆碱酯酶抑制剂剂量,直到安全剂量范围内(全天量 <480mg)肌无力症状改善满意为止,不主张静脉给予胆碱酯酶抑制剂,可增加呼吸道分泌物,导致气道管理困难;若为胆碱能危象,应停用胆碱酯酶抑制剂,酌情使用阿托品,一般 5~7 天后再次使用,从小剂量开始逐渐加量,目前胆碱能危象已很少见。机械通气的患者需加强气道护理,定时翻身、拍背、吸痰及雾化,积极控制肺部感染,逐步调整呼吸机模式,尽早脱离呼吸机(图 8-1)。

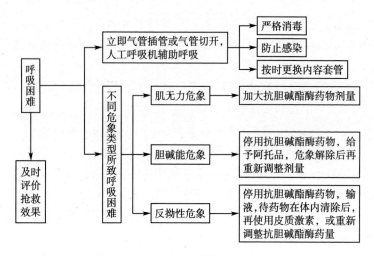

图 8-1 重症肌无力危象抢救流程

➢ 附:重症肌无力诊疗流程图

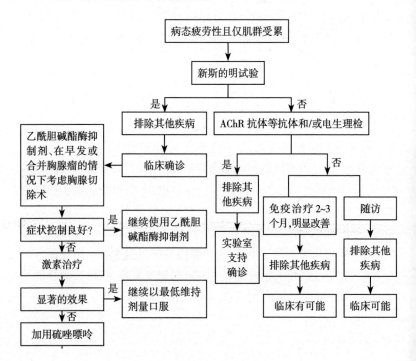

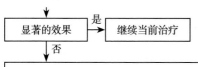

```
┌──────────────┐  是  ┌──────────────┐
│   显著的效果   │ ──→  │   继续当前治疗   │
└──────────────┘     └──────────────┘
      │否
      ▼
```

- 使用另一种免疫抑制药物来代替硫唑嘌呤(例如霉酚酸酯、美罗华、氨甲蝶呤、环孢素、他克莫司、静脉注射丙种球蛋白、艾库利珠单抗)
- 联合使用免疫抑制剂
- 重新评估诊断

（孙　丹）

参考文献

1. 中华医学会神经病学分会神经免疫学组,中国免疫学会神经免疫学分会.中国重症肌无力诊断和治疗专家共识.中国神经免疫学和神经病学杂志,2011,18(5):368-372.

2. 井峰,黄旭升.重症肌无力相关抗体的研究进展.中国神经免疫学和神经病学杂志,2014,21(2):126-129.

3. GILHUS NE,VERSCHUUREN JJ. Myasthenia gravis:subgroup classification and therapeutic strategies. Lancet Neurol,2015,14(10):1023-1036.

4. GILHUS NE,TZARTOS S,EVOLI A,et al. Myasthenia gravis. Nat Rev Dis Primers,2019,5(1):30.

第二节　肌营养不良

【概述】

肌营养不良(muscular dystrophy)是一组早期发病的遗传性肌肉病,常表现为以近端受累为主的骨骼肌进行性无力、肌萎缩,严重型最终完全丧失运动功能。根据遗传方式、起病年龄、受累肌群、病程进展与预后等因素,分为多种亚型,其中以进行性假肥大性肌营养不良(Duchenne muscular dystrophy,DMD)最多见,其他常见类型包括贝克肌营养不良(Becker muscular dystrophy,BMD)、面肩肱型肌营养不良(facioscapulohumeral muscular dystrophy,FSHD)、埃默里-德赖弗斯肌营养不良（Emery-Dreifuss muscular dystrophy，EDMD）和肢带型肌营养不良（limb-girdle type muscular dystrophies，LGMD）等。本病可呈常染色体显性、隐性和 X 连锁遗传。病因多由基因突变导致肌纤维膜结构蛋白功能缺失导致。

【病理变化】

各型的病理变化大致相同，可见变性坏死和再生的肌细胞，肌纤维失去原有的多角形态，呈圆形改变，萎缩与肥大的肌纤维混杂存在，形态极不一致。许多肌纤维呈嗜酸性均匀染色，细胞圆形异常肥大，失去正常内部肌细胞结构或有透明变性，肌肉组织间结缔组织明显增生，晚期患者肌肉组织可大部分被脂肪组织取代（文末彩插图 8-2）。

【临床表现】

1. 进行性假肥大性肌营养不良　儿童期起病，表现为运动发育轻度迟滞，骨骼肌进行性无力萎缩，影响肢体运动功能，逐渐出现步态异常、上肢活动受限，自然病程常在 10 岁左右丧失行走能力。此后出现脊柱侧弯、关节挛缩、呼吸肌无力、扩张型心肌病，20 岁左右因呼吸衰竭、心功能衰竭死亡。查体可见双腓肠肌假肥大（文末彩插图 8-3），同时可有双前臂及舌肌假性肥大，高尔征（Gower）征阳性（图 8-4），腰椎前凸等。BMD 为同一疾病的相对良性表型，因 DMD 基因功能未完全丧失，所以病情明显轻于 DMD。可青年甚至成年起病，部分患者不影响生存期。假肥大体征明显，部分患者在肢体无力尚轻时，先出现明显的扩张型心肌病。

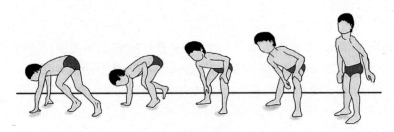

图 8-4　Gower 征阳性

2. 面肩肱型肌营养不良 本病是一种常染色体显性遗传病,其主要临床特征为进行性面、肩带、上肢肌无力,以肩带的无力最为明显。本病基因位于 4 号染色体上(4q35),多数学者认为在 4q35 区域的 *D4Z4* 重复序列的缺失导致 HSHD 的发生,而 *D4Z4* 缺失的越大发病越早且病情越重,HSHD 患儿只有 1~10 个 *D4Z4* 重复,而正常人具有 8~100 个 *D4Z4* 重复。男女均受累,常在青春期发病,发病起始年龄是 5~14 岁,也有婴儿期发病的病例。首发症状是面肌受累,呈特殊的肌病面容,鼓腮和闭目无力。其后肩带肌受累、举臂或更衣困难,最终可波及躯干肌、髋带肌及双下肢、腱反射消失,脊柱前凸。偶有腓肠肌肥大,可有肢体疼痛和疲劳。一般心脏不受累,智力正常,病情缓慢进展,部分患儿临床经过呈顿挫型,大部分患儿在成人以后仍然有行走的能力。儿童早期发病的面肩肱型肌营养不良(婴儿型面肩肱型肌营养不良)往往症状重且在十几岁以后逐渐丧失行走的能力。其他少见的症状包括视网膜血管病变、微动脉瘤以及听力障碍、智力障碍、心律失常等。

3. 埃默里-德赖弗斯(Emery-Dreifuss)型肌营养不良 临床罕见,其中呈 X 连锁遗传的致病基因位于 X 染色体上(Xq28),突变基因编码 Emerin 蛋白。但亦有呈常染色体显性和隐性遗传的患者,突变基因 *LMNA* 编码核膜蛋白 Lamin A/C。起病年龄 2~15 岁,临床特征是四肢肌肉无力,关节挛缩和心脏受累。肘、颈关节挛缩,导致颈前屈受限,双上肢举物不能,继之出现膝踝挛缩,数年后出现足尖走路和双下肢远端无力的特殊步态。由于脊柱出现强直,故弯腰低头,转身困难。常累及上肢的肱二头肌、肱三头肌和下肢腓骨肌群,但不伴有腓肠肌假性肥大,偶可见前臂肌的假性肥大,进行性肢体无力可导致患者在 30 岁以后丧失行走能力。腱反射消失,智力正常。本病患者可伴有心律失常,扩张型心脏病,患儿常因心脏病致死,未及时诊治的 EDMD 患者猝死率高达 40%,故早期诊断及时纠正心脏并发症非常重要。本病患儿肌酸激酶仅升高 2~10 倍,肌肉病理显示肌肉萎缩病理变化,I 型纤维占优势,但这些均是非特异性改变,确诊还要依靠基因学的检查。

4. 肢带型肌营养不良 本病是一组具有遗传异质性,以近端肢带肌受累为主的肌肉病,呈常染色体显性或隐性遗传。本病常在10~30岁隐匿起病,可早至学龄早期起病。多数患者以盆带肌无力和萎缩为首发症状,表现为鸭步,上阶梯及蹲起困难,有些患儿早期仅表现为无症状的肌酸激酶升高,逐渐出现肢体近端的无力。病情缓慢进展,波及双肩带肌,表现为举臂不能过肩,Gower 征阳性,约 1/3 患儿有腓肠肌肥大。智力正常,腱反射迟钝或消失。心肌酶从正常到显著升高均可以出现,也可以有心脏的受累。本病尚无治疗方法,基因的发现对遗传咨询和基因治疗研究带来了帮助和曙光。

【辅助检查】

1. 血清肌酶检查 血清中肌酸激酶(creatine kinase,CK)在病程早期甚至生后即可增高,可高达正常值的数十倍甚至上百倍。BMD的 CK 水平通常比 DMD 低些,但也常在数千以上。随着病情进展肌肉严重萎缩和脂肪化,至病程晚期,CK 逐渐减低,甚至接近正常。此外,血清中心肌酶、乳酸脱氢酶、谷草转氨酶、谷丙转氨酶等活性均升高。

2. 肌电图检查 具有典型肌源性受损的肌电图表现,针电极检查股四头肌、三角肌,静止时可见纤颤波及正锐波,小力收缩时可见时限缩短,波幅减低,多相波增多,大力收缩时可见干扰相或病理干扰相。

3. 遗传学检测 所有临床拟诊肌营养不良的患儿均应进行遗传基因的检测,是目前确诊的主要依据。采用多重连接探针扩增(MLPA)技术可检测所有外显子的基因缺失与重复,使大部分 DMD患者找到基因突变部位;没有缺失和重复的患者可以用基因测序的方法进一步寻找点突变和微小突变,首选外显子靶向捕获二代测序技术,也可以采用全外显子检测。进一步分析患儿是否为新发突变病例,要采集母亲的血样进行遗传学的分析对比,根据遗传咨询需要必要时对母亲和患儿姐妹进行遗传学检查以发现家族中的未知携带者。

4. 肌肉活体组织检查和肌营养不良蛋白检测 如果基因检查不

能确定是否为肌营养不良,则应进行肌肉活组织学检查和肌肉组织的肌营养不良蛋白(dystrophin)免疫组织化学染色,进一步采用蛋白印记法定量分析肌营养不良蛋白缺失程度。

5. 肌肉 MRI 可用来观察骨骼肌病变的严重程度,肌肉 MRI 检查可以发现肌肉组织呈现水肿、脂肪浸润和间质增生改变,以臀大肌受累最早且最重,其次为大收肌、股二头肌、股直肌、股外侧肌、半腱肌和半膜肌。

6. 其他 如胸部 X 线、心电图、超声心动等能早期发现本组疾病患儿心脏受累的程度。智商检测对 DMD/BMD 患儿应列为常规检查项目,肺功能和多导睡眠监测可以协助发现患儿的呼吸功能障碍。

【诊断及鉴别诊断】

本病临床主要特点如下:①对称性四肢无力,近端肌群受累为主;②可有假性肌肥大;③腱反射减弱,无肌纤维性颤动,无感觉异常;④病情缓慢进展;⑤可有家族史。需与以下疾病鉴别。

1. 脊髓性肌萎缩症 Ⅱ 型和 Ⅲ 型 两者均表现为四肢近端无力为主,SMA 患儿肌电图提示神经源性受损,常有自发纤颤电位,血清 CK 值一般正常。肌营养不良患儿肌电图提示肌源性受损,故两者鉴别主要依据肌电图,基因检查是最根本的鉴别手段。

2. 多发性肌炎 应与肢带型及面肩肱型鉴别。前者病变累及广泛,波及肢体、躯干、颈部及咽部肌肉,病情进展迅速,常有肌痛、发热、血沉增高,无家族史。肌肉活检提示炎性细胞浸润,皮质类固醇治疗有效,故不难鉴别。

3. 重症肌无力 眼肌型重症肌无力应与眼肌型肌营养不良相鉴别,重症肌无力全身型与进行性肌营养不需鉴别。重症肌无力患儿甲基硫酸新斯的明试验阳性,低频重复电刺激提示波幅递减,有助于鉴别诊断,必要时做基因检测。

4. 线粒体肌病 需与面肩肱型、肢带型、眼肌型肌营养不良鉴别。前者表现以不可耐受疲劳及肌无力为主,可有眼外肌麻痹;血乳酸和/或丙酮酸增高,肌活检可见破碎红纤维;电镜所见线粒体大小结构异常,结晶样包涵体,不难与后者肌营养不良诸型相鉴别。

5. 腓骨肌萎缩症 需与远端型肌营养不良鉴别,前者有临床及电生理特征改变,不难与后者相鉴别。腓骨肌萎缩症其肌萎缩常由腓骨肌及伸趾总肌开始,随后屈肌群萎缩,逐渐向上发展,一般不超过大腿下 1/3,"似倒置花瓶样"。弓形足,膝踝反射消失,可有感觉障碍。电生理提示运动神经传导速度减慢,腓肠肌活检提示脱髓鞘或轴索变性性改变。

【治疗】

本病尚无治愈方法,近年来倡导多学科综合治疗,神经内科联合呼吸科、心脏科、骨科、康复科及心理科等全方位管理和指导患者,定期检查和指导患者。

1. 一般疗法 为保持肌肉功能及预防挛缩,进行适度运动甚为重要,不宜久卧床上。对症治疗包括肌肉、关节的被动运动和按摩并防止并发症,严重脊柱侧弯和足畸形的患儿需矫形外科手术治疗。

2. 小剂量糖皮质激素治疗 杜氏肌营养不良患儿 4 岁以后运动能力进入平台期可应用泼尼松[0.75mg/(kg·d)]治疗,有增加肌力,减缓疾病进展速度,延长独立行走时间和生存期的作用。服用激素后,如体重增长过快或已经不能行走,可以减量泼尼松至 0.3~0.6mg/kg。

3. 细胞移植和基因治疗 肌原细胞移植、干细胞移植等技术并未取得令人满意的疗效。基因治疗前景更为广阔,通过基因替代治疗,外显子跳跃和基因编辑技术来获得更多的抗肌萎缩蛋白的表达,希望达到从 DMD 到 BMD 的转变,减轻临床症状,延长生存期。

4. 合并症的治疗 对于中晚期 DMD 患者,评估呼吸和心脏的功能是重要举措。可注射流感和肺炎球菌疫苗,增加接触阳光的时间,控制体重以防止肥胖和通气不良。物理治疗是避免晚期肢体功能障碍的重要方法。对肺部出现感染和呼吸功能不全的患儿,应及早应用抗生素并进行机械通气、辅助吸痰等措施。晚期心脏功能不全的患儿,应及早应用强心和抗心律失常的药物。

➢ 附:肌营养不良诊疗流程图

怀疑诊断

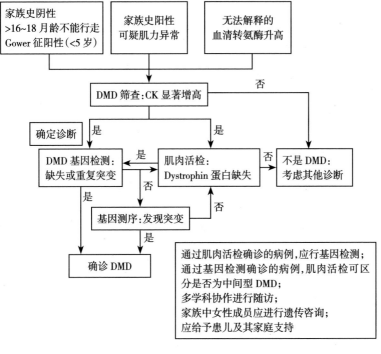

（孙　丹）

参考文献

1. 中华医学会神经病学分会,中华医学会神经病学分会神经肌肉病学组,中华医学会神经病学分会肌电图与临床神经生理学组.中国假肥大型肌营养不良症诊治指南.中华神经科杂志,2016,49(1):17-20.

2. BUSHBY K,FINKEL R,BIRNKRANT DJ,et al. Diagnosis and management of Duchenne muscular dystrophy,part 1:diagnosis,and pharmacological and psychosocial management. Lancet Neurol,2010,9(1):77-93.

3. ZHONG J,XU T,CHEN G,et al. Genetic analysis of the dystrophin gene in

children with duchenne and becker muscular dystrophies. Muscle Nerve, 2017, 56(1): 117-121.

4. BUSHBY K, FINKEL R, BIMLRANT DJ, et al. Diagnosis and management of Duchenne muscular dystrophy, part 2: implementation of multidisciplinary care. Lancet Neurol, 2010, 9(2): 177-189.

第三节　炎症性肌病

【概述】

儿童炎症性肌病分为自身免疫性肌炎和感染性肌炎。自身免疫性肌炎一般称为特发性炎症性肌病(idiopathic inflammatorymyopathies, IIM),也称儿童肌炎,是一组相对罕见但是累及多系统的严重风湿性疾病,是环境因素作用于遗传易感个体的自身免疫性疾病。IIM 主要包括皮肌炎、多发性肌炎等,其中幼年皮肌炎(juvenile dermatomyositis, JDM)最常见,多发性肌炎及其他类型肌炎多在成人期起病,18 岁以下儿童罕见。JDM确切发病机制尚不清楚,可能与体液和细胞介导机制有关,影响小血管并导致血管和肌肉损伤。血管病变似乎在肌炎发病和皮肤受累中发挥着重要作用,但也是导致儿童疾病负担加重的其他严重疾病的重要因素。血管病变的确切性质尚不清楚,但有证据表明存在干扰素(IFN)和其他细胞因子驱动的炎性小血管炎和伴毛细血管脱落的非炎症性闭合性血管病变。感染性肌炎包括病毒性肌炎、细菌性肌炎、寄生虫肌炎等。病毒性肌炎最为常见,多为病毒感染(如甲型或乙型流行性感冒病毒)导致的急性良性肌炎。

一、幼年皮肌炎

【临床表现】

主要表现为对称性近端肌肉无力和特征性皮疹。

(1) 部分患儿以肌无力起病,四肢无力缓慢发展,持续进展数周到数月。常呈对称性分布,一般近端肌肉无力明显,在个别进展和罕见的急性病例,由于累及口咽部肌肉和食管上部可出现吞咽困难,呼吸肌受累出现呼吸困难,腱反射存在,但在一些严重的肌无力或肌萎缩患者,腱反射消失。

(2) 多数患儿以皮疹起病,包括如下表现,①眶周皮疹:具有特征性,一侧或双侧眼睑或眶周出现紫红色水肿性皮疹,光照加重(文末彩插图 8-5);②Gottron 征:具有特征性,皮疹位于关节伸面,多见于肘、掌指、近端指间关节处,表现为伴有鳞屑的红斑、皮肤萎缩、色素减退(文末彩插图 8-6);③暴露部位皮疹:面、颈、前胸(V 字区)或背、肩(披肩征)红斑,暴露在太阳下红斑加重,有时出现瘙痒(文末彩插图 8-7);④技工手:手指侧面、掌面皮肤过度角化、变厚、脱屑、粗糙伴皲裂,类似技术工人的手(文末彩插图 8-8);⑤甲皱毛细血管扩张和甲周红斑:通过放大镜可见扩张的毛细血管呈腊肠样,血管丢失,反映疾病活动性;⑥其他:皮肤异色病样改变可能是淡紫色红斑区皮疹慢性活动性的结果,导致花斑状低色素、高色素、毛细血管扩张和萎缩,伴或不伴鳞屑。

(3) 其他系统表现,①肺部:间质性肺炎、肺纤维化、胸膜炎;②心脏:是心律不齐和传导阻滞;③肾脏:蛋白尿、血尿、管型尿;④消化道:吞咽困难,饮水发生呛咳,液体从鼻孔流出;⑤关节:关节痛或关节炎表现。

【辅助检查】

1. 一般检查　患者可有轻度贫血、白细胞增多,血沉和 CRP 可正常或增高,ESR 和 C 反应蛋白的水平与 PM/DM 疾病的活动程度并不平行。血清免疫球蛋白、免疫复合物以及 α2 和 γ 球蛋白可增高,补体 C3、C4 可减少。急性肌炎患者血中肌红蛋白含量加,血清肌蛋白含量的高低可估测疾病的急性活动程度。加重时增高,缓解时下降。当急性广泛的肌肉损害时,患者可出现肌红蛋白尿,还可表现血尿、蛋白尿、管型尿,提示有肾脏损害。

2. 肌酶谱检查　血清 CK 值可高达正常上限的 50 倍,但很少超过正常上限的 100 倍。肌酶改变先于肌力和肌电图的改变,肌力常滞后于肌酶改变 3~10 周,而复发时肌酶先于肌力改变。

3. 自身抗体　包括肌炎特异性抗体和肌炎相关性抗体。肌炎特异性抗体包括抗氨基酰 tRNA 合成酶（aminoacyl-tRNA synthetase，ARS）抗体、抗信号识别颗粒（signal recognition particle，SRP）抗体和抗 Mi-2 抗体 3 大类。肌炎相关性抗体包括抗核抗体、类风湿因子等。

4. 肌电图　约 50% 的患者可表现为典型三联症改变：①限短的小型多相运动电位；②纤颤电位，正弦波，多见于急性进展期或活动期，经过激素治疗后这种白发电位常消失；③插入性激惹和异常的高频放电。

5. 肌肉病理　炎症分布位于血管周围或在束间隔及其周围，浸润的炎性细胞以 B 细胞和 $CD4^+T$ 细胞为主，肌纤维表达 $MHC\,I$ 分子上调，肌内毛细血管密度减低但剩余的毛细血管管腔明显扩张。肌纤维损伤和坏死通常涉及部分肌束或束周而导致束周萎缩。束周萎缩是 DM 的特征性表现（文末彩插图 8-9、文末彩插图 8-10）。

【诊断及鉴别诊断】

确诊应包括①加上②~⑥中的至少 3 条：①典型的皮肤损害，即眶周皮疹和 Gottron 征；②近端肌群对称性、进行性的肌无力、肌痛、肌压痛，可伴吞咽困难及呼吸肌无力；③血清肌酶升高，尤其以磷酸肌酶最有意义；④肌电图呈肌源性损害；⑤肌肉活检符合肌炎病理改变；⑥MRI 肌炎证据。可疑皮肌炎：①加上②~⑤中的 2 条；若患者有皮肌炎的特征性皮损持续 2 年以上，红斑处皮肤病理符合皮肌炎病理改变，不存在肌无力，无吞咽困难，肌酶、肌电图和肌活检均无异常，可诊断为无肌病性皮肌炎。需与其他皮疹伴或不伴肌无力的疾病鉴别，如系统性红斑狼疮、幼年特发性关节炎等。

【治疗】

1. 糖皮质激素　目前无统一标准，一般开始剂量为泼尼松 1~2mg/(kg·d)（最大不超过 60mg/d）或等效剂量的其他糖皮质激素。病情严重患儿可加用甲泼尼龙 20mg/(kg·d)，静脉滴注，连续 3 天，然后开始逐渐减量，激素的减量应遵循个体化原则。

2. 静脉注射免疫球蛋白（IVIg）　常规治疗剂量是 0.4g/(kg·d) 用 5 天，连续用 3~6 个月以维持疗效，用于治疗的皮疹加用小剂量 IVIg [0.1g/(kg·d)]，每月连用 3~5 天，共 3 个月。

3. 免疫抑制剂 包括氨甲蝶呤[15~20mg/(m^2·周)]、硫唑嘌呤[口服剂量1~3mg/(kg·d)]、环孢素[口服剂量3~5mg/(kg·d)]及环磷酰胺(0.5~1g/m^2)。

4. 生物制剂 利妥昔单抗可考虑作为难治性皮肌炎的辅助治疗。

二、急性良性肌炎

急性良性肌炎(acute benign myositis)是指儿童在病毒感染过程中,病毒直接侵犯肌肉发生的炎症疾病。主要见于3~13岁学龄前及学龄期儿童。该病最常发生在甲型或乙型流行性感冒病毒感染后,另有少数患者在感染登革热病毒、EB病毒、副流感病毒和肺炎支原体等病原体后出现,表现为明显的肌肉疼痛和压痛,主要累及双下肢肌肉,以小腿肌肉最为多见。该病多发生在急性感染性疾病消退时,通常在发热、咳嗽和流涕这些症状消退后24~48小时出现。由于疼痛或肌无力,患儿常拒绝或难以行走。踝关节呈跖屈位,患者会因疼痛而拒绝踝关节背屈。

血清肌酸激酶(CK)可升高至正常值的20~30倍。横纹肌溶解罕见。肌电图呈非特异性病变,症状期肌肉活检显示肌肉坏死和肌纤维再生,伴多形核白细胞或单个核白细胞轻度浸润。临床完全恢复通常需3~10天,CK可在3周内降至正常水平。

本病与流感过程中所出现的肌痛不同,剧烈肌痛局限于双侧小腿部,不像流行性感冒初期的广泛性肌痛。与多发性肌炎或皮肌炎也不同,这两种疾病主要表现为对称性四肢近端肌无力。急性良性肌炎具有自限性,可对症治疗。

➢ 附：炎症性肌炎诊疗流程图

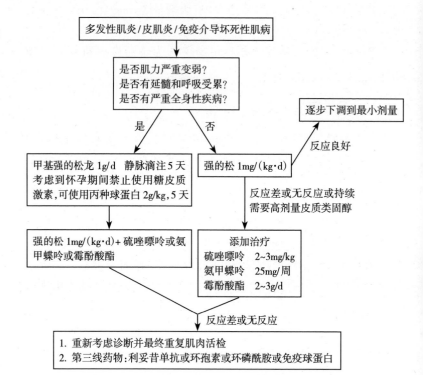

（孙 丹）

参考文献

1. RIDER LG, AGGARWAL R, PISTORIO A, et al. 2016 American College of Rheumatology/European League Against Rheumatism Criteria for minimal, moderate, and major clinical response in juvenile dermatomyositis: an International Myositis Assessment and Clinical Studies Group/Paediatric Rheumatology International Trials Organisation Collaborative Initiative. Arthritis Rheumatol, 2017, 69(5): 911-923.

2. BOCCALETTI V, DI NUZZO S, FELICIANI C, et al. An update on juvenile

dermatomyositis. G Ital Dermatol Venereol, 2014, 149(5): 519-524.

3. ROBINSON AB, HOEHZEL MF, WAHEZI DM, et al. Clinical characteristics of children with juvenile dermatomyositis: the childhood arthritis and rheumatology research alliance registry. Arthritis Care Res (Hoboken), 2014, 66(3): 404-410.

4. 中华医学会儿科学分会免疫学组,《中华儿科杂志》编辑委员会. 幼年皮肌炎诊治建议. 中华儿科杂志, 2012, 50(8): 617-621.

第四节　代谢性肌病

【概述】

代谢性肌病(metabolic myopathies)是指一类以肌肉代谢酶、糖原和脂质代谢紊乱导致肌纤维能量代谢障碍所致肌肉功能障碍的肌肉疾病,临床主要表现为反复肌无力、运动不耐受,常伴全身多脏器受累。

目前已认识的代谢性肌病共分为 3 大类:肌肉病变为原发性或遗传代谢性异常的肌肉病;继发于甲状腺、甲状旁腺、垂体、肾上腺疾病或其他已知内分泌疾病的内分泌性肌病;多种肌肉毒性药物及其他化学物质引起的肌肉病。原发性或遗传代谢性肌病常根据代谢物质的不同,临床上将其称为糖原贮积病、脂质沉积性肌病、线粒体肌病或线粒体脑肌病等。

【临床表现】

1. 骨骼肌劳累型疲劳　反复或进行性肌无力、运动不耐受;近端无力比远端重;肌张力下降;可伴肌肉疼痛、肌痉挛、肌萎缩或假性肥大(如糖原贮积病 V 型)等。

2. 多系统受累表现　常合并生长发育迟缓,心、肝、肾、脑等多器官受累,如氨基酸和有机酸代谢病(苯丙酮尿症、高血氨症等)可表现反复发作性急性代谢紊乱综合征、肝功能受损及癫痫发作等;原发性系统性肉毒碱缺陷患者可表现为反复发作性肝性脑病、肾功能不全、低血糖性脑病、贫血和生长发育迟缓、肌病和心肌病;线粒体脑肌病伴乳酸血症和卒中样发作（MELAS）患者除了骨骼肌极度不能耐受疲劳外，可表现为卒中样发病、惊厥、偏瘫、头痛及耳聋、身材矮小、智能减退、神经性耳聋；糖原贮积病大部分类型以肝脏损害为主，伴中枢神经系统受累和肾小管受累。

3. 原发病表现 继发性代谢异常的肌肉病，可有原发病如甲状腺、甲状旁腺、垂体、肾上腺疾病等内分泌紊乱表现；毒性药物及其他化学物质引起的肌肉病可有相关药物及化学物质毒性表现。

【辅助检查】

1. 血清生化、乳酸、血氨、丙酮酸检测 代谢紊乱几乎发生于所有患者，但程度不同，如低血糖、高血氨、代谢性酸中毒、尿素氮、肌酐增高等。多数酰基 CoA 脱氢酶缺陷（MADD）以反复发作性非酮症或低酮症性低血糖、代谢性酸中毒及轻度高氨血症为临床特征。线粒体病患者血清乳酸、丙酮酸浓度升高（正常乳酸 0.5~2mmol/L，丙酮酸 0.03~0.1mmol/L）。如肌细胞膜破坏、肌细胞溶解可释放大量的钾离子入血，造成血钾增高，可伴低钙、高磷血症。

2. 肌肉酶谱、肌红蛋白增高 血清肌酸激酶（CK），尤其是其同工酶 CK-MM 水平升高是肌肉损害的直接证据。乳酸脱氢酶（LDH）和谷草转氨酶（sGOT）水平也常升高。血、尿中肌红蛋白浓度升高。

3. 肌电图 多显示为肌源性损害。

4. 肌肉活检病理检查 通过肌肉的免疫组织化学病理诊断或电镜观察有无异常物质聚集或线粒体的形态、结构改变。如肌糖原贮积病电镜可见肌原纤维间和肌膜下灶性糖原聚集；脂质沉积性肌病可见肌膜下或肌原纤维间大量脂滴聚集；线粒体肌病的主要病理改变包括线粒体数量、结构改变等。

5. 肌肉 MRI 成像 MRI 成像对早期肌组织病变和钙质沉着敏感。采用 T_2 加权和压脂序列可以清楚显示病变范围，提高肌电图及肌活检的阳性率。磁共振磷谱（^{31}P-MRS）可对无机磷（Pi）、磷酸肌酸（PCr）、三磷酸腺苷（ATP）等含磷高能化合物进行定量分析，是研究骨骼肌能量代谢的有力工具。

6. 气相-色谱质谱（GC-MS）、串联质谱（MS/MS）检测 依据尿有机酸分析、血氨基酸、脂酰肉碱等代谢产物分析,可见特征性的代谢异常,如戊二酸,中、长链脂酰肉碱增高,可作出相关代谢性疾病的诊断。

7. 酶学和/或基因检测　线粒体呼吸链功能分析和各种复合物酶活力定量分析,如肌糖原贮积病Ⅱ型为酸性麦芽糖酶缺陷引起、Ⅴ型为肌磷酸化酶缺陷引起。致病基因检测有助于具体病因及相关亚型的诊断。

8. 针对导致继发性代谢异常相关疾病的检查　如相关内分泌疾病检查或患者体内药物或其他化学物质检测。

【诊断标准】

代谢性肌病肌无力以肌病表现为主,表现为肌力、肌张力减低,近端无力比远端重,劳累后更为明显。除肌无力表现外,尚有其他系统受累表现。原发性或遗传代谢性异常的肌肉病可根据临床表现和实验室检查,结合家族史、遗传方式、肌肉病理检查、酶学和/或基因检测可确立诊断。继发性代谢性异常的肌肉病表现在原发疾病及药物或其他化学物质使用之后出现,治疗原发疾病或祛除诱发因素,肌肉病变可好转,可据此作出诊断。

【鉴别诊断】

代谢性肌病以肌无力可为发作性或进行性,类似肢带型肌营养不良或多发性肌炎的表现,近端无力比远端重。需与多发性肌炎、重症肌无力和肢带型肌营养不良等鉴别。

1. 多发性肌炎　对称性四肢近端肌无力,颈肌、咽肌、呼吸肌无力,逐渐加重,可伴肌痛。特征性的皮肤损害(眶周水肿伴暗紫红皮疹、Gottron 征等)。血清酶谱不同程度增高,以 CK 最为显著;肌电图为肌源性损害、自发性电活动;肌活检肌纤维间质、血管周围有炎性细胞浸润。肾上腺糖皮质激素治疗有效。

2. 重症肌无力　受累特定的骨骼肌的易疲劳性和波动性肌无力,持续活动时出现肌无力,休息后好转,重复用力则加重,并有"晨轻暮重"现象。眼肌受累可出现上睑下垂、复视、斜视、眼球固定或运动受限等。血清肌酶、肌活检正常。肌肉疲劳试验(Jolly 试验)阳性。抗胆碱能药物试验(新斯的明或腾喜龙药物试验)、重复神经电刺激

（RNS）阳性。血中乙酰胆碱受体（AchR-Ab）抗体或抗骨骼肌抗体增高。部分患者胸部 X 线平片或 CT 扫描可发现胸腺肿瘤或胸腺增大。胆碱酯酶抑制剂治疗有效。

3. 肢带型肌营养不良　起病隐袭，缓慢进展，可有遗传家族史。主要影响腰带肌和肩胛带肌群；血清肌酸激酶明显增高；肌电图呈肌源性损害，神经传导速度正常；心电图正常；病变肌肉组织化学和酶学染色呈肌营养不良改变，免疫组织化学检测肌细胞膜 dysferlin 蛋白缺失，通过确定致病基因可以确诊。

【治疗】

代谢性肌病由于病因及发病机制不同，治疗方式各异。早期诊断、早期治疗可避免或减轻代谢性疾病所致的肌肉损害。

1. 积极治疗原发病，祛除诱因　原发性代谢性肌病为基因突变所致，目前尚不能根治，以对症治疗和改善代谢障碍为主。继发性肌病以治疗原发病为主；药物或毒性物质所致的代谢性肌病应及时停用致病药物或祛除体内毒性物质。

2. 减少代谢毒物的生成和/或加速其清除　主要方法包括限制某些饮食摄入，合理安排运动，以及通过补充代谢途径所需的酶或辅酶、器官移植等方法进行治疗。如通过低蛋白或特殊配方奶粉或蛋白粉、高能饮食，减少毒性代谢产物蓄积。补充缺乏的酶或辅酶，改善代谢障碍。核黄素反应性脂质沉积性肌病给予维生素 B_2（100~200mg/次，每日 3 次，口服）、原发性肉碱缺乏症性肌病行肉碱替代治疗（左卡尼丁 10ml/次，每日 2~3 次，口服）；线粒体肌病和线粒体脑肌病可采用鸡尾酒疗法"，补充辅酶 Q10（60~150mg/d）、维生素 K、维生素 C 和大剂量 B 族维生素。糖原贮积病以 α-葡萄糖苷酶替代治疗为主，同时可进食高蛋白饮食，运动前服用少量果糖，逐渐减少体力活动等；脂质沉积性肌病可补充肉碱，运动前或运动时补充碳水化合物，并辅以低脂饮食等；戊二酸血症Ⅱ型轻型或迟发型患者可口服核黄素治疗；甲基丙二酸血症维生素 B_{12} 治疗有效型可用维生素 B_{12} 治疗。

3. 对症支持治疗　如对存在肺功能下降、喂食和吞咽困难、脊柱侧凸等，需积极对症支持治疗。脂质代谢异常性肌病急性加重或复发期短程糖皮质激素治疗可改善肌力,但若反复、长期应用糖皮质激素则效果逐渐下降,且会带来许多不良反应。

4. 适合的运动及康复治疗 有氧运动能够改善线粒体肌病患者的运动功能;肌腱牵伸、使用支具或矫形器、运动训练等康复训练,可防止和纠治关节挛缩、脊柱侧弯等。

5. 心理支持 支持性心理治疗及行为干预有助于保持积极心态、提高治疗依从性。

➤ 附:代谢性肌病诊疗流程图

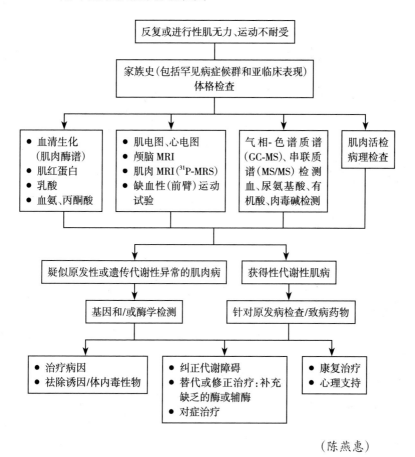

（陈燕惠）

参考文献

1. 林燕,张文武,刘凌. 代谢性肌病的循证治疗. 中国现代神经疾病杂志, 2014,14(5):393-398.

2. FINSTERER J. An update on diagnosis and therapy of metabolic myopathies. Expert Rev Neurother,2018,18(12):933-943.

3. 赵蕾,崔丽英. 代谢性肌病电生理学研究进展. 中国现代神经疾病杂志, 2014,14(6):468-470.

4. VLADUTIU GD. Laboratory diagnosis of metabolic myopathies. Muscle Nerve, 2002,25(5):649-663.

5. LILLEKER JB,KEH YS,RONCAROLI F,et al. Metabolic myopathies:a practical approach. Pract Neurol,2018,18(1):14-26.

第五节 周期性瘫痪

【概述】

周期性瘫痪(periodic paralysis,PP)是一组由骨骼肌钠、钙、钾通道基因突变所致的以反复发作、突发的骨骼肌对称性弛缓性瘫痪为特点的罕见神经肌肉离子通道病,常与伴随着血清钾水平的改变。按发作时血清钾含量的变化可分为低钾型、高钾型和伴心律失常型周期性瘫痪(Andersen-Tawil 综合征)3 型,以低钾型者最常见,这 3 型的估计患病率分别为 1/100 000、1/200 000 和 1/1 000 000。

周期性瘫痪的发生是由于基因突变导致肌细胞膜去极化信号传递受干扰,这反过来引起钠离子通道失活和肌纤维膜兴奋性降低所致。多为常染色体显性遗传。近年的研究发现低钾型周期性瘫痪主要有 3 种不同的致病基因,分别是 *CACNA1S* 基因、*SCN4A* 基因和 *KCNE3* 基因,其中相关基因 69% 为编码骨骼肌 L-型电压门控钙通道(CaCNA1S)基因,8.6% 为编码骨骼肌电压门控钠通道(SCN4A)基因,有一小部分为编码钾通道(KCNE3)基因缺陷,其余 22.4% 仍未知中。致病基因在男性外显率高,而在女性中外显率较低。饱餐、酗酒、寒冷、情绪激动、运动是常见的触发因素。高血钾型周期性瘫痪与17q23 染色体 *SCN4A* 基因突变相关。某些 Andersen-Tawil 综合征患者存在 *KCNJ2* 基因突变,该基因编码内向整流钾通道 Kir2.1,该通道与骨骼肌和心肌细胞的静息电位稳定相关。

【临床表现】

1. 低钾型周期性瘫痪　88% 的病例低钾型周期性瘫痪(hypokalemic periodic paralysis,HoPP)首次发病年龄在 7~21 岁,最小发病年龄为 4 岁,男性多于女性;随年龄增长发作次数减少,30 岁以后发作频率下降。

(1) 发作性、对称性四肢弛缓性瘫痪:下肢重于上肢,近端重于远端;肌张力减低,腱反射减弱甚至消失。无脑神经、感觉及括约肌功能障碍,无病理反射。严重者可引起发音不清、呼吸困难、心悸。常于凌晨熟睡中起病;病后 6~24 小时达高峰。通常在一周内完全恢复。发作间期患者各方面情况可完全正常。

(2) 其他系统受累表现:与低血钾相关。可有心音低钝、心律失常、肠鸣音减弱或消失。

2. 高血钾型周期性瘫痪　高血钾型周期性瘫痪(hyperkalemic periodic paralysis,HyperPP)多于 20 岁前发病,为肌强直性周期性瘫痪。严重者可发生心律失常。

3. 伴心律失常型周期性瘫痪(Andersen-Tawil 综合征)　通常2~18 岁起病,表现周期性瘫痪和发育畸形。

【辅助检查】

1. 低钾型周期性瘫痪(HoPP)

(1) 血液检查:发作期血清钾浓度降低(<3.5mmol/L),24 小时尿钾排出正常或减少;血清肌酸激酶水平正常或升高。

(2) 心电图:心电图呈低钾性改变,包括心动过速、P-R 间期及 Q-T 间期延长、T 波低平或倒置、S-T 段降低、U 波明显、其他心律失常等。

(3) 肌电图:肌肉动作电位幅度降低或消失。

(4) 肌肉病理检查:肌浆网空泡化;肌原纤维被圆形或卵圆形空泡分隔;电镜下可见空泡由肌浆网和横管系统扩张形成;病变晚期可

有肌纤维变性。

(5) 基因检测：*CACNA1S*、*SCN4A* 或 *KCNE3* 等基因变异。

2. 高血钾型周期性瘫痪(HyperPP) 发作期血清钾浓度升高，多超过 5.5mmol/L，24 小时尿钾排出亦增高，可伴有血清钙水平降低。高血钾时心电图呈高钾性改变，部分 P 波消失，QRS 波增宽，Q-T 间期延长，T 波高尖等。基因检测可存在 17q23 染色体 *SCN4A* 基因突变。

3. 伴心律失常型周期性瘫痪(Andersen-Tawil 综合征) 发作期血清钾水平不定，可为正常、升高或降低。心电图显示心律失常，可发现二联律、Q-T 间期延长。部分病例存在 *KCNJ2* 基因突变。

【诊断】

根据家族史，遗传方式，突发四肢弛缓性瘫痪，以近端为主，无神经支配肌肉损害，无意识障碍和感觉障碍，数小时至一天内达高峰；结合辅助检查发现血钾改变，心电图改变；针对血钾改变及对症治疗肌无力迅速缓解等可诊断。

1. 低血钾型周期性瘫痪(HoPP)诊断标准

(1) 2 次或 2 次以上肌无力发作，记录血清钾浓度 <3.5mmol/L。

(2) 先证者出现 1 次肌无力发作，1 名亲属出现 1 次肌无力发作，至少 1 次发作中记录的血清 K<3.5mmol/L。

(3) 具备下面 6 种临床或实验室特征中的 3 种。

1) 10~20 岁前发病。

2) 发作持续时间(涉及 1 个或多个肢体的肌无力)>2 小时。

3) 阳性触发因素(碳水化合物丰富的膳食、运动后休息、压力)。

4) 钾摄入量的改善。

5) 阳性家族史或遗传证实的骨骼钙或钠通道突变。

6) 麦克马尼斯(McManis) 长时间运动试验阳性。

(4) 排除低钾血症的其他原因(肾、肾上腺、甲状腺功能不全；肾小管酸中毒；利尿剂和泻药滥用)。

(5) 除眼睑外，无肌强直(临床或针肌电图检测到的潜在肌强直)。

2. HyperPP 诊断标准

(1) 2 次或 2 次以上肌无力发作，记录血清 K>4.5mmol/L。

（2）先证者出现 1 次肌无力发作，同时 1 名亲属出现 1 次肌无力发作，至少 1 次发作时记录的血清 K>4.5mmol/L。

（3）具备下面 6 种临床或实验室特征中的 3 种。

1）30 岁前发病。

2）持续时间(涉及 1 个或多个肢体的肌无力)<2 小时。

3）阳性触发因素(锻炼、压力)。

4）肌强直。

5）阳性家族史或遗传证实的骨骼钠通道基因突变。

6）麦克马尼斯(McManis)长时间运动试验阳性。

（4）排除高钾血症的其他原因(肾、肾上腺、甲状腺功能不全；使用保钾利尿剂)。

3. Andersen-Tawil 综合征诊断标准

（1）周期性麻痹。

（2）症状性心律失常或心电图 U 波增宽、心室异位或 Q-T 间期延长。

（3）特殊面容、牙齿异常、小手和小脚以及至少以下 2 种情况：①耳位低；②宽眼距；③小下颌；④第五位斜趾；⑤第 2、3 趾并趾。

（4）上述 3 项中的一项以及至少 1 名符合 3 项标准中 2 项标准的其他家庭成员。

【鉴别诊断】

需与症状性低钾血症鉴别：继发性周期性麻痹；甲亢性肌病；原发性醛固酮增多症、肾小管酸中毒；应用噻嗪类利尿剂、皮质类固醇、棉酚等致肾小管性低钾等。

【治疗】

治疗原则。①一般治疗：健康教育，改变生活方式，避免触发因素；②发作期治疗：监测血钾水平及心电图，纠正钾代谢紊乱；③预防性治疗：使用碳酸酐酶抑制剂，调整饮食和合理运动；④对症治疗：伴抗心律失常可给予如普萘洛尔、钙通道阻滞剂等药物治疗；⑤心理支持：支持性心理治疗及行为干预。

1. 低血钾型周期性瘫痪(HoPP)

（1）祛除诱因：应尽可能避免各种已知的诱因，如饱餐、饮酒、过度劳累等诱因。轻症患者可通过进食调整,少量多餐,高钾低钠饮食(如榨菜、橘子水等)。

(2) 补钾治疗:发作时以口服补钾为主,重症可同时静脉滴注补钾。口服补钾 30~60mmol/d,首选氯化钾缓释制剂 0.5~1g,每日 2~4 次,饭后服用,并按病情需要调整剂量,成人每日最大剂量为 6g/d;也可给予 10% 氯化钾或 10% 枸橼酸钾口服。静脉补钾时氯化钾浓度不超过 0.3%。

发作频繁者除补钾外,可根据患者个体化需求口服保钾利尿剂(乙酰唑胺、螺内酯)。螺内酯 1~3mg/(kg·d),每日 1~4 次口服,最大剂量 9mg/(kg·d);氨苯蝶啶 2~4mg/(kg·d),每日 1~2 次,餐后服用。

需注意的是,在低钾性麻痹中,体内的钾并没有耗尽,在急性期补钾时要监测心电图和钾水平,避免过量。

(3) 对症治疗:伴抗心律失常可给予如普萘洛尔、钙通道阻滞剂等治疗。

2. 高血钾型周期性瘫痪(HyperPP)

(1) 避免诱因:调整饮食,限制钾盐的摄入,多摄入高碳水化合物食物及钠盐,每日食盐 10~15g。

(2) 治疗高血钾

1) 补充钙剂:10% 葡萄糖酸钙 5~10ml,加入 25%GS 10ml,缓慢静脉注射或滴注,2~3 次/d,最大量≤20~30ml/次。通常用药后 5 分钟开始起效,可持续 1~2 小时。

2) 胰岛素:常规胰岛素 10U 溶于 10%GS 500ml,静脉滴注。每 4g 葡萄糖加 1 单位普通胰岛素,通常 30 分钟见效,维持治疗 2~4 小时,必要时可重复。

3) 促钾排泄的利尿药:乙酰唑胺 5mg/(kg·d),每日 2~3 次口服,或氢氯噻嗪(双氢克尿噻)1~2mg/(kg·d),每日 2~3 次口服。

(3) 对症治疗:伴抗心律失常者可给抗心律失常药物治疗。

3. Andersen-Tawil 综合征

(1) 避免触发因素:减少运动。高钾血症时增加碳水化合物摄入。

(2) 纠正钾紊乱:治疗原则与低钾性/高钾性周期性瘫痪相同。

(3)对症治疗:β-受体阻滞剂或钙通道阻滞剂等预防或治疗室性心律失常。

➤ 附:周期性瘫痪诊疗流程图

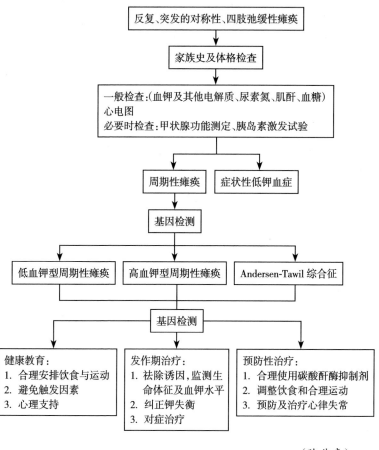

（陈燕惠）

参考文献

1. 牛振华,李岩,刘楠. 原发性低钾型周期性麻痹的分子遗传学研究进展. 中风与精神疾病杂志,2015,32(1):85-87.

2. 赵庆杰,谭纪萍,陈翠英. 周期性麻痹的临床研究. 中国急救医学,2001,21 (9):535-536.

3. STATLAND JM,FONTAINE B,HANNA MG,et al.Review of the diagnosis and treatment of periodic paralysis. Muscle Nerve,2018,57(4):522-530.

第九章 脑血管疾病

第一节 缺血性脑卒中

【概述】

动脉缺血性脑卒中（arterial ischemic stroke，AIS）是儿童最常见的获得性脑损伤的病因。AIS 实际上是脑动脉的某一分支的受阻造成的局部脑梗死。AIS 好发于大脑中动脉及大脑前动脉，后动脉则较少。该病的临床表现不典型，不具有特异性，鉴别诊断复杂，故临床上经常被误诊或漏诊。儿童卒中（脑卒中）发病率相对较低，但却是导致儿童病死率增高的重要原因。欧美国家报道儿童卒中发病率大约为3~25 人年/100 000 人，而我国香港儿童卒中资料显示其发病率为 2.1 人·年/100 000 人，内地目前还没有关于儿童卒中的全面的流行病学资料。

病因与发病机制：成人卒中发病主要是由于动脉粥样硬化而引发，儿童卒中病因常常是多种多样的。儿童卒中反映的是一个异质性诊断，除先天性心脏病之外的动脉血管壁病理损伤是儿童动脉缺血性卒中的一个重要因素，由于感染、创伤及遗传因素导致的血管损伤机制也逐渐得以阐明，如脑静脉窦血栓形成与头颈部感染、颈动脉剥离与颈部创伤、暂时性脑部动脉病与水痘病毒感染；随着遗传学诊断技术的推广，遗传性凝血障碍在卒中发病过程中的作用越来越被重视。

动脉疾病机制是儿童 AIS 的首要发病原因，占全部发病原因的50% 以上。动脉疾病的病因有：①局灶性血管炎，如局灶性脑动脉病（focal cerebral arteriopathy，FCA）、暂时性脑动脉疾病（TCA）、水痘后血管疾病（PVA）；②广泛的或双侧的血管炎，如儿童原发性中枢神经系统血管炎、全身性或继发性血管炎(大动脉炎);③颅内血管异常:颈动脉夹层动脉瘤、烟雾病、脑血管肌肉纤维发育异常、血管痉挛(可逆性脑血管收缩综合征,Call-Fleming 综合征)、先天性颅颈动脉异常(PHACES 综合征)等;④心源性栓塞所致脑卒中约占儿童 AIS 的 25%,栓塞可能是隐匿发生的,也可能是在行导管介入或者进行手术修复时发生的。复杂先天性心脏病是心源性机制所致 AIS 中最常见的发病原因,但是有时也可以见到获得性的心功能异常所致的 AIS,如心律失常、心肌病、感染性心内膜炎。在卵圆孔未闭的患儿可能会存在交叉性静脉血栓栓塞的可能;⑤血液学方面的异常包括缺铁性贫血、镰状细胞贫血(sickle cell anemia,SCA)及凝血功能障碍;⑥凝血功能障碍包括先天性的(如 FvL 突变)、后天性的(如抗磷脂抗体)、血栓前状态或者应用促进血栓形成的药物;⑦其他 AIS 的危险因素包括偏头痛、儿童期的急、慢性全身性疾病、违禁药物以及毒药、罕见的先天性代谢功能障碍等。

【诊断】

1. 临床表现和体征　本病临床表现不具有特异性。急性起病的局灶性神经系统功能障碍都应当首先考虑脑卒中,除非可以明确诊断为其他疾病。最常见的局灶性功能障碍是轻偏瘫,但偶尔也可以出现视力、语言、感觉、平衡功能障碍。急性新生儿期的脑卒中通常只表现为癫痫发作,围产期的缺血性脑卒中会逐渐表现为婴儿期的轻偏瘫。

2. 辅助检查

(1) 血液学检查:全血计数、血气、血沉、凝血酶原时间、纤维蛋白原、血电解质,血或尿中氨基酸、乳酸、尿糖、有机酸、血脂、尿素、肝功能等。疑有自身免疫病时,检测狼疮抗体,抗磷脂抗体等。为明确病因,进行必要的鉴别诊断,还可以进行下列检查。①一般检查:血、尿、便常规检查、凝血功能及血脂系列测定、血沉、C 反应蛋白、抗"O"、抗核抗体系列、蛋白 C、蛋白 S、抗凝血酶测定、血培养、血清病毒分离、血乳酸/丙酮酸水平测定、甲状腺功能检测、脑脊液检查及血和尿的氨基酸/有机酸筛查;②胸片、ECG、心脏超声、脑电图检查;③脑血流图:受累半球呈脑缺血改变,血流量减少,血流速度异常;④脑部 SPECT:

血栓形成后2周时可见闭塞的血管供血区内出现异常放射性浓聚。

（2）AIS既是一种临床诊断，又是一种影像学诊断。CT成像可以显示大面积、陈旧性AIS，并除外出血。但是MRI可以显示早期、较小的AIS，可以用来除外缺血性脑卒中。DWI可以显示数分钟之内的脑卒中。磁共振血管成像可以明确血管梗阻，并且可以发现潜在的动脉疾病病因。需要的检查一定根据初步的临床诊断进行。①头部CT：CT可准确识别绝大多数颅内出血，并帮助鉴别非血管性病变（如脑肿瘤），是疑似急性脑卒中患儿首选的影像学检查方法。发病6小时内做CT检查大多正常，24~48小时后水肿梗死区域出现低密度灶，1周末可出现液化性坏死，2~3周后随着水肿消退，侧支循环建立，吞噬细胞活跃，原来的低密度区变为等密度区。②头颅MRI：由于MRI对于较小的病灶、CT难于分辨清楚的解剖结构有良好的组织对比度，如果经济条件允许，MRI检查优于CT。在梗死发生的2~6小时，MRI可以显示长T_1、长T_2信号，并可被钆喷酸葡胺（Gd-DTPA）增强。因此，目前认为MRI在早期诊断脑梗死方面优于CT，但有费用较高、检查时间长及患者本身禁忌证（如金属植入物）等局限。③磁共振动脉成像（MRA）：MRA作为一种新的无创性血管成像技术广泛地应用于脑血管疾病的诊断中，MRA脑梗死表现为动脉血流中断，其远端不显影。动脉狭窄表现为动脉管腔节段性狭窄，其远部动脉分支减少或显影差。由于婴幼儿脑血管发育不完善，小血管与成人相比较细，MRA对1mm以下血管显示不清，有时存在夸大动脉狭窄现象，即所显示的血管狭窄超过实际严重程度。此时宜动态观察，定期复查。近年来国外已使用增强MRA扫描以弥补其不足。④数字减影血管造影技术（DSA）：是目前诊断血管相关疾病最准确的方法，是诊断动脉缺血性脑卒中的金标准。DSA价格昂贵，有创伤性，使用造影剂，并受到年龄限制，目前难以在儿科临床广泛应用。⑤无创动脉壁成像（AWI）：目前有文献报道，AWI的使用已经被用于诊断颅内动脉壁异常，对于不能配合DSA的患儿，应用AWI可预测患有AIS动脉缺血性脑卒中的儿童是否可能会发展成进行性动脉疾病，并指导进一步治疗。

（3）脑脊液检查：一定是在完成影像学检查后根据病情需要进

行。小儿急性偏瘫一般不做腰椎穿刺,因脑脊液没有特异改变,除非确认有脑膜炎或蛛网膜下腔出血时才检查脑脊液。

(4) 神经电生理检查:脑电图和肌电图根据病情需要进行。疑有心源性栓子或血栓者,可查心脏彩超、多普勒超声、心电图等。病情需要进行其他的脑超声波检查。

【鉴别诊断】

儿童卒中反映的是一个异质性诊断,目前关于脑卒中诊断定义方面的工作还远非完美,只有当遗传和环境因素在脑卒中发病机制中的作用完全阐明,并与已经明确的脑卒中发病机制有机结合在一起后,一个实用的脑血管疾病诊断分类系统才将变为可能。随着知识的更新,脑卒中分类诊断也将进一步完善。目前儿童脑卒中分类系统主要采自欧洲及北美洲儿科神经病学家意见,并且应用于国际儿童卒中研究(IPSS-1),该研究为进一步推动并评价儿童缺血性脑卒中的群体持续性研究做出了一定的贡献。结合病因和影像学特点,脑卒中可以简化地分为以下 5 类:

1. 病因的鉴别　主要以急性偏瘫为主要症状进行鉴别诊断(表9-1)。

表 9-1　缺血性脑卒中病因鉴别诊断

疾病名称	病史	体格检查	辅助检查
缺血性脑卒中	突发性或亚急性起病,后者与动脉病有关。既往有水痘、发热、心脏病(轻度),头部受伤、颈部受伤	除非大的中脑动脉卒中/脑干梗死,否则通常会保有意识。注意神经皮肤特征,如 1 型神经纤维瘤病	影像学上可发现明显的动脉病变
颅内出血	突然发作,头痛,呕吐	意识下降,神经学检查发现其进展迅速。注意潜在的神经、皮肤体征,如遗传性出血性毛细血管扩张	影像学可以鉴别病因学,如动静脉畸形

疾病名称	病史	体格检查	辅助检查
脑膜炎/脑膜脑炎	发热、头痛的全身症状,脑病,渐进性起病(注意:细菌性脑膜炎可伴有动脉缺血性脑卒中和窦静脉血栓)	发热,颈部僵硬,意识下降	影像学检查示多个受累区域,不符合脉管区,可变的弥散加权成像特征,脑脊液显示胞吞作用。蛋白质增多,可分离出微生物
癫痫发作后Todd麻痹	局灶性运动性癫痫发作史,癫痫病史	Todd麻痹和非器官性偏瘫都是排除性诊断,特别是对于年幼的孩子,需要进行全面评估,包括调查,以排除其他原因	影像学正常,脑电图可能有帮助
中枢神经系统肿瘤代谢相关的出血或水肿	既往有慢性/亚急性神经系统症状史,继之以急性改变。发育迟缓、肌张力低下、疲劳、脑病、呕吐的病史	运动障碍,癫痫发作	对称性基底神经节/脑干受累,白质改变不局限于血管区域,生化异常
偏瘫性偏头痛	头痛,影像学正常的反复发作史,偏瘫性偏头痛家族史	一般偏瘫通常在72小时内消退(很少更长)	血管成像显示颅内动脉弥散性节段性狭窄,影像学正常
急性播散性脑脊髓炎	发热、头痛的全身症状;亚急性发作	发热,颈部僵硬,意识下降,局灶性神经功能障碍	白质主要呈现斑片状分布,扩散特征可变,通常不受限制

2. 病变位置的鉴别

(1) 皮质与皮质下性偏瘫:小儿急性偏瘫发生在大脑皮质时,表现为上肢瘫痪明显,远端重于近端。当皮质刺激现象发生时可以导致癫痫样发作,严重时伴有意识障碍,精神症状。大年龄的儿童右侧偏瘫时常伴有失语、失用、失认等症状(右利手);急性期大脑皮质受累的偏瘫一般无肌萎缩,但急性偏瘫起病伴明显的患侧肌萎缩高度怀疑顶叶肿瘤。顶叶病变时,有皮质性感觉障碍,其特征是浅层感觉即触觉、温痛觉等正常,而位置觉、两点辨别觉和实体觉障碍明显。感觉障碍以远端更为明显。皮质或皮质下偏瘫腱反射亢进,但其他锥体束征均不明显。皮质与皮质下偏瘫以大脑中动脉病变引起的最常见,其次为外伤、肿瘤、闭塞性血管病或心脏病引起的脑栓塞等。

(2) 内囊性偏瘫:锥体束在内囊部受损伤后出现内囊性偏瘫,内囊性偏瘫表现为病灶对侧出现包括下部面肌、舌肌在内的上下肢瘫痪。

(3) 脑干性偏瘫:亦称交叉性偏瘫,由脑干病变引起的偏瘫多表现为交叉性偏瘫,即一侧脑神经麻痹和对侧上下肢瘫痪。其病因以血管性、炎症和肿瘤多见。

【治疗】

1. 一般处理 吸氧与呼吸支持:必要时气管插管或切开及辅助呼吸;心脏监护:24 小时内 EOG;心电监护:避免或慎用增加心脏负担的药物;体温:明确发热原因,存在感染应使用抗生素,体温 >38℃进行退热监测和控制血糖;营养支持。

2. 目前还没有开展针对儿童的溶栓治疗,因为其安全性尚未可知。一般情况下都是根据患儿的病因进行溶栓治疗。心源性栓塞或高凝状态:低分子量肝素通常采取皮下注射方式给药,如依诺肝素,一次 1mg/kg,每 12 小时 1 次;进行初始抗凝治疗(而非阿司匹林),持续 5~7 日,然后采用低分子量肝素或华法林治疗 3~6 个月。如果有抗凝禁忌证,应给予阿司匹林 3~5mg/(kg·d)。不能耐受阿司匹林的可以选择氯吡格雷 1mg/(kg·d)。

3. 神经保护治疗对于减轻缺血性脑损伤是有一定帮助的。神经保护治疗主要包括控制血糖、体温、癫痫发作以及积极地维持脑的灌注压力(就是将收缩压维持在正常高值)。在病程最初 72 小时内可出现恶性脑水肿,危及生命,可行急诊手术减压治疗。

4. 针对不同病因的治疗,如对于 SCA 的患者进行输血治疗;对血管炎的患者进行免疫抑制治疗;对于有烟雾病的患者可以进行血管成形手术。

➤ 附:缺血性脑卒中诊疗流程图

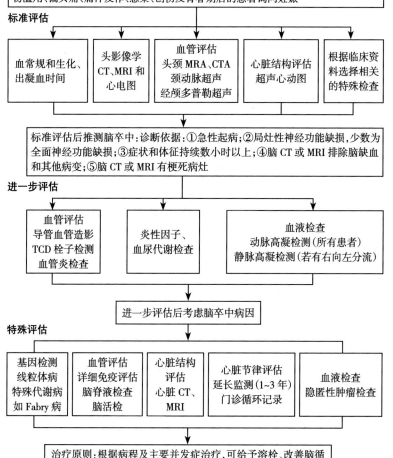

出现以下几种情况之一考虑脑卒中:①一侧肢体(伴或不伴面部)无力或麻木;②一侧面部麻木或口角歪斜;③说话不清或理解语言困难;④双眼向一侧凝视;⑤双眼视力丧失或模糊;⑥眩晕伴呕吐或既往少见的严重头痛、呕吐

病史:症状出现的时间、神经症状发生及进展特征、心脑血管病危险因素、用药史、药物滥用、偏头痛、痫样发作、感染、创伤及青春期后的患者询问妊娠

标准评估

血常规和生化、出凝血时间

头影像学 CT、MRI 和心电图

血管评估 头颈 MRA、CTA 颈动脉超声 经颅多普勒超声

心脏结构评估 超声心动图

根据临床资料选择相关的特殊检查

标准评估后推测脑卒中:诊断依据:①急性起病;②局灶性神经功能缺损,少数为全面神经功能缺损;③症状和体征持续数小时以上;④脑 CT 或 MRI 排除脑缺血和其他病变;⑤脑 CT 或 MRI 有梗死病灶

进一步评估

血管评估 导管血管造影 TCD 栓子检测 血管炎检查

炎性因子、血尿代谢检查

血液检查 动脉高凝检测(所有患者) 静脉高凝检测(若有右向左分流)

进一步评估后考虑脑卒中病因

特殊评估

基因检测 线粒体病 特殊代谢病 如 Fabry 病

血管评估 详细免疫评估 脑脊液检查 脑活检

心脏结构评估 心脏 CT、MRI

心脏节律评估 延长监测(1~3 年) 门诊循环记录

血液检查 隐匿性肿瘤检查

治疗原则:根据病程及主要并发症治疗,可给予溶栓、改善脑循环、脑保护、抗自由基、抗血小板,特别是根据病因治疗

(邹丽萍)

参考文献

1. GERSTL L，WEINBERGER R，VON KRIES R，et al. Risk factors in childhood arterial ischaemic stroke：findings from a population-based study in Germany. Eur J Paediatr Neurol，2018，22（3）：380-386.

2. CHOLLET F，TARDY J，ALBUCHER JF，et al. Fluoxetine for motor recovery after acute ischaemic stroke（FLAME）：a randomized placebo-controlled trial. Lancet Neurol，2011，10（2）：123-130.

3. FERRIERO DM，FULLERTON HJ，BERNARD T J，et al. Management of stroke in neonates and children：a scientific statement from the American Heart Association/American Stroke Association. Stroke，2019，50（3）：e51-e96.

4. OLIVÉ G，AGUT T，ECHEVERRÍA-PALACIO C M，et al. Usefulness of cranial ultrasound for detecting neonatal middle cerebral artery stroke. Ultrasound Med Biol，2019，45（3）：885-890.

第二节　出血性脑卒中

【概述】

出血性脑卒中（hemorrhagic stroke，HS）指非创伤性脑内血管破裂，导致血液在脑实质内聚集，在脑卒中各亚型中的发病率仅次于缺血性脑卒中，位居第二。与动脉缺血性脑卒中不同，没有共识指南来帮助评估和治疗出血性脑卒中儿童。笔者回顾了有关儿童出血性脑卒中的病因、评估、神经系统结果和治疗的文献，强调了儿童和成人出血之间的重要差异，因为成人治疗指南可能并不适用于所有情况，特别是新生儿。与缺血性脑卒中相比出血性脑卒中病死率更高，但是在急性期过后，恢复率也明显高于成人。出血性脑卒中分2种，根据颅内出血的部位分为脑实质的出血，可以发生在脑的任何部位；脑室内的出血，可以是原发的，也可以是继发于脑实质内的出血；脑实质以外的出血，可以发生在蛛网膜下腔、硬脑膜下或者硬脑膜外的区域。新生儿出血性脑卒中有所不同，在早产儿当中，生发基质出血和脑室内出血比较常见。在正常的足月新生儿中,有25%可以发现硬脑膜下或蛛网膜下腔的出血。足月儿出血性脑卒中的研究并不多,但是它也与上面提到过的几种发病原因有关,但是有大于50%的患者是特发性的。足月儿脑室内的出血大多是继发于深部大脑静脉窦血栓形成以及脉络丛血管瘤。

儿童出血性脑卒中病因涉及比较广,最常见的原因是动静脉畸形、血液学异常或脑肿瘤。其他病因包括海绵状血管瘤、血管病变、血管炎、脑和全身感染,以及罕见的非法药物使用。动静脉畸形(AVM)占儿童 HS 的 14%~46%,占儿童脑实质出血近 50%。海绵状血管畸形可能占儿科患者的 20%~25%。在大多数系列中,血液学异常是 10%~30% 出血患者的主要危险因素。血液学原因包括血小板减少症、血友病以及凝血功能障碍性疾病,后者可与肝功能衰竭、弥散性血管内凝血有关,或者很少可能是心脏手术用肝素抗凝或体外膜肺氧合(extracorporeal membrane oxygenation,ECMO)。0.1%~1% 的特发性血小板减少性紫癜(idiopathic thrombocytopenic purpura,ITP)儿童会发生脑出血。血友病儿童颅内(硬膜外、硬膜下和脑实质)出血的患病率为 2.9%~12%。

【诊断】

1. 临床表现 根据出血的部位、原因、出血速度的不同有所不同。急性的出血可以表现为突发的、剧烈的头痛,意识丧失,颈强直以及局灶性的神经功能障碍和癫痫发作。HS 可以迅速致死。在与血管畸形有关的脑出血中,波动性耳鸣(但在儿童往往不可能被关注)、颅侧杂音和高心输出量都可能存在。

2. 影像学检查 明确诊断需要进行影像学检查。尽早对脑出血患者进行全面评估,包括病史、一般检查、神经系统检查和有关实验室检查,特别是血常规、凝血功能和影像学检查。对疑似脑卒中患者应尽快行 CT 或 MRI 检查以明确诊断。如怀疑血管病变(如血管畸形等)及肿瘤,可根据需要选择行不同的影像学检查方法,CT 对急性出血性脑卒中较为敏感。对于伴有硬脑膜下出血的小婴儿,应当进行 X线检查以排除骨折。

3. 腰椎穿刺 腰椎穿刺在排除蛛网膜下腔出血还是很重要的。现在的 MRI 可以检测到即使很少量的急性脑出血,另外还可以显示陈旧性脑实质出血。

4. 超声检查 对于新生儿,颅脑的超声检查可以发现大多数的颅内出血。

【鉴别诊断】

当出现急性的、突发的、剧烈的头痛,或不明原因的意识丧失,颈强直以及局灶性的神经功能障碍和癫痫发作,立即进行头部 CT 的检查,就可以判断是否为脑出血。

【治疗】

目前全世界还没有针对自发性儿童脑出血的医疗管理指南,但美国心脏协会(American Heart Association, AHA)和中华医学会神经病学分会脑血管病学组出版的中国脑出血诊治指南(2019)中大多数成人指南适用于儿童。

1. 一般治疗 脑出血患者在发病后的最初数天病情往往不稳定,应常规给予持续生命体征监测、神经系统评估、持续心肺监护,包括袖带血压监测、心电图监测和氧饱和度监测并提供吸氧、呼吸支持。应综合管理脑出血患者的血压,分析血压升高的原因,再根据血压情况决定是否进行降压治疗。脑出血患者早期可出现中枢性发热,特别是在大量脑出血、丘脑出血或脑干出血者中出现。入院 72 小时内患者的发热持续时间与临床转归相关,然而,尚无资料表明治疗发热能改善临床转归。发病 3 天后,患者可因感染等原因引起发热,此时应针对病因治疗。建议使用对乙酰氨基酚和冷却毯进行液体管理以维持血容量正常并将体温维持在正常水平。已证明温度升高至 >37.5℃ 会增加出血。

2. 止血药物 重组活化凝血因子Ⅶ(rFⅦa)治疗脑出血的临床疗效尚不确定,且可能增加血栓栓塞的风险,不推荐常规使用。适用于儿童,因为它是微创的,并且已经被 FDA 批准用于儿童。这种药物促进止血,并被许可用于有全身性出血和对凝血因子Ⅷ治疗有抵抗力的血友病成人和儿童患者。不推荐 rFⅦa 单药治疗口服抗凝药相关性脑出血。氨甲环酸有助于限制血肿体积扩大和降低早期病死率,但长期获益不确定,不推荐无选择性使用。

3. 并发症治疗　①颅内压增高的处理:颅内压升高者,应卧床、适度抬高床头、严密观察生命体征。需要脱水降颅内压时,应给予甘露醇和高渗盐水静脉滴注,用量及疗程依个体化而定。同时,注意监测心、肾及电解质情况。必要时,可用呋塞米、甘油果糖和/或白蛋白。对伴有意识障碍的脑积水患者可行脑室引流以缓解颅内压增高。②痫性发作:不推荐预防性应用抗癫痫发作药物,有临床痫性发作者应进行抗癫痫发作药物治疗。

4. 外科治疗　对于大多数原发性脑出血患者,外科开颅手术治疗的有效性尚不能充分确定,不主张无选择地常规使用外科开颅手术,微创治疗是安全的,有助于降低病死率。采取脑室外引流术联合阿替普酶(rt-PA)治疗脑室出血是安全的,有助于降低重症患者的病死率,神经功能改善有待进一步研究,联合腰椎穿刺置管引流有助于加速清除脑室出血、降低行脑室腹腔分流的风险。脑部动静脉畸形的治疗取决于大小、静脉引流模式(浅表或深部)和位置(能动脑或非能动脑)。

➤ 附:出血性脑卒中诊疗流程图

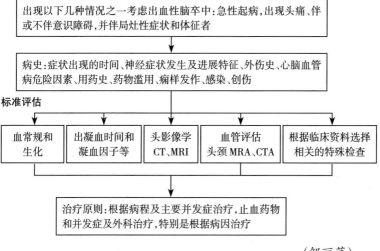

（邹丽萍）

参考文献

1. JORDAN L C, HILLIS AE. Hemorrhagic stroke in children. Pediatr Neurol, 2007, 36(2): 73-80.

2. OLIVÉ G, AGUT T, ECHEVERRÍA-PALACIO CM, et al. Usefulness of cranial ultrasound for detecting neonatal middle cerebral artery stroke. Ultrasound Med Biol, 2019, 45(3): 885-890.

3. COLE L, DEWEY D, LETOURNEAU N, et al. Clinical characteristics, risk factors, and outcomes associated with neonatal hemorrhagic stroke: a population-based case-control study. JAMA Pediatr, 2017, 171(3): 230-238.

4. BRODERICK JP, ADAMS HP JR, BARSAN W, et al. Guidelines for the management of spontaneous intracerebral hemorrhage: a statement for healthcare professionals from a special writing group of the Stroke Council, American Heart. Association. Stroke, 1999, 30(4): 905-915.

5. 中华医学会神经病学分会中华医学会神经病学分会脑血管病学组. 中国脑出血诊治指南(2019). 中华神经科杂志, 2019, 52(12): 994.

第三节　脑血管畸形

【概述】

脑血管畸形是一种先天性、非肿瘤性脑血管发育异常,是指脑血管发育障碍而引起的脑局部血管数量和结构异常,并对正常脑血流产生影响。血管畸形可发生在不同部位,45%~80% 位于大脑半球,8%~18% 位于基底节或脑室,10%~32% 位于小脑。脑血管畸形是导致患儿脑出血、癫痫及肢体运动障碍的常见神经系统疾病之一,由于致死致残率高,对儿童脑血管畸形诊断、治疗以及后续治疗、随访和康复非常重要。脑动静脉畸形(arterial venous malformation, AVM)是少儿自发性脑出血最常见的原因,在所有年龄组患者中, AVM 出血的总发生率为55%~75%,而在儿童中发病率可高达 85%。首次出血后第 1 年再出血发生率为 6%~33%。隐匿性脑血管畸形的发生率在儿童来说比较低,大约为2%左右。隐匿性脑血管畸形一般常规脑血管造影不显示病灶，通过手术或术后组织病理学检查后才被证实。临床症状往往不典型，部分患者甚至无症状。海绵状血管瘤是隐匿性脑血管畸形最常见的类型，常规磁共振血管成像序列易漏诊，梯度回波 T_2 序列可大大提高确诊率。

发病机制：脑 AVM 的发病机制尚未完全阐明。①胚胎发育期第3~4周形成异常的脑血管发育，出现异常盘绕交错的血管团，血液从动脉血管经畸形血管团直接进到静脉血管；②畸形血管团内动脉不经毛细血管床直接引流回静脉。AVM 是动静脉仍然以胚胎早期直接沟通的形式遗留下来所致；③AVM 动脉和静脉之间联系的血管是一种增殖性异常毛细血管。除此之外，一些后天因素可能导致脑动静脉畸形产生，如损伤、组织缺氧、感染、炎症、辐射以及局部静脉高压（可强烈刺激血管生成）等。

分型：脑血管畸形分型与分类在国际上尚未统一，临床上可按照其大小、形态、血流阻力、位置及供血来源进行分型。脑血管畸形分增生性血管肿瘤（即血管瘤）、非增生性血管畸形（包括毛细血管型、静脉型、海绵型、动脉型、动静脉分流型、混合型血管畸形）和综合征型的中枢神经系统血管畸形，其中以颅内动静脉畸形最为常见。儿童颅内动静脉畸形占全部脑血管畸形的 15%~20%。

【诊断】

1. 临床表现　儿童脑血管畸形以颅内动静脉畸形、海绵状血管瘤及脑静脉畸形多见，其中以颅内动静脉畸形最为常见。儿童颅内动静脉畸形占全部脑血管畸形的 15%~20%。发病年龄多在 6~12 岁，男：女为 1.4：2.0。脑血管畸形患儿大多为急诊就诊，其主要原因为颅内出血、惊厥发作及活动障碍，可表现为突发的意识障碍、呕吐、肢体偏瘫、口角歪斜及精神障碍等，特别是在情绪激动、精神紧张、过度疲劳及外力突然打击等因素作用下，畸形血管易破裂出血，甚至引起死亡。

(1) 颅内动静脉畸形的典型临床表现：典型临床症状以出血、癫痫、头痛、局灶性神经功能障碍最为多见。①出血：是 AVM 最常见的临床表现。一般来说，位于脑深部 AVM 更易出血；大型 AVM 易破裂出血；AVM 伴有动脉瘤其出血风险会增加。儿童脑出血因年龄的差异可出现不同的临床症状。婴幼儿以颅内高压表现为主；包括哭闹不安烦躁、前囟饱满及进行性意识障碍等,较大儿童的临床表现与成人的相似,多为意识障碍、呕吐、偏瘫、头痛及癫痫发作等。②癫痫发作:与小AVM容易出血相比,较大的AVM,尤其是在额、颞、顶叶部位的AVM更容易出现癫痫。③头痛:脑AVM破裂所致颅内出血引起的头痛通常是急性的、剧烈的及爆裂样头痛;未破裂的脑AVM所引起的头痛一般无明显脉动,并在病灶同侧,通常是反复发作、顽固性、隐匿存在,给予对症止痛等治疗后能够缓解。④进行性局灶性神经功能障碍根据脑血液循环障碍区域大小、血管畸形团部位以及后续脑萎缩区域而定。症状可能是渐进性、持续性或间歇性的,部分可完全恢复;脑室和脑干出血患儿属于危重症,需密切监护观察。⑤其他症状:AVM畸形团位置表浅的患儿可闻及颅内杂音,部分患儿出血颅内压增高、精神症状等。一些儿童及婴幼儿可出现其他系统血管畸形以及所引起或伴发症状。

(2) 不同脑血管畸形的临床表现:脑血管畸形种类很多,但就儿童来说主要包括海绵状血管瘤、脑静脉性血管畸形、颈内动脉海绵窦瘘、脑动脉瘤、斯特奇-韦伯综合征及烟雾病(Moyamoya病)等,每一种畸形虽然临床症状大致相同,但也有各自特点。①海绵状血管瘤:脑血管畸形是由内皮细胞增生构成血管延长扩张并汇集一处而成,因其形态、质地酷似海绵,故称为海绵状血管瘤。本病的发生率仅次于脑动静脉畸形,而较脑静脉畸形和脑毛细血管畸形更为常见。海绵状血管瘤轻者可以无症状,几乎所有海绵状血管瘤均可到亚临床轻微脑出血,少数引起蛛网膜下腔或脑室内出血。②脑静脉性血管畸形:又称为脑静脉性血管瘤,是由静脉成分组成的脑血管畸形,是较为常见的脑血管畸形。本病最常见的部位是额叶,其次为小脑、顶叶、颞叶、基底节、丘脑、脑干和脑室。幕上占70%左右。常常与海绵状血管瘤、动静脉畸形、毛细血管扩张症、动脉瘤等血管性疾病伴发,甚至可合并头皮血管瘤、舌下静脉瘤。

(3) 脑动脉瘤:由于颅内某个部位动脉管壁异常膨胀而形成隆起凸出部分或球形的血液囊,80%发生在颈内动脉系统。脑动脉瘤的临床表现主要取决于瘤体大小、所处部位及是否破裂出血。慢性发作性头痛是脑动脉瘤常见的症状之一。当瘤体压迫周围组织时患儿可出现局灶性神经系统损害表现。

（4）斯特奇-韦伯综合征：又称脑面血管瘤病。可以累及三叉神经某一个分支，也可以 3 个分支全部受累，多于出生时即有。斯特奇-韦伯综合征典型临床表现是面部皮损对侧的局限性癫痫、对侧偏盲和对侧肢体轻偏瘫；也可有面部痣同侧的突眼、青光眼或视神经萎缩、智力减退，身体其他部位也可有葡萄酒色皮痣。部分患者不伴有皮肤的改变容易漏诊。

（5）烟雾病：又称 Moyamoya 病，即脑底异常血管网形成，在脑血管造影时呈烟雾状影像，故而得名。一般女性多于男性，好发于 10 岁以下的儿童，主要临床表现是脑梗死和脑出血。也可表现为短暂性或持久性脑缺血发作和癫痫发作。

2. 辅助检查

（1）影像学检查：脑血管畸形头颅 CT 显示钙化灶及超早期出血较 MRI 敏感；MRI 对血肿分期敏感，且 MRI 在明确脑血管畸形位置、大小以及血管组成情况等优于头 CT，多数颅内脑血管畸形可经 MRA 或 CTA 显示血管异常而明确诊断，但目前诊断金标准仍为 DSA。DSA、MRA、CTA 均可见引流静脉影、引入动脉影及瘤巢，但在显示血管畸形内部结构方面 DSA 不及 CTA 和 MRA。但 DSA 为创伤性检查，不适合高龄、儿童、急诊出血及危重患者，也不适合做脑血管疾病的筛查、术后复查及颅内血肿出血后引起的血管痉挛和部分相关血管被血肿压迫的患者。目前儿童 AVM 主要是 MRI 联合 MRA 或增强 MRI 扫描检查。目前，3D-DSA 仍是诊断脑 AVM 及颅内动脉瘤的金标准。3D-CTA 可基本替代 3D-DSA，特别是在诊断 AVM 上，3D-CTA 作用很大，但尚不能完全取代 3D-DSA。随着神经影像学技术的不断更新，3.0T 磁共振的 SWI（磁敏感加权成像）和 3D-ASL（三维动脉自旋标记）成像对脑血管畸形诊断与鉴别提供有力帮助。各型脑血管畸形影像学改变对比见表 9-2。

1）AVM 特征性影像学表现：CT 平扫上为团状、混杂密度、大小不一的病灶，可见管状、点状或小片状钙化，增强后呈团状强化，内有迂曲血管影，周围可见供血动脉和引流静脉；MRI 可对 AVM 进行精确定位，T_1 加权图像（T_1WI）和 T_2 加权图像（T_2WI）上均以低信号

表 9-2　各型脑血管畸形影像学改变对比

疾病	CT	T_1WI	T_2WI	DWI	SWI	3D-AST	增强
海绵状血管瘤	稍高信号	高等低混杂	高低混杂	高低混杂	高低混杂	无血流及血容量变化	点片状强化
静脉性畸形	稍高	低	稍高及高	低	低	无血流及血容量变化	线条状强化
动静脉畸形	高低混杂	低	高低混杂	稍高及等	低	周围血流及血容量稍多	血管样强化
毛细血管扩张症	无异常	无异常	无异常	无异常	低	无血流及血容量变化	点片状强化

注:CT 为平扫,影像表现为密度;MRI 表现为信号;增强为 MRI 增强

为主。AVM 的 MRI 影像学上多具有流空信号特征的不均质信号,无占位效应,周围脑组织可有不同程度的萎缩;MRA 可探测到供血动脉和引流静脉,对较大病变即可确诊。DSA 是诊断 AVM 的金标准。DSA 可见增粗的供血动脉、早期显影、增粗的引流静脉和大小不一的病灶,可伴有病灶内动静脉瘘、病灶前动脉瘤、病灶后静脉瘤。

2) 海绵状血管瘤:CT 平扫常表现为边缘清楚的圆形、类圆形稍高密度影,密度多不均匀,可伴发钙化而呈高密度,无占位效应。增强后可见不同程度的强化;MRI 为本病首选的检查方法,表现为新、旧出血区,呈特性"爆米花"样改变,T_2WI 病变周围见低信号环,为含铁血黄素沉积所致。

3) 静脉发育不良:CT 平扫可表现为圆形、卵圆形或弧线状等稍高密度影,位于深部白质,增强后可有强化;MRI 特征性表现为"水母头"样血管流空,为一支增粗的静脉周围有羽毛状小血管影,T_1WI、T_2WI 均为低信号,增强后髓静脉及引流静脉均强化。脑血管造影是诊断静脉畸形的金标准。DSA 表现为实质期和静脉期出现的"水母头"样畸形静脉,即位于白质内的丛状小静脉汇合形成一条单一大静脉,然后引流至静脉窦。

4) 动脉瘤:CTA 及 MRA 均可显示直径 1.0cm 以下的动脉瘤,可完整显示动脉瘤的形态和大小,DSA 为诊断本病的金标准。

5）烟雾病：CT常能显示脑梗死、脑出血、脑萎缩及软化灶等继发性病变；MRI可直接显示颈内动脉虹吸段和大脑前、中动脉近侧段血管流空影细小、消失，基底节区、侧脑室室管膜下出现多数异常扩张的穿支动脉流空信号影（异常血管网）。MRA可观察动脉狭窄的部位、程度及脑底部扩张的侧支血管。

（2）血生化检查：血同型半胱氨酸、血氨、乳酸测定；心肌酶谱、ANCA、抗心磷脂抗体、抗核抗体及免疫功能等。

（3）基因检查：脑血管畸形是内、外因相互作用的结果。内因为先天性的血管壁结构、功能异常，因此建议进行遗传学病因，如血尿代谢病筛查、全外显子或全基因组测定等。

（4）诊断标准：脑血管畸形种类很多，临床表现多样，因此，临床上主要是依据神经影像学检查帮助诊断。DSA是诊断、评估的金标准，由于儿科患者的特点目前尚未普及应用，多在决定手术后检查。一般儿科患者多以MRI+MRA或CTA、增强MRI扫描作为主要诊断手段。

【鉴别诊断】

1. 脑内软化灶并钙化　脑内软化灶为脑出血、脑梗死、外伤及颅脑术后常见的后遗症，软化灶一经形成则为不可逆病变且同时伴有邻近脑组织萎缩等系列改变。大约4%软化灶合并钙化。本病可以通过既往病史和查体、既往头颅影像学检查结果以及增强或脑血管造影来进行区分。

2. 颅内占位　儿童原发性脑内肿瘤以星形细胞瘤、少突胶质细胞瘤、室管膜瘤和髓母细胞瘤最为常见，约占全部颅内肿瘤的40%~50%。单纯从临床症状与体征很难将2种疾病进行鉴别。影像学上二者特征性改变有明显不同，如脑血管疾病时血管流空效应、侧支代偿血管以及增强MRI表现可以将二者区别开来。动态影像学检查随访更有力于鉴别诊断与治疗效果和预后评估。

【治疗】

治疗目的在于避免出血或再出血的风险、控制癫痫的发生和减轻功能障碍。一般来说，发生脑出血且Spetzler-Martin分级Ⅰ~Ⅲ级的患儿，采取开颅血肿清除并畸形血管切除手术。对于部位较深或范围较广泛的动静脉畸形，优先考虑血管内治疗。畸形血管最大径≤3cm、无颅内高压表现、患儿家长不接受有创性治疗,如开颅、栓塞等,则考虑立体定向放射治疗。Spetzler-Martin 分级Ⅳ~Ⅴ级患儿发生出血后可先行清除血肿,待病情稳定后再分期治疗,包括手术切除、血管内治疗和放射治疗结合等。显微外科手术适合畸形血管团小、位于大脑皮质表面的血管畸形。血管内治疗又称血管内介入治疗,目前常用的栓塞材料包括永久性球囊、微弹簧圈、致坏死药物以及各种微胶粒等。适合开颅术后残留及复发的动静脉畸形、部位深在、重要功能区,手术难以处理、高血流量血管畸形伴静脉瘘,且瘘口较多或较大者以及血管畸形的供血动脉伴有动脉瘤。放射治疗主要包括 γ 刀、粒子刀和 X 刀等。适合血管畸形位于脑深部和功能区不适合其他疗法、手术治疗高度危险,并发症多、血管内治疗难以完成以及开颅手术和血管内栓塞后残留病灶的补充治疗。放射治疗为辅助性治疗方法。当手术治疗风险大于保守治疗的风险可选择保守治疗。目前一般主张联合综合治疗方法进行脑血管畸形防治,康复训练和日常防护非常重要。

➤ 附:脑血管畸形诊疗流程图

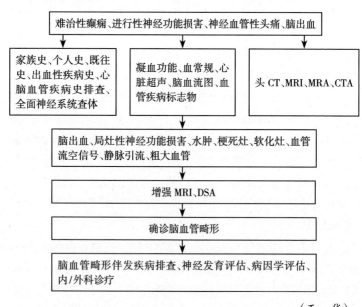

（王　华）

参考文献

1. MIMURA H,AKITA S,FUJINO A,et al. Japanese clinical practice guidelines for vascular anomalies 2017. J Dermatol,2020,47(5):e138-e183.

2. 林旭波,吴爱琴,郑文龙,等. 磁敏感加权成像技术对儿童脑血管畸形的诊断价值. 温州医科大学学报,2017,47(9):690-694.

3. FEGHALI J,HUANG J. Updates in arteriovenous malformation management:the post-ARUBA era. Stroke Vasc Neurol,2019,5(1):34-39.

4. STAPLETON CJ,BARKER FG. Cranial cavernous malformations:natural history and treatment. Stroke,2018,49(4):1029-1035.

5. 孔祥溢,杨义,李永宁,等. 脑动静脉畸形的发病机制及其诊断与治疗方法新进展. 医学研究杂志,2016,45(10):171-174.

第四节 脑静脉窦血栓形成

【概述】

脑静脉窦血栓形成(cerebral venous sinus thrombosis,CVST)临床上少见,一般好发于中青年,患病率约为所有脑卒中的 0.5%~1%,儿童 CVST 更为少见,但时有发生,由于临床症状形式多样各异,并不具有特异性,临床上容易误诊、漏诊。

1825 年法国医生 Ribes 报道世界上首例上矢状窦及横窦血栓形成成人病例。目前据不完全统计学资料显示 CVST 的患病率为(13~27)/100 万。其病因包括如下,①遗传性血栓形成:凝血酶原及凝血因子 V 因子基因 Leiden 突变、蛋白 S、蛋白 C、抗凝血酶Ⅲ缺乏等;②各种病原体感染;③先天性结构发育畸形;④系统性疾病:系统性红斑狼疮、甲状腺疾病、白塞病、抗磷脂抗体综合征、肿瘤、血液病、肾病综合征、代谢综合征等;⑤其他:脱水、贫血、颈静脉置管等;⑥机械性因素:肿瘤或血肿压迫、外伤损伤等;⑦特发性:大约 10%~15% 的病例找不到明确病因。儿童 CVST 以感染因素最常见。CVST 是由各种原因导致血管壁损害、血流速度缓慢及血液成分发生变化等引起脑静脉系统血栓形成,从而导致一系列神经功能障碍。

【诊断】

1. 临床表现　CVST 的发病年龄以学龄期儿童多见,男孩稍多见,多数以亚急性起病。临床表现主要包括如下,①颅内压增高:通常是患儿早期常见和主要的临床表现,表现为头痛、头晕、呕吐,视乳头水肿、视物不清等;②局灶性神经功能及脑神经障碍:临床表现与血栓形成部位有关。海绵窦血栓形成患者可表现为明显的眼眶部疼痛伴头痛、眼眶周围肿胀淤血、球结膜水肿明显、眼球突出,部分患儿出现眼睑下垂、复视、眼球活动障碍、视觉障碍等;皮质静脉血栓形成患者可表现为肢体活动障碍或感觉缺失;癫痫发作为局灶性为主或继发全面性发作;矢状窦血栓形成时患儿也可表现为单侧或双侧肢体感觉或运动障碍,局灶性或全面性癫痫发作并不少见;横窦血栓形成患儿除颅内高压表现外,常表现为失语;脑深静脉血栓形成患儿临床症状较为严重,可有精神行为异常、肢体活动障碍,甚至昏迷。

2. 辅助检查

(1) 脑脊液:主要表现为不同程度的颅内压升高,部分患儿细胞数、蛋白升高,糖降低。

(2) 血生化检查:血常规正常,凝血功能或 DIC 筛查多有异常改变,合并感染时病原学检查可有阳性表现。

(3) 影像学检查:影像学检查方法主要包括 MRI、CT、血管内造影等,目前,MRI+MRV 被认为是诊断 CVST 最有效的手段,且辐射小、无创。DSA 是诊断 CVST 的金标准,但不作为常规检查。

1) 头颅 CT:诊断脑静脉窦血栓的直接征象如绳索征、高密度三角征和增强扫描后"空三角征"为特征性影像学改变;间接征象如静脉窦局灶性扩张、静脉性脑梗死,但不具有特异性诊断价值,头颅 CT 显示正常不能排除本病。

2) 头颅 MRI:发病不同时间静脉窦信号改变不同。发病前5天内,静脉窦 T_1WI 呈等信号,T_2WI 呈低信号,与正常静脉窦信号相同;发病后 5 天~1 个月,T_1WI 和 T_2WI 均呈高信号;发病 1 个月后 T_1WI 呈低信号,T_2WI 呈等信号或高信号。发病 5 天后静脉窦的异常信号使静脉窦血栓容易被影像学检查所发现,发病前 5 天内的急性期改变容易被忽略,所以是本病诊断的难点。

3)头颅 MRV:诊断 CVST 的直接征象为血流信号缺失、边缘模糊;间接征象为引流静脉扩张、远端静脉侧支循环开放。临床上 MRI+MRV 是诊断静脉窦血栓常用的最佳手段。

4)DSA:目前还没有完全被 MRI+MRV 所取代。DSA 直接征象为脑静脉窦和静脉部分或完全不显影,间接征象为双侧皮质静脉呈现螺旋扩张、迂曲,脑循环时间延长。DSA 的优势为可鉴别静脉窦血栓形成和非血栓形成引起的静脉窦狭窄;DSA 下可实施接触溶栓及机械取栓,劣势为 DSA 鉴别外在压迫所致的静脉窦闭塞、先天性发育不全较困难,难以发现 CVST 伴发的脑梗死等脑实质损伤。

3. 诊断标准　文献报道儿童 CVST 的漏诊率可达 50%~73%,迄今为止没有系统性儿童脑静脉和静脉血栓形成的指南或共识,儿童 CVST 的诊治标准基本参考成人指南或共识。儿童脑静脉和静脉血栓形成的综合性诊断标准为以下 3 条,①临床表现:头痛、惊厥发作、颅内压增高表现及局灶性神经功能缺损症状;②实验室检查:凝血功能异常、D-二聚体增高及相关抗体、炎症反应指标异常及脑脊液压力增高;③影像学检查:头颅 CT 直接征象为“绳索征”“三角征”和脑静脉窦高密度影;头颅 MRI 急性期静脉窦内血流正常流空信号消失;亚急性期 T_1WI 和 T_2WI 均呈高信号;慢性期流空效应再次出现,典型表现为 T_1WI 等信号、T_2WI 高或等信号;头颅 MRV 直接征象为受累脑静脉窦闭塞、不规则狭窄和边缘不光滑的低信号影,或正常脑静脉窦高血流信号消失,或血管再通后形成边缘模糊且不规则的较低信号影。

【鉴别诊断】

1. 脑静脉系统解剖异常　脑静脉解剖结构解剖学变异,如静脉窦闭锁和/或发育不良、非对称性静脉窦引流、正常的静脉窦充盈缺损等均可表现为静脉窦血栓形成征象,因此需要临床医生及影像科医生注意与静脉窦血栓进行鉴别。脑静脉解剖结构解剖学变异生后即存在;无明显颅内压增高表现及局灶性神经功能缺损症状;头 CT 结合 MRI 无脑梗死、脑水肿征象;多次动态随访神经影像学检查均为同一表现。

2. 脑出血 患儿均具有脑实质出血和脑水肿的临床表现,如头痛、惊厥、肢体活动障碍等,但静脉窦血栓患儿 MRV 可显示静脉内充盈缺损信号。DSA 是诊断与鉴别诊断的"金标准"。

3. 急性脑梗死 急性脑梗死的脑实质病变可引起患儿癫痫、感觉异常及局灶神经功能缺失,但静脉窦血栓患儿 MRV 和 CTV 可显示静脉内充盈缺损信号,其所引起的脑实质受累部位与脑动脉支配区域不同。

4. 蛛网膜颗粒压迹 儿童很少见,随年龄增长,大的蛛网膜颗粒可以压迫上矢状窦或横窦等,引起类似静脉窦血栓表现。影像学检查病损边界清晰,边缘光滑,增强扫面无强化,无组织占位效应。

5. 颅内占位 颅内占位多引起颅内压增高表现和局灶性神经功能损害及脑神经受累表现,易与静脉窦血栓形成混淆,特别是蝶骨嵴脑膜瘤和矢状窦旁脑膜瘤。但前者起病缓慢,呈慢性进行性加重病程,通过 CT、MRI 增强及血管造影可以鉴别。

【治疗】

CVST 治疗包括抗凝治疗、血管内治疗、病因治疗和对症支持治疗等。儿童 CVST 治疗方案主要以抗凝为主,少数联合全身溶栓等治疗。

1. 抗凝治疗 目的是纠正高凝状态,使闭塞的静脉窦再通,阻止血栓进展。无抗凝禁忌证的 CVST 患者应及早接受抗凝治疗,常用的抗凝药物有低分子量肝素、普通肝素、口服华法林等。普通肝素深部皮下注射每次 5 000IU,每日 1~2 次;低分子量肝素深部皮下注射每次 100IU/kg,每日 1~2 次,根据体重调整剂量,最大剂量每日不超过 18 000IU。常规治疗 1~2 周,使活化部分凝血活酶时间（activated partial thromboplastin time,APTT）和激活全血凝固时间（activated clotting time of whole blood,ACT）延长至正常参考值的2倍；同时予以华法林口服,第1天剂量为0.1~0.4mg/（kg·d）;第2天剂量改为0.05~0.15mg/（kg·d）,华法林与肝素或低分子量肝素重复使用3~5天,在凝血酶原时间国际标准化比值（PT-INR）达到2~3后,撤销肝素或低分子量肝素使用,并定期根据监测指标调整华法林用量。牢记定期检测凝血功能。对于病因明确且临床症状改善的患者,可服用华法林3个月;对于病因不明的血液高凝状态患儿,可口服华法林6~12个月;对于复发性颅内静脉和静脉窦血栓形成患者,可考虑终身抗凝治疗。一些新型抗凝药物,如达比加群、利伐沙班、阿哌沙班等,这些新型抗凝药物尚无儿童CVST治疗的临床经验。应当指出有显著的颅内压增高和脑出血是抗凝治疗的禁忌证。

2. 血管内治疗　对已经形成的血栓采取血管内溶栓、介入局部用药或手术取栓、减压及静脉窦内支架植入术等方法。目前由于溶栓治疗极少用于儿童,尚缺乏大数据临床随机对照研究。手术与介入治疗通常用于经抗凝或溶栓治疗均无效者,但较少报道,缺乏研究证据支持。

3. 对症及其他治疗　包括降颅内压、止惊、对因治疗、保护眼球等机体器官功能及神经保护治疗等,注意剂量合理,疗程正规。目前一般认为,除非基础疾病治疗需要,CT/MRI未发现脑实质病变的CVST患者不推荐使用糖皮质激素。

➤ 附:脑静脉窦血栓形成诊疗流程图

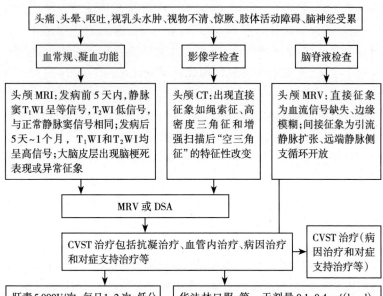

头痛、头晕、呕吐,视乳头水肿、视物不清、惊厥、肢体活动障碍、脑神经受累

血常规、凝血功能　　影像学检查　　脑脊液检查

头颅 MRI:发病前 5 天内,静脉窦 T_1WI 呈等信号, T_2WI 低信号,与正常静脉窦信号相同;发病后 5 天~1 个月, T_1WI 和 T_2WI 均呈高信号;大脑皮层出现脑梗死表现或异常征象

头颅 CT:出现直接征象如绳索征、高密度三角征和增强扫描后"空三角征"的特征性改变

头颅 MRV:直接征象为血流信号缺失、边缘模糊;间接征象为引流静脉扩张、远端静脉侧支循环开放

MRV 或 DSA

CVST 治疗包括抗凝治疗、血管内治疗、病因治疗和对症支持治疗等

CVST 治疗(病因治疗和对症支持治疗等)

肝素 5 000U/次,每日 1~2 次;低分子量肝素 100IU/kg·次,每日 1~2 次,根据体重调整剂量,最大剂量每日不超过 18 000IU。常规治疗 1~2 周,使活化部分凝血活酶时间(APTT)和活化凝血时间(ACT)延长至正常参考值的 2 倍

华法林口服,第一天剂量 0.1~0.4mg/(kg·d);第二天剂量改为 0.05~0.15mg/(kg·d),华法林与肝素或低分子量肝素重复使用 3~5 天,在凝血酶原时间国际标准化比值(PT-INR)达到 2~3 后,撤销肝素或低分子量肝素使用,并定期根据监测指标调整华法林用量。牢记定期检测凝血功能

每周复查血常规、凝血酶原时间国际标准化比值(PT-INR),并定期根据监测指标调整华法林用量。1 个月后每个月复查一次,根据血常规、凝血酶原时间国际标准化比值(PT-INR)指标调整华法林用量,一般 3~6 个月。病情再次评估十分必要

(王　华)

参考文献

1. MONAGLE P,NEWALL F. Management of thrombosis in children and

neonates：practical use of anticoagulants in children. Hematology Am Soc Hematol Educ Program，2018，2018（1）：399-404.

2. CARDUCCI C，COLAFATI GS，FIGÀ-TALAMANCA L，et al. Cerebral sinovenous thrombosis（CSVT）in children：what the pediatric radiologists need to know. Radiol Med，2016，121（5）：329-341.

3. FERRO JM，BOUSSER MG，CANHÃO P，et al. European Stroke Organization guideline for the diagnosis and treatment of cerebral venous thrombosis-endorsed by the European Academy of Neurology. Eur J Neurol，2017，24（10）：1203-1213.

4. 中华医学会神经病学分会，中华医学会神经病学分会脑血管病学组. 中国颅内静脉血栓形成诊断和治疗指南 2019. 中华神经科杂志，2020，53（9）：648-663.

5. WITMER C，RAFFINI L. Treatment of venous thromboembolism in pediatric patients. Blood，2020，135（5）：335-343.

第十章　非痫性发作性疾病

第一节　儿童偏头痛

【概述】

偏头痛(migraine)是儿童最常见的急性复发性头痛,其特点为头痛(常为搏动性)伴其他症状,如畏光、畏声、恶心、呕吐以及对运动敏感。男童的平均起病年龄为 7.2 岁,女童的平均起病年龄为 10.9 岁。偏头痛的病因被认为具有多基因性和多因素性。

【临床分类】

根据《国际头痛疾病分类》(第Ⅱ版)(ICHD-Ⅱ)可将偏头痛分为以下 6 种类型。

1. **无先兆偏头痛**。

2. **先兆偏头痛**　①典型先兆偏头痛;②典型先兆伴非偏头痛性头痛;③典型先兆不伴头痛;④家族性偏瘫性偏头痛;⑤散发性偏瘫性偏头痛;⑥基底动脉型偏头痛。

3. **儿童周期性偏头痛综合征**　①周期性呕吐;②腹型偏头痛;③儿童良性阵发性眩晕。

4. **视网膜偏头痛**。

5. **偏头痛并发症**　①慢性偏头痛;②偏头痛持续状态;③持续性先兆不伴脑梗死;④偏头痛性脑梗死;⑤偏头痛触发癫痫发作。

6. **可能偏头痛**　①可能无先兆偏头痛;②可能先兆偏头痛;③可能慢性偏头痛。

【临床表现与诊断】

发作性偏头痛是一种反复发作的疾病,而慢性偏头痛是一种每月至少发作 15 天且至少持续 3 个月的头痛,每月至少有 8 天符合偏头痛标准。偏头痛发作表现为数小时至数天期间出现的一连串事件。

1. 无先兆偏头痛　是儿童最常见的类型,约占所有儿童偏头痛的 60%~85%。发生频率通常不超过 6~8 次/月。儿童偏头痛的每日头痛出现时间随年龄有所变化,年幼儿通常于下午出现,10 岁左右常于中午发生,年长儿常于清晨头痛。根据 ICHD-II,无先兆偏头痛的诊断标准需满足以下 5 个条件。

(1) 至少 5 次发作满足条件 2~4。

(2) 头痛发作持续 1~72 个小时。

(3) 头痛至少满足以下 2 项:①单侧常见,也可双侧,常为额颞部(非枕部);②搏动性;③中到重度;④日常体力活动可加重发作或发作影响日常活动的进行(如行走、上楼梯等)。

(4) 头痛时至少有以下症状之一:①恶心和/或呕吐;②畏光和畏声。

(5) 排除其他疾病。

2. 先兆偏头痛　约 14%~30% 患儿头痛前可有视觉异常,即视觉先兆。视觉先兆可表现为双或单眼视力障碍伴盲点、视错觉及幻觉等。除视觉先兆外,先兆还可有感觉、运动(如偏瘫、单瘫)、失语及精神症状等。先兆常持续数分钟,可继之出现头痛或间隔无症状间歇期(通常 <1 小时)。

3. 基底动脉型偏头痛　目前认为基底动脉症状为偏头痛发作的先兆,现归类于先兆偏头痛,约占所有偏头痛的 3%~19%。常见于年幼儿,患儿发作时常表现为严重的头晕、眩晕、呕吐、视觉障碍、共济失调、复视等,上述症状可持续数分钟至 1 小时,继之进入头痛相,常为后枕部头痛。

4. 家族性偏瘫型偏头痛　是一种少见的常染色体显性遗传性偏头痛,现归类于先兆偏头痛,其先兆表现为卒中样发作,引起不同程度的偏瘫。半数家系连锁定位于 19p13,是由于神经元编码 P/Q 型电压门控钙通道的 *CACNL1A4* 基因发生错义突变,引起 5-羟色胺释放缺陷所致。临床常表现为暂时性局部神经功能障碍,可包括偏瘫、偏侧感觉障碍、失语及视野缺损,持续数小时至数天,之后 30~60 分钟进入头痛期,局部神经功能障碍偶可持续至头痛期。

5. 儿童周期综合征

(1) 周期性呕吐:定义为反复发作性的、对于患者个体具有刻板性的呕吐及严重的恶心,发作时常伴有面色苍白和嗜睡,发作间期完全正常。本病男女发病率基本一致,好发年龄为 5 岁左右。发作时恶心、呕吐严重,常伴脱水并需要住院治疗。发作常较频繁,间隔 2~4 周,发作常常持续 1~2 天。发作时常有苍白、倦怠、嗜睡、腹痛、头痛及畏光等。患儿随年龄增长出现典型偏头痛。根据 ICHD-Ⅱ,周期性呕吐的诊断标准需满足以下 5 个条件。

1) 至少 5 次发作满足条件 2 和 3。

2) 反复发作性的、对于患者个体具有刻板性的严重恶心及呕吐,持续 1~5 天。

3) 发作时呕吐 5 次/h,至少持续 1 小时以上。

4) 发作间期完全无症状。

5) 排除其他疾病所致,病史、体格检查及辅助检查无胃肠道疾病征象。

(2) 腹型偏头痛:是一种主要见于儿童的反复发作性异常,其特征为发作性中线部位腹痛,持续 1~72 小时,发作间期完全正常,疼痛常常为中到重度,可伴随恶心、呕吐等症状。根据 ICHD-Ⅱ,周期性呕吐的诊断标准需满足以下 5 个条件。

1) 至少 5 次发作满足条件 2~4。

2) 腹痛发作持续 1~72 个小时。

3) 腹痛满足以下所有特征:①位于中线,脐周或不易定位;②钝痛或不能说明的痛感;③中到重度。

4) 发作时至少满足以下 2 项以上:厌食、恶心、呕吐、面色苍白。

5) 排除其他疾病所致,病史、体格检查及辅助检查无胃肠道或肾脏疾病以及其他疾病征象。

(3) 儿童良性阵发性眩晕:通常发生于幼儿,表现为突然的、短暂的"站立不稳"发作,表现为失去平衡或易跌倒,患儿可有眼震、头晕及恶心,持续时间短,常成簇发作,入睡后可缓解。长期随访常发展为典型先兆偏头痛。

【辅助检查】

1. 影像学检查　如头颅 MRI 或者头颅 CT,首选头颅 MRI。本检查的目的主要也是为了鉴别诊断。如果头痛病史小于 6 个月、存在中枢神经系统异常体征、头痛明显且呈进行性加重、颅内压增高表现时,需完善影像学检查除外其他疾病。

2. 脑电图检查　本检查主要是为了除外癫痫可能。尤其是针对伴有先兆症状的头痛患儿。

3. 实验室检查　血、尿代谢病筛查可除外遗传代谢病引起的头痛。

4. 腰椎穿刺检查　主要是为了除外中枢神经系统感染免疫性疾病和颅内压增高。

5. 其他　如超声心动图、胃肠道相关检查等排除心源性因素或胃肠道因素导致的头痛。

【鉴别诊断】

1. 胃肠道疾病　出现呕吐,如周期性呕吐,容易误诊为胃肠道疾病,需要完善腹部影像学等检查。

2. 颅内压增高　颅内压增高的患儿,会出现反复头痛、呕吐、精神状态差等表现,需注意排除本类疾病,行腰椎穿刺检查测颅内压和眼科检查明确。

3. 遗传代谢病　本病起病常有呕吐表现,可伴有头痛及精神状态欠佳,如线粒体脑肌病常伴有头痛,需警惕本病,完善线粒体、血氨、乳酸、血尿代谢病筛查等检查明确。

4. 癫痫　偏头痛呈发作性头痛,需要警惕本病可能,完善脑电图检查明确。

5. 颅内占位病变　本病因为占位效应导致头痛和呕吐表现,完善头颅影像学明确。

6. 脑炎　本病可有头痛、呕吐表现,但本病多有明确感染表现和病原学检查阳性,可通过脑脊液检查鉴别。

7. 脑血管病　本病可出现头痛甚至剧烈头痛,必要时完善头颅血管影像学检查,比如 MRA/MRV 等。

【治疗】

1. 治疗原则　首先判断偏头痛对患儿的生活质量影响情况,进行个体化综合治疗。目的是减少头痛发作次数和程度,减少头痛引起的身心痛苦及生活障碍。

2. 非药物治疗　①注意寻找偏头痛的诱发因素:焦虑、劳累、睡眠障碍、食物(如奶酪、巧克力、含咖啡因的饮料、熏肉、油炸食品等)、饮食不规律等,记录日记,避免诱发因素;②适当体育锻炼,多饮水,规律生活习惯;③生物反馈治疗,松弛疗法等。

3. 药物治疗

(1) 急性期治疗:缓解症状的治疗包括:①止痛或终止发作治疗,如对乙酰氨基酚或布洛芬;②针对头晕和呕吐的急性治疗,目前的措施效果并不理想,可尝试应用止吐剂;③对于周期性呕吐,可镇静治疗,如苯二氮䓬类等。另外,曲坦类药物大大改善了患者偏头痛的预后,本类药物能够选择性的激动 5-羟色胺受体。曲坦类多用于成人,但阿莫曲坦(almotrptan)和舒马曲坦(sumatriptan)可用于12 岁及以上的儿童使用,利扎曲坦(rizatriptan)可用于 6~17 岁儿童偏头痛患者。

(2) 预防性治疗:对于发作频繁或每次发作时间长、严重影响生活质量者可预防性治疗。①抗抑郁药:如阿米替林,起始 10mg 逐渐增至 1mg/(kg·d),对于儿童患者,美国 FDA "黑框警告"提示存在自杀倾向;②抗癫痫发作药物:丙戊酸钠或妥泰等,通过与安慰剂组比较,抗癫痫发作药物可减少发作次数;③抗组胺药:赛庚啶 0.25~1.5mg/(kg·d),2~12mg 睡前服用;④β 肾上腺素受体阻滞剂,如普萘洛尔,可减少头痛发作次数;⑤钙通道阻滞剂:如氟桂利嗪、桂利嗪、尼莫地平等;⑥认知行为疗法结合药物诊疗较单纯药物效果较好,单独的认知行为疗法也可减少头痛发作次数;⑦对于肥胖儿童,积极减肥有助于减少头痛发作次数;⑧教育家长积极寻找可能诱发头痛发作的因素。

➤ 附:儿童偏头痛诊疗流程图

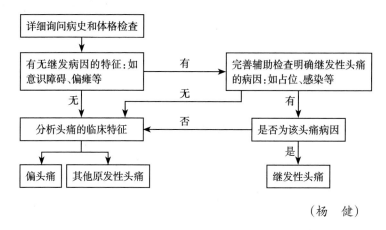

（杨　健）

参考文献

1. 包新华,姜玉武,张月华.儿童神经病学.3版.北京:人民卫生出版社,2021.

2. EIGENBRODT AK,ASHINA H,KHAN S,et al. Diagnosis and management of migraine in ten steps. Nat Rev Neurol,2021,17(8):501-514.

3. ASHINA M,KATSARAVA Z,DO TP,et al. Migraine:epidemiology and systems of care. Lancet,2021,397(10283):1485-1495.

4. ASHINA M,TERWINDT GM,AL-KARAGHOLI MA,et al. Migraine:disease characterisation,biomarkers,and precision medicine. Lancet,2021,397(10283):1496-1504.

5. ASHINA M,BUSE DC,ASHINA H,et al. Migraine:integrated approaches to clinical management and emerging treatments. Lancet,2021,397(10283):1505-1518.

6. OSKOUI M,PRINGSHEIM T,BILLINGHURST L,et al. Practice guideline update summary:pharmacologic treatment for pediatric migraine prevention: report of the guideline development,dissemination,and implementation subcommittee of the American Academy of Neurology and the American Headache Society. Neurology,2019,93(11):500-509.

第二节 发作性睡病

【概述】

发作性睡病(narcolepsy)是一种不明原因的睡眠障碍综合征,主要表现为白天警醒程度减退和不能抗拒的发作性过度嗜睡,包括猝倒症、睡眠瘫痪和入睡前幻觉。目前估计人群中发病率为0.03%~0.16%。典型的症状通常在青春期以后开始出现,但越来越多的研究表明约有 1/3 以上的患儿在 15 岁前就出现症状,甚至在 10 岁前就可以起病。发作性睡病的病因目前还不明确,主要发病机制包括遗传因素、病理生理基础和神经系统疾病。

【临床表现】

1. 嗜睡 嗜睡通常为首发症状,也可以是唯一症状。在环境温度较高、室内活动多和比较懒散的情况下会诱发。患者的发作无法受人的意志支配,一天内可反复数次。一天当中总是感觉疲惫,处于昏昏欲睡的状态,从而导致工作效率、警觉性和记忆力下降,甚至出现手部不自主运动、卧床不起及自言自语的表现。随着时间推移该症状可缓解,但很少有完全缓解的。

2. 猝倒发作 猝倒发作可在嗜睡数年后出现,很少以猝倒发作为首发症状。发作的频率存在较大差异,有的患者一生中仅几次发作,有的每天均有发作。猝倒的诱因包括大笑、暴怒、压力大、受惊等。猝倒的典型表现为下颚下垂,向前低头,手臂垂在两侧以及膝关节不能并拢。本发作可持续数秒或数分钟。儿童猝倒发作不是诊断所必须的。

3. 睡眠瘫痪 并不是所有患者都有睡眠瘫痪。患者会觉得自己不能活动肢体,不能说话,甚至不能深呼吸。在睡眠瘫痪发作时,患者无法移动肢体,不能讲话,不能睁眼,但此时患者仍然保持清醒,并且可以在事后回忆起发作时的情况。患者会有极度恐慌,存在濒死感。这种表现多为良性,会自发缓解。

4. 发作性睡眠 儿童患者多有白天突然的睡眠发作现象。可以发生在学校里、公共汽车上、饭桌前或看电视时。还有一些孩子在排队或洗澡时突然进入睡眠状态。

【辅助检查】

1. 神经电生理检查

睡眠实验室需完善多导睡眠监测(nocturnal polysomnogramn, nPSG)检查,并于次日白天行多次小睡潜伏期试验(multiple sleep latency test, MSLT)检查。

(1) nPSG 监测:监测前 2 周停用干扰睡眠的药物。监测前 1 周保持规律的睡眠-觉醒作息时间,应保证每晚 7 小时以上的卧床时间(儿童建议更长时间)。发作性睡病 nPSG 特点为入睡潜伏期缩短、出现睡眠始发 REM 睡眠现象(sleep onset rapid eye movement periods, SOREMP)、入睡后觉醒增加、睡眠效率下降、微觉醒次数增多、睡眠期周期性肢体运动增加、REM 睡眠期眼动指数增高等。

(2) MSLT:在 MSLT 检查前至少记录 1 周的睡眠日记,以排除睡眠不足及其他昼夜节律失调性睡眠障碍。在 MSLT 前夜应该进行标准的 nPSG 监测,以确保夜间睡眠时间 >7 小时。通常 nPSG 监测后次日白天进行 4~5 次小睡检查。发作性睡病患者会出现日间嗜睡现象,通过多次小睡试验,可以发现 2 次或 2 次以上的 REM 起始睡眠(即在入睡后 15 分钟内出现的 REM 睡眠),其平均睡眠潜伏期也明显缩短,短于 8 分钟。SOREMP 不仅见于发作性睡病,也可见于睡眠剥夺、阻塞性睡眠呼吸暂停综合征等。MSLT 阴性不能完全排除诊断,必要时重复该检查。

2. 脑脊液 Hcrt-1 检测 脑脊液中的 Hcrt-1 含量为发作性睡病 1 型的确诊指标。当患者脑脊液 Hcrt-1 含量≤110pg/ml 或 < 正常参考值的 1/3 时,诊断为发作性睡病 1 型。

【分型及诊断】

《国际睡眠障碍分类》第 3 版(International Classification of Sleep Disorders 3rd edition, ICSD-3)将发作性睡病分为 2 型:①发作性睡病 1 型,以脑脊液 Hcrt-1(hypocretin)水平显著下降为重要指标,在 1 型发作性睡病中,患者约 90% 的下丘脑分泌素神经元丢失,除了 REM 睡眠调节功能丧失外,还会导致促醒激素的抑制;②发作性睡病 2 型,既往称为非猝倒型发作性睡病,通常脑脊液中 Hcrt-1 水平无明显下降,且没有猝倒。

发作性睡病 1 型诊断标准为以下 2 条。

(1) 患儿存在白天难以抑制的困倦和睡眠发作,症状持续至少 3 个月以上。

(2) 满足以下 1 项或 2 项:①猝倒发作;②经过标准的 MSLT 检查平均睡眠潜伏期≤8 分钟,且出现≥2 次睡眠始发 REM 睡眠现象,nPSG 出现 SOREMP 可以替代 1 次白天 MSLT 中的 SOREMP,或免疫反应法检测脑脊液中 Hcrt-1 浓度≤110pg/ml 或小于正常参考值的 1/3。

发作性睡病 2 型诊断标准为以下 5 条。

(1) 患儿存在白天难以抑制的困倦和睡眠发作,症状持续至少 3 个月以上。

(2) 标准 MSLT 检查平均睡眠潜伏期≤8 分钟,且出现≥2 次 SOREMP,nPSG 出现 SOREMP 可以替代 1 次白天 MSLT 中的 SOREMP。

(3) 无猝倒发作。

(4) 未检测到脑脊液中 Hcrt-1 浓度或免疫反应法测得 Hcrt-1 浓度≤100pg/ml 或大于正常参考值 1/3。

(5) 嗜睡症状和/或 MSLT 结果无法用其他睡眠障碍如睡眠不足、阻塞性睡眠呼吸暂停综合征、睡眠时相延迟障碍、药物使用或撤药来解释。

【鉴别诊断】

1. 癫痫　发作性睡病的猝倒症状有时与失张力发作混淆。与猝倒不同的是,癫痫发作突发突止,通常不会由于强烈情绪诱发,可行脑电图检查鉴别。

2. 低血糖　低血糖发作时患儿可出现意识障碍,类似于睡眠状态,需要警惕,在发作时完善血糖检查可明确诊断。

3. 精神疾病　精神心理因素的患儿可出现类似睡眠的表现,通过多导睡眠监测可以明确。

4. 阻塞性睡眠呼吸暂停综合征　是一种因睡眠过程中上气道反复塌陷引起的、以阻塞性呼吸暂停和低通气为特征的疾病。表现为白天睡眠多、打鼾和睡眠中窒息或倒吸气等症状。

5. 脑血管病　伴有猝倒发作的发作性睡病1型患者,需注意排除脑血管病。

【治疗】

发作性睡病是一种终身疾病。目前尚无治愈方法,以对症治疗为主。除了非药物治疗方法外,几乎所有患儿还需接受针对嗜睡和/或猝倒的药物治疗。

1. 行为和生活方式调整　所有患儿和家庭均应接受关于行为方式和生活方式调整的教育,以减少疾病的影响。①应使患儿保持规律的睡眠-觉醒时间,并有足够的夜间睡眠时间,这对于发作性睡病患儿尤其重要。②白天进行有计划的小睡可部分缓解嗜睡症状。根据患儿年龄,小睡可计划在学校进行或放学回家后进行,持续 25~30 分钟。临床医生和父母与学校指导人员或学校其他工作人员进行密切沟通可能有助于确保患儿获得短暂的小睡机会。③患者和临床医生应对精神共病保持高度警觉性,因为约 1/3 的患儿会出现焦虑和轻度抑郁。笔者鼓励在诊断时进行心理咨询,包括家庭咨询。④患儿可能需要学校的特殊照顾,以获得最佳的学习环境。学校有时可采取其他照顾措施来提高患儿的警觉度,如将患儿座位调至前排或在长时间考试期间允许其中场休息。

2. 药物治疗　在诊断时,从嗜睡(及嗜睡所致的行为或认知问题)或猝倒来看,几乎所有发作性睡病患儿均有明显的功能受损。非药物治疗仅有部分疗效,几乎所有的儿童患者均需要接受药物治疗。一线药物治疗应根据以下因素来个体化选择:最困扰患者的症状(如嗜睡或猝倒),副作用和风险的考虑,以及患者和临床医生的偏好。一旦最严重的症状得到控制,则在有必要的情况下可使用额外药物来治疗其他症状。单药治疗更佳,但不一定可行。所有使用药物治疗的患儿均需接受仔细的定期监测,以确定疗效和不良反应(表 10-1)。

表 10-1 儿童及青少年发作性睡病药物推荐

推荐	青春前期儿童	青春期儿童
常规推荐	① 使老师了解这一疾病 ② 午饭后小睡一会儿 ③ 下午 4~5 点小睡一会儿	① 使老师了解这一疾病 ② 强调每日规律睡眠的重要性 ③ 夜间尽可能睡 9 个小时以上 ④ 下午 4~5 点小睡一会儿
治疗嗜睡药物	① 盐酸哌甲酯 5mg b.i.d. 或 t.i.d. 口服 ② 莫达非尼 100~200mg 口服	① 盐酸哌醋甲酯 5mg t.i.d. 口服;盐酸哌甲酯缓释胶囊 18mg 晨服,根据病情和年龄,可把最大剂量调至 54mg,晨服 1 次 ② 莫达非尼 100~200mg 口服
治疗猝倒药物	① 氯米帕明 25~50mg,睡前口服 ② 氟西汀 10~20mg 晨服 ③ 文拉法新 75~150mg 晨服	① 氯米帕明 50mg,睡前口服 ② 氟西汀 10~40mg 晨服 ③ 文拉法新 75~150mg 晨服

➤ 附:发作性睡病诊疗流程图

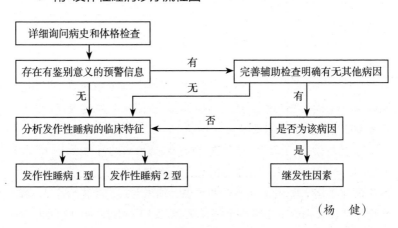

（杨　健）

参考文献

1. 包新华,姜玉武,张月华.儿童神经病学.3 版.北京:人民卫生出版社,2021.

2. 中华医学会神经病学分会. 中国发作性睡病诊断与诊疗指南. 中华神经科杂志,2015,48(6):445-452.

3. AMERICAN ACADEMY OF A SLEEP MEDICINE. ICSD3:international classification of sleep disorders. 3rd edi. Darien IL:American Academy of Sleep Medicine,2014.

第三节 阵发性运动障碍

【概述】

阵发性运动障碍(paroxysmal dyskinesia,PD)是一类少见的神经系统疾病,共同特点为突然且反复发作的异常运动,发作时不伴意识障碍,发作间期正常,包括肌张力不全、舞蹈、手足徐动、颤搐、投掷样运动或以上多种症状混合出现。因 PD 缺乏发作期及发作间期脑电图的癫痫样放电活动证据,至今未被归属于癫痫范畴。PD 按病因可分为原发性和继发性,继发性 PD 病因包括多发性硬化症、自身免疫性脑炎、HIV 感染、围产期缺氧缺血性脑病、脑卒中、颅脑外伤、甲状旁腺功能减退、甲状腺功能亢进等。原发性 PD 与遗传高度相关,在临床和遗传上异质性较大,根据发作诱因、发作形式、发作频率和持续时间等特点,将原发性 PD 主要分为 4 类:①阵发性运动诱发的运动障碍(paroxysmal kinesigenic dyskinesia,PKD);②阵发性非运动诱发的运动障碍(paroxysmal nonkinesigenic dyskinesia,PNKD);③阵发性持续运动诱发的运动障碍(paroxysmal exertion-induced dyskinesia,PED);④阵发性夜间运动障碍(paroxysmal hypnogenic dyskinesia,PHD)。

PKD 是 PD 中最常见的类型,人群发病率约为 1/150 000,多在儿童期或青少年起病,男女比例约为 4:1,表现为运动诱发、反复发作、持续时间短暂的运动障碍。PKD 可呈散发或家族性,家族性多为常染色体显性遗传伴不完全外显,常有婴儿期惊厥。散发病例男性较多。PKD 属症状学诊断,其发病机制尚未完全明确,*PRRT2*、*SCN8A*、*KCNA1*、*CHRNA4*、*DEPDC5*、*PNKD*(*MR-1*)、*SLC2A1*、*KCNMA1*、*ADCY5*

等多种基因突变均可以导致 PKD 表型,其中 *PRRT2* 基因突变最为常见,可见于散发或家族病例,c.649dupC 为突变热点。*PRRT2* 基因编码富脯氨酸跨膜蛋白 2(proline-rich transmembrane protein 2),表达于神经元突触,通过 Ca^{2+} 信号介导神经递质同步释放。在携带 *PRRT2* 基因突变的 PKD 家系中,外显率为 61%~90%。在 PKD 散发病例中,*PRRT2* 基因突变检出率为 25%~50%。*PRRT2* 基因突变表型还包括良性家族性婴儿癫痫(benign familial infantile epilepsy,BFIE)和婴儿惊厥伴阵发性舞蹈手足徐动症(infantile convulsions with paroxysmal choreoathelosis,ICCA),少数 PNKD、PED、偏瘫型偏头痛、热性惊厥及发作性共济失调病例也有该基因突变的报道。此外,功能神经影像学提示 PKD 可能存在皮层-丘脑-基底节环路功能障碍。

PNKD 是自发或由饮酒、咖啡、茶、疲劳、饥饿、精神刺激等非运动因素诱发的单侧或双侧非随意运动障,平均发病年龄 8 岁,可于婴儿期或儿童早期起病,极少数可晚至 50 岁发病,男女比例约为 1.4:1。PNKD 具有临床及遗传异质性,家族性主要呈常染色体显性遗传,伴有不完全外显,尚无散发病例报道。目前发现的相关致病基因包括 *PNKD1*、*PRRT2*、*PNKD2*、*KCNMA1* 及 *SLC2A1* 等,具体发病机制尚不清楚。本病存在多巴胺合成及储存能力下降,使突触后多巴胺受体数量和亲和力上调。酒、咖啡、茶或精神压力等因素导致黑质纹状体多巴胺过度释放,作用于功能上调的受体引起运动障碍发作,此为 PNKD 的可能机制之一。

PED 较为罕见,是由持续运动诱发的发作性肌张力不全的疾病,常见于行走或跑步后。发病年龄 2~30 岁,多于儿童期起病,男女比例约为 2:3,临床散发病例比家族病例更常见,仅约 10% 的患儿存在家族史。PED 病因及发病机制至今不清楚。家族性 PED 的遗传方式为常染色体显性遗传,相关致病基因包括 *SLC2A1*、*PRRT2*、*PNKD*(*MR-1*)、*GCHl*、*PDHA1*、*PARKIN* 和 *ECHSl* 等。*SLC2A1* 编码葡萄糖转运体 1,突变可导致葡萄糖不能通过血脑屏障,使脑组织能量供应缺乏,PED 是该基因突变的多种可见表型之一,相关突变热点包括 R333、R126 和 R169 等。

　　PHD 是一种在快速眼动睡眠期反复出现的肌张力不全、舞蹈样手足徐动及颤搐发作的疾病。本病起病年龄 0~20 岁，男女比例约为 7∶3。目前主流观点认为 PHD 本质为夜间额叶癫痫（nocturnal frontal lobe epilepsy，NFLE）。PHD 以散发为主，家族性多为常染色体显性遗传性夜间额叶癫痫（autosomal dominant nocturnal frontal lobe epilepsy，ADNFLE）。与 ADNFLE 相关的致病基因包括 *CHRNA4*、*CHRNB2*、*CHRNA2*、*KCNT1* 和 *PRRT2* 等，其他可能的致病基因包括 *DEPDC5*、*CRH* 和 *CHRFAM7A*。ADNFLE 具有临床和遗传异质性。根据其遗传学基础分为离子通道基因突变和非离子通道基因突变两大类。非离子通道基因突变者发病年龄相对较早，出现神经精神症状比例较高。非癫痫性的 PHD 可能主要与 *PRRT2* 和 *ADCY5* 基因突变相关。

【诊断】

　　1. 临床表现　　PKD 发作由突然的自主运动诱发，如起立、接电话或起跑等，运动的形式、速度及幅度的改变以及意图动作或在持续动作中加其他动作时诱发，突然的惊吓、情绪紧张、声音或图像刺激、过度换气等也可能诱发，部分患儿发作前受累部位会有肌肉紧张感、麻刺感和头晕等感觉性先兆。发作时表现为肌张力障碍、舞蹈、投掷样动作或混合发作，可累及单肢、偏身，也可为双侧交替或同时发作，当面部和下颌肌肉受累时可出现构音障碍。停止或减慢动作可能终止发作，一次发作后有短暂的恢复期，不能诱发第二次发作，发作间期神经系统检查无异常。PKD 发作时不伴意识障碍，每次发作持续数秒至 1~2 分钟，一般不超过 5 分钟，每天发作最多可达 100 余次。部分患儿临床表现可与婴儿惊厥、BFIE、ICCA、偏头痛、发作性共济失调等发作性疾病重叠。对于发作持续时间过长者，应考虑存在继发性因素的可能。

　　PNKD 不能由运动诱发，可由茶、咖啡、酒精以及疲劳、精神压力、饥饿、月经期、排卵期等非运动因素所诱发，少部分患儿在安静状态下可自发。患儿发作前可有肢体紧张感、口部不自主运动或焦虑等感觉性先兆。发作症状与 PKD 相似，以异常运动或姿势为特征，可表现为双侧肌张力障碍、舞蹈样动作和手足徐动症，异常动作多起源于单侧肢体，逐渐累及其他部位，也可伴有构音障碍，但意识不受损害。PNKD 的发作持续时间较 PKD 长，每次发作可持续约 5 分钟~6 小时。发作频率低于 PKD，每天 1~3 次至每年 1~3 次，常见为每周发作 1 次至数次，可有数月正常的间隔期。临床表现的严重程度各不相同，重者呼吸肌可受累而危及生命。PNKD 多于青春期达到高峰，20 岁后发作明显减少，部分女性患者在妊娠期间发作频率显著减少甚至消失。部分患儿临床表型与动眼危象、眼睑痉挛、睡眠相关性运动障碍等重叠。

PED 发作时间介于 PKD 与 PNKD 之间，可能是一种中间类型。既不能被突然运动诱发，也不能被酒、茶、焦虑、刺激和冷热等非运动因素诱发，多由长时间(15~30 分钟)持续性运动诱发。发作持续时间多为 5~45 分钟，一般不超过 2 小时。发作局限于长时间运动后的肢体，下肢受累多见，部分患儿可发生跌倒。停止诱发活动后数分钟可缓解。PED 患儿可存在不同程度的认知功能障碍，部分患儿的临床表型与癫痫、偏瘫型偏头痛、交替性偏瘫等重叠。

PHD 发作表现往往刻板，多于快速眼动睡眠期发生，白天小睡时亦可发作，觉醒状态下发作极为罕见。发作形式为额叶运动性发作，如阵发性肌张力不全、舞蹈样手足徐动、颤搐发作、觉醒或阵发性梦游样行为等，可伴有噩梦、言语、惊醒、哭喊、呼吸不规则及心动过速等。部分患儿可有非特异性先兆，如肢体麻木、恐惧、颤抖、头晕、坠落感或牵拉感等。单次发作持续时间 5 秒~5 分钟，一般不超过 2 分钟，发作时意识清楚，发作后无意识模糊并可重新入睡，醒后能够清晰回忆。平均发作频率数天 1 次至每天 1~20 次。患儿可同时伴有其他神经精神症状，如认知功能障碍和精神症状等。

2. 辅助检查 PKD、PNKD、PED、PHD 缺乏特异性辅助检查，长程视频脑电图和头颅 MRI 多正常。PKD 功能神经影像学(SPECT、MRS、rsfMRI)可能有基底节、丘脑或皮层结构或功能异常。发作期脑电图 PKD、PNKD 和 PED 无异常放电，PHD 可见尖波或棘波，发作间期睡眠脑电图可见低频癫痫样波。血电解质、血糖、钙磷代谢、甲状旁腺激素、甲状腺功能、胆红素、铜蓝蛋白、血尿代谢筛查等有助于鉴别诊断。基因筛查可发现相关基因突变。神经心理评估可为心理治疗提供依据。

3. 诊断标准

(1) PKD 临床诊断标准

1) 核心症状:①明确的运动源性诱发的肌张力障碍、舞蹈症、颤搐或以上几种形式混合存在;②发作时无意识丧失。

2) 支持证据:①存在发作预感;②运动发作持续时间 <1 分钟;③原地高抬腿试验阳性(要求患儿进行原地高抬腿运动,嘱患儿在出现发作预感时立刻停止运动,观察患儿发作情况,上述情况视为阳性结果,若持续进行 30 秒仍无发作,则为阴性);④低剂量钠通道阻滞剂(卡马西平、奥卡西平)能有效控制发作。

3) 需要排除其他疾病,如脑血管病、神经系统脱髓鞘疾病、代谢性疾病、甲状腺功能亢进、甲状旁腺功能减退、钙磷代谢异常、糖代谢异常、核黄疸、颅脑外伤、心因性疾病等。

4) 质疑诊断的警示标志:①运动发作持续时间 >1 分钟;②发作年龄 >20 岁;③头颅影像学发现异常或存在其他神经疾病或系统疾病;④对抗癫痫发作药物治疗无效;⑤发作间期存在其他异常表现。

5) PKD 基因诊断:可见 *PRRT2* 或其他相关基因突变。

(2) PNKD 临床诊断标准:①发生于婴儿期的肌张力障碍、舞蹈症和/或颤搐;②酒精或咖啡因可诱发,而非突然或持续运动所诱发;③发作持续时间多为数分钟至数小时,很少每天发作 1 次以上;④发作间期无意识丧失,神经系统查体正常;⑤排除其他继发性因素;⑥遗传学检测发现 *PNKD* 相关基因致病性突变。

(3) PED 临床诊断标准:①儿童至成人均可起病;②长时间或持续性运动(15~30 分钟)诱发的运动肢体肌张力障碍;③发作持续时间 5~30 分钟;④治疗反应各异。相关基因突变检测有助于诊断。

(4) PHD 临床诊断标准:①于睡眠中发生额叶运动性发作,伴噩梦、言语、肢体运动等;②持续时间5秒~5分钟;③神经系统查体正常;④可伴有智力下降、认知功能障碍和精神症状等;⑤神经系统影像学检查正常;⑥多导睡眠监测脑电图有阳性发现。原发性PD分类鉴别见表10-2。

表 10-2 原发性 PD 分类鉴别

PD 分类	起病年龄	诱因	主要症状	持续时间	重叠疾病
PKD	儿童、青少年常见	突然运动或姿势改变	肌张力障碍、舞蹈症、颤搐或混合症状	多小于1分钟	婴儿惊厥、BFIE、ICCA、偏头痛、偏瘫型偏头痛、发作性共济失调等
PNKD	多于婴儿期或儿童早期起病	自发或非运动因素	肌张力障碍、舞蹈症、颤搐	5分钟~6小时	动眼危象、眼睑痉挛、睡眠相关运动障碍等
PED	2~30岁起病,多儿童期起病	持续性运动	运动肢体的肌张力障碍	5~30分钟	癫痫、偏瘫型偏头痛、交替性偏瘫等
PHD	0~20岁起病	睡眠期	额叶运动性发作	5秒钟~5分钟	可伴其他神经精神症状

【鉴别诊断】

在鉴别诊断方面,PKD、PNKD 和 PED 常被误诊为癫痫发作,对抗癫痫发作药物反应良好,应注意鉴别。PKD、PNKD 和 PED 发作时无意识障碍,EEG 正常,缺乏发作后现象,有助于鉴别。此外,也需与小舞蹈病、低血糖症及心因性发作等鉴别。PED 多于长时间或持续性运动后出现,需与先天性遗传代谢病鉴别,尤其是脂肪酸代谢异常,血氨基酸及尿有机酸分析有助于鉴别。PHD 最易被误诊为夜惊,主要鉴别点为夜惊发作持续时间较长,一般在 5~10 分钟,发作以恐惧、哭闹等情绪症状为主,较少有运动性发作表现,发作一般出现在入睡后第一个睡眠周期的慢波睡眠期,伴 EEG 觉醒反应,无癫痫样电活动。PHD 还需注意与非癫痫性运动障碍、假性癫痫发作、正常睡眠行为、良性夜间睡眠障碍等鉴别。对临床发作特征与 PD 诊断标准有所偏离的患儿,还需仔细分析继发性病因。

【治疗】

PKD 对小剂量抗癫痫发作药物电压门控钠通道阻滞剂反应良好,尤其是卡马西平[1~4mg/(kg·d),分 2 次口服]、奥卡西平有良好的反应[1~5mg/(kg·d),分 2 次口服],部分患者对托吡酯、丙戊酸钠、拉莫三嗪、左乙拉西坦和加巴喷丁也有一定效果。治疗疗程个体差异较大,1/4 患者在 20~30 岁时可完全缓解,女性自发缓解率高于男性,另有 1/4 患者发作明显减少。缓解压力和焦虑等心理方面的治疗有助于降低发作频率,早期积极干预总体预后较好。

PNKD 治疗的重要策略是识别和避免诱发因素。抗癫痫发作药物多无效。地西泮、氯硝西泮等苯二氮䓬类药物可以减少部分患者的发作频率和严重程度,但多数患者仅初始反应良好,目前尚缺乏持续有效的治疗方案。加巴喷丁、左乙拉西坦、乙酰唑胺、氯巴占、卡马西平、生酮饮食、发作时短暂睡眠、进食大蒜、内侧苍白球刺激术对部分患者有效。治疗主要在于长期避免诱发因素及对症治疗,部分伴智力落后者预后较差。

PED 无特效治疗药物。左旋多巴、乙酰唑胺可减少部分患者的发作,生酮饮食、硫胺素(维生素 B_1)对部分患者有效,需长期对症治疗。

PHD 中年后发作多逐渐减少,抗癫痫发作药物对其有很好的疗效,预后较好。卡马西平、奥卡西平单药治疗可有效控制发作,严重病例需要一种以上抗癫痫发作药物联合治疗,可依据癫痫治疗情况酌情减停药物。

➤ 附:阵发性运动障碍诊疗流程图

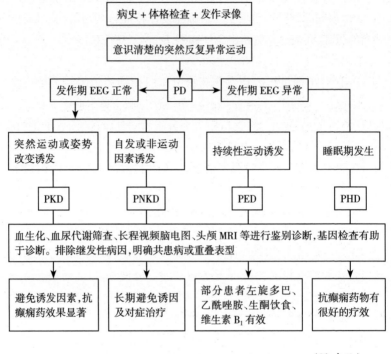

（梁建民）

参考文献

1. ROBERT MK, JOSEPH STG. Nelson Textbook of Pediatrics. 21th edi. Canada: ELSEVIER, 2020.

2. 包新华,姜玉武,张月华. 儿童神经病学. 3 版. 北京:人民卫生出版社,2021.

3. WALN O, JANKOVIC J. Paroxysmal movement disorders. Neurol Clin, 2015, 33 (1):137-152.

4. 田沃土,王田,曹立. 发作性运动障碍的分类及临床诊断思路. 中华儿科杂志,2016,49(8):655-659.

5. GARONE G, CAPUANO A, RAVAGLINI L, et al. clinical and genetic overview

of paroxysmal movement disorders and episodic ataxias. Int J Mol Sci, 2020, 21 (10):3603.

第四节　儿童交替性偏瘫

【概述】

儿童交替性偏瘫(alternating hemiplegia of childhood, AHC)是一种以眼球运动异常、肌张力不全、交替性偏瘫发作和认知损害为主要表现的罕见小儿神经系统发作性疾病,发病率为 1/100 万,少数可合并自主神经症状、癫痫、舞蹈样手足徐动症、共济失调等,至今发病机制不明,尚无特效治疗方法,预后不良。

AHC 的病因及发病机制尚不完全明确,最常见为 *ATP1A3* 基因突变导致,多数为新生突变,其中 D801N、E815K 和 G947R 为突变热点。与 AHC 相关的大多数 *ATP1A3* 基因突变位于 Na^+-K^+-ATP 酶 α_3 亚基的跨膜结构域中,持续降低了 Na^+-K^+-ATP 酶活性,但并不降低其 α_3 亚基的表达水平,导致 Na^+、K^+ 和 H^+ 等离子结合和转运缺陷,从而破坏和影响细胞内外酸碱平衡及细胞兴奋性。部分患者与 *SLCA1* 基因突变有关。

【诊断】

1. 临床表现　AHC 男女均可发病,多为散发,起病通常在 18 月龄内,可早至新生儿期,晚至 55 月龄。主要症状包括偏瘫发作、眼球运动异常、肌张力不全、发育迟缓,可合并自主神经症状、共济失调、癫痫发作、舞蹈样手足徐动、构音障碍等。病死率为 2.5%,死亡原因包括癫痫持续状态、可能的癫痫猝死和长时间四肢瘫痪过程中出现的呼吸衰竭。

AHC 可以分为 3 个阶段。

(1) 第一阶段:从生后数月开始至 1 岁左右,常以发作性眼球运动异常和肌张力不全首发。其中眼球运动异常最早出现,且左右不对称的眼球运动异常为 AHC 的早期特点。眼球运动异常表现形式有斜视、眼震、眼球跳动、非辐辏性凝视、眼球向上转动等,多为单侧。肌张力不全常累及四肢、躯干和颈部,持续时间从数秒至数小时,头面部相对少见,可表现为舌肌运动障碍、阵发性吞咽困难和呼吸困难。

(2) 第二阶段:以瘫痪发作为突出表现,可伴有眼球运动异常及智力运动发育倒退,可持续 1~5 年。典型瘫痪发生于清醒状态,持续时间从数分钟至数天不等,个别患儿可长达 2 周,但睡眠中和睡醒 1 小时内(多数 20~30 分钟)一般无明显瘫痪症状,在同一次瘫痪发作中偏瘫侧和健侧可相互转换。发作频率个体差异很大,从每天数次至 2 个月 1 次不等。部分病例发病前有明显诱发因素,包括紧张、兴奋、生气、疲劳、睡眠不足、发热、洗热水澡等。瘫痪发作可表现为偏瘫和四肢瘫,多为单侧上、下肢同时受累,也可单侧上肢和对侧下肢受累。面瘫相对较少见,若出现则表现为言语不清,可伴吞咽障碍,甚至发生分泌物误吸危及生命。瘫痪多为弛缓性,少数可为痉挛性。瘫痪同时常伴自主神经症状,如皮肤苍白或潮红、瞳孔散大或缩小、周围性发绀、腹泻、腹胀及体温升高等。瘫痪发作间期常有发作性肌张力不全及舞蹈样手足徐动症。肌张力不全可于偏瘫同侧或对侧肢体出现。眼球异常运动常与偏瘫肢体同侧,部分为双侧。发作性单眼的眼球震颤是一种非常罕见的眼球异常运动,可作为 AHC 的特征性表现之一。双侧发作性眼球震颤是一种少见的非特异性眼球异常运动,当同时出现发作性单侧瘫痪或肌张力不全时,需考虑 AHC 可能。

(3) 第三阶段:偏瘫发作明显减轻,几乎所有 AHC 患儿都存在认知损害,且随着病程延长而加重。AHC 的临床分期见表 10-3。

2. 辅助检查 AHC 缺乏特异性辅助检查,*ATP1A3* 基因的多种突变导致 AHC,热点突变包括 *D801N*、*E815K* 和 *G947G*。非癫痫性发作性事件的同期脑电图无明显特异性改变,可有偏侧慢波增多。绝大多数 AHC 患儿头颅影像学无明显异常,少数患儿可有小脑萎缩。

3. 诊断标准 *ATP1A3* 基因突变筛查有助于 AHC 早期诊断,在致病基因发现之前,只能依据临床表现来诊断,诊断标准为:①18 个月内起病;②反复双侧交替出现的偏瘫;③继发于偏瘫后或单独出现的四肢瘫;④单独或与偏瘫同时发生的其他发作性事件,包括肌张力不全、眼球异常运动或自主神经症状;⑤智力运动发育落后、舞蹈样

表 10-3 AHC 的临床分期

分期	持续时间	主要症状	持续时间	累及部位	发作间期	重症表现
第一阶段	数月龄至1岁	发作性眼球运动异常和肌张力不全常首发，部分合并癫痫发作	数秒到数小时	累及四肢、躯干和颈部，头面部少见	多无异常	可伴发性吞咽困难及呼吸困难
第二阶段	持续1~5年	瘫痪发作为突出表现，可伴单侧或双侧眼震及智力运动发育倒退，部分合并癫痫发作	数分钟到数天，个别可2周，1天数次到2个月1次不等	偏瘫或四肢瘫，多单侧肢体同时受累，也可单侧上肢和对侧下肢受累，面瘫较少见	可发作性肌张力不全及舞蹈手足徐动症	可伴吞咽障碍，分泌物误吸危及生命
第三阶段	6岁以后	偏瘫发作，认知损害，部分合并癫痫发作	偏瘫发作明显减少	同第二阶段	同第二阶段	癫痫持续状态，心肺功能不全

手足徐动症、肌张力不全或共济失调;⑥睡眠时无瘫痪发作,睡醒后
10~20 分钟内也可无瘫痪症状;⑦排除其他疾病。少数病例起病年
龄 >18 个月或无双侧偏瘫发作,但满足诊断标准的其他条件时,考
虑为不典型 AHC。由于 AHC 病初可无典型偏瘫发作,早期诊断非
常困难,早期筛查 AHC 的标准为:①出生 6 个月内出现局灶或单侧
发作性肌张力不全或弛缓性偏瘫;②生后 3 个月内出现发作性眼球
异常运动,为单侧或双侧眼震或斜视;③上述发作性事件同步脑电
图无特异性改变。AHC 的分子生物学诊断:*ATP1A3* 基因突变率为
78%~100%。

【鉴别诊断】

1. 烟雾病　可有偏瘫发作,但其临床发作过程不同于 AHC,影像
学检查(MRI,MRA,DSA)存在与临床体征相应的异常表现。

2. 线粒体脑肌病　特别是线粒体脑肌病伴高乳酸血症和卒中
样发作(mitochondrial encephalomyopathy with lactic acidosis and stroke-
like episode,MELAS)可能发生与 AHC 类似的交替性偏瘫、癫痫发作
和进行性智力障碍,但 MELAS 患儿常出现运动后血乳酸、丙酮酸水
平明显升高,肌活检可见破碎红纤维(ragged red muscle fiber,RRF),头
颅 MRI 可见脑实质有异常信号有助于鉴别。

3. 癫痫　特别是 AHC 患儿在偏瘫出现前以眼球运动异常及
肌张力不全为主要表现时易误诊为癫痫,偏瘫发作有时易被误诊为
Todd 麻痹,发作期视频脑电图(video EEG,VEEG)对二者鉴别很有
帮助。

4. 偏瘫型偏头痛　罕见 2 岁前起病者,其发作表现与 AHC 不同,
无进行性智力障碍,易于鉴别。

5. 先天性遗传代谢病　AHC 多数发病较早,部分患儿生后即可
出现发育落后及智力障碍,但在出现典型的交替性偏瘫之前不易确
诊。同型胱氨酸尿症发病在 5~9 个月,可表现为智力发育落后、惊厥,
可因脑血管血栓形成出现偏瘫,与 AHC 有相似之处,但该病有骨骼异
常及晶状体脱位有助于鉴别。葡萄糖转运体 1 缺乏症的轻型患儿常
以运动诱发的运动障碍为主要表现,包括共济失调、肌张力不全等,

多合并癫痫,在儿童期、青少年期或成年期常出现失神癫痫,*SLC2A1*基因检测有助于二者鉴别。此外,还需与其他先天性遗传代谢病鉴别,包括丙酮酸脱氢酶缺乏症、周期性麻痹以及 *CACNA1A*、*ATP1A2* 或 *SLC1A3* 基因缺失相关疾病等,通过血氨基酸、尿有机酸分析及基因检测有助于鉴别。AHC 出现偏瘫之前,其发作性肌张力不全还应注意与 PD、婴儿良性阵发性斜颈等鉴别。

【治疗】

目前尚缺乏特异性治疗方法,以发作间期避免诱因,发作期镇静、缩短偏瘫发作持续时间以及对症治疗为主,需按照 AHC 的不同临床阶段进行长期干预。本病预后差,多数患儿智力运动发育落后,遗留严重神经系统后遗症。

1. 去除诱因 大多数 AHC 患儿偏瘫发作有一定诱因,包括环境刺激(温度、拥挤、气味、睡眠不规律)、水接触(沐浴、游泳)、特定活动(运动、秋千)、光线(阳光、荧光)、食物(巧克力、食品着色剂)。应根据病史,寻找并尽量避免可能的诱因以减少发作。

2. 镇静 本病睡眠时无肢体瘫痪,通过镇静增加睡眠可缩短瘫痪持续时间。常用的镇静剂有水合氯醛和苯二氮䓬类药物(如劳拉西泮、地西泮),但此类药物不能降低发作频率。

3. 缩短偏瘫发作持续时间 氟桂利嗪作为一种非选择性电压依赖性钙通道阻断剂,可减少 AHC 的偏瘫发作,改善患儿生活质量,但具体机制尚不明确。其他钙通道阻滞剂对 AHC 无明显效果。国内推荐氟桂利嗪的剂量为 2.5~20mg/d,少数患儿口服氟桂利嗪症状改善数年后又再次发作增多,推测可能出现了耐药性。氟桂利嗪对于患儿的癫痫发作及智力、运动发育的疗效尚无确切证据。氟桂利嗪无效时,托吡酯可作为 AHC 的备选药物,但目前对托吡酯疗效仍存在争议。生酮饮食对 *SLC2A1*(*GLUT1*)患儿有效。

4. 对症治疗 控制癫痫发作可能减少 AHC 患儿因癫痫发作导致的死亡。四肢瘫痪发作过程中可伴有呼吸肌受累或合并自主神经功能障碍而引起呼吸衰竭,必要时可给予呼吸机辅助通气。

➤ 附:儿童交替性偏瘫诊疗流程图

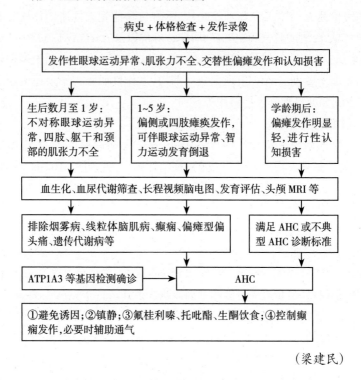

病史 + 体格检查 + 发作录像

发作性眼球运动异常、肌张力不全、交替性偏瘫发作和认知损害

生后数月至 1 岁:
不对称眼球运动异
常,四肢、躯干和颈
部的肌张力不全

1~5 岁:
偏侧或四肢瘫痪发作,
可伴眼球运动异常、智
力运动发育倒退

学龄期后:
偏瘫发作明显
轻,进行性认
知损害

血生化、血尿代谢筛查、长程视频脑电图、发育评估、头颅 MRI 等

排除烟雾病、线粒体脑肌病、癫痫、偏瘫型偏
头痛、遗传代谢病等

满足 AHC 或不典
型 AHC 诊断标准

ATP1A3 等基因检测确诊　→　AHC

①避免诱因;②镇静;③氟桂利嗪、托吡酯、生酮饮食;④控制癫
痫发作,必要时辅助通气

(梁建民)

参考文献

1. ROBERT M K,JOSEPH STG. Nelson Textbook of pediatrics. 21th edi. Canada:
   ELSEVIER,2020.

2. 包新华,姜玉武,张月华. 儿童神经病学. 3 版. 北京:人民卫生出版社,2021.

3. MIKATI MA,PANAGIOTAKAKI E,ARZIMANOGLOU A. Revision of the diagnostic
   criteria of alternating hemiplegia of childhood. Eur J Paediatr Neurol,2021,32:A4-A5.

4. 李淑品,张月华,杨小玲,等. 儿童交替性偏瘫的基因型与表型相关性. 中华
   儿科杂志,2018,56(11):811-817.

5. SAMANTA D. Management of alternating hemiplegia of childhood:a review.
   Pediatr Neurol. 2020,103:12-20.

第十一章　神经系统危重症

第一节　惊厥性/非惊厥性癫痫持续状态

【概述】

癫痫持续状态(status epilepticus,SE)是儿科最常见的急症之一,可危及生命。过去 SE 定义为单次癫痫发作持续 30 分钟以上或 30 分钟内出现多次癫痫发作且发作间期大脑功能未能恢复。为及时作出治疗决策,国际抗癫痫联盟(International League Against Epilepsy,ILAE)于 2015 年对 SE 的定义进行修订,新的 SE 定义给出 2 个时间点:癫痫发作超过 t_1 时间点,自行终止机制失效或导致癫痫发作时间异常延长的机制启动,需要给予终止发作的药物治疗;超过 t_2 时间点发作可产生远期脑损伤后果,包括神经元损伤、死亡和神经网络改变。损伤取决于癫痫发作类型和持续时间。对于全面惊厥性 SE,t_1 和 t_2 分别为 5 分钟和 30 分钟。5 分钟时间窗与开始紧急治疗的时间一致,超过 5 分钟的惊厥性癫痫发作如仍持续至 30 分钟或更长时间,更易造成进一步脑损伤且与治疗延迟及治疗反应延迟相关。其他类型 SE 尚未明确定义 t_1 和 t_2 的最合适时间间隔,尤其是非惊厥性 SE。ILAE 建议,局灶性 SE 伴意识受损,t_1 和 t_2 分别为 10 分钟和大于 60 分钟;失神性 SE,t_1 为 10~15 分钟,而 t_2 则未能定义。

SE 在充分使用一线和二线抗癫痫发作药物后惊厥仍未控制或每小时发作 2 次(或多次)且发作间期意识未能恢复到基线水平的状态定义为难治性癫痫持续状态(refractory SE,RSE),SE 给予麻醉干预后仍持续 24 小时或更长时间,或麻醉撤药后再复发时则定义为超难治性癫痫持续状态(super RSE,SRSE)。RSE 和 SRSE 提示为短期内不能解除的神经系统功能障碍,且属于与高死亡率相关的复杂的神经系统紧急事件。

SE 可以是急性脑病(或脑炎)的一个并发症,也可作为癫痫的一种表现发生,对于癫痫确诊者,癫痫是 SE 最明确的危险因素。SE 也可能是全身性疾病或神经系统疾病的一个急性症状,病因包括感染性发热、中枢神经系统感染、急性缺氧缺血性损伤、代谢性疾病(如低血糖、遗传性代谢病)、电解质失衡、创伤性脑损伤、肿瘤、脑血管事件(如出血)、药物因素(药物过量及毒品)、中毒及遗传学因素等。热性感染相关性癫痫综合征(FIRES)表现为新发难治性 SE,并在难治性 SE 发作前 2 周到 24 小时有前驱热性疾病,SE 发作时可伴也可不伴发热。

【诊断】

1. 临床表现 SE 主要分为惊厥性癫痫持续状态(局灶性或全身性)和非惊厥性癫痫持续状态(复杂部分性发作或失神性发作)。SE 中全面性惊厥性癫痫持续状态(gene-ralized convulsive status epilepticus,GCSE)最常见最严重,临床特征为意识障碍伴惊厥发作、肢体或躯干持续强直和/或阵挛性抽搐,伴双眼凝视/上翻等异常运动,脑电图监测可见持续痫样放电。惊厥性单纯部分性 SE 的特征为肢体部分性运动性痫性发作,意识保留,自主神经系统调节功能保留,抽搐发生部位(肢体)取决于致痫灶在运动皮层的位置。非惊厥性 SE(non convulsive status eplepticus,NCSE)临床可表现为阴性症状到阳性症状,如失神、紧张、失语、意识混沌、独立的意识障碍、昏迷、兴奋、自动症(不自主动作)、幻觉、精神错乱、谵妄等,脑电图有明确的癫痫电活动,周期性出现癫痫样放电伴临床同步癫痫性发作等特征,抗癫痫发作药物治疗对其临床及脑电图异常可有改善。

2. 并发症 SE 可导致全身性改变,并加剧 SE 形成不良循环,严重者危及生命,常导致以下严重临床状态。

(1) 低氧血症:惊厥性 SE 可使病者出现通气障碍、氧耗增加、口腔、呼吸气道分泌物增多,终致通气障碍。惊厥的持续可进一步诱发并加重机体内代谢紊乱,包括脑内葡萄糖水平下降、乳酸酸中毒以及脑内三磷酸腺苷(ATP)耗竭。重度低氧血症和酸中毒亦可导致心肌功能受损、心输出量下降和低血压,从而进一步加重脑细胞功能破坏。

(2)代谢性酸中毒:惊厥性 SE 时肌肉持续强直痉挛状态,体内乳酸堆积产生代谢性酸中毒,呼吸肌痉挛则导致呼吸功能障碍加重,二氧化碳潴留而产生呼吸性酸中毒,严重者 pH 甚至可低至 7.0以下。

(3)血糖异常变化:SE 发生后机体亦持续应激,儿茶酚胺释放和交感神经张力增高,在癫痫发作初始阶段血糖通常升高。随着代谢大幅增高,能量消耗需求超过产能,长时间发作最终导致低血糖。

(4)血压紊乱:由于儿茶酚胺大量释放和交感神经张力增高可导致高血压、心率快及中心静脉压升高。同时脑血流量大幅增加,此为脑代谢需求增加的代偿。随发作持续,血压逐步下降,最终可导致低血压,脑血流灌注随之下降。尽管脑血流量或可高于正常水平,但不足以满足因 SE 导致的基础代谢和氧耗增高的需求。

(5)颅内高压:SE 发生导致颅内压升高,同时进一步干扰机体基础代谢和氧供状态,最终引起脑水肿,进而加重颅内高压而形成不良循环。促使颅内压进一步升高的因素还包括后续发生的代谢性酸中毒、低氧血症以及二氧化碳潴留,伴代偿性脑血管扩张和脑血流量增加。

3. 其他表现 发热性疾病者可有外周血白细胞计数升高。非脑膜炎或脑炎者亦可出现 CSF 细胞增多。持续全身性肌肉过度性活动(收缩)可致体温升高,横纹肌溶解并引起高钾血症、肌酶增高以及肌红蛋白尿,若伴低血压可引起急性肾功能衰竭。

4. 快速评估

(1)初始评估(0~5 分钟):在救护车/急诊完成简短体格检查,评估呼吸和循环状况。可能需要的支持性治疗(氧疗、辅助通气)。建立静脉通路,持续生命体征监测。快速神经系统检查,对 SE 进行初步分类。详细收集病史有助于确定 SE 病因或诱因。

(2) 快速检测:尽快采集样本检测以下检验项目:全血细胞计数、微量血糖、血清电解质、钙、镁水平、动脉血气及 pH、尿和血液毒理学分析、抗癫痫发作药物的血清水平。存在全身性感染或中枢神经系统感染患儿应进行血培养和脑脊液常规、生化指标检查与培养,按需进行病原 PCR/病原学基因组学分析(mNGS)送检。

生长发育指标延迟的 SE 者,尤其小于 6 月龄的婴儿,需考虑先天性遗传代谢性疾病,除以上项目外还应检测血氨、血浆氨基酸、血浆酰基肉碱、凝血酶原时间(prothrombin time,PT)、活化部分凝血活酶时间(APTT)、血乳酸、丙酮酸、尿液分析、尿液有机酸分析以及地方医疗机构设定的新生儿代谢病筛查项目。

病情稳定后需讨论神经影像学检查必要性。腰椎穿刺前通常推荐先行 CT 以排除占位性病变,尤其存在神经系统局灶性体征患儿。SE 病因不明时推荐头颅 MRI 检查。

(3) 生命体征监测:给予呼吸、心率、血压、脉搏、瞳孔、心电及血氧监测。SE 一般不引起体循环低血压,但许多用于 SE 治疗的药物可导致体循环低血压。低血压者应密切关注潜在的全身性疾病或感染。

(4) 脑电图(EEG)检测:条件允许应紧急脑电图检查以确定是否 SE,病情不允许也尽量在发作停止后 1~2 小时内进行,脑电图呈弥漫性异常慢波化抑制性背景通常可持续数小时至数日。危重者基础疾病无法充分解释其昏迷程度时,持续脑电监测如存在癫痫电发作不伴临床症状,应考虑非惊厥性癫痫发作可能。

(5) 神经影像学分析:对 SE 为首发表现的癫痫以及 SE 的恢复未遵循预期过程的患儿很有必要。头颅 CT 检查多在急诊科进行,MRI 则对病因分析更有价值。

【治疗】

治疗总原则是遵循 SE 处理流程及早进行,尽快终止临床发作和电发作;积极查找病因并治疗;支持疗法,维持呼吸、循环、水电解质平衡并保持内环境稳定。通常包括院外/院前处置(社区、家中、救护车内等)及院内处置,临床干预重点针对惊厥发作,本章节主要针对惊厥性 SE 进行讨论。

1. 稳定病情

(1)院外接诊:判断为惊厥性 SE 后临时治疗药物推荐地西泮,直肠给药 0.5mg/kg,最大 20mg,亦可肌内注射咪达唑仑,0.2~0.3mg/kg。尝试建立静脉通路,地西泮可静脉滴注 0.3mg/kg(>12 岁为 0.2mg/kg,1 个月至 5 岁最大 5mg;>5 岁最大 10mg)。即时做好气管插管人工通气的所有准备。

(2)院内处置:急性发作期治疗(急诊部门/重症监护室),RSE 和 SRSE 治疗(重症监护室)。依据惊厥性 SE 定义给予的 t_1(5 分钟)和 t_2(30 分钟)两个时间点评估病程进展状态,按阶段性管理流程进行。

优先保证呼吸系统气道通畅和通气换气功能正常,预防和减轻低氧血症。持续性癫痫发作和/或抗癫痫发作药物导致的呼吸抑制均可发生急性呼吸功能衰竭。多数 SE 急性期出现血糖水平升高,需密切/动态观察,可暂不给予治疗。但要警惕非酮症性或酮症性高血糖促发的 SE,且可能是糖尿病的早期表现,必要时行尿酮、糖化血红蛋白等相关检测。低血糖可用 10%GS 治疗(生酮饮食治疗除外)。惊厥性 SE(尤其出现低氧血症时)可能降低脑内葡萄糖水平,加重脑乳酸酸中毒,惊厥时间持续延长,导致神经元进一步损伤。低血糖的糖尿病患者可因"全面性或局灶性癫痫发作"或"偏身强直姿势和轻偏瘫等局灶性综合征"就诊,其偏身强直姿势类似癫痫发作,轻偏瘫可类似发作后状态(Todd 麻痹),此类状态应接受葡萄糖治疗而非抗癫痫药。SE 常导致代谢性酸中毒,但常可在癫痫发作控制后不经治疗而消退。发热的 SE 应积极退热治疗并关注 FIRES 的发生。

2. 初始治疗(5 分钟) 快速评估阶段如惊厥发作持续 5 分钟仍未自限(癫痫发作终止机制失效),进入惊厥性 SE 前期的干预时间点 t_1,应积极药物治疗。

(1) 初始药物治疗:应立即有效控制 SE,最常用抗惊厥药物包括咪达唑仑和地西泮,可快速控制癫痫发作,为初始治疗的一线药物。咪达唑仑常可在 1 分钟内有效终止发作,可通过肌内注射、经鼻、口服、经颊黏膜或直肠等途径给药。未建立静脉通路时可肌内注射 0.2~0.3mg/kg,初始量为 0.2mg/kg,单次给药,随后 0.05~3mg/(kg·h)维持,持续输注可控制难治性惊厥性 SE。亦可选择地西泮 0.2~0.3mg/kg 静脉给药,输注速率 2mg/min,最大 10mg,给药后的 5~10 分钟期间评估其作用。如 5 分钟后仍持续发作可重复给予。给予 2 剂次以上苯二氮䓬类药物会增加呼吸抑制风险。也可选择静脉注射苯巴比妥,剂量为 15mg/kg,单次给药。已有氯硝西泮的静脉剂型用于治疗 SE,作用与其他苯二氮䓬类相似,作用持续时间长于地西泮。静脉给予抗癫痫类药物是有效控制 SE 另一方案,包括丙戊酸盐(VPA)、苯巴比妥或左乙拉西坦(LVE),剂量根据体重确定。对于初始给予了 2 剂苯二氮䓬类和 1 种二线抗癫痫发作药物,癫痫活动仍然持续者,需关注难治性癫痫持续状态发生,同时进入下一阶段的治疗。

(2) 无法建立静脉通道时:发作 3 分钟内仍无法建立静脉或骨髓通路时,可选择咪达唑仑经鼻、颊黏膜、直肠或肌内注射给药,亦可给予地西泮灌肠或直肠凝胶剂型快速给药。

(3) 控制 SE 的其他药物:抗癫痫发作药物可作为配合全身麻醉治疗加以应用,一线抗癫痫发作药物为苯巴比妥或 VPA。二线和三线药物通常为 LVE 静脉剂型和拉考沙胺静脉剂型。苯巴比妥通常在一线药物无效时使用,起始量 15~20mg/kg,静脉最大输注速率 2mg/(kg·min),上限 50mg/min,随后每 30 分钟给予 8~10mg/kg,能有效控制发作,通常不引起严重低血压或呼吸抑制。VPA 可作为全程抗癫痫发作药物应用。静脉给药负荷量 20~40mg/kg,给药时间 5~10 分钟,10~15 分钟后可重复给药。LVE 有口服剂和静脉用剂型,治疗惊厥性 SE 的量为 40mg/kg,静脉注射,输注时间 5 分钟,5mg/(kg·min)。LVE 的静脉制剂亦被推荐用于 <2 岁幼儿,拉考沙胺有口服和静脉用剂型,对于难治性强直性 SE,50mg 或 100mg 静脉输注治疗可获得

疗效。

3. 神经系统功能评估(30 分钟) 大多数患者在初始药物治疗后,于全面性发作结束 20~30 分钟内开始恢复反应能力,但恢复所需时间差异较大,需密切监测生命指征,惊厥性 SE 达 30 分钟或更长时间将造成进一步脑损害或需考虑脑内已存在致病因素导致癫痫发作终止机制持续失效,此阶段再次全面评估神经系统功能非常重要,应查找可提示潜在病因的表现,出现不对称性或局灶性症状与体征可提示颅内定位病损,癫痫首发表现为 SE 或 SE 的恢复未遵循预期过程,应积极进行神经影像学分析(头颅 CT/MRI)。存在全身性或中枢神经系统感染征象者应实行腰椎穿刺脑脊液检查。初始治疗后意识水平在数小时内仍不能恢复正常的所有 SE 患儿均应持续监测 EEG。

4. RSE 和 SRSE 的控制(>30 分钟) RSE 在定义上并不强调发作持续的时长,完成初始措施后,惊厥性 SE 仍持续 30 分钟,则需要按 RSE 在 PICU 接诊和治疗,并进行持续脑电图监测(aEEG)。通常添加二线抗惊厥/癫痫药物(如 LVE 和 VPA)治疗或通过麻醉药物(如咪达唑仑,异丙酚,巴比妥酸盐)静脉持续注射,进入药物诱导性昏迷以控制癫痫发作。常用的麻醉药物是戊巴比妥、咪达唑仑和丙泊酚,且仅适用于惊厥性 SE,不推荐用于非惊厥性 SE。咪达唑仑为最常用的一线麻醉药物,二线药物为戊巴比妥和丙泊酚。使用戊巴比妥、咪达唑仑或丙泊酚控制 RSE 和 SRSE,目标诱导持续 24~48 小时的脑电图爆发-抑制背景模式,随后缓慢减少用药剂量,观察癫痫发作是否再次出现。如果癫痫发作继续出现,可再度诱导并维持脑电图爆发-抑制模式 24~48 小时,之后再次评估。

(1) 咪达唑仑:初始量以 0.2mg/kg 单次快速静脉注射,随后以 0.05~2mg/(kg·h)维持。

(2) 丙泊酚:1~2mg/kg 静脉注射,5 分钟可重复,最大 5mg/kg,随后以 4~10mg/(kg·h)维持,持续使用 48 小时以上给药速率 <5mg/(kg·h),并且需要持续全面监测,长时间(48 小时以上)持续使用者需密切关注丙泊酚输注综合征(PRIS),其临床包括致命性酸中毒(代谢

性酸中毒、乳酸性酸中毒)、横纹肌溶解症(骨骼肌及心肌)、高钾血症、高甘油三酯血症、肺水肿、心动过缓、心功能不全和肾衰竭等状态。丙泊酚禁用于生酮饮食治疗中的患儿,此2种治疗均涉及脂肪酸代谢,二者产生的代谢不相容。

(3) 戊巴比妥:初始以 5~15mg/kg 剂量单次快速静脉注射,随后 0.5~5.0mg/(kg·h)维持。

(4) 非特异性治疗:基于临床可见疗效,免疫调节性治疗包括类固醇和促皮质素、静脉注射免疫球蛋白或血浆置换,一直以来广泛用于控制 RSE 和 SRSE,并认为是重要措施。

(5) 其他疗法:其他抗癫痫发作药物如拉莫三嗪、奥卡西平和托吡酯可能有治疗作用。硫酸镁、氯胺酮亦被尝试应用。已有大量研究证明生酮饮食可控制癫痫性脑病。吡哆醇注射同样也建议常规应用,推荐剂量 200~300mg/d。低温疗法也被用于处理 SRSE。

5. 预后　发作持续延迟和/或治疗不充分的 SE 儿童,存在残留的神经系统后遗症,包括继发性药物难治性癫痫以及其他神经系统功能障碍,如局灶性运动障碍、精神发育迟滞、情绪与行为障碍等。首次发作就表现为 SE 时,再出现任何类型癫痫发作的复发性 SE 风险更高,复发的其他危险因素包括远期症状性病因、EEG 持续异常、睡眠癫痫发作、热性惊厥病史、发作后局灶性障碍(如 Todd 麻痹)等。引起的呼吸系统、心血管或代谢并发症甚至可导致死亡,儿童 SE 死亡率为 3%~9%,基础性疾病、SE 持续时间以及年龄因素均可直接影响预后,亦为死亡的主要影响因素。难治性 SE 是经过恰当治疗仍存在的持续性癫痫发作,其并发症的发病率和死亡率更高,反复癫痫发作以及新发神经功能障碍也更常见。RSE 和 SRSE 应考虑全外显子基因测序用于发现潜在的基础病因。

➤ 附:惊厥性癫痫持续状态诊疗流程图

| 快速病情
评估
(0~5 分钟) | **院前处理/急诊救治**
1. 稳定患儿状态(检查气道、呼吸、循环及神经系统异常状态)
2. 基础生命指征监测
3. 评估氧合水平,吸氧,如需要辅助通气可考虑气管插管
4. 开始 ECG 监测,视条件进行脑电图检测
5. 测微量血糖,发生低血糖需积极纠正
6. 建立静脉通路,辅助检查:血液、电解质、毒物分析、抗癫痫
　药物血药浓度
7. 惊厥性 SE 院前抗惊厥药物:地西泮直肠给药 0.5mg/kg,最
　大 20mg,或咪达唑仑肌内注射 0.2~0.3mg/kg |

是　◇是否仍有惊厥性癫痫发作?　否

| 初始药物
治疗
(5~ 分钟) | **惊厥性癫痫发作持续 5 分钟仍未自限,首选苯二氮䓬类药物作
为初始药物方案**
选择以下方案中的一种作为一线治疗:
IM 咪达唑仑(0.2~0.3mg/kg),单次给药,或者
IV 地西泮(0.3mg/kg,最大 10mg,必要时 5 分钟可重复给药 1
次),或者
IV 苯巴比妥(15~20mg/kg,单次给药)
**以上方案未能执行(如未建立静脉通路),可尝试选择以下方案
其中一种:**
直肠地西泮(0.5mg/kg,最大 20mg),或者
IM 或经鼻或含服咪达唑仑(0.2~0.3mg/kg) |

是　◇是否仍有惊厥性癫痫发作?　否

| 二线药物
阶段
(10~ 分钟) | **关于二线治疗方案的选择尚无明确证据支持**
可选择以下方案中的一种作为二线治疗,单次给药:
IV 苯妥英钠(15~20mg/kg,静脉输注,1mg/(kg·min),最大输注
速率 <50mg/min),或者
IV 丙戊酸钠(20~40mg/kg,静脉输注 >10 分钟,并 1~2mg/(kg·h)
维持,或者
IV 左乙拉西坦(40mg/kg,5mg/(kg·min),输注时间 >15 分钟)
以上方案不可行,可选择以下方案(如尚未应用过):
IV 苯巴比妥(15~20mg/kg,2mg/(kg·min),最大输注速度 <100mg/min) |

是　◇是否仍有惊厥性癫痫发作?　否

| 难治性
阶段
(>30 分钟) | **难治性惊厥性 SE 阶段治疗方案的选择尚无明确证据支持**
可重复二线治疗方案,或选择麻醉剂:咪达唑仑、苯巴比妥、丙泊
酚(持续脑电图监测,诱导麻醉至脑电背景呈现爆发-抑制水平) |

如意识水平回复基线状态则对症治疗

(杨思达)

参考文献

1. TRINKA E,COCK H,HESDORFFER D,et al. A definition and classification of status epilepticus——report of the ILAE task force on classification of status epilepticus. Epilepsia,2015,56(10):1515-1523.

2. ZHANG T,MA J. Focal status epilepticus-related unilateral brain edema: magnetic resonance imaging study of children in southwest China. Pediatr Neurol,2019,92:60-66.

3. MCTAGUE A,MARTLAND T,APPLETON R. Drug management for acute tonic-clonic convulsions including convulsive status epilepticus in children. Cochrane Database Syst Rev,2018,1(1):CD001905.

4. DALZIEL S R,BORLAND M L,FURYK J,et al. Levetiracetam versus phenytoin for second-line treatment of convulsive status epilepticus in children (ConSEPT):an open-label,multicentre,randomised controlled trial. Lancet, 2019,393(10186):2135-2145.

5. SPECCHIO N,PIETRAFUSA N,BELLUSCI M,et al. Pediatric status epilepticus:Identification of prognostic factors using the new ILAE classification after 5 years of follow-up. Epilepsia,2019,60(12):2486-2498.

第二节 急性脑水肿与颅内高压

【概述】

脑水肿是引起颅内压(intracranial pressure,ICP)增高最常见的原因,ICP是颅内脑脊液(cerebrospinal fluid,CSF)压力,儿童CSF压力正常范围(第10百分位到第90百分位)为9~21mmHg(12~28cmH$_2$O),不同年龄段ICP正常范围为新生儿1.5~6mmHg,幼儿3~7mmHg,年长儿10~15mmHg。ICP>20mmHg(27cmH$_2$O)超过5分钟且有症状或体征者定义为颅内高压,视为启动降压治疗的阈值。急性脑水肿可短时间内导致ICP增高、缺血性脑损伤,并可导致潜在灾难性的ICP增高危象(脑疝)。本章节着重阐述内科疾病导致的急性脑水肿及由此产生的 ICP 增高与临床危象。

急性脑水肿按病理分 3 种类型(表 11-1),急性脑水肿、脑血容量
(cerebral blood volume,CBV)改变、CSF 流出梗阻、局灶性脑灌注缺损、
脑血流量(cerebral blood flow,CBF)水平变化、脑血管二氧化碳(CO_2)
反应性、脑血管炎等病理因素最终可引致 ICP 增高,脑疝、缺血综合征
和死亡风险亦同时显著增高。

表 11-1　急性脑水肿的病理分类

病理分类	病理改变与致病因素
细胞毒性水肿或细胞水肿	• 神经元细胞直接损伤导致的细胞内肿胀 • 原因包括严重脑损伤(创伤性脑损伤、创伤性轴索损伤)、缺氧缺血性损伤、中枢神经系统(CNS)感染 • 水中毒所致或为可逆性,其他因素通常不可逆,治疗对最终结局作用甚微
血管源性水肿	• 毛细血管内皮细胞通透性增加致液体进入细胞外间隙,神经元不是主要受损成分,细胞内可不发生水肿 • 原因包括脑肿瘤、颅内血肿、脑梗死、脑脓肿、中枢神经系统(CNS)感染 • 减轻水肿治疗可以预防周围脑组织继发性缺血性损伤 • 激素治疗占位性病变发生的血管源性水肿可获益
间质性水肿	• 脑室周围白质内液体增加,细胞内可不发生水肿 • 与梗阻性脑积水发生一样,CSF 流体静压增加是最常见原因

颅内成分体积增加的代偿机制是血流和 CSF 沿脊髓轴移位进入
颅外空间以维持 ICP 在正常范围,颅内成分容积额外增加的任何病变
最终导致失代偿,体积轻微增加即可引起 ICP 曲线陡增(图 11-1),是
急性脑水肿致颅内高压最直观表达。

脑灌注压(cerebral perfusion pressure,CPP)是反映脑灌注充分与
否的临床指标。ICP 高于颈静脉压(jugular venous pressure,JVP)时,
CPP 为平均动脉压(mean arterial pressure,MAP)与平均 ICP 之差,
CPP=MAP-ICP;JVP 高于 ICP 时,CPP=MAP-JVP。儿童正常 CPP 值

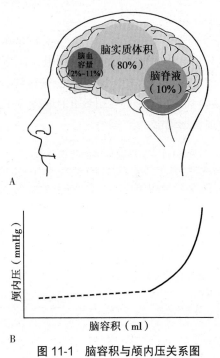

A

B

图 11-1　脑容积与颅内压关系图

A 为颅内成分容积占比；B 为脑容积与颅内压非线性关系图,脑容积增加早期,由于颅内代偿机制,ICP 可维持相对稳定,呈小幅上升(虚线部分)。脑容积持续增加并到达临界点时,代偿机制衰竭,即使容积有小量增加也引起 ICP 急剧上升(实线部分)。

至少为 40~60mmHg,无论是 MAP 减低还是显著 ICP 增高,造成 CPP 下降低于临界水平都会导致 CBF 不足而出现缺血性损伤。因此治疗 ICP 增高的主要目标是维持 CBF。可显著影响 CBF 因素有：①动脉血氧分压(PaO_2),低于 50mmHg 时影响最显著,可致脑血管舒张以尽力维持脑部供氧；②动脉血二氧化碳分压($PaCO_2$),增高时脑血管舒张和 CBF 增加,低碳酸血症则减少 CBF,由于对 $PaCO_2$ 变化的反应敏感而且迅速,当 ICP 增高并将发生脑疝时,紧急治疗性过度通气降低 $PaCO_2$ 水平可减少 CBF,暂时缓解 ICP 过度增高；③正常情况下脑内调节(自动调节)CBF 机制的代偿空间极为有限。

多种病因可致儿童急性脑水肿与 ICP 增高(表 11-2),以急性感染最为常见。

表 11-2　儿童急性脑水肿与颅内高压常见病因

颅内因素急性脑损伤	非神经源性急性脑损伤
感染性疾病 脑炎、脑膜脑炎、脑脓肿、自身免疫性抗体相关等 **非感染性疾病** (1) 脱髓鞘性:中枢性脱髓鞘性脑病、视神经脊髓炎谱系障碍、急性播散性脑脊髓炎、多发性硬化等 (2) 颅内出血:硬膜下、硬膜外或脑实质出血,动脉瘤破裂出血等 (3) 颅内血管性疾病:脑梗死 (4) 颅内肿瘤 (5) 创伤性脑损伤 (6) 脑积水:急性梗阻性/交通性、硬膜下/外 (7) 中枢神经系统(CNS)静脉血流出颅腔受阻状态 (8) 特发性颅内高压(假性脑瘤)	(1) 缺氧缺血性脑病:窒息、心肺骤停、心力衰竭、呼吸衰竭、青紫型先天性心脏病、癫痫持续状态、严重贫血、休克等 (2) 脑病:遗传代谢性疾病、恶性高血压、肾性高血压、暴发性肝炎/肝功能衰竭、药物源性、瑞氏综合征等 (3) 全身性感染:重症肺炎、炎性与脓毒症相关性脑病等 (4) 中毒:气体、食物、金属、毒性药物等 (5) 代谢紊乱与酸碱及水电解质失衡:严重低血糖、糖尿病酮症昏迷及高渗性昏迷、氨基酸代谢紊乱、急性低钠血症、水中毒、高碳酸血症、代谢性酸中毒等 (6) 长时间应用肾上腺皮质激素后突然停药或减量过快 (7) 糖尿病应用胰岛素不当使血糖骤降 (8) 尿毒症经透析后使血尿素氮骤降 (9) 临终状态

【诊断】

1. 临床表现　急性脑水肿及 ICP 增高的临床表现与其病理改变密切相关,并取决于年龄、病因/原发病、ICP 增速、病变部位以及是否占位等因素。急性脑水肿除自身造成严重脑功能障碍之外,可导致潜在的灾难性 ICP 增高危象,两者临床表现重叠,不能轻易区分两者中的占比,表征上或以 ICP 增高为多,属临床紧急状态,需及时识别以下重要临床表现,诊治全程密切关注急性脑疝。

(1) 头痛:婴幼儿表现激惹、烦躁、尖叫、拍头,对环境无兴趣、嗜睡,睡眠障碍。前囟张力增高/膨隆,骨缝裂开,头围异常增大,头部浅表静脉显张/怒张。年长儿表达头痛/剧烈头痛。

(2) 呕吐:呈喷射样,与进食无关,不伴恶心。婴幼儿不一定呈喷射样,频繁呕吐需关注颅内占位。

(3) 意识障碍:出现精神症状及突发意识混沌或昏迷,需及时识别脑疝,尤其严重脑创伤或颅内出血者。

(4) 视乳头水肿:婴幼儿少见,前囟未闭婴儿甚至不出现,急性阶段未见视乳头水肿并不能排除 ICP 增高。

(5)"Cushing"三联症(颅内高压三联症):高血压、心动过缓和呼吸抑制(呼吸节律异常),属脑疝前兆或脑疝形成,ICP 增高婴幼儿的心动过缓并不常见。

(6) 眼部症状:瞳孔改变,球结膜充血水肿,眼外肌麻痹、眼内斜、眼睑下垂,眼球突出及视野缺损等。

(7) 肌张力异常:异常步态、运动协调性障碍。

(8) 惊厥性/癫痫性发作:需进一步神经电生理及神经影像学分析。

(9) 儿童虐待应受到关注:虐待性急性颅脑创伤和 ICP 增高可出现视网膜出血、皮肤瘀斑、骨折或其他内脏损伤。

脑疝综合征是 ICP 增高导致各颅腔间产生压力差,局部脑组织自高压区向低压区移位,被挤到附近的生理孔道或非生理孔道,使局部脑组织、神经及血管受压,脑脊液循环发生障碍而产生相应的临床症候群(表 11-3,图 11-2)。

2. 辅助检查

(1) 神经影像学、神经电生理与相关物理学检测:病情允许即行头颅 CT 平扫/增强检查,平扫为急诊评估急性脑水肿及 ICP 增高的首选方案,以发现需立即处置的外科病因,为创伤性脑损伤的损伤程度初步评估的最佳成像方法。怀疑存在急性脑水肿伴 ICP 增高,且基础生命指征平稳者应讨论是否可选择头颅 MRI 检查,其成像优于 CT。床旁脑电图监测(EEG/aEEG)可识别非惊厥性癫痫持续状态(NCSE),床旁脑干听觉诱发电位(BAEP)可实时判断脑干(呼吸及心血管中枢)功能。床旁经颅多普勒超声(TCD)可实时监测脑血流灌注,在 ICP 增

表 11-3　脑疝分类及其临床表现

类型	病损定位与临床表现
小脑幕切迹疝/中央型脑疝	幕上颞叶内侧海马沟回向下移位疝入幕下腔,中脑受压,病情进展可逐步致中央型脑疝及枕骨大孔疝。见于急性脑积水、弥漫性脑肿胀、局灶性水肿或小脑幕上颞叶占位 ① 基础生命体征改变 ② 头痛、意识改变,中脑水平损伤,瞳孔改变伴完好的头眼反射和冷热反应、呼吸节律改变 ③ 动眼神经受压出现眼部异常运动 ④ 脑干上部、大脑脚、基底动脉和大脑后动脉上段受压,致枕叶梗死 ⑤ 脑干中上段受压,致中枢性呼吸功能障碍/衰竭,意识障碍加重 ⑥ 随脑疝的进展呼吸方式进一步改变,瞳孔居中固定,去皮质、去大脑状态或运动反应消失 ⑦ 额叶压力增加导致其通过蝶骨小翼向后移位挤压颈动脉,致大脑前动脉和中动脉梗死,出现偏瘫、昏迷和死亡 ⑧ 双侧小脑幕切迹疝称中央型脑疝,延髓受压,深昏迷,血压下降,呼吸脉搏变慢、濒死 ⑨ 此阶段 ICP 增高尚未立即危及生命,未及时发现与处理可进展为枕骨大孔疝
大脑镰下疝	一侧大脑半球压力增加使脑组织移位至大脑镰下 ① 致大脑前动脉受压以及额叶和顶叶大面积梗死 ② 单侧或双侧肌无力(中枢性瘫痪)、膀胱失控和昏迷
枕骨大孔疝	大脑组织自上向下压力使后颅窝小脑扁桃体挤入枕骨大孔,致脑干下移并压迫延髓(生命中枢)和颈髓上部 ① 幕上占位性病变所致枕骨大孔疝多发生在小脑幕切迹疝之后 ② 幕下占位性病变易直接造成枕骨大孔疝 ③ 下跳性眼球震颤、Cushing 三联症,颈部屈曲症状加重,伸展缓解 ④ 昏迷加深,GCS 评分≤8 分,瞳孔散大,对光反射消失,眼球固定,中枢性呼吸衰竭及心肺骤停

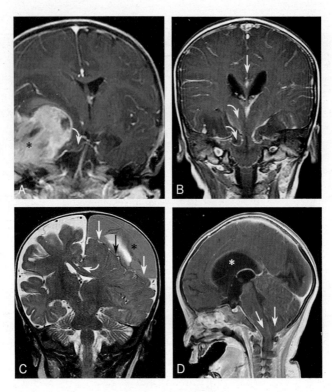

图 11-2　脑疝综合征

A 为小脑幕切迹疝(单侧):MRI 冠状位 T_1WI 增强,右颞巨大肿块致右侧颞叶、基底节、丘脑、中脑右侧份受压左移,右颞叶钩回受压疝入小脑幕下(弯箭头);B 为中央型脑疝:MRI 冠状位 T_1WI 增强,双顶枕叶脑回肿胀向下推压致双侧丘脑及内囊下移、双侧颞叶钩回疝入小脑幕下(弯箭头),脑干纵向受压;C 为大脑镰下疝:MRI 冠状位 T_2WI,左额顶部血肿,左额顶叶受压致扣带回经大脑镰下疝入对侧(弯箭头);D 为枕骨大孔疝:MRI 矢状位 T_1WI,幕上脑室扩张,脑干纵向受压,小脑肿胀,扁桃体受压下移疝入枕骨大孔并挤压延髓(箭头)。

高失代偿期(自动调节失效)可出现舒张期血流减慢,频谱高尖锐利,血管搏动指数 PI 数值增高,ICP 进一步增高则舒张期血流消失,或反向血流的振荡波,脑灌注衰竭时仅存收缩期微弱短小频谱或血流信号消失。眼底检查/视盘图像眼底照相和眼 CT(OCT),可发现视乳头水肿,OCT 优于眼底镜检查,急性期及头部创伤或出血者视乳头水肿少见。前囟未闭合婴儿头颅 B 超亦可判断 ICP 增高。

（2）实验室检查：无创伤证据但存在意识改变者,应行快速床旁检测血糖和完善基本实验室检查（表 11-4）,有助于确定急性脑水肿及 ICP 增高的部分病因如颅内感染,区分 ICP 增高与其他原因导致的神志改变（如低血糖、代谢性脑病、中毒或非惊厥性癫痫持续状态）。

表 11-4　非创伤性急性脑损伤脑水肿儿童的实验室检查

临床状态	检查项目
存在意识改变但无创伤证据者	• 快速血糖 • 全血细胞计数 • 动脉和/或静脉血气分析 • 血清电解质（钠、钾、氯、钙、镁等） • 血尿素氮、肌酐
疑似脑炎及其他 CNS 感染的发热者	• 血培养 • 尿液分析与培养 • 按需的病原 PCR • 血液炎性指标（降钙素原、C 反应蛋白等） • 自身免疫性脑炎抗体测定 • 中枢性脱髓鞘性脑病抗体测定 • 体液（血液、脑脊液、尿液、呼吸道灌洗液等）病原学基因组学分析（mNGS）
如果可以安全执行腰椎穿刺	• 细胞计数；葡萄糖；蛋白定量,培养 • 针对特定病原的 CSF 染色试验（革兰氏染色、抗酸染色、墨汁染色等） • 按需的病原 PCR/病原学基因组学分析（mNGS） • 细胞学分析 • 自身免疫性脑炎抗体测定 • 中枢性脱髓鞘性脑病抗体测定 • 乳酸和丙酮酸水平（疑代谢性疾病时）

续表

临床状态	检查项目
疑似中毒者	• 毒物分析(血液、胃液、尿液等) • 测量血浆渗透压 • 血酒精浓度 • 药物/毒品滥用尿液筛查
疑似代谢性脑病(尤其婴儿)	• 遗传代谢病筛查(见本章第四节"遗传代谢病危象") • 相关基因测序(全外显子/全基因组学)

（3）ICP 测定：脑脊液压力直接测定包括腰椎穿刺与侧脑室穿刺测压法。任何怀疑存在急性脑水肿与 ICP 增高的状态，都需强调腰椎穿刺测压不作为常规操作，尤其存在可能发生脑疝的状况。若诊断需要进行腰椎穿刺，应在神经影像学分析后进行，影像学分析并不总能识别 ICP 增高，谨慎考虑腰椎穿刺以避免促发脑疝至关重要。是否采取先用甘露醇脱水 30 分钟后再行穿刺测压，需评估脑水肿类型及基础性疾病，并非所有症状都适合应用甘露醇。梗阻性脑积水、脑脊液黏稠度异常增高(如蛋白定量显著增高)时腰椎穿刺测压值不可靠。高度怀疑 CNS 感染者，推迟腰椎穿刺不能延误启动经验性抗生素治疗。

3. 诊断标椎

（1）急性脑水肿的临床诊断：经典的儿童急性脑水肿临床诊断标准包括 5 项主要指标和 5 项次要指标，具备 1 项主要指标及 2 项次要指标即应考虑急性脑水肿，主要指标：①呼吸不规律；②无其他原因血压 > 年龄 × 2+100mmHg(13.3kPa)；③视乳头水肿；④瞳孔改变：缩小、扩大或双侧瞳孔不等大与对光反应迟钝；⑤前囟紧张或隆起。次要指标：①昏睡或昏迷；②惊厥和/或四肢肌张力明显增高；③头痛；④呕吐；⑤静脉推注甘露醇 0.5~1.0g/kg 后 4 小时内血压明显下降，症状、体征随之缓解。一旦符合/呈现以上急性脑水肿临床诊断指标，应视病情尽快通过神经影像学检查或其他无创性检查方法确立 ICP 增高的诊断，完善相关辅助检查。

(2) ICP 增高诊断的建立:临床怀疑急性脑水肿时,需极度关注并选择确立急性 ICP 增高的临床监测方案,以下任何一发现都应怀疑急性 ICP 增高:①剧烈头痛伴呕吐,特征为烦躁不安、尖叫、拍头,刺激(如咳嗽、用力)时加重,呕吐不伴恶心,与进食无关;②意识障碍进展迅速,昏迷;③高血压伴心动过缓或心动过速;④视乳头水肿;⑤脑疝综合征;⑥突发无力或偏瘫。同时重点关注外伤、毒物接触、药物等病史。颅缝未闭的婴儿缺乏主要的临床失代偿症状,易延误确定 ICP 增高。即使年龄较大的儿童,早期头痛或呕吐症状缺乏特异性,也可能延误诊断。早期诊断至关重要,及早干预可减少或预防永久性神经系统损伤。

颅内有创测压仅用于直接测量的获益超过其感染和出血风险的最危重状态,如头部创伤后 GCS≤8 者。有创测压包括:①侧脑室穿刺,外引流直接测量,前囟未闭可经前囟侧角侧脑室穿刺,前囟闭合需颅骨穿孔侧脑室穿刺,脑室穿刺测压宜先通过影像学分析后讨论可否执行,严重脑水肿者甚至造成脑室系统被挤压至消失;②颅内放置压力传感器测压。

腰椎穿刺获取开放压或能证实 ICP 增高的发生,亦因容易诱发脑疝而不作为常规操作。

【鉴别诊断】

一些疾病及状态与急性脑水肿和 ICP 增高非常相似(表 11-5),需要快速鉴别。

【治疗】

治疗急性脑水肿及 ICP 增高的主要目标是维持 CBF,急性脑水肿的治疗原则是解除病因,遵循整体处置策略逐一有序引入治疗措施,ICP 获得有效控制后按"最后引入,最先撤停"原则逐步撤停给予的措施,若病情可耐受,24 小时后再撤停下一措施,重复步骤至所有治疗措施停用。处置方案要有整体观念,依据病情变化以及患者检测指标综合分析动态调整细则,个体化救治方案不应拘泥于固化的流程与临床路径。

出现急性脑水肿及 ICP 增高重要临床表现,并符合:①ICP≥20mmHg(27cmH$_2$O)增高定义且持续超过 5 分钟;②若 ICP 未知,临床出现脑疝征象时启动紧急治疗。

表 11-5　急性脑水肿/ICP 增高的临床快速鉴别

鉴别诊断	鉴别要点
低血糖	• 突发神志改变,昏迷伴局灶性抽搐发作或局灶性神经功能障碍,延误治疗可导致永久性脑损伤并产生严重神经系统后遗症 • 快速血糖检测可早期识别
各种代谢性脑病	• 儿童代谢性脑病昏迷常由谵妄进展至昏睡,再至昏迷 • 暴发性病例可突然出现昏迷 • 辅助检查结果常有指标波动,需行代谢病筛查 • 神经功能障碍包括脑干反射异常、肌张力过低 • 重症病例可出现异常姿势 • 局灶性神经系统表现和异常瞳孔(如大小不等)并不常见 • 多灶性肌阵挛强烈提示代谢性病因 • 宜行头颅 MRI 进行影像学分析
非惊厥性癫痫持续状态	• 临床表现显著神志改变在内的各种症状和体征,意识障碍/昏迷且无明确 ICP 增高表征 • 脑电图检查可明确诊断
急性药物中毒	• 典型突发脑病而怀疑 ICP 增高者均需重点考虑药物源性脑病。因通常不出现局灶性症状,神经系统检查或可区分药物中毒与 ICP 增高 • 常引起昏迷的药物:镇静剂、抗胆碱能药和水杨酸盐类
急性脑白质病化疗药物反应	• 多由细胞毒性水肿药物(特别是氨甲蝶呤)使用引起,无论药物水平如何,化疗都可能引起类似的情况 • 头颅 MRI 常显示急性白质脑病征象
偏瘫型偏头痛	• 先兆期运动无力的偏头痛发作 • 表现包括剧烈头痛、闪光暗点、视野缺损、麻木/感觉异常、单侧无力、失语、发热、嗜睡、昏迷及癫痫发作等,症状可持续数小时至数日,甚至数周,发作性偏瘫 • 偏头痛特异性治疗有效

1. 确认救治部门、区域与团队

(1) 分级监护与处置:出现呼吸循环不稳定者应在监护同时立即现场抢救,应遵循儿童高级生命支持的基本原则稳定气道、呼吸和循环,确保氧合和通气,防止低氧血症和高碳酸血症引起血管扩张继而导致 ICP 增高,维持血压以确保 CPP。条件允许后转送重症监护区域继续生命支持,全程生命体征监护以及各项常规指标监测,并行病因分析及治疗。

(2) 团队配合,多部门多学科协同:综合救治需要团队协同(表11-6)。任何 ICP 增高状态都应尽早安排神经外科会诊指导处理决策,颅内高压危象脑疝发生时,需有颅脑外科及麻醉科参与讨论的紧急开颅减压方案。

2. ICP 持续增高的阶段性管理 应遵从循序渐进的干预方案,评估 ICP 增高实时进展状态有序引入治疗方案,但相关不良反应及其他风险亦将依次增高,应给予合理的阶段性管理(表11-7)。

3. 呼吸与循环的管理

(1) 气道管理:神志改变者应建立安全气道,指征包括:①难治性缺氧;②通气不足;③GCS≤8 分或 GCS<12 分并迅速下降;④气道保护性反射如咳嗽反射,咽反射减弱/丧失;⑤需要治疗性过度通气。清醒插管为绝对禁忌证,必须有效镇静制动,可选择给予咪达唑仑(0.2~0.3mg/kg)或利多卡因(1~2mg/kg)及短效肌松药物。插管后血流动力学稳定仍需继续联合应用镇痛剂(芬太尼或吗啡)、镇静剂(咪达唑仑)及肌松药。完善气道管理,避免引起 ICP 骤然增高的操作。

(2) 呼吸与治疗性过度通气:维持氧饱和度 92%~95%,未气管插管则可采用 2 倍于该年龄段呼吸频率气囊面罩加压持续通气 10~15 分钟,以达到手动过度通气状态,迅速建立人工气道。治疗性过度通气 $PaCO_2$ 维持在 35~40mmHg。急性脑疝或即将发生脑疝的征象时,紧急过度通气使 $PaCO_2$ 调整至 30~35mmHg,急性脑疝综合征者积极性过度通气使 $PaCO_2<30$mmHg,脑疝症状改善及基础生命体征稳定后再恢复 35~40mmHg 水平。

表 11-6 临床紧急状态、实验室危急值与多学科协同

危重/危殆/危殆前兆/脑疝	辅助检查危急值	专科会诊与多学科联合会诊（MDT）
意识障碍 迅速出现改变进展至昏迷，常伴有狂躁、谵妄、惊厥或Glasgow 昏迷评分 <7 分 **呼吸异常** 节律不齐、暂停、潮式呼吸、下颌呼吸、抽泣样呼吸，共济失调性呼吸等。严重血缺氧经吸氧无法纠正，需插管辅助通气 **肌张力异常** 去皮层强直、去大脑强直，脑疝发生时肌张力多降低 **Cushing 三联症** 收缩压监测可增加升至高20mmHg 以上，心率减慢，脉压增宽，呼吸节律异常	**疑有颅内出血或血缺氧性脑病者** （1）血常规：Hb 进行性下降，新生儿 <120g/L。1 个月以上婴幼儿 <100g/L。白细胞 <1.0 × 10⁹/L 或 >30.0 × 10⁹/L。血小板 ≤20.0 × 10¹²/L，需行颅脑手术者 ≤50.0 × 10¹²/L （2）血型：Rh 阴性，稀有血型 （3）凝血功能：凝血酶原时间（PT），新生儿 >30 秒，1 个月以上的婴幼儿 >6，部分凝血活酶时间标准化比值（INR）>6，纤维蛋白原（FIB）<1.0g/L（APTT）>70 秒，部分凝血活酶时间 **有呼吸系统症状**（呼吸节律或频率改变）者需注意以下指标： （1）LAC≥2mmol/L （2）血气分析：pH<7.2 或 >7.6，PaO₂≤60mmHg，PaCO₂≥50mmHg	**PICU 会诊并应即刻转入 PICU 救治** （1）呼吸节律改变、血缺氧状态经无创氧疗（鼻导管、面罩、头罩给氧）难以纠正，需气管插管呼吸支持 （2）早期休克积极纠正效果不理想 （3）多系统多器官功能障碍 （4）Glasgow 昏迷评分 <9 分 （5）需血浆置换或血液净化等措施，如严重神经系统免疫性损伤，全身炎性反应综合征、脓毒血症、急性中毒 （6）需行紧急颅脑手术 **神经外科/麻醉科会诊** （1）急性脑水肿致 ICP 增高危象/脑疝先兆/脑疝形成 （2）脑外伤 （3）大面积颅内出血 （4）脑肿瘤伴明显脑水肿 （5）脑组织活检

续表

危重/危殆/脑疝前兆/脑疝	辅助检查危急值	专科会诊与多学科联合会诊（MDT）
眼部改变 双侧瞳孔大小不等，或忽大忽小，形态不规则，球结膜充血水肿，视乳头水肿。一侧瞳孔先缩小后扩大，对光反射迟钝或消失，眼睑下垂见于小脑幕切迹疝。瞳孔居中固定，为中央型脑疝。瞳孔散大，对光反射消失，眼球固定，为枕骨大孔疝	**其他** (1) ECG：各种不稳定心律失常，心动过缓，心动过速 (2) TCD：颅内血流灌注严重障碍、衰竭 (3) BAEP：脑干（呼吸与心血管中枢）功能严重障碍/衰竭 (4) aEEG：小脑幕切迹疝时可见疝侧颞叶侧颞叶慢波，或双侧额颞叶可出现对称同步中或高幅慢波；广泛低电压提示脑功能严重障碍；电静息预后极端不良 (5) 头颅 MRI/CT：颅内病变范围大（出血量大，大面积脑梗死等），中线偏移，脑疝	**神经内科会诊** (1) 常规降颅内压治疗效果不理想 (2) 常规抗感染治疗出现颅内感染迹象或颅内感染控制不佳 (3) 神经系统疾病诊断不明 **其他专科会诊** (1) 中毒后脑水肿需行血液净化 (2) 新生儿脑水肿 (3) 传染性疾病（如脑型疟疾） **MDT** 病情复杂进展迅速、病因不明等均应联合会诊

表 11-7　持续 ICP 增高阶段性管理

ICP 增高阶段评定	处置措施
所有疑似或初步确立 ICP 增高的初始措施	• 持续生命体征监测 • 纠正缺氧、高碳酸血症和低血压 • 维持充分 MAP • 出现 CNS 或脊髓损伤所致分布性休克扩容不能维持 MAP 时给予升压药 • 高头位 15°~30° 可降低 ICP 且无损 MAP 和 CPP，超过 40° 可致 CPP 下降 • 头部保持中线位以免头至胸部静脉回流受阻 • 血糖 <60mg/dl（3.3mmol/L）时需纠正 • 维持正常体温 • 关注和避免贫血，保障脑部氧供，维持 Hb>70g/L • 惊厥者与抗癫痫治疗 • 存在伤害性刺激者需维持足够镇静、镇痛以防止 ICP 激增
ICP 增高持续超过 5 分钟或即将发生脑疝的内科治疗方案	• 与儿科神经外科讨论决定渗透性治疗、治疗性过度通气以及开颅减压，CPP 治疗目标为 0~5 岁：40~50mmHg；6~17 岁：50~60mmHg • **高渗疗法**：常联合应用甘露醇与高渗钠，维持血清渗透压 300~320mOsm/kg （1）甘露醇：优选用于脑疝急性期治疗和重度头部创伤儿童，起始量 0.5~1g/kg，5~15 分钟 q.4~6h.，情况危急可 q.2~4h. 重复，可维持 3~6 小时，监测尿量，防止低血压和脱水 （2）高渗钠：3%NS 快速静脉注射 3~5ml/kg 可预期升高血钠 3~5mmol/L，每 2~4 小时监测血钠，必要时 30~60 分钟重复，最多 250ml，血钠达目标值 145~155mmol/L 后 0.5~1.5ml/（kg·h）维持，血钠 >150mmol/L、血渗透压 >320mOsm/L 者停用，调整输注速度可维持 ICP<20mmHg。 **治疗性过度通气**：$PaCO_2$ 维持在 35~40mmHg，急性脑疝或 ICP 增高经一般措施和高渗疗法处理后无效，拟行急诊手术或去骨瓣减压术时，采取以下措施： （1）即将发生脑疝者，暂时性 $PaCO_2$ 维持 30~35mmHg （2）发生急性脑疝者，$PaCO_2$<30mmHg

续表

ICP 增高阶段评定	处置措施
脑疝紧急内科治疗方案	• **持续高渗疗法** • **积极性过度通气**:高渗疗法的同时 $PaCO_2$ 维持 <30~35mmHg (1) 未建立人工气道时,可 2 倍于该年龄段的呼吸频率气囊面罩手动持续通气 10~15 分钟,所有存在脑疝征象的自主呼吸患者需快速诱导插管进入人工通气状态 (2) 吸入氧分数(FiO_2)调为 1.0 (3) 积极性过度通气至 $PaCO_2$<30mmHg 者维持时间 < 2 小时 • **维持血流动力学稳定** (1) 低血容量应积极给予等张液恢复循环容量,避免低血压 (2) 高血压为机体的 CPP 代偿,CPP=MAP-ICP,积极降压属于错误治疗
难治性 ICP 增高,儿科神经外科指导下进行	• **脑脊液引流**:腰椎穿刺引流、侧脑室引流,根据放置引流装置的可行性选择任何一方式 • **巴比妥药物昏迷**:其他方法无效时,剂量用至诱导脑电背景呈爆发-抑制模式 • **外科开颅减压**:对比内科治疗可减低死亡率,植物状态或长期生活不自理状态存活者增多,应由神经外科医生判断是否施行,并在脑损伤发生后 24 小时内进行
神经源性脑水肿	• **类固醇** (1) 占位性病变(如肿瘤或脓肿等)引起血管源性水肿者除上述措施外,地塞米松 0.25~0.5mg/kg,q.6h.,最大日剂量 10mg (2) 脑梗死、颅内出血及颅脑创伤导致 ICP 增高不推荐使用

(3) 循环与血压:维持年龄相应的 MAP 以确保有效 CPP,迅速纠正休克。CNS 或脊髓损伤引起分布性休克时按需静脉补液和给予具有 α-肾上腺素能作用的血管加压药(如去甲肾上腺素或去氧肾上腺素)。高血压是机体代偿反应,不宜积极处理。低血压应首先快速给予 0.9%NS 20ml/kg 静脉注射,必要时重复。常用血管活性药物包括多巴胺和去甲肾上腺素,用以维持血流动力学稳定;如血压显著升高考虑药物控制时,避免/禁忌使用硝普钠、硝酸甘油和硝苯地平。可选择不影响 ICP 的肾上腺 β-受体阻滞剂(艾司洛尔或拉贝洛尔)或中枢肾上腺 α-受体激动剂(可乐定)。

4. 脑保护

(1) 镇静、镇痛、控制惊厥/癫痫持续状态与药物昏迷疗法:可选择短效镇静药物如咪达唑仑 1~3μg/(kg·min),芬太尼 0.1mg/kg q.6h.,i.v.,选择输注丙泊酚 >12~24 小时者,需关注丙泊酚输注综合征。对治疗无反应的迁延病情为难治性 ICP 增高,可考虑"巴比妥诱导昏迷疗法",负荷量 20mg/kg i.v./i.m. 后 5mg/(kg·d)持续维持。

(2) 体温管理与亚低温疗法:控制体温在 36~37℃(<38℃),给予乙酰氨基酚 10mg/kg q.6~8h.。亚低温疗法为 2~4 小时内物理降温使肛温降至 32~35℃,维持 12~24 小时后逐渐复温并保持体温正常范围。虽然低温治疗有死亡率增高趋势,但与低温疗程长短(24 小时、48 小时和 72 小时)无关,或仍有低温治疗的潜在获益。

(3) 血糖管理:严格控制血糖维持范围在 4.4~7.8mmol/L,避免 <3.3mmol/L 及 >10mmol/L。

5. 其他常用药物

(1) 糖皮质激素:可减轻脑水肿,对血管源性脑水肿有效。常用地塞米松 0.25~0.5mg/kg q.6h.,i.v.,因起效慢不作为一线用药,创伤性脑损伤不作常规使用。

(2) 利尿药:呋塞米利尿作用比甘露醇强,但脑组织脱水作用不足,对有心力衰竭、肺水肿、尿少者较为合适。

(3) 血浆制品和白蛋白:胶体渗透作用缓慢持久,不易渗透至脑血液循环外和引起反跳。

> 附:急性脑水肿/ICP 增高诊疗流程图

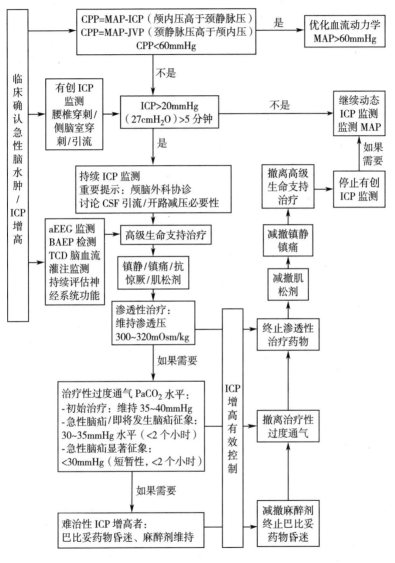

（杨思达）

参考文献

1. JENKINS LW, KOCHANEK PM. Rogers' Textbook of Pediatric Intensive Care, 5th edi. Philadelphia：Lippincott Williams & Wilkins, 2015.

2. LEE HJ, PHI JH, KIM SK, et al. Papilledema in children with hydrocephalus：incidence and associated factors. J Neurosurg Pediatr, 2017, 19(6)：627-631.

3. KOCHANEK PM, TASKER RC, BELL MJ, et al. Management of pediatric severe traumatic brain injury：2019 consensus and guidelines-based algorithm for first and second tier therapies. Pediatr Crit Care Med, 2019, 20(3)：269-279.

4. HUTCHINSON PJ, KOLIAS AG, TIMOFEEV IS, et al. Trial of decompressive craniectomy for traumatic intracranial hypertension. N Engl J Med, 2016, 375 (12)：1119-1130.

5. TASKER RC, ADELSON PD. Head and Spinal Cord Trauma. In：Rogers' Textbook of Pediatric Intensive Care, 5th ed, Nichols DG, Shaffner DH (Eds), Lippincott Williams & Wilkins, Philadelphia, 2015：951.

6. TASKER RC, VONBERG FW, ULANO ED, et al. Updating evidence for using hypothermia in pediatric severe traumatic brain injury：conventional and bayesian meta-analytic perspectives. Pediatr Crit Care Med, 2017, 18(4)：355-362.

7. BROPHY GM, HUMAN T, SHUTTER L. Emergency neurological life support：pharmacotherapy. Neurocrit Care, 2015, 23 Suppl 2：S48-68.

第三节　脓毒症相关性脑病

【概述】

脓毒症相关性脑病是重症监护治疗病房(intensive care unit, ICU)患者最常见的脑病之一。脓毒症是一种由宿主对感染不受控制的炎症反应导致威胁生命的器官功能障碍,表现为促炎和抗炎因子失衡,导致损伤和多器官功能障碍及衰竭,在其发病过程中常常伴随各种器官功能障碍,表现在大脑为急性脑功能障碍,即脓毒症相关性脑病

(sepsis associated encephalopathy,SAE),又称脓毒症脑病。SAE 是指缺乏中枢神经系统直接感染、大脑结构异常和其他类型脑病(如肝性脑病、肾性脑病等)的临床或实验室证据,由全身炎症反应引起的弥散性脑功能障碍。脓毒症患者的 SAE 发病率约为 70%,SAE 患者的死亡率为 56.1%,因此,SAE 与脓毒症患者致残率增加、住院时间增长、病死率增高相关。SAE 临床表现从轻度的烦躁、注意力不集中、定向力障碍到重度的嗜睡、昏睡、昏迷;可为暂时性可逆的脑功能障碍,也可发展为不可逆的脑损伤。

【临床表现】

由于 SAE 是由脓毒血症演变而来,因此 SAE 的临床表现除脓毒血症引起的多器官功能障碍的表现外,最主要的就是精神状态的改变,尤其是意识和认知的改变。前者的改变范围从嗜睡、昏睡到昏迷,后者表现为谵妄症状,即定向障碍、幻觉、注意力不集中或思维紊乱。躁动和嗜睡可以交替发生。其他不太常见的症状包括癫痫发作、震颤和多灶性肌阵挛等。

根据精神状态的改变,SAE 可分为 2 种表现类型:第一种类型的特征是躁动、混乱、定向障碍和易怒;第二种类型的特征是嗜睡、昏睡和昏迷。

在 SAE 的早期表现中,通常会出现混乱状态、注意力不足、行为不当、困惑、定向障碍和易怒,以及全身炎症反应综合征(systemic inflammatory response syndrome,SIRS)和脓毒血症的主要症状。晚期 SAE 常见的是更严重的精神错乱,如谵妄和严重的躁动。多器官功能障碍和难治性脓毒症休克时,意识受损表现为过度嗜睡、昏睡或昏迷。

尽管 SAE 被认为是可逆的综合征,但轻度至中度的神经症状包括记忆改变、抑郁、焦虑或认知障碍,在发病 1 年后仍有 20%~40% 的患者持续存在。

急性 SAE 仅在脓毒症过程中出现,且在控制后患者病情好转;亚急性 SAE 时症状持续数周至数月;慢性 SAE 时症状持续一年以上。亚急性和慢性 SAE 需要密切监测和关注,需要康复或家庭特殊护理。

【辅助检查】

1. 血液检测

(1) 感染指标检测:外周血白细胞数增多(白细胞计数 $>12.0 \times 10^9$/L)或白细胞数减少(白细胞计数 $<4.0 \times 10^9$/L),或白细胞计数正常但未成熟型 $>10\%$。血浆 C 反应蛋白(CRP)高于正常值 $2SD$,血浆降钙素原高于正常值 $2SD$。白细胞和中性粒细胞数量一般明显升高,严重感染时致骨髓抑制则降低。

(2) 代谢指标检测:包括电解质(钠、钾、氯化物、镁、钙、磷酸盐和碳酸盐)、血清酶水平(丙氨酸转移酶、天冬氨酸转氨酶、碱性磷酸酶、γ-谷氨酰胺基转移酶等)和肾功能测试(血清肌酐、尿素氮),以便寻找器官功能障碍或其他可能导致器官改变的证据。

2. 微生物检测 可以根据患者情况进行血液培养、呼吸道灌洗液或痰培养、尿液培养、脑脊液培养等以确定病原微生物。

3. 脑脊液分析 脑脊液检查可以帮助排除中枢神经系统感染性疾病。多数 SAE 患者的脑脊液检查都是正常的,只有少部分患者脑脊液中蛋白含量增加,但是细胞计数和糖含量正常,因此,脑脊液的改变缺乏特异性。

4. 脑损伤的血清生物标志物 临床常用的为神经元特异性烯醇化酶(NSE)和 S-100β 蛋白质。NSE 升高反映神经元损伤,S-100β 蛋白升高反映胶质细胞损伤和血脑屏障功能异常。S-100β 蛋白升高程度与脓毒症的严重程度呈正相关,其血清水平可预测早期 ICU 死亡率。

5. 神经影像学 脓毒症脑功能障碍患者脑部 CT 和 MRI 的改变在疾病早期没有特异性。MRI 上最常见的急性异常包括多发性缺血性或白质异常信号,其特征为半卵圆中心(主要在 Virchow-Robin 间隙水平)FLAIR 图像上高信号,部分患者会出现不同程度的血管源性水肿;CT 表现是多样的,主要表现为脑室脑沟变窄,甚至消失,白质和灰质边界模糊不清等。

6. 脑电图 当临床评估患者脑功能障碍比较困难时,脑电图为诊断脓毒症患者脑功能障碍较为敏感的工具,并且连续监测 EEG 可发现 SAE 病程的演变过程,随着 SAE 严重程度的增加,脑电活动逐渐减慢。轻度脑病与 θ 波范围内的脑电活动减慢有关,较重脑病通常与过量的 δ 波有关,严重者表现为爆发-抑制图形。在大约 20% 的脓毒症患者的脑电图上可以看到三相波图形。同时 EEG 对 SAE 伴随的癫痫发作或可能出现的癫痫持续状态尤其是非惊厥持续状态更有诊断价值。

7. 经颅彩色多普勒超声 可以实时监测颅内血流变化情况。动脉搏动指数(pulse index,PI)≥1.3 时可作为发生谵妄的警戒值。

8. 躯体感觉诱发电位(SEP) SEP 异常是 SAE 的一个有用的电生理指标,且 SEP 不受持续镇静的影响。SAE 时可表现为 N20 及其以后的成分异常、潜伏期延长、波幅降低或波形消失。

9. 改良的儿童格拉斯哥意识障碍评分量表 包括睁眼反应、最佳运动反应和最佳语言反应 3 个项目,应用时,应分测 3 个项目并计分,再将各个项目的分值相加求其总和,即可得到患者意识障碍的客观评分(表 11-8)。

表 11-8 改良的儿童格拉斯哥意识障碍评分量表

功能测定	<1 岁	>1 岁	评分/分
睁眼	自发	自发	4
	语言刺激时	声音刺激时	3
	疼痛刺激时	疼痛刺激时	2
	刺激后无反应	刺激后无反应	1
最佳运动反应	自发	服从命令动作	6
	因局部疼痛而动	因局部疼痛而动	5
	因痛而屈曲回缩	因痛而屈曲回缩	4
	因痛而呈屈曲反应(似去皮层强直)	因痛而呈屈曲反应(似去皮层强直)	3
	因痛而呈伸展反应(似去大脑强直)	因痛而呈伸展反应(似去大脑强直)	2
	无运动反应	无运动反应	1

续表

功能测定	0~23 个月	2~5 岁	>5 岁	评分/分
最佳语言反应	微笑,发声	适当的单词,短语	能定向说话	5
	哭闹,可安慰	词语不当	不能定向	4
	持续哭闹尖叫	持续哭闹尖叫	语言不当	3
	呻吟,不安	呻吟	语言难以理解	2
	无反应	无反应	无说话反应	1

10. ICU 谵妄意识状态评分法(confusion assessment method for the ICU,CAM-ICU) 分 2 步,第一步评估意识状态(Richmond 焦虑-镇静评分,Richmond agitation sedationscale,RASS),第二步评估谵妄状态(CMA-ICU),见表 11-9、图 11-3。

表 11-9 ICU 谵妄意识状态评分第一步:评估意识水平

得分	名称	描述
+4 分	攻击性	好斗行为、暴力行为、当下就对工作人员构成危险
+3 分	极度躁动	拉扯或拔除各种管道或插管,具有攻击性
+2 分	躁动	频繁的无目的动作,与呼吸机抵抗
+1 分	烦躁不安	焦虑、恐惧,动作不具攻击性
0 分	清醒且平静	主动注意照顾者
−1 分	嗜睡	非完全清醒状态,但声音刺激后能够维持清醒状态(睁眼,并有眼睛接触 >10 秒)
−2 分	轻度镇静	声音刺激后能维持短暂清醒状态(睁眼和眼睛接触 <10 秒)
−3 分	中度镇静	声音刺激后有活动或睁眼反应(但无眼睛接触)
−4 分	深度镇静	对声音刺激无反应,但身体刺激后有活动或睁眼
−5 分	不可叫醒	对声音或身体刺激均无反应

注:如果 RASS≥−3 分,继续 CAM-ICU 评估;如果 RASS 得分为−4 或−5 分,停止评估(患者无意识),过一会儿再次评估。

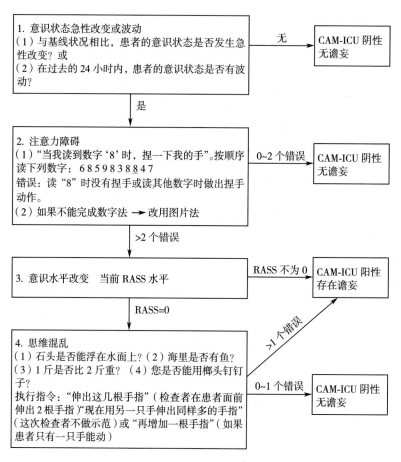

图 11-3 ICU 谵妄意识状态评分第二步

评估意识内容:CAM-ICU(若患者有特征 1+ 特征 2+ 特征 3/特征 4,就诊断为谵妄)

【诊断】

SAE 是脓毒血症引起的多器官多系统功能障碍之一,因此诊断 SAE 的 2 个关键先决条件是存在颅外感染和精神状态受损。诊断的第一步是评估精神状态,一般采用 CAM-ICU、GCS、RASS 等方法评估,并确定脑病的特征和程度;第二步是排除可能导致意识水平改变的原发性中枢神经系统病变的可能性;第三步是确定颅外感染责任感染源。

【鉴别诊断】

SAE 的鉴别诊断范围很广,在重症监护病房的危重患者中尤其困难。危重病患者的脑病可由多种感染性和非感染性原因引起。①必须排除原发性中枢神经系统感染,脑脊液和颅脑影像学检查可以帮助鉴别;②注意与感染性心内膜炎相鉴别,对于有不明原因的神经症状(局灶性神经症状或脑病)和血流感染的患者,感染性心内膜炎不能排除,如果脑 MRI 上出现脑微出血时应高度怀疑心内膜炎,可行经胸心脏超声,必要时行经食管心脏超声;③注意排查韦尼克脑病,尤其是在慢性衰竭性疾病,出现眼肌麻痹或共济失调的患者可行脑 MRI 检查帮助诊断;④还要排除 ICU 应用镇静药物过量。同时许多医源性和/或环境因素也可能加重脑功能障碍,如在重症监护室使用身体约束、过度噪声或光线照射不足等,应给予关注。

【治疗】

临床上对于脓毒症所致的脑功能障碍尚无特异性治疗手段,主要采取病因治疗、对症治疗和支持治疗。

1. 抗感染　SAE 即使不是直接中枢神经系统感染的结果,但与全身感染密切相关,因此抗感染治疗对于改善预后非常重要。在没有确定病原体的情况下,应兼顾革兰氏阴性菌和革兰氏阳性菌选用广谱抗生素。一旦病原体明确,就可根据药物敏感试验选用敏感抗生素,宜静脉用药,并给予足量、足疗程,同时注意病原微生物的耐药问题,及时给予调整。

2. 谵妄的处理　①发现并停用抗胆碱能、组胺能和其他精神药物;②适当给予传统抗精神病药物如氟哌啶醇或新型非典型抗精神病药物如奥氮平、利培酮、喹硫平等;③避免使用对意识、呼吸有影响的苯二氮䓬类和苯巴比妥类药物,对已联用弱苯二氮䓬类或苯巴比妥类药物的患者,则必须缓慢减量,避免反跳;④对合并癫痫发作的患者可选用丙戊酸治疗癫痫发作和对抗活动过多型谵妄。

3. 对症支持治疗　伴有颅内压增高者给予脱水药物如甘露醇等;伴有癫痫发作者给予抗癫痫发作药物如内戊酸、左乙拉西坦、奥卡西平等;同时,保证患者营养、维生素供给,维持水电解质及酸碱平衡,改善脑循环及脑的能量供给。

4. 祛除诱发脑功能障碍的因素　低体温、低血压、血氧不足、高碳酸血症、新陈代谢和水电解质紊乱等应及时给予纠正。

➢ 附:脓毒症相关性脑病诊疗流程图

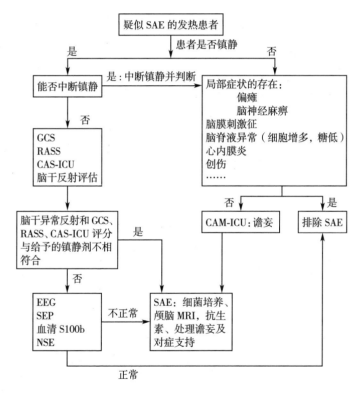

（李保敏）

参考文献

1. SINGER M,DEUTSCHMAN CS,SEYMOUR CW,et al. The third international consensus definitions for sepsis and septic shock（sepsis-3）. JAMA,2016,315 (8):801-810.

2. CHAUDHRY N,DUGGAL AK. Sepsis associated encephalopathy. Adv Med, 2014,2014:762320.

3. CATARINA AV,BRANCHINI G,BETTONI L,et al. Sepsis-associated encephalopathy:from pathophysiology to progress in experimental studies. Mol Neurobiol,2021,58(6):2770-2779.

4. GOFTON TE,YOUNG GB. Sepsis-associated encephalopathy. Nat Rev Neurol, 2012,8(10):557-566.

5. 黄义洲,耿晓娟,赵文静. 脓毒症所致脑功能障碍的研究进展. 临床麻醉学杂志,2020,7(36):360-363.

第四节　遗传代谢病危象

【概述】

遗传代谢病又称先天性代谢缺陷（inborn error of metabolism, IEM），是指基因缺陷导致所编码的酶类、受体、载体等蛋白质功能降低或丧失，致使代谢底物不能按正常途径进行代谢，导致有毒的中间代谢产物如血氨、有机酸等积聚，或正常代谢产物如葡萄糖等减少引起能量代谢不足，从而产生一系列临床症状。IEM 属于单基因遗传病的一部分，绝大多数属于常染色体隐性遗传，少数为常染色体显性遗传、X 连锁伴性遗传，或者线粒体遗传。当遗传代谢病患者遇到急性意外情况，如急性上呼吸道感染、腹泻、饥饿、饮食不当、剧烈运动、外伤、药物等应激状态或特殊状态下，患者能量代谢亢进，分解代谢加速，引起急性代谢失代偿，则称为遗传代谢病危象（inherited metabolic crisis），多表现为呕吐、腹泻、饮食差、惊厥、呼吸困难、意识障碍等非特异性的急性改变，如不及时处理则会威胁患者生命。引起代谢危象的病因很多,如氨基酸、有机酸、脂肪酸、糖等代谢异常及线粒体功能障碍等。引起代谢危象的机制主要为小分子毒物蓄积和能量产生严重不足。

【临床表现】

遗传代谢病危象常发生在婴儿期与儿童期。发病时间早晚和严重程度取决于有毒产物蓄积或能量缺乏的程度,因此,临床表现常常缺乏特异性,多为多器官受累。其发病和严重程度还受感染、腹泻、饥饿、饮食不当、剧烈运动、外伤、药物等影响,使病情突然加重,出现代谢危象的表现,如食欲减退、恶心、呕吐、腹泻、精神萎靡、嗜睡或行为改变。若未及时处理,则可迅速出现惊厥、昏迷、呼吸异常,甚至在数小时或数天内死亡。

1. **急性代谢性脑病** 部分遗传代谢病,如有机酸血症、尿素循环障碍、氨基酸代谢异常等以急性脑病为典型表现,是由异常代谢产物对中枢神经系统产生的毒性所致。由于这些代谢产物大部分能够通过胎盘,在胎儿时期由母体将这些代谢产物清除,因此有代谢缺陷的婴儿出生时常表现正常,而出生后数小时至数月出现临床症状。婴儿出生早期不易被发现,常表现有嗜睡、进食少,易误诊为败血症。有些患儿可由嗜睡发展为昏迷,并可出现其他神经系统症状,如抽搐和肌张力增高,有时可出现脑水肿或颅内出血的症状。

2. **高氨血症** 遗传代谢病导致的急性脑病最重要的原因是高氨血症。当血氨在 $100 \sim 200 \mu mol/L$ 时,患儿会出现急性脑病的症状。任何不明原因的呕吐、嗜睡或其他脑病表现的婴儿均应测定血氨水平。高氨血症常导致患儿神经系统受损及发育延迟,其程度取决于新生儿时高氨血症昏迷时间的长短。血氨显著增高常见于尿素循环障碍及有机酸血症。

3. **代谢性酸中毒** 遗传代谢病急性发作时的另一种表现是阴离子间隙增加的代谢性酸中毒。阴离子间隙增加($\geqslant 16$)可见于很多遗传代谢病及大部分由其他原因引起的代谢性酸中毒的新生儿。最常见的伴有重度代谢性酸中毒的遗传代谢病是有机酸血症,包括甲基丙二酸血症、丙酸血症、异戊酸血症、枫糖尿症、全羧化酶合成酶缺乏症等。酸中毒伴乳酸血症的常见原因有糖原贮积病Ⅰ型和Ⅲ型,丙酮酸脱氢酶缺乏症、线粒体病或呼吸链中的酶缺陷,可在婴儿期表现为重度代谢性酸中毒。酸中毒伴酮症见于有机酸血症、糖原贮积病、糖异生障碍等。

4. 低血糖　糖代谢紊乱在新生儿期起病的遗传代谢病中极为常见,低血糖主要表现为反应差、阵发性发绀、震颤、眼球不正常转动、惊厥、呼吸暂停、嗜睡、拒食,有时出现多汗、苍白。遗传代谢病导致的低血糖主要是由于碳水化合物代谢缺陷、脂肪酸氧化缺陷、氨基酸代谢缺陷等原因引起。

肝糖原贮积病是由于肝脏不能将糖原转变成葡萄糖所致,低血糖常在空腹或禁食时发作,低血糖、肝大和乳酸血症是这类疾病的突出表现,低血糖的同时往往伴有酮体增高。

先天性高胰岛素性低血糖症是新生儿期和婴幼儿期最常见的低血糖原因。其特点为低血糖同时伴有低酮体、低脂血症及与血糖水平不相称的相对高胰岛素血症。

脂肪氧化酶缺陷引起的疾病,由于乙酰辅酶 A 和酮体生成减少,临床特征为非酮性低血糖,同时伴有其他生化紊乱,如瑞氏综合征,可出现高氨血症、代谢性酸中毒和转氨酶升高。

5. 严重肝功能损害　可表现为肝功能异常及高胆红素血症。大部分遗传代谢病引起的胆红素升高为直接胆红素升高。最明确的伴黄疸的遗传代谢病是半乳糖血症,因半乳糖-1-磷酸尿苷酰转移酶缺乏,导致半乳糖-1-磷酸或其他代谢产物在体内沉积,对肝脏和其他器官具有直接毒性,可以出现进行性加重的黄疸和肝功能损害,常在生后第 1 周末或第 2 周出现呕吐、腹泻、体重增长缓慢和白内障形成,可出现低血糖。其他如酪氨酸血症、Citrin 蛋白缺乏症、尼曼-皮克病 C 型、脑肝肾综合征等也可出现黄疸和肝功能损害。

【辅助检查】

1. 一线实验室检查　代谢危象时一线检查项目综合起来包括电解质、血气分析、血氨、血糖、血乳酸及丙酮酸、血钙、血酮体、血尿酸、血肌酶、末梢血血细胞计数、肝功能、尿常规和尿酮。尤其电解质、血气分析、血氨、血糖是最初阶段最重要也是不可缺少的检查项目,有条件时追加简易血乳酸检测可以初步作出遗传代谢病大致的方向性鉴别诊断,见表 11-10,在此结果之上做出如何展开二线实验室检查的计划。

表 11-10 一般血液检查结果与遗传代谢病分类的相关性

代谢异常分类	pH	血糖	酮体	血氨	血乳酸
尿素循环异常	N/↑	N	N	↑↑	N/↑
有机酸血症	↑	N/↑	N/↑	N	N/↑
酮体分解异常	N/↓	N/↓	↑↑	N	N/↑
脂肪酸氧化异常	N/↓	N/↓	N/↓	N/↑	N/↑
高胰岛素血症	N	↓↓	N	N/↑	N/↑
线粒体病	N/↓	N/↓	N/↓	N/↑	↑↑

注:N 为正常;↑为升高;↓为降低。

2. **二线实验室检查** 在完善上述一线检查并有异常结果时,可以通过二线实验室检测展开更确切的鉴别诊断。作为二线实验室检查项目与一线检查项目相比,其检测技术特殊、检测数据解读繁琐、检测结果的临床诊断参考意义重大。目前遗传代谢病诊断领域中把这类实验室检查项目称为遗传代谢病的高危筛查项目。对于二线检查结果的解释需要结合咨询遗传代谢病专家和各种临床资料以及用药资料综合进行解读,见表 11-11。

【诊断】

遗传代谢危象的诊断不需要临床医生记住各种酶类的名字、代谢底物的代谢途径以及某种 IEM 的基因异常、酶类异常等,主要取决于是否考虑到了遗传代谢病引起的可能。病史、症状和体征及常用辅助检查常常可提示 IEM 代谢危象的线索,代谢病筛查则可提供更进一步诊断的依据。

表 11-11 二线实验室检查项目所需标本材料、分析仪器、
检查结果及临床意义

检查项目	标本材料	分析设备	检查结果	临床意义
血氨基酸分析	血浆	氨基酸分析仪 HPLC	血 16~40 种氨基酸定量分析	氨基酸血症、尿素循环异常
尿氨基酸分析	尿	氨基酸分析仪定量分析 HPLC	尿 16~40 种氨基酸	氨基酸尿症、肾小管回吸收异常、尿素循环异常
血脂酰肉碱谱分析	血清/血斑	液相串联质谱 LC/MS/MS	游离肉碱和 C2~C18 脂酰肉碱定量分析	肉碱缺乏症、脂肪酸氧化异常、部分有机酸血症
尿有机酸血症筛查	尿液/尿滤纸片	气相色谱质谱连用仪 GC-MS	尿有机酸系列定量和定性分析	32 种有机酸血症的化学诊断
尿代谢病态分析筛查	尿液/尿滤纸片	气相色谱质谱连用仪 GC-MS	尿有机酸系列、氨基酸系列、脂肪酸、系列、糖及醇系列、核酸及碱基系列的定量和定性分析	有机酸血症、氨基酸代谢病氨基酸尿症、脂肪酸代谢异常、糖代谢病、核酸代谢病、肾小管回吸收异常 等 130~150 余 种疾病的化学诊断

1. 提示 IEM 的临床症状和体征 临床表现常缺乏特异性,其症状、体征也常与其他常见临床疾病相似。因此,在临床工作中熟知下列提示 IEM 的症状、体征有助于帮助诊断,出现全部下列表现或其中一个时应怀疑 IEM 的可能:①平时貌似健康或有发育不良病史;②常有诱因,如感染、改变食物种类等;③原来行为和喂养正常的婴幼儿在短时间内(几小时或几周)出现危及生命的严重情况;④新生儿期或婴儿期出现类似脓毒症的表现;⑤食欲减退、呕吐、腹泻;⑥意识状态改变、无力、惊厥;⑦黄疸、肝大;⑧呼吸改变;⑨猝死。

2. 提示IEM的病史　①体重增长缓慢或减低,精神运动发育落后或倒退;②反复呕吐或喂养困难;③躯体或尿有异味;④厌食某类食物,如蛋白质、碳水化合物等;⑤家族中,特别是兄弟姐妹中有不明原因新生儿、婴幼儿死亡史或类似疾病患者;⑥父母为近亲结婚。

3. 提示IEM的辅助检查　①血气分析提示代谢性酸中毒;②低血糖;③血氨升高;④血乳酸、丙酮酸等有机酸水平升高;⑤肝功能异常;⑥影像学检查提示颅内对称性病变,特别是基底节对称性病变。

4. IEM的确诊　①筛查性辅助检查:血串联质谱、尿气相色谱质谱等遗传代谢病筛查;②确诊检查:组织(肝、肌肉、脑、骨髓等)活检或尸检,皮肤活检或成纤维细胞培养测定酶活性,基因检测。

【鉴别诊断】

当出现新生儿或婴幼儿期的呕吐、腹泻、惊厥、呼吸困难、意识障碍、急性休克等非特异性急性症状时,首先考虑有遗传代谢病的可疑,通过上述一线和二线检查结果大致分为5种:低血糖、高氨血症、代谢性酸中毒、酮症酸中毒和高乳酸血症。

1. 低血糖　纠正低血糖状态是解救低血糖危象的必然治疗措施,但是寻找低血糖的原因是治疗的根本。

在分析低血糖发生的原因和遗传代谢疾病的关系时需要参照低血糖发生的时机与饮食时间的关系以及低血糖与肝脏大小的关系,结合伴有和不伴有高乳酸血症或酮症酸中毒来逐步展开,低血糖的鉴别诊断思路见图11-4。

2. 高氨血症　高氨血症发生时直接影响患儿的精神和神经系统,新生儿期的高氨血症多见于尿素循环异常和有机酸血症,婴幼儿的高氨血症多见于脂肪酸氧化异常。

新生儿期的高氨血症表现很重,血氨超过300μmol/L会导致神经系统后遗症,血氨超过1 000μmol/L是导致新生儿脑病和昏睡的主要因素,也是致残、致死的主要原因。高氨血症的鉴别诊断需要参照的重要因素是血气分析结果,血气分析正常或伴有呼吸性碱中毒多来

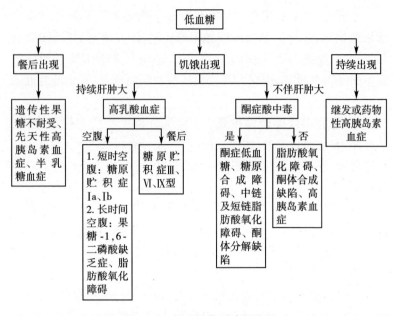

图 11-4　低血糖鉴别诊断流程

源于尿素循环异常疾病。当血气分析提示有代谢性酸中毒时主要考虑有机酸血症或能量代谢异常的线粒体疾病、三羧酸循环疾病以及脂肪酸氧化异常疾病(鉴别诊断思路见第六章第七节"常见可治疗遗传代谢病")。

3. 代谢性酸中毒　代谢性酸中毒最多见于有机酸血症,如甲基丙二酸血症、丙酸血症、枫糖尿症、戊二酸血症Ⅱ型、异戊酸血症、多种羧化酶缺乏症和线粒体疾病,脂肪酸氧化异常以及苯丙酮尿症也较多见。各种代谢疾病的代谢性酸中毒的表现形式取决于原发疾病代谢成分的蓄积情况。代谢性酸中毒的鉴别主要依据导致代谢性酸中毒的代谢成分谱分析结果,大致分为伴有或不伴有酮症酸中毒,所以一线检查项目的血气和酮体分析以及二线检查的代谢谱分析对于代谢性酸中毒的鉴别诊断非常重要。

伴酮症的酸中毒多见于婴儿早期。新生儿期的酮尿均应视为异常,但是在婴幼儿后期或儿童以及青少年时期的酮尿多为生理性反应,多表现为不伴有肝大、低血糖、代谢性酸中毒和高乳酸血症的酮症。代谢性酸中毒鉴别诊断思路见第六章第七节"常见可治疗遗传代谢病"。

【治疗】

根据遗传代谢病的发病机制,代谢危象总的处理原则:①确定患儿是否有休克、呼吸衰竭等可能危及生命的严重情况;②保证能量、液体摄入,阻止分解代谢,促进合成代谢;③加速异常堆积的代谢产物的排泄;④维持电解质及酸碱平衡;⑤祛除致病诱因。

1. 确定患儿是否有休克、呼吸衰竭等可能危及生命的严重情况 如有应按儿童高级生命支持的方法进行快速评估,若评估中发现有危及生命的严重情况,如心搏骤停者立刻开始心肺复苏,严重呼吸窘迫或呼吸衰竭、休克和心肺衰竭应立刻给予气道开放、高浓度给氧、扩容纠正休克等复苏治疗,维持呼吸和循环功能。

2. 维持血糖水平 代谢危象的低血糖常比较严重且难以纠正。对于低血糖患儿,首先给予葡萄糖静脉注射,随后持续静脉输注葡萄糖,维持血糖稳定在 6.7~9.4mmol/L 以减轻分解代谢。新生儿和婴儿给予 10% 葡萄糖 2.5ml/kg 快速静脉推注,后继以 5~8mg/(kg·min) 的葡萄糖液持续静脉滴注。儿童将 50% 葡萄糖溶液稀释到 25% 按 1ml/kg 快速静脉推注,后继以 3~5ml/(kg·min) 继续静脉维持。治疗过程中应监测血糖,根据血糖情况随时调节葡萄糖的输入速度。严重高血糖患儿则可给予普通胰岛素 0.2~0.3U/(kg·h),必要时请内分泌科协助治疗。

3. 纠正酸中毒 血浆碳酸氢根 <10mmol/L 时应给予碳酸氢钠,开始剂量为 0.25~0.5mmol/(kg·h),治疗过程中监测血气分析,并根据血气分析结果及时调节碳酸氢钠的剂量和速度。

4. 增加毒物排泄 尿素循环障碍所致高氨血症伴脑病者,给予苯甲酸钠和苯乙酸钠,负荷量均为 250mg/kg(5.5g/m²),用 10% 葡萄糖 20ml/kg 稀释后于 1~2 小时内输入。怀疑为尿素循环障碍不伴酸中毒者,给予 10% 盐酸精氨酸 300mg/(kg·d) 静脉输入。负荷量后,继续给予苯甲酸钠 250~500mg/(kg·d)、苯乙酸钠 250~500mg/(kg·d)、精氨酸 300mg/(kg·d) 持续静脉输入。上述药物静脉输入时均应稀释至 1%~2% 的浓度并经中心静脉导管给药。已确诊的氨甲酰磷酸合成酶缺乏症和鸟氨酸氨甲酰基转移酶缺乏者,盐酸精氨酸剂量减至 200mg/kg。左旋肉碱可结合并灭活苯甲酸钠和苯乙酸钠,因此应避免同时使用。

血液净化治疗对于病情危重或药物治疗效果不佳的代谢危象可起到挽救生命的效果。血液净化可有效清除血氨、有机酸分子等小分子毒性物质,常用方法有腹膜透析、血液透析和持续肾替代治疗。

5. 补充代谢辅助因子　使用药理学剂量的维生素辅助因子可以提高残存的酶活性。常用的有维生素 B_1(硫胺素)150~300mg/d 口服;生物素 10~20mg/d 口服;维生素 B_{12}(氰钴胺)1~2mg 肌内注射,每日 1 次;维生素 B_2(核黄素)50~150mg/d 口服;左旋肉碱 100~200mg/(kg·d) 口服或 25~50mg/(kg·d) 静脉注射,最大量为 3g/d。

6. 纠正水、电解质平衡紊乱　代谢危象患儿常因进食减少、尿量增多等因素存在不同程度的水、电解质平衡紊乱,应根据情况予以纠正,并维持水、电解质平衡。

7. 提供充足的热量和液量　热量至少应达 60kcal/kg,以减轻或避免分解代谢,同时在纠正脱水的基础上,供给足够的液体维持机体代谢所需。

8. 避免外源性毒性物质的摄入　已明确诊断者给予相应的饮食治疗,如果糖不耐受者避免摄入果糖,尿素循环障碍者限制蛋白质的摄入。未明确诊断者可暂禁食,所需能量由葡萄糖提供,待病情缓解后再进食,诊断明确后根据原发病给予饮食治疗。

➤ 附:遗传代谢病诊疗流程图

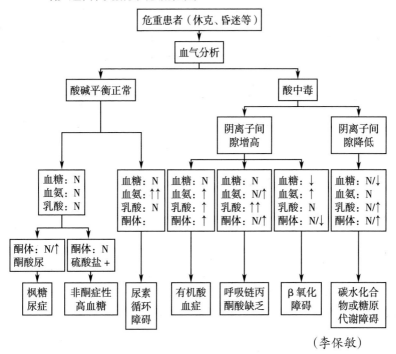

(李保敏)

参考文献

1. 包新华,姜玉武,张月华.儿童神经病学.3版.北京:人民卫生出版社,2021.

2. AGANA M,FRUEH J,KAMBOJ M,et al. Common metabolic disorder(inborn errors of metabolism)concerns in primary care practice. Ann Transl Med,2018,6(24):469.

3. 顾学范.临床遗传代谢病.北京:人民卫生出版社,2015.

4. 王天有,申昆玲,沈颖.诸福棠实用儿科学.9版.北京:人民卫生出版社,2022.

5. 杨艳玲.从病例开始学习遗传代谢病.北京:人民卫生出版社,2018.

6. 张春花.急诊患者遗传代谢病的快速识别与急救.中国小儿急救医学,2014,21(6):340-345.

7. 高恒妙.先天性代谢病代谢危象的急诊识别与处理.中国小儿急救医学,2014,21(6):346-350.

第十二章 神经系统诊疗技术

第一节 腰椎穿刺脑脊液检查

腰椎穿刺是通过腰椎间隙穿刺测定颅内压,并取出脑脊液进行检查的一种方法。不同疾病的脑脊液有不同的特点,通过腰椎穿刺检查脑脊液,对很多疾病尤其是累及中枢神经系统疾病的诊断、鉴别诊断、病情转归及指导治疗具有重要意义。除此之外尚可通过腰椎穿刺鞘内注射药物预防和治疗中枢神经系统白血病、治疗中枢神经系统感染、行蛛网膜下腔阻滞麻醉等。

【适应证】

1. 中枢神经系统感染及非感染性炎症、代谢性疾病、肿瘤等的诊断及疗效判断。

2. 需鞘内注射药物。

【禁忌证】

1. 有脑疝迹象(如双侧瞳孔不等大)。

2. 穿刺部位有感染或开放性损伤。

3. 明显出血倾向。

4. 休克及可能需要心肺复苏。

5. 监护人拒绝签字。

【并发症及处理】

若严格按操作规程,一般无并发症。可能的并发症有以下 3 种。

1. 腰椎穿刺后疼痛 头痛及腰痛相对较为常见,多在数小时至3~4 天消失,少数可持续 1 周。多饮水、尽量用细的腰椎穿刺针,腰椎穿刺针的针尖斜面与患者身体长轴平行,术中避免患儿过于紧张,可能有助于减少疼痛。

2. 低颅内压综合征　通过控制放液量,保持头低位可以减少此并发症的发生。若发生,经休息后可逐渐缓解,多无需特殊处理。

3. 脑疝形成　术前行眼底检查,必要时行头颅影像学检查,操作时如脑脊液流速过快,将部分针芯堵在针口上减慢低速可以防止脑疝形成。

【脑脊液结果解读】

脑脊液是存在于脑室及蛛网膜下腔的一种无色透明的液体。一些疾病尤其是神经系统疾病,可以在脑脊液上表现出特征性的改变(表12-1)。脑脊液常规、生化、病原学、细胞学、酶学等检测对神经系统疾病特别是神经系统感染有重要诊断和鉴别诊断意义,如脑脊液自身免疫性脑炎相关抗体(如抗NMDAR抗体等)检测对于明确诊断、指导治疗具有重要意义;脑脊液检查对于某些遗传代谢病的诊断也有帮助,如葡萄糖转运子1缺陷患者脑脊液葡萄糖降低,线粒体脑病患者脑脊液中乳酸可升高,脑叶酸缺乏症患者脑脊液中5-甲基四氢叶酸水平降低。

参考文献

1. 中华医学会儿科学分会神经学组,儿童中枢神经系统感染治疗疗程与腰椎穿刺检查系列建议(一——五). 中国实用儿科杂志. 2020,35(1):1-15.

2. 包新华,姜玉武,张月华. 儿童神经病学. 3版. 北京:人民卫生出版社,2021.

3. ARMANGUE T, OLIVÉ-CIRERA G, MARTÍNEZ-HERNANDEZ E, et al. Associations of paediatric demyelinating and encephalitic syndromes with myelin oligodendrocyte glycoprotein antibodies:a multicentre observational study. Lancet Neurol, 2020, 19(3):234-246.

表 12-1 神经系统常见疾病的脑脊液改变

疾病	压力/kPa	潘氏试验	白细胞数/×10⁶·L⁻¹	蛋白质/g·L⁻¹	糖/mmol·L⁻¹	氯化物/mmol·L⁻¹	其他
正常	0.69~1.96(新生儿0.29~0.78)	—	0~10 新生儿0~34;婴儿0~20	0.2~0.4(新生儿0.2~1.2)	2.8~4.5(婴儿3.9~5.0)	117~127(婴儿110~122)	—
细菌性脑膜炎	升高	+~++++	数百至数万,中性粒细胞为主	增高或明显增高	降低	降低	可采用多种方式寻找病原如培养,涂片或特定病原体的PCR检测,二代测序
结核性脑膜炎	升高	+~++++	数十至数百,淋巴细胞为主(部分患者早期以中性粒细胞为主)	增高或明显增高	降低	降低	可采用多种方式寻找病原如涂片和培养,PCR,二代测序
病毒性脑膜炎	升高	-~+	正常至数百,淋巴细胞为主	正常或轻度增高	正常	正常	可采用多种方式寻找病原如病毒分离、免疫学(抗体检测)、PCR、RT-PCR,二代测序

续表

疾病	压力/kPa	潘氏试验	白细胞数/×10⁶·L⁻¹	蛋白质/g·L⁻¹	糖/mmol·L⁻¹	氯化物/mmol·L⁻¹	其他
支原体脑膜炎	升高	-~+	正常至数百(约60%升高),以淋巴细胞为主	正常或轻度增高,以ADEM表现的可高达1~2.5	正常	正常	可采用多种方式寻找病原如培养,MP-IgM,PCR,MP16s-RNA,二代测序
真菌性脑膜炎	升高	+~++++	数十至数百(早期以中性粒细胞为主,后期以淋巴细胞为主)	增高或明显增高	降低	降低	可采用多种方式寻找病原如培养,涂片,染色检测荧光染料或墨汁染色法),G试验,GM试验,PCR,二代测序
ADEM	正常或升高	-~+	正常至数十,以淋巴细胞为主	正常或升高	正常	正常	脑脊液IgG合成率可升高,偶见寡克隆区带。约40%血清MOG-IgG(+)
MS	正常或升高	-~+	正常至数十,以淋巴细胞为主	正常或升高	正常	正常	脑脊液特异性寡克隆区带(+)具有一定诊断意义;血清MOG-IgG阳性多不支持MS

续表

疾病	压力/kPa	潘氏试验	白细胞数/×10⁶·L⁻¹	蛋白质/g·L⁻¹	糖/mmol·L⁻¹	氯化物/mmol·L⁻¹	其他
NMOSD	正常或升高	−~+	正常至数十，以淋巴细胞为主	正常或升高	正常	正常	成人中血 AQP4-IgG 阳性率 70% 左右，儿童约 30%。血清 MOG-IgG 约 50%（+）
免疫性脑炎	正常或升高	−~+	正常至数十，以淋巴细胞为主	正常或升高	正常	正常	脑脊液或血特异性抗体阳性是确诊依据
桥本脑病	正常或升高	−~+	正常至数十，以淋巴细胞为主	正常或升高	正常	正常	脑脊液特异性寡克隆区带可呈阳性
葡萄糖转运体 1 缺陷	正常	−	正常	正常	降低，脑脊液糖/血糖 <0.33±0.01）：（禁食 4~6 小时，腰椎穿刺前测血糖）	正常	—

注：ADEM 为急性播散性脑脊髓炎；MS 为多发性硬化；NMOSD 为视神经脊髓炎谱系疾病。

（季涛云）

第二节 脑电图检查

脑电图(electroencephalography,EEG)是一种反映脑功能状态的检查方法,具有较高的灵敏度,是儿童神经系统疾病的重要辅助检查手段。脑电图是通过电极记录下来的脑细胞群的自发性、节律性电活动,能比较客观地反映中枢神经系统的功能状态。根据脑电图采集部位及方法的不同可分为头皮脑电图和颅内电极脑电图,本节内容主要讲述头皮脑电图。

【头皮脑电图分类】

1. **常规脑电图** 一般记录时间为 30 分钟左右,监测时间短特别是缺乏睡眠状态时常难以记录到癫痫样放电。

2. **视频脑电图监测** 视频脑电图监测(video EEG monitoring,VEEG)增加了同步视频设备,可在脑电图检测同时拍摄患者情况,易于观察到患儿状态与脑电图变化间的实时关系,对于判断发作性症状的性质均有重要意义,是目前推荐头皮脑电图检测方法。但存在监测时间延长导致费用增多、预约等候时间长等问题。

3. **动态脑电图监测** 通常可连续记录 24 小时左右,因此又称 24 小时脑电图监测。采用便携式记录设备,患者的活动相对不受限,优点是在完全自然活动的条件下记录脑电图,但由于没有录像设备,不能观察患者发作中的情况,因为患儿在自然活动下,常常伪差较多。

4. **振幅整合脑电图** 振幅整合脑电图(amplitude-integrated encephalogram,aEEG)通常放置 3 个电极,2 个检测电极(C3、C4 或 P3、P4)和 1 个接地电极(通常 Fz 位置)。应用计算机处理软件对原始脑电信号进行整合,将长时间记录到的脑电图信号以致密波带的形式简明、直观地显示出来。振幅整合脑电图易掌握,便于长程监测的应用,可用于评估癫痫发作及新生儿脑发育成熟度等方面。

【临床脑电图操作的技术要求】

1. 一般建议采用 19 导同步记录,若新生儿至少应包括 8 导同步记录。

2. 在常规的临床应用中,除非有特殊要求,不需要对患者和仪器进行屏蔽。

3. 脑电图仪应该配备必要的辅助设备如闪光刺激器。

4. 应该按照国际临床神经生理学协会推荐的 10-20 系统法放置电极。

5. 诱发试验能提高脑电图监测的阳性率,并且对某些疾病的诊断具有提示意义。诱发试验包括睁闭眼检查、闪光刺激、过度换气等。

【EEG 检查的适应证】

鉴别各种发作性症状的性质,协助临床确定儿童癫痫的发作类型和癫痫综合征的类型。对于其他颅内及颅外疾病如感染、中毒、外伤、窒息、代谢紊乱等,EEG 可作为脑功能损伤的判断指标。在新生儿窒息、缺氧缺血性脑病时,EEG 可评价脑损伤程度及判断预后。EEG 对诊断睡眠障碍、判断昏迷与脑死亡(脑电波活动$\leq 2\mu V$ 时,符合脑电图脑死亡判定标准)有一定价值。

【重症监护病房中连续脑电图监测的作用】

1. 识别非惊厥性癫痫发作及非惊厥性癫痫持续状态、临床症状不明显而仅有脑电图发作期图形的电发作。

2. 对惊厥性癫痫持续状态、特别是顽固性全面性惊厥性癫痫持续状态指导治疗强度和时间。

3. 鉴别危重患者非癫痫样自主性和半目的性运动。

4. 连续脑电图监测背景活动变化对潜在病因的严重程度提供客观证据,对预后进行预测。如电静息及爆发-抑制图形提示临床预后极差(死亡率可达 73%)。

【脑电图结果解读】

1. 正常脑电图　正常脑电图理论上是指脑功能完全正常的人的脑波均值。但是脑电图仅反映复杂脑功能的一个方面,看似健康的人其脑功能未必正常。同样脑电图正常者也可有某些神经系统异常表现。此外,脑电图还受到年龄、意识及精神状态、药物等多种因素的影响。觉醒和睡眠是人类两种最基本的状态,不同状态有各自典型的脑电图特点。

2. 异常脑电图 简单说异常脑电图包括正常脑波成分的异常改变(生理脑波的病理性改变)和出现异常波 2 种情况。异常波的出现包括:①频率的异常如出现慢波;②波形的异常如出现棘波、尖波、棘慢波、尖慢波、多棘波等。

3. 正确看待脑电图放电 10% 正常人可有非特异性脑电图异常,1% 的正常人可检测到癫痫样放电,对于有神经系统异常而无癫痫发作的儿童,其癫痫样放电的检出率会更高。常见有 3 种类型癫痫样放电可出现在非癫痫人群特别是儿童中:中央颞区放电、广泛性棘慢波放电及光阵发反应。儿童中 60% 的中央颞区放电和 50% 的枕区放电不伴有临床癫痫发作,仅有光阵发反应者很少出现癫痫发作。因此,不能仅凭借脑电图异常不考虑临床表现诊断癫痫给予抗癫痫药物治疗。

(季涛云)

参考文献

1. 包新华,姜玉武,张月华.儿童神经病学.3 版.北京:人民卫生出版社,2021.
2. 刘晓燕.脑电图在儿科重症监护中的应用.中国小儿急救医学,2018,25(12):907-912.
3. 刘晓燕.临床脑电图学.2 版.北京:人民卫生出版社,2017.

第三节 肌 电 图

肌电图(electromyography,EMG)记录的是肌肉与周围神经的电活动,反映了包括脊髓前角运动神经元、周围神经、神经肌肉接头部位及肌肉本身的功能状态,并可间接或部分反映上运动神经元的影响。EMG 对于下运动单位疾病的诊断具有重要的辅助作用。狭义的肌电图学指的是同心圆针电极肌电图,收集针电极附近一组肌纤维的动作电位。广义的肌电图学还包括神经传导速度(nerve conduction velocity,NCV)和重复神经刺激(repetitive nerve stimulation,RNS)等。

【同心圆针电极肌电图】

同心圆针电极肌电图主要包含 4 个指标:插入电活动、自发电活动、轻收缩时运动单位电位(motor unit potential,MUP)及募集和干扰型电活动。根据以上指标的异常,可将同心圆针电极肌电图的异常形式大致分为"神经源性"以及"肌源性"2 大类。尽管上述 MUP 特征可用于鉴别神经源性和肌源性损伤,但临床上可有一些交叉。如在失神经早期,其仍可支配少数几根肌纤维,此时 MUP 时限短且波幅低,类似肌源性损伤所见。因此同心圆针电极肌电图异常所见应结合临床特征仔细分析,并在多块肌肉或一块肌肉的多处进行测定,避免以偏概全,做出错误判断。表 12-2 总结了正常人、神经源性和肌源性损害的表现。

表 12-2　正常人、神经源性以及肌源性损害时同心圆针电极肌电图的表现

项目	正常人	损害类型	
		神经源性损害	肌源性损害
插入电位	正常	增加	正常或增加
自发电位	–	+ 纤颤及正锐波	– 或 + 纤颤及正锐波
运动单位电位 (轻收缩)	正常	时限延长 常伴有波幅增高	时限缩短 常伴有波幅减低及多相波
募集形式 (最大收缩)	干扰相	单纯相	病理干扰相

【神经传导速度】

神经传导速度的检测是 EMG 中的重要组成部分,包括运动神经传导速度(motor nerve conduction velocity,MCV)和感觉神经传导速度(sensory nerve conduction velocity,SCV)。通过此项检查可了解周围神经病变的程度、病变范围、鉴别脱髓鞘和轴索受损。

【重复神经刺激】

重复神经刺激(repetitive nerve stimulation,RNS)是指在单位时间内以不同频率的超强刺激重复刺激周围神经干,观察该神经所支配

肌肉的复合肌肉动作电位(在连续刺激下的变化)。RNS 技术是临床诊断神经肌肉传递障碍疾病的重要手段之一。

临床上根据刺激频率不同分为低频 RNS 和高频 RNS,高频 RNS在儿科很少应用。低频 RNS 指刺激频率 <5Hz,刺激时间通常为 3 秒。低频 RNS 既可将神经肌肉接头处瞬间堆积的 Ach 全部消耗,产生最大收缩效应;又足以避免因兴奋易化作用干扰测试结果。低频 RNS递减超过 10% 视为异常,主要用于重症肌无力的诊断。

在 EMG 检测的方法学上,儿童与成人并无太大差别。但由于儿童多惧怕针刺,对刺激耐受性差,配合性差,给检查带来一定的困难。需要临床医生相对严格把握适应证,避免患儿遭受不必要的痛苦,同时要求操作者要有娴熟的技术和足够的耐心,以取得可靠的结果。

(季涛云)

参考文献

1. 包新华,姜玉武,张月华.儿童神经病学.3 版.北京:人民卫生出版社,2021.
2. 崔丽英.重复神经电刺激在重症肌无力诊断中的应用价值.中国实用儿科杂志,2001,16(10):582-584.

第四节 诱发电位

诱发电位是神经系统感受外部或内在刺激时,在中枢神经系统和周围神经系统相应部位检出的与刺激有锁时关系的电位变化。常用的诱发电位检查包括脑干听觉诱发电位(brainstem auditory evoked potential,BAEP)、视觉诱发电位(visual evoked potential,VEP)和体感觉诱发电位(somatosensory evoked potential,SSEP 或缩写为 SEP)。

【脑干听觉诱发电位】

脑干听觉诱发电位由 6~7 个阳性波组成,分别用 I~Ⅶ顺序标记。波 I 代表听神经动作电位,波Ⅱ来自耳蜗神经核,波Ⅲ起源于脑桥上橄榄复合核与斜方体,波Ⅳ代表外侧丘系,波Ⅴ代表中脑下丘核,波

Ⅵ与波Ⅶ是丘脑内膝状体和听放射的动作电位波形。波Ⅰ潜伏期代表听觉通路的周围性传导时间,而波Ⅰ~波Ⅴ的波间潜伏期(interpeak latency,IPL)系脑干段听觉中枢性传导时间,与脑干功能完整性相关。BAEP是否异常主要根据波潜伏期、IPL和主要波成分的缺失来判断,并可推测听通路受损的大致部位。

BAE用于儿童听觉功能的测试与评价如新生儿和生后初期听力损害的早期诊断与筛查;可能存在听力受损情况的筛查如早产儿、先天愚型、腭裂、单侧外耳道闭锁、颅面畸形、多发性畸形,细菌性脑膜炎等;协助儿童助听装置疗效的判断与调控;BAEP亦可用于某些神经疾病的诊断,如脑白质营养不良和脑干肿瘤患儿通常都有BAEP异常。

【躯体感觉诱发电位】

躯体感觉诱发电位是对肢体感觉神经纤维进行电刺激后沿脊髓和大脑相应体表位置记录到的相关反应电位。常用的是在腕部对正中神经远端感觉纤维刺激后产生的经上肢SEP,和在踝部对胫后神经或在膝部对腓总神经感觉纤维刺激的经下肢SEP。因为经这3条神经产生的SEP波幅相对较高,图形更清晰,故被更多选用。异常SEP的主要表现包括:①反应电位的绝对潜伏期延长;②波间潜伏期延长;③传导速度减低;④反应波缺失,但要注意正常新生儿和生后3个月内幼婴可有生理性皮层反应电位的缺失。SEP可临床应用于协助对昏迷状态的预后推断;协助对高危新生儿的预后推断;协助神经某些退行性疾病的诊断;SEP对周围神经、神经根和神经丛疾病的诊断及定位有参考价值。短潜伏期躯体感觉诱发电位(short latency somatosensory evoked potential,SLSEP)可用于脑死亡的判定,正中神经SLSEP显示双侧N9和/或N13存在,P14、N18和N20消失是判定脑死亡的确认试验之一。

【视觉诱发电位】

视觉诱发电位(visual evoked potential,VEP)是指在一定视觉内容刺激下,由视网膜产生的视觉反应信号经视觉通路传入大脑,在枕区头皮记录到由视皮层产生的反应电位。构成这种反应电位的主要解剖学基础视觉传导通路包括：眼部视力及视觉相关结构、视网膜、视神经、视交叉、视束、视放射和枕叶皮层。视觉通路上任何部位发生病损都会影响 VEP 的正常生成。

依据刺激内容不同，VEP 可被分为棋盘格、几何图形和弥散性闪光刺激 VEP 3 种；按刺激频率不同分为瞬现刺激（<2Hz）和稳态刺激 VEP；因刺激显示方式不同分为图形翻转和图形移位 VEP。多数情况下，VEP 并不主要用于儿科疾病的诊断与鉴别诊断，更多被用于对各种伴有视觉损伤疾病患儿进行其损伤严重程度和转归的定量评估。

（季涛云）

参考文献

1. 包新华,姜玉武,张月华.儿童神经病学.3版.北京:人民卫生出版社,2021.
2. 国家卫生和计划生育委员会脑损伤质控评价中心.脑死亡判定标准与技术规范(儿童质控版).中华儿科杂志,2014,52(10):756-759.

第五节 多导睡眠监测

【概述】

儿童睡眠障碍发生于 0~18 岁儿童、青少年，常见入睡相关障碍、睡眠昼夜节律紊乱、异态睡眠、白天过度嗜睡等，常与癫痫等发作性事件容易混淆；反之，癫痫、注意力缺陷与多动障碍、神经肌肉疾病、神经发育障碍疾病等患病儿童也比正常健康儿童更易出现睡眠异常。多导睡眠监测（polysomnography，PSG）是在睡眠实验室中，应用多导睡眠仪同步采集、记录和分析多项睡眠生理参数及病理事件的检查技术，是评估一些特定的儿童睡眠障碍的诊断性检查。

【适应证】

1. 睡眠相关呼吸障碍 包括睡眠呼吸暂停和低通气事件，明确睡眠相关呼吸障碍疾病的分类（阻塞型/中枢型/混合型）。

2. 日间过度思睡疾病 包括发作性睡病、特发性睡眠增多。

3. 异态睡眠　如睡眠期癫痫及其他夜间发作性疾病。

4. 睡眠-清醒昼夜节律障碍。

5. 睡眠相关运动障碍　周期性肢体运动障碍,以及与不安腿综合征、快速眼球运动睡眠期行为紊乱等疾病的鉴别。

6. 失眠　不推荐 PSG 单纯用于儿童失眠评估,即 PSG 并非评估儿童失眠的必要程序。

【检查要点】

多导睡眠监测应结合检查目的,和患者病情评估的需要,安排医护人员进行整夜监护,特殊人群需签署知情同意书,并由家属陪伴检查。睡眠实验室应有相对独立的空间,保证安静、遮光、舒适的睡眠环境。

1. 通过脑电图(有条件单位可采用国际“10-20”定位系统)、眼动电图、颏肌电图记录睡眠分期:非快速眼动(non-rapid eye movement, NREM)睡眠和快速眼动(rapid eye movement, REM)睡眠。

2. 通过心电导联记录心率和心律失常。

3. 通过口鼻温度传感器、鼻压力传感器、胸腹运动、血氧饱和度、鼾声等记录呼吸事件。

4. 通过下肢肌电导联和视频来记录运动时间和异常行为。

5. 体位传感器与多种事件密切相关。

6. 疑有发作性睡病患者,应加做多次小睡潜伏期试验。

检查前后需严格机械定标和生物定标,如遇症状不典型或特殊表现的行为异常或可疑睡眠相关癫痫等,还需扩展对应肌肉 EMG 及技术员观察记录。

【判读要点】

多导睡眠监测的判读可参照美国睡眠医学会(American Academy of Sleep Medicine, AASM)及中国成人多导睡眠监测技术操作规范及临床应用专家共识进行。判读时应注意以下参数。

1. 睡眠判读参数　关灯时间、开灯时间、总睡眠时间、总记录时间、睡眠潜伏期、R 期潜伏期、入睡后清醒时间、睡眠效率、各期时间、各睡眠期百分比。

2. 觉醒事件参数　觉醒次数、觉醒指数。

3. 呼吸事件参数　阻塞型/混合型/中枢型呼吸暂停次数、低通气次数、呼吸暂停低通气次数、呼吸暂停/低通气指数/呼吸暂停低通气指数、呼吸努力相关觉醒指数、呼吸紊乱指数、氧饱和度下降≥3%次数/指数、平均血氧饱和度、睡眠期间最低血氧饱和度、儿童出现周期性呼吸、鼾声等。

4. 心脏事件参数　睡眠期平均心率、睡眠期最快心率、记录期间最快心率、心动过缓(最慢心率)、心脏停搏(最长停搏时间)、睡眠期间窦性心动过速(最快心率)、窄复合波心动过速(最快心率)、宽复合波心动过速(最快心率)、心房纤颤、其他心律失常。

5. 运动事件参数　周期性肢体运动的次数、周期性肢体运动的指数、睡眠期伴觉醒的周期性肢体运动的次数、觉醒相关的周期性肢体运动指数。

近年来,儿童睡眠障碍日益得到关注,多导睡眠监测在神经科、呼吸科、耳鼻喉科、口腔科、精神科等科室均有开展,为儿童睡眠障碍的诊断与治疗提供了依据。

(洪思琦)

参考文献

1. 中华医学会神经病学分会睡眠障碍学组. 中国发作性睡病诊断与治疗指南 (2022 版). 中华神经科杂志,2022,55(5):406-420.

2. 中国儿童 OSA 诊断与治疗指南制订工作组,中华医学会耳鼻咽喉头颈外科学分会小儿学组,中华医学会儿科学分会呼吸学组,等. 中国儿童阻塞性睡眠呼吸暂停诊断与治疗指南(2020). 中华耳鼻咽喉头颈外科杂志,2020,55(8):729-747.

3. 中国医师协会神经内科医师分会睡眠障碍专业委员会,中国睡眠研究会睡眠障碍专业委员会,中华医学会神经病学分会睡眠障碍学组. 中国成人多导睡眠监测技术操作规范及临床应用专家共识. 中华医学杂志,2018,98(47):3825-3831.

4. 包新华,姜玉武,张月华.儿童神经病学.3 版.北京:人民卫生出版社.2021.

第六节　神经影像学检查

【概述】

神经影像学检查分为结构性和功能性成像,结构性成像反映神经系统的解剖结构,如磁共振成像、计算机断层扫描和超声;功能性成像反映神经组织新陈代谢或脑电活动,监测大脑不同区域的活动或功能,如单光子发射计算机断层显像、正电子发射断层显像、磁共振波谱成像、功能性磁共振成像、脑磁图等。现对常用的神经影像学检查阐述如下。

【超声】

超声检查采用高频晶体探头探测来源于组织内部的连续声波技术,具有无创、便捷的特点,可进行床旁检测,但敏感性欠佳,分辨率不及 MRI。

1. 新生儿及小婴儿颅脑超声　是评估危重新生儿(尤其是早产儿)颅脑损伤最常用和首选的影像学方法。对颅内出血的诊断敏感性高,有助于发现脑室周围-脑室内出血、硬膜下出血、脑实质出血、丘脑、基底节、小脑出血等。颅脑超声有助于发现早产儿脑白质损伤,对观察脑深部病变如中枢神经系统畸形,脑积水、胼胝体畸形、脑内小囊肿或空洞性病变等均有效。其局限性为对正在探头下方的脑部以及蛛网膜下腔出血等则不易显示。前囟闭合后即不能使用。

2. 经颅多普勒超声　经颅多普勒超声(transcranial doppler,TCD)可用于评估颅内外脑血流动力学,测量 Willis 环、远端椎动脉和基底动脉等主要动脉内血流的方向和速度,评估颅内、颅外血管是否存在狭窄或闭塞,有无动静脉畸形和动静脉瘘、检测脑动脉血流中微栓子,以及协助判断颅内压增高和脑死亡。

3. 肌骨超声　在神经肌肉疾病诊断中,高频超声能清晰显示软组织层次关系及内部结构,识别肌肉、肌腱、韧带、神经等组织病变。可协助肌肉损伤性疾病、肌肉炎症性疾病、肌肉肿瘤样病变及各种遗传代谢性肌肉疾病的诊断。

【计算机断层扫描】

计算机断层扫描(computer tomography,CT)利用 X 线对人体进行扫描,利用不同区域 X 线衰减的强弱差异形成 CT 图像密度对比。CT 值是客观反映人体组织在 CT 图像上密度高低的重要指标,是 CT 做出组织区分和定性诊断的重要依据。

CT 平扫是颅脑、脊柱最常用的检查技术,对骨骼分辨率高,可显示早期骨病变,能清晰显示绝大部分脑和脊椎的结构性病变。对颅脑外伤、颅内出血、钙化、脑萎缩、脑积水可确诊,对颅内感染、脑梗死(24 小时后)、中枢神经系统脱髓鞘疾病、代谢性脑病、中毒性脑病、颅内肿瘤等疾病可提示病变,确诊需要进一步结合临床、实验室检查及 MRI 检查。颅底及后颅窝的病变,由于骨质伪影的影响,CT 分辨率较差,有可能漏诊。

计算机体层血管成像(CT angiography,CTA)用于观察颅内血管常采用 VR 或 MIP 图像,所见类似脑血管造影。

【磁共振成像】

磁共振成像(magnetic resonance imaging,MRI)具有无辐射、无骨伪影以及软组织分辨率高等优点,尤其适合于检查颅脑和脊髓病变。MRI 较 CT 分辨率更高,解剖结构显示更清楚,并可清楚地显示脑干及后颅窝病变,脑灰质与脑白质对比度优于 CT,但对骨、钙化病灶及出血性病变的敏感性不如 CT。

1. MRI 平扫　包括 T_1WI、T_2WI 和 T_2 FLAIR,可扫描横断面、矢状面和冠状面。T_1WI 利于观察解剖结构;T_2WI 利于发现病变,对于微小病变,需要用薄层高分辨力扫描;T_2 FLAIR 可敏感检出脑室、脑池、脑沟旁脑实质与蛛网膜下腔病变,鉴别血管周围间隙与脑腔隙性软化灶;脂肪压制技术有利于颅内含脂病变、颅骨病变的检出和鉴别诊断。

2. MRI 增强　MRI 平扫发现异常,可进一步进行 MRI 增强,帮助病变定性,了解病变的血供情况及血脑屏障破坏程度。对于微小病变,如颅内结核、微小转移瘤等,可早期检出病变。

3. 磁共振血管成像　包括磁共振动脉成像（magnetic resonance angiography, MRA）和磁共振静脉成像（magnetic resonance venography, MRV），主要用于脑血管疾病的筛查。

4. 磁敏感加权成像　磁敏感加权成像（senstivety weighted imaging, SWI）用于检出颅内微小出血灶、脑血管畸形、脑内小静脉异常、顺磁性物质沉积等。

5. 磁共振扩散加权成像　磁共振扩散加权成像（diffusion weighted imaging, DWI）是以组织中水分子弥散运动对 MRI 信号、对比度的影响作为主要参数进行成像，主要用于急性缺血性脑梗死、脑肿瘤、脑脓肿等疾病的临床评价。

6. 扩散张量成像　扩散张量成像（diffusion tensor imaging, DTI）主要用于脑白质纤维束成像，无创显示活体白质及白质束走行，能够清楚显示病变造成的移位、破坏和中断，并可进行定量分析。

7. 磁共振频谱分析　磁共振频谱分析（magnetic resonance spectroscopy, MRS）是一种检测选定脑组织容积内不同生化成分中 1H 共振峰的谱线图，进而明确其生化成分的组成和浓度。儿童期主要用于协助神经遗传代谢性疾病、脑肿瘤等诊断。

8. 功能磁共振成像　功能磁共振成像（functional magnetic resonance imaging, fMRI）是利用血氧水平依赖效应，判断脑组织活动的特性。此项技术已用于脑皮层功能定位，以避免损伤重要的脑功能区；也用于致痫灶异常活动脑区的定位、认知功能评价等。

【核医学显像】

核医学显像以功能检查为主，将放射性分子探针引入体内，探测人体的生理和病理状态。常用仪器包括单光子发射计算机断层显像（single photon emission computed tomography, SPECT）和正电子发射断层显像（positron emission tomography, PET），主要用于脑血流灌注显像、脑代谢显像。

1. SPECT 脑血流灌注显像　常用的脑血流灌注显像剂由 ^{99m}Tc 或 ^{123}I 标记，通过静脉注射，透过血脑屏障，被局部脑组织所摄取，脑细胞所摄取的显像剂的量与局部脑血流量正相关，SPECT 由此获得脑血流灌注图像。SPECT可用于缺血性脑血管病的检查,例如评价手术前后烟雾病脑组织血流状况的改变。

2. PET/CT　该技术将PET与CT显像相结合,通过葡萄糖代谢的变化反映脑功能活动,可用于癫痫患儿的术前致痫灶评估、脑肿瘤的鉴别诊断与治疗疗效评估。除葡萄糖代谢外,脑代谢成像还包括氨基酸代谢显像、氧代谢显像、磷脂代谢显像、核苷酸代谢显像等。

3. PET/MRI　该技术将PET与MRI显像相结合,实现更高的分辨率和图像融合,有望成为最具潜力的神经系统无创检查技术。目前已有研究用于儿童脑肿瘤及癫痫术前致痫灶定位等。

(洪思琦)

参考文献

1. 包新华,姜玉武,张月华. 儿童神经病学. 3版. 北京:人民卫生出版社. 2021.
2. HOUDHRI AF,儿科神经影像临床精要. 赵元立,主译. 北京:科学出版社,2019.

第七节　神经遗传病遗传学检测要点

【概述】

神经遗传病是指由遗传物质(染色体、基因)的数量、结构和功能改变所致的,以神经系统功能异常为主要临床表现的疾病。神经遗传病种类繁多,表现复杂,遗传学检测应从临床表型入手,选择恰当的检测方法,进行诊断,指导治疗及预防。

【神经遗传病分类】

根据受累的遗传物质可将神经遗传病分为五大类。

1. 染色体病　染色体数目或结构异常引起的疾病,表现为各种复杂的先天性发育异常,如唐氏综合征、脆性X综合征、特纳综合征等。

2. 单基因遗传病　由等位基因中的1个或2个基因突变所导致

的疾病。遵循孟德尔遗传定律,包括常染色体显性遗传病(如结节性硬化、神经纤维瘤病等)、常染色体隐性遗传(如苯丙酮尿症等)、X连锁显性遗传(如X连锁腓骨肌萎缩症等)、X连锁隐性遗传(如肾上腺脑白质营养不良症、进行性假肥大性肌营养不良等)和Y连锁遗传病。

3. 多基因遗传病　多个基因与一种或多种环境因素共同作用而导致的疾病,其中一些基因可能起主要作用,但多数基因为微效基因。癫痫、偏头痛、多发性硬化等疾病为多基因遗传病。

4. 线粒体病　由核基因或线粒体基因(mtDNA)发生突变引起的一类疾病。

5. 体细胞遗传病　体细胞内的基因发生突变,由于该突变的累加效应导致疾病发生,如各种肿瘤。

【遗传学检测方法】

遗传病本质上是遗传物质的改变所导致的,根据变异大小,可分为染色体变异、拷贝数变异和基因突变。疑诊神经遗传病时,需根据不同的变异形式选择合适的检查方法。

1. 染色体变异　染色体变异形式主要包括缺失、重复、倒位、易位,亦可见环状染色体、双着丝粒染色体、等臂染色体等。染色体核型分析及显带技术可以识别染色体细微的结构异常。临床出现下列情况,需考虑进行染色体检查:①出现过先天畸形病例的家庭成员;②多次流产的妇女及其丈夫;③智力发育障碍,生长发育迟缓,伴或不伴其他先天畸形的患儿及其双亲;④性腺发育不良或两性畸形;⑤青春期后特殊体态者等。

2. 拷贝数变异　拷贝数变异(copy number variation,CNV)是指染色体某一区段(一般大于100kb)的缺失或重复。目前多采用从良性变异到致病性变异3类5级的诊断标准分析CNV临床意义。致病性CNV或临床意义不明确,可能致病CNV与已知微缺失微重复综合征重叠或部分重叠,其临床共性可表现为不同程度的智力障碍、生长发育迟缓、异常面容、多发畸形,以及精神行为异常等。aCGH、染色体基因芯片(chromosomal microarray analysis,CMA)、CNVseq、荧光原位杂交(FISH)技术均可检测出CNV。

对于变异范围在 30~100bp 之间的缺失或重复,此类变异超出了 FISH、aCGH、CNVseq 的检测精度,可选择染色体基因芯片分析,如微阵列比较基因组杂交(aCGH)或单核苷酸多态性芯片(SNP-array)。多重连接探针扩增技术(multiplex ligation dependent probe amplification,MLPA)或实时 qPCR 等方法亦可针对性地对特定区域进行检测。

3. 基因突变 基因突变大致可分为点突变、缺失突变、插入突变以及三核苷酸重复序列突变等。点突变为单个碱基变异,包括错义突变、无义突变、移码突变及同义突变四类。在单基因病中,此类变异是最主要的致病形式。

(1)第一代测序技术:对于点突变的检测,传统方法是第一代测序(Sanger 测序),测序长度通常为 500~800bp,具有成本高、灵敏度低、准确性高的特点。

(2)第二代测序技术:又称为下一代测序技术(next-generation sequencing,NGS),适用于更大范围的检测。具有成本低、通量高、适用范围广的优点,但是准确性并不如 Sanger 测序,测序片段短(通常不超过 400bp),检测周期长,存在假阳性的可能,并且对重复序列无法检测。

利用 NGS 技术进行疾病相关 Panel 的批量检测,同时也可用于全外显子测序(whole-exome sequencing,WES)和全基因组测序(whole-genome sequencing,WGS)。WES 或 WGS 可帮助我们更为快捷而全面的分析疾病基因,发现新的致病/易感变异,但对检验和分析平台要求更高,生物信息学分析专业复杂,需参考美国医学遗传学与基因组学学会(American College of Medical Genetics and Genomics,ACMG)关于基因变异的指南进行解读。WGS 涉及众多意义不明的非编码区,目前更多用于科学研究。

(3)第三代测序技术:为单分子测序,可直接对 RNA 和甲基化 DNA 序列进行测序,测序长度增加,运行速度加快,解决了二代测序不能检测的重复序列问题。目前主要用于三核苷酸重复造成的动态突变、带有重复假基因的目的基因突变、高突变区突变检测、肿瘤基因检测等,但因价格昂贵限制其临床应用。

4. 其他　MLPA 技术常用于已知基因（如 *DMD* 基因、SMA 相关基因）的缺失、重复和点突变检测。毛细血管电泳片段分析可检测动态突变，用于脊髓小脑共济失调、脆性 X 染色体综合征的诊断。甲基化特异性 MLPA 法、UBE3A 突变/CNV 检测可检测印记/表观遗传，临床常用于 PWS/AS 的诊断。mtDNA 测序和 WGS 可检测 mtDNA，协助线粒体病的诊断。

【遗传代谢病检测方法】

对神经遗传代谢病的诊断，除遗传学检测外，需根据临床判断，结合生化检测、代谢产物筛查、酶活性测定等结果进行综合分析。

1. 常规生化检测　包括血、尿常规、血气分析、血糖、血氨、血乳酸、肝肾功能、心肌酶谱、电解质等、铜蓝蛋白、同型半胱氨酸等，有助于对部分神经遗传代谢病做出提示。

2. 代谢产物筛查　临床疑诊氨基酸、有机酸、脂肪酸代谢性疾病及尿素循环障碍疾病时，需进行血串联质谱分析、尿气相色谱-质谱分析。非疾病发作期可无明显代谢异常产物，疾病发作期采集标本可提高异常检出率。同时，代谢产物筛查易受食物、药物、饥饿、其他疾病、应激状态、标本污染等影响，结果波动大，分析时应注意结合临床加以判断。

3. 酶学检查　酶活性检测有助于部分遗传代谢病的分型，可根据临床需求采集新鲜标本（如患者的血清、红细胞、白细胞、皮肤成纤维细胞、肌肉组织、肝脏组织等）进行酶学检测，分析时应注意可能存在假阳性和假阴性。

（洪思琦）

<hr/>

参考文献

1. 中华儿科杂志编辑委员会. 儿童遗传病遗传检测临床应用专家共识. 中华儿科杂志,2019,57(3):172-176.

2. 刘焯霖,梁秀龄,张成. 神经遗传病学. 3 版. 北京:人民卫生出版社,2011.

3. 包新华,姜玉武,张月华. 儿童神经病学. 3 版. 北京:人民卫生出版社,2021.

第八节 神经康复基本原则

【概述】

神经康复主要针对各种原因造成的神经功能障碍进行评估和康复治疗,旨在最大可能地促进神经功能重建,恢复或改善生活自理能力。

【康复评估】

由于儿童处于不断发育的阶段,婴幼儿可通过发育筛查与诊断量表先做出发育迟缓的诊断,其后还需要更加深入的医学评价以及动态观察和随访。

1. 发育评估量表

(1) 发育筛查量表:有助于早期识别发育障碍的个体。常用丹佛发育筛选测验,该量表适用于0~6岁儿童发育筛查,包括个人-社会、精细动作-适应性、言语和大运动4个能区。

(2) 发育诊断量表:全面评估儿童神经发育水平,为发育诊断提供依据,但其结果不能代替临床医生的诊断。常用 Gesell 发育量表(北京版适用于4~6岁儿童,上海版适用于3岁以下儿童)、Bayley 发育量表(适用于1~42个月的婴幼儿)、Griffiths 发育量表(适用于0~8岁儿童)等。

2. 智力测验量表

(1) 韦克斯勒智力量表:临床应用广,包括 WPPSI(适用于2岁6个月至6岁11个月儿童)和 WISC(适用于6~16岁儿童),可全面而深入评估儿童认知和行为能力。

(2) 瑞文推理测验:非言语智力测验,幼儿版适用于5~11岁儿童,标准版适用于8岁以上人群。

(3) Peabody 图画词汇测验:是基于词汇理解测验,适用于2岁以上儿童,尤其是语言表达障碍、阅读困难、智力落后的儿童。

(4) 希-内学习能力测验:是非语言学习能力测验,主要用于3~17岁耳聋患儿,因新增正常听力儿童的常模,也可用于3~17岁正常听力的儿童。

3. 适应性行为量表

（1）适应性行为评估系统：包含概念技能、社会技能、实用技能 3 个领域，9 个分量表，适用于 0~89 岁，家长和教师问卷分为 5 岁以下和 5~21 岁版，21 岁以上成人自评问卷。

（2）婴儿-初中学生社会生活能力量表：适用于 6 个月至 14 或 15 岁儿童，包括 6 个领域，即独立生活能力、运动能力、作业、交往、参加集体活动和自我管理。

4. 运动功能评估

（1）关节和骨骼功能：常用量角器测量关节活动范围，X 线片测量脊柱侧弯角度，评估肩、髋、膝及其他关节的稳定性。

（2）肌肉功能评估：测量肌力、肌张力，评估肌肉痉挛程度和肌耐力功能。

（3）运动发育量表：常用 Peabody 运动发育量表，该量表包括粗大运动分量表和精细动作分量表，适用于 1~66 个月儿童。新生儿可选择 Dubowitz 新生儿神经学检查或新生儿 20 项行为神经测查进行评估，4 个月以下儿童可选择自发性全身运动评估（GMs）。

（4）不随意运动反应评估：对疑有脑性瘫痪的患儿，主要评估姿势反射、矫正反射、保护性伸展反射、平衡反应等。

（5）随意运动功能控制评估：包括平衡功能、协调功能、步态功能等。

5. 吞咽、构音功能评估　　检查口咽部器官与功能，评估吞咽与构音功能。

6. 呼吸功能评估　　测量呼吸频率、肺功能，结合心率和心率变异性指标综合评估。

【康复治疗】

康复治疗强调早发现，早治疗，早干预。干预训练要遵循儿童正常的发育进程制订训练计划，有目的、有步骤地进行，以家庭或家庭和机构相结合进行训练。由于目前缺乏特效的神经康复药物，治疗中不应过分依赖药物，要以训练和教育为主，并持之以恒。

1. 神经康复治疗的基本原则

（1）针对不同年龄段制定目标和策略。

（2）利用存留的神经功能进行适应性训练,同时促进神经功能障碍恢复。

（3）以目标为导向进行综合康复训练。

2. 神经康复的常用方法　综合康复训练可以促进神经功能的恢复,包括针对各种运动障碍和异常姿势进行的物理治疗、技能训练、语言训练、作业治疗、矫形器等辅助器具的应用,以及手术治疗等。

（1）**作业治疗**:通过肢体活动和认知训练恢复患儿生活自理能力。如可制作适当的辅助装置以减轻功能障碍,指导获得新的技能达到生活自理能力,防止神经系统病变引起永久性残疾。

（2）**物理治疗**:最大限度地恢复患者的功能和运动能力。可进行力量训练、步态和平衡训练,缓解肌张力增高(如牵拉、药物、外科手术、支撑装置、辅助器具等)。

（3）**吞咽治疗**:通过口腔感觉和运动刺激训练,改善吞咽功能和构音障碍,减少误咽。常用的训练方法包括如下,①唇功能训练:通过缩唇展唇训练、独立紧闭口唇练习或使用压舌板放于双唇间练习,加强唇部力量,改善口腔闭合功能,减少食物或水从口中漏出;②颊肌、咀嚼肌功能训练:可用吹气球、吹口哨和口腔按摩来训练颊肌、咀嚼肌;③舌肌运动训练:让患者伸舌及侧顶颊部或以舌尖舔吮口唇周围;④电刺激训练:电刺激双侧咬肌、舌骨肌、二腹肌等。

（4）**呼吸康复**:通过治疗改善周围性呼吸困难。治疗方法包括呼吸肌肌力训练、维持胸廓顺应性训练、咳嗽和排痰训练等。呼吸肌肌力训练可通过吹气球、大声朗诵和唱儿歌等游戏类活动来进行。训练时应避免出现呼吸困难和疲劳。

（5）**语言和认知疗法**:通过早期的多学科合作,以及游戏训练(现实和虚拟游戏等设计),加强语言、认知、社会交往技能培训,改善语言和认知功能障碍,提高社会适应性。

（6）**括约肌功能障碍治疗**:①膀胱反射亢进:针对年长儿不能自主抑制膀胱的排尿反射,有计划地间隔 2 小时排尿一次;②膀胱协同功能障碍:当膀胱收缩和括约肌的松弛失协调时,可给予膀胱收缩药物、间歇性留置导尿;③便秘:可适当运动,进食富含纤维素的食物予以改善,顽固便秘者可给予软化大便的药物、轻泻药,有计划地间断灌肠。

(洪思琦)

参考文献

1. 包新华,姜玉武,张月华.儿童神经病学.3 版.北京:人民卫生出版社.2021.

2. 中国康复医学会儿童康复专业委员会,中国残疾人康复协会小儿脑性瘫痪康复专业委员会,中国医师协会康复医师分会儿童康复专业委员会,等.中国脑性瘫痪康复指南(2022)第三章:ICF-CY 框架下的儿童脑瘫评定.中华实用儿科临床志,2022,37(15):1121-114.

3. 中国康复医学会儿童康复专业委员会,中国残疾人康复协会小儿脑性瘫痪康复专业委员会,中国医师协会康复医师分会儿童康复专业委员会,等.中国脑性瘫痪康复指南(2022)第四章:康复治疗(上).中华实用儿科临床杂志,2022,37(16):1201-1229.

4. 中国康复医学会儿童康复专业委员会,中国残疾人康复协会小儿脑性瘫痪康复专业委员会,中国医师协会康复医师分会儿童康复专业委员会,等.中国脑性瘫痪康复指南(2022)第四章:康复治疗(下).中华实用儿科临床杂志,2022,37(17):1281-1309.

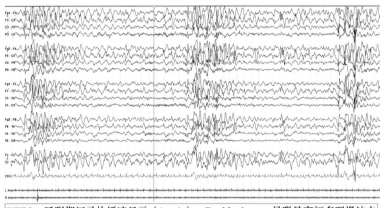

VEEG：睡眠期记录快纸速显示（1cm/s）：Double banana导联见高幅多型慢波夹杂棘波、尖波持续3~5秒，间隔10~15秒周期/类周期性持续出现。

文末彩插图 2-1　脑电图表现

患儿，男，7 岁 10 个月，亚急性硬化性全脑炎 2 期脑电图

麻疹病毒抗体：血清 IgG 1∶1 600, 脑脊液 IgG 1∶25 600。

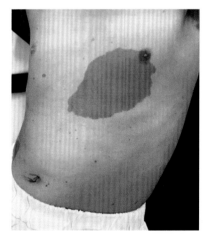

文末彩插图 4-1　咖啡牛奶斑

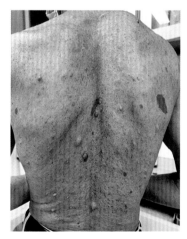

文末彩插图 4-2　皮肤型神经纤维瘤

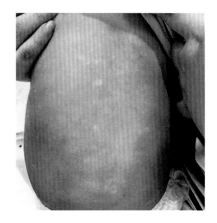

文末彩插图 4-4　色素脱失斑

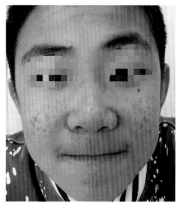

文末彩插 4-5　面部血管纤维瘤

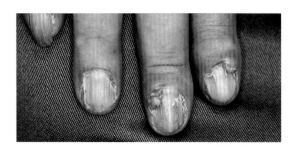

文末彩插图 4-6　指甲纤维瘤

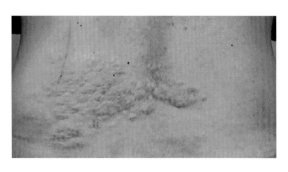

文末彩插图 4-7　鲨革斑

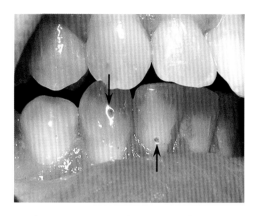

文末彩插图 4-11　多发性牙釉质破坏小凹陷

注:黑色箭头指向小凹陷。

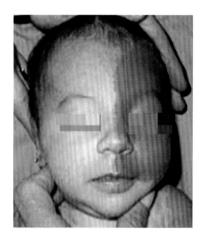

文末彩插图 4-12　面部皮肤血管畸形 1

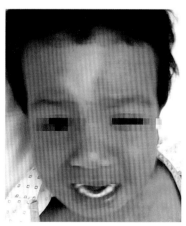

文末彩插图 4-13　面部皮肤血管畸形 2

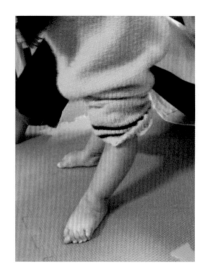

文末彩插图 4-15　尖足姿势

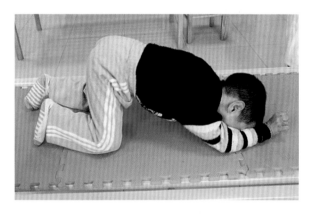

文末彩插图 4-18　俯卧位紧张性迷路反射（阳性反应）

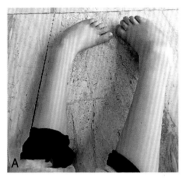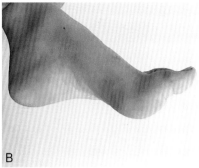

文末彩插图 7-1　CMT 患者的足部畸形

A 为 *PMP22* 重复突变患者;B 为 *MFN2* 突变患者。

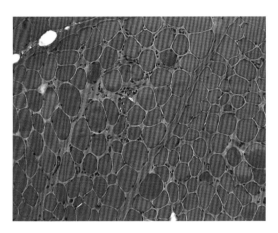

文末彩插图 8-2　肌纤维病理变化

肌纤维束边界欠清,肌束衣内结缔组织轻-中度增
生,肌束内多角状及圆状肌纤维排列疏松,可见部分
散在萎缩肌纤维及少数肌纤维肥大变圆,以及部分
散在再生肌纤维和少数嗜酸高收缩肌纤维。

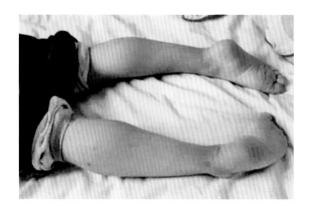

文末彩插图 8-3　腓肠肌假性肥大

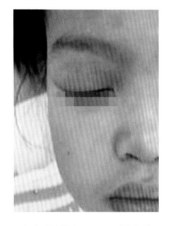

文末彩插图 8-5　眶周皮疹

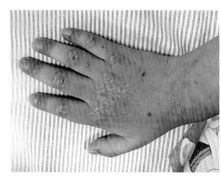

文末彩插图 8-6　Gottron 征

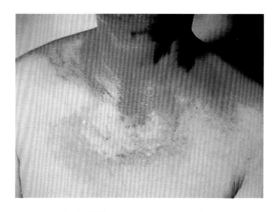

文末彩插图 8-7　暴露部位皮疹

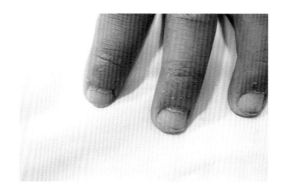

文末彩插图 8-8　技工手

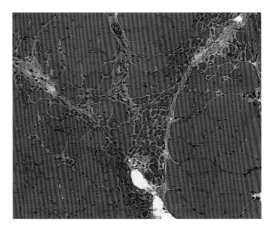

文末彩插图 8-9　小圆状萎缩及变性肌纤维
HE 染色可见较多小圆状萎缩及变性肌纤维，主要分布于束周区域（束周萎缩）。

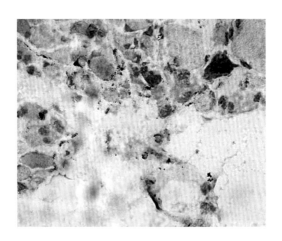

文末彩插图 8-10　肌束衣及部分 CD4 阳性淋巴细胞浸润
免疫组织化学可见肌束衣、束衣血管周围及肌内衣可见部分 CD4 阳性淋巴细胞浸润。